最新 作業療法学講座

精神障害作業療法学
Occupational Therapy for Mental Disorders

編著:
早坂友成

医歯薬出版株式会社

■執筆者一覧

●編著

早坂友成 杏林大学保健学部リハビリテーション学科作業療法学専攻／医学部精神神経科学教室

●執筆者（執筆順）

早坂友成 編著に同じ

稲富宏之 京都大学大学院医学研究科人間健康科学系専攻先端リハビリテーション科学コース先端作業療法学講座

稲垣成昭 東北福祉大学健康科学部リハビリテーション学科作業療法学専攻

照井林陽 Any-sign lab

金子史子 広島大学大学院医学系研究科

谷村厚子 東京都立大学健康福祉学部作業療法学科

泊り由希子 北海道千歳リハビリテーション大学健康科学部リハビリテーション学科作業療法学専攻

宮島真貴 北海道大学大学院保健科学研究院

村上 元 新潟医療福祉大学リハビリテーション学部作業療法学科

清家庸佑 東京工科大学医療保健学部リハビリテーション学科作業療法学専攻

上杉文都 晴陵リハビリテーション学院作業療法学科

足立 一 高知リハビリテーション専門職大学リハビリテーション学科作業療法学専攻

林 良太 関西医科大学リハビリテーション学部作業療法学科

山下高介 日本リハビリテーション専門学校作業療法学科

髙橋章郎 首都医校作業療法学科

平澤 勉 九州栄養福祉大学リハビリテーション学部作業療法学科

小川泰弘 森ノ宮医療大学総合リハビリテーション学部作業療法学科

羽川孝幸 郡山健康科学専門学校作業療法学科

池谷政直 名古屋女子大学（2025年4月，名古屋葵大学に改称）医療科学部作業療法学科

森川孝子 神戸学院大学総合リハビリテーション学部作業療法学科

胡 友恵 神戸大学大学院保健学研究科

岡田宏基 北海道大学大学院保健科学研究院

古賀 誠 昭和大学保健医療学部リハビリテーション学科作業療法学専攻

森元隆文 札幌医科大学保健医療学部作業療法学科

杉村直哉 湘南医療大学保健医療学部リハビリテーション学科作業療法学専攻

横山和樹 札幌医科大学保健医療学部作業療法学科

織田靖史 県立広島大学保健福祉学部保健福祉学科作業療法学コース

中村泰久 日本福祉大学健康科学部リハビリテーション学科

長島 泉 杏林大学保健学部リハビリテーション学科作業療法学専攻

田中佐千恵 信州大学医学部保健学科作業療法学専攻

小松洋平 西九州大学リハビリテーション学部リハビリテーション学科作業療法学専攻

福原啓太 奈良学園大学保健医療学部リハビリテーション学科作業療法学専攻

星野藍子 名古屋大学大学院医学系研究科総合保健学専攻

真下いずみ 藍野大学医療保健学部作業療法学科／同大学院健康科学研究科

序　文

　「作業療法は心と身を同時に，かつ同等に重要視する」．この言葉は，作業療法士の先達が私たちに示してくれた，作業療法の重要な特徴の一つです．心は身とつながり，身は心とつながるという考え方は，医学を学んでいない人でもある程度は理解できるかもしれません．しかし，この関係性を解明しようと多くの研究者が取り組んでいるものの，その全容はいまだ明らかにされていないのが現状です．作業療法とは，現在の科学でも解き明かせない事柄を大切にする療法です．その治療や支援には，1＋1を2にするための自然科学的な観点と，1＋1が3や4になる可能性を模索する人文科学的な観点が必要とされます．この両者の視点を組み合わせることは一見すると難解な営みのように思えますが，その探究に魅了される人は少なくありません．私もその一人です．作業療法は，難解であるからこそ面白く，果てしない広がりと深さを持つ分野です．その特殊性は，人の健康と幸福を促進する方法論として，今後さらに確立されていくべきだと考えています．

　これまでの10年を振り返ってみると，この10年における精神科の進歩は著しいものでした．薬物療法，精神療法，リハビリテーションのすべての分野において新たな提案や発見がなされました．私が最も注目したのは，精神疾患の早期発見と早期治療です．その治療の水準は飛躍的に改善され，精神科作業療法においても，10代の患者を診療する機会やメンタル不調による休職者への支援などが全国的に増えました．作業療法士は，心と身の関連性を重視する専門職として，近年では診療や支援における効果判定が重視されるようになりました．「作業療法士は精神科において役に立つのか？」という問いが年々強調されていることを感じます．

　こうした時代背景を鑑み，本書は養成教育過程修了時までに学修すべき知識と基本的技術に重点を置き，時代の要請に対応できる作業療法士の育成を主眼とした内容としました．全体の構成は大きくⅢ部に分かれており，Ⅰ部では，概論だけではなく，国家試験対策を見据えた章立てとし，精神障害作業療法の範囲や制度，多職種連携とチーム医療，各種理論を解説しました．続くⅡ部では，他書籍にはこれまでなかったICFの項目に沿った評価および治療と支援の基礎についてまとめています．そしてⅢ部では，各精神疾患の特徴と臨床実践を踏まえた具体的な作業療法計画について詳説しました．

　精神科の治療と支援は今後更なる変化と発展を迎えます．本書は養成教育過程だけではなく，養成校卒業後の生涯学修においても活用できる内容です．これからの未来を担う学生が本書を羅針盤とし，充実した学びができることを祈念しています．未来の作業療法を創造するため，本書が教育の一助になれば幸いです．

2024年12月

早坂友成

最新作業療法学講座　**精神障害作業療法学**
目次

Ⅰ 精神障害作業療法の基礎 　　1

❶ 概論 　　2

精神障害作業療法学の概念（早坂友成）…… 2
　1．リハビリテーションと作業療法
　2．精神障害作業療法の対象

精神科作業療法の目的（早坂友成）………… 3
　1．作業を用いて療法と成す
　2．心と体を同時同等に重要視する
　3．自己の治療的活用
　4．代償される機能と能力

評価と治療（早坂友成）………………… 5
　1．評価の原理原則と方法
　2．治療と支援の原理原則と方法

精神障害作業療法の過程（プロセス）
　（早坂友成）………………………… 8

　1．医師の指示箋
　2．初期評価と導入
　3．問題点と利点の抽出
　4．目標設定
　5．作業療法の計画と展開
　6．再評価と再実施
　7．最終評価と終結
　8．記録と報告

評価の視点と回復過程に応じた作業療法アプローチの特徴（稲富宏之）………………… 12
　1．評価の視点
　2．回復過程に応じた作業療法アプローチの特徴

❷ 精神障害作業療法の範囲（作業療法が提供される場）　　稲垣成昭　18

精神科作業療法が行われる場……………… 18
病院 ―精神科病院と総合病院精神科― …… 18
　1．精神科病院
　2．総合病院精神科の役割

精神科医療と一般医療をつなぐ役割……… 20
　1．コンサルテーション・リエゾン活動
　2．精神科リエゾンチームにおける作業療法士の役割
　3．総合病院精神科における作業療法士の役割
　4．精神科診療所（精神科クリニック）における作業療法士の役割

精神科デイケア…………………………… 22
　1．精神科デイケアの役割

訪問リハビリテーション
　（精神科アウトリーチ）………………… 23
　1．精神科アウトリーチにおける作業療法と診

　療報酬
就労移行支援・就労継続支援・復職支援… 24
　1．就労移行支援事業
　2．就労継続支援 A 型事業（雇用型）と就労継続支援 B 型事業（非雇用型）
　3．復職支援（リワーク）
　4．就労支援・復職支援における作業療法士の役割

共同生活援助（グループホーム）…………… 27
　1．共同生活援助における作業療法士の役割

心身喪失者等医療観察法………………… 27
　1．医療観察法病棟と作業療法士の役割

医療刑務所……………………………… 29
　1．医療刑務所とは
　2．医療刑務所での作業療法士の役割

社会復帰促進センター…………………… 30

3 精神障害作業療法の制度　照井林陽　32

なぜ制度を学ぶのか……………… 32
社会の動向と特性………………… 33
  1. 少子高齢化による影響と課題
  2. 高齢者を支える労働者の課題
社会保障制度……………………… 33
  1. 社会保障制度の概要
  2. 社会保障制度の変遷
  3. 社会保障制度の種類
障害者の福祉と社会保障………… 38
  1. 障害者総合支援法
  2. 精神障害にかかわる障害福祉サービスと社会保障
精神保健…………………………… 40
  1. 入院制度
  2. 精神保健指定医
  3. 心神喪失者等医療観察法
保健・医療・福祉の動向と対策…… 42
  1. 保健への取り組み
  2. 障害に関する動向
  3. 精神保健・医療・福祉

4 精神障害作業療法の連携　金子史子　45

連携とは…………………………… 45
  1. なぜ連携が必要なのか
  2. チーム医療と多職種連携
  3. チーム作り
  4. 連携に影響を与える要因と課題
  5. 「連携」の概念と連携レベル
  6. 支援の実践レベルと連携範囲
  7. 個別事例への支援における連携・協働
  8. 地域作りにおける連携
  9. ACT（Assertive Community Treatment：包括型地域生活支援プログラム）
多職種連携に必要な能力とその評価指標… 53
  1. 多職種連携コンピテンシー
  2. 協働する力の指標

5 精神障害作業療法で用いられる理論　57

作業療法理論（谷村厚子）………… 57
  1. 精神保健領域における作業療法理論の成り立ち
  2. 精神保健領域における作業療法理論の使い方
各種理論（泊り由希子）…………… 67
  1. 認知行動療法（Cognitive Behavior Therapy：CBT）
  2. 対人関係療法（Interpersonal Psychotherapy：IPT）
  3. 認知リハビリテーション（認知機能改善療法, Cognitive Remediation Therapy：CRT）
  4. 社会生活スキルトレーニング（Social Skills Training：SST）
  5. リワークプログラム
  6. 応用行動分析（Applied Behavior Analysis：ABA）
  7. 精神分析
  8. ナラティブセラピー
  9. オープンダイアローグ（Open Dialogue：OD）

II　治療と支援の基礎　83

⑥　ICF（心身機能・身体構造）　84

ICF における精神機能（宮島真貴）………… 84
1. 精神機能とは
2. 作業療法の治療や支援に必要なこと
3. 精神機能の基礎知識
4. 代表的な精神疾患の特徴・傾向

ICF における身体機能（村上　元）………… 90
1. 身体機能とは
2. 作業療法の治療や支援に必要なこと
3. 身体機能の基礎知識
4. 代表的な精神疾患の特徴・傾向

⑦　ICF（活動と参加）　96

ICF における家庭生活（清家庸佑）………… 96
1. 家庭生活とは
2. 作業療法の治療や支援に必要なこと
3. 家庭生活の基礎知識
4. 代表的な精神疾患の特徴・傾向

ICF におけるセルフケア（上杉文都）…… 102
1. セルフケアとは
2. 作業療法の治療や支援に必要なこと
3. セルフケアの基礎知識
4. 代表的な精神疾患の特徴・傾向

ICF における対人関係（足立　一）……… 107
1. 対人関係とは
2. 作業療法の治療や支援に必要なこと
3. 対人関係の基礎知識
4. 代表的な精神疾患の特徴・傾向

ICF における移動（林　良太）…………… 112
1. 移動とは
2. 作業療法の治療や支援に必要なこと
3. 移動の基礎知識
4. 代表的な精神疾患の特徴・傾向

ICF における地域活動（山下高介）……… 117
1. 地域活動とは
2. 作業療法の治療や支援に必要なこと
3. 地域活動の基礎知識
4. 代表的な精神疾患の特徴・傾向

ICF における教育と就労（髙橋章郎）…… 122
1. 教育と就労とは
2. 作業療法の治療や支援に必要なこと
3. 教育と就労の基礎知識
4. 代表的な精神疾患の特徴・傾向

⑧　ICF（環境因子）　129

ICF における人的環境（平澤　勉）……… 129
1. 人的環境とは
2. 作業療法の治療や支援に必要なこと
3. 人的環境の基礎知識
4. 代表的な精神疾患の特徴・傾向

ICF における物的環境（小川泰弘）……… 135
1. 物的環境とは
2. 作業療法の治療や支援に必要なこと

3. 物的環境の基礎知識
4. 代表的な精神疾患の特徴・傾向

ICF における社会資源（羽川孝幸）……… 141
1. 社会資源とは
2. 作業療法の治療や支援に必要なこと
3. 社会資源の基礎知識
4. 代表的な精神疾患の特徴・傾向

⑨ ICF（個人因子） 149

ICF における生い立ち（池谷政直）……… 149
1. 生い立ちとは
2. 作業療法の治療や支援に必要なこと
3. 生い立ちの基礎知識
4. 代表的な精神疾患の特徴・傾向

ICF における生活習慣（森川孝子）……… 154
1. 生活習慣とは
2. 作業療法の治療や支援に必要なこと
3. 生活習慣の基礎知識
4. 代表的な精神疾患の特徴・傾向

ICF における社会的経験（胡　友恵）…… 158
1. 社会的経験とは
2. 作業療法の治療や支援に必要なこと
3. 社会的経験の基礎知識
4. 代表的な精神疾患の特徴・傾向

⑩ 向精神薬の主作用と副作用 岡田宏基 165

薬物療法と向精神薬…………………… 165
抗精神病薬…………………………… 166
1. 抗精神病薬とは
2. 抗精神病薬の副作用と作業療法士に求められる対応

抗うつ薬，気分安定薬…………………… 168
1. 抗うつ薬と気分安定薬とは
2. 抗うつ薬の副作用と作業療法士に求められる対応
3. 気分安定薬の副作用と作業療法士に求められる対応

抗不安薬………………………………… 170
1. 抗不安薬とは
2. 抗不安薬の副作用と作業療法士に求められる対応
3. カルテの見方

睡眠薬…………………………………… 172
1. 睡眠薬とは
2. 睡眠薬の副作用と作業療法士に求められる対応
3. 服薬アドヒアランスと作業療法

⑪ リスク管理と感染症対策 古賀　誠 176

リスク管理………………………………… 176
1. リスク管理とは
2. 精神科作業療法におけるリスク管理の難しさ
3. 精神科病院の事故
4. 危険物管理

5. 危機管理に必要な姿勢
主な感染症……………………………… 183
1. 日本における感染症対策
2. 感染症の基礎知識
3. 精神科病院での感染症対策

III 疾患別精神障害作業療法 189

⑫ 統合失調症 森元隆文 190

統合失調症の概要………………… 190
1. 疾患特性
2. 疫学と発生要因
3. 一般的な医学的治療と社会的支援

統合失調症の臨床像………………… 193
1. 急性期〜亜急性期の臨床像
2. 回復期の臨床像
3. 生活期の臨床像

統合失調症の作業療法⋯⋯⋯⋯⋯⋯ 196
　1．作業療法の役割
　2．検査・測定および評価尺度
　3．作業療法目標の考え方
　4．作業療法プログラム

　5．禁忌事項
　6．シームレスな作業療法提供のための連携の
　　あり方
演習課題⋯⋯⋯⋯⋯⋯⋯⋯⋯⋯⋯⋯⋯⋯ 207

⑬ 気分障害 ―うつ病，双極症―　　　　　　杉村直哉　208

気分障害の概要⋯⋯⋯⋯⋯⋯⋯⋯⋯ 208
　1．うつ病の疾患特性
　2．うつ病の疫学と発生要因
　3．うつ病の一般的な医学的治療と社会的支援
　4．双極症の疾患特性
　5．双極症の疫学と発生要因
　6．双極症の一般的な医学的治療と社会的支援
気分障害の臨床像⋯⋯⋯⋯⋯⋯⋯⋯ 212
　1．うつ病の臨床像
　2．双極症の臨床像

気分障害の作業療法⋯⋯⋯⋯⋯⋯⋯⋯ 215
　1．作業療法の役割
　2．検査・測定および評価尺度
　3．作業療法目標の考え方
　4．うつ病の作業療法プログラム
　5．うつ病の禁忌事項
　6．双極症の作業療法プログラム
　7．双極症の禁忌事項
　8．気分障害におけるシームレスな作業療法提
　　供のための連携のあり方
演習課題⋯⋯⋯⋯⋯⋯⋯⋯⋯⋯⋯⋯⋯⋯ 225

⑭ 認知症　　　　　　横山和樹　226

Alzheimer 型認知症（AD）⋯⋯⋯⋯⋯ 226
　1．Alzheimer 型認知症（AD）の概要
　2．Alzheimer 型認知症（AD）の臨床像
　3．Alzheimer 型認知症（AD）の作業療法
前頭側頭型認知症（FTD）⋯⋯⋯⋯⋯ 234
　1．前頭側頭型認知症（FTD）の概要
　2．前頭側頭型認知症（FTD）の臨床像

　3．前頭側頭型認知症（FTD）の作業療法
Lewy 小体型認知症（DLB）⋯⋯⋯⋯ 240
　1．Lewy 小体型認知症（DLB）の概要
　2．Lewy 小体型認知症（DLB）の臨床像
　3．Lewy 小体型認知症（DLB）の作業療法
演習課題⋯⋯⋯⋯⋯⋯⋯⋯⋯⋯⋯⋯⋯⋯ 247

⑮ 不安症群および強迫症　　　　　　織田靖史　248

全般不安症⋯⋯⋯⋯⋯⋯⋯⋯⋯⋯⋯ 248
　1．全般不安症の概要
　2．全般不安症の臨床像
　3．全般不安症の作業療法
パニック症⋯⋯⋯⋯⋯⋯⋯⋯⋯⋯⋯ 255
　1．パニック症の概要
　2．パニック症の臨床像

　3．パニック症の作業療法
強迫症⋯⋯⋯⋯⋯⋯⋯⋯⋯⋯⋯⋯⋯⋯⋯ 259
　1．強迫症の概要
　2．強迫症の臨床像
　3．強迫症の作業療法
演習課題⋯⋯⋯⋯⋯⋯⋯⋯⋯⋯⋯⋯⋯⋯ 265

⑯ 物質関連症および嗜癖症群　　　　　中村泰久　267

物質使用症……………………………… 267
1. 物質使用症の概要
2. 物質使用症の臨床像
3. 物質使用症の作業療法
アルコール使用症……………………… 273
1. アルコール使用症の概要
2. アルコール使用症の臨床像

3. アルコール使用症の作業療法
ギャンブル行動症……………………… 280
1. ギャンブル行動症の概要
2. ギャンブル行動症の臨床像
3. ギャンブル行動症の作業療法
演習課題……………………………………285

⑰ 摂食症 —神経性やせ症，神経性過食症—　　　長島　泉　286

摂食症の概要…………………………… 286
1. 疾患特性
2. 疫学と発生要因
3. 一般的な医学的治療と社会的支援
摂食症の臨床像………………………… 289
1. 急性期の臨床像
2. 回復期の臨床像
3. 生活期の臨床像

摂食症の作業療法……………………… 292
1. 作業療法の役割
2. 検査・測定および評価尺度
3. 作業療法目標の考え方
4. 作業療法プログラム
5. 禁忌事項
6. シームレスな作業療法提供のための連携の
   あり方
演習課題……………………………………300

⑱ パーソナリティ症　　　　　　　　　田中佐千恵　301

パーソナリティ症の概要……………… 301
1. パーソナリティ症の診断
2. パーソナリティ症のタイプ
3. パーソナリティ症の要因
4. 一般的な医学的治療と社会的支援
パーソナリティ症の臨床像…………… 304
1. A群パーソナリティ症
   (Cluster A Personality Disorders)
2. B群パーソナリティ症
   (Cluster B Personality Disorders)

3. C群パーソナリティ症
   (Cluster C Personality Disorders)
パーソナリティ症の作業療法………… 306
1. 作業療法の役割
2. 検査・測定および評価尺度
3. 作業療法目標の考え方
4. 作業療法プログラム
5. 留意事項
6. シームレスな作業療法提供のための連携の
   あり方

⑲ てんかん　　　　　　　　　　　　　小松洋平　313

てんかんの概要………………………… 313
1. 疾患特性
2. 疫学と発生要因

てんかん発作の種類と特徴…………… 314
1. 焦点起始発作（旧部分発作）
2. 全般起始発作（旧全般発作）

3．てんかん症候群
　　4．心因性非てんかん発作
　　5．てんかんの治療と副作用
　てんかんの作業療法……………………… 318
　　1．作業療法の役割

　　2．作業療法評価
　　3．作業療法の実際
　　4．作業療法での留意点
　　5．発作時の対応
　演習課題……………………………………… 323

⑳ 身体症状症および関連症群，解離症群　　　福原啓太　324

身体症状症および関連症群……………… 325
　　1．身体症状症および関連症群の概要
　　2．身体症状症および関連症群の臨床像
　　3．身体症状症および関連症群の作業療法

解離症群………………………………………… 330
　　1．解離症群の概要
　　2．解離症群の臨床像
　　3．解離症群の作業療法
演習課題……………………………………… 335

㉑ 神経発達症群
―注意欠如多動症，自閉スペクトラム症，知的発達症群―　　　星野藍子　336

神経発達症群の概要……………………… 336
　　1．疾患特性
　　2．一般的な医学的治療と社会的支援
神経発達症群の臨床像…………………… 338
　　1．心身機能
　　2．活　動
　　3．参　加
　　4．環　境

神経発達症群の作業療法………………… 343
　　1．作業療法の役割
　　2．検査・測定および評価尺度
　　3．作業療法目標の考え方
　　4．作業療法プログラム
　　5．禁忌事項・注意点
　　6．シームレスな作業療法提供のための連携のあり方

㉒ 心的外傷および精神病発症危険状態群，ストレス因関連症群　　　真下いずみ　349

心的外傷後ストレス症（PTSD）……… 349
　　1．心的外傷後ストレス症（PTSD）の概要
　　2．PTSD，CPTSD の臨床像
　　3．PTSD の作業療法
精神病発症危険状態群（ARMS）……… 355
　　1．精神病発症危険状態群（ARMS）の概要

　　2．ARMS の臨床像
　　3．ARMS の作業療法
適応反応症…………………………………… 360
　　1．適応反応症の概要
　　2．適応反応症の臨床像
　　3．適応反応症の作業療法

　索　引………………………………………… 367

I

精神障害
作業療法の基礎

1 概論

学習目標
- リハビリテーションにおける作業療法の意義を説明することができる．
- 近年の精神科における対象者の傾向と特徴を説明することができる．
- 作業療法士の特殊性と専門性を説明することができる．
- 作業療法の評価と治療の原理原則を説明することができる．
- 精神科作業療法のプロセスと各工程について説明することができる．
- 精神科の作業療法でかかわるときの基本的な視点を説明できる．
- 精神科で必要になる作業療法の治療と支援の概要を説明できる．

Question
- 作業療法評価において用いる技法は，観察，面接，検査，測定，試験である．この中で作業療法士が最も活用しなければならない方法とその理由とは何か？
- 精神科作業療法ではトップダウンとボトムアップのアプローチがあるが，これらはどのように活用されるべきであるか？
- 精神科作業療法のプロセスにおいても最も重要とされる工程と理由は何か？
- エンパワメントとストレングスを強めリカバリーの支援が求められるのはなぜか？

精神障害作業療法学の概念

1. リハビリテーションと作業療法

- リハビリテーション（Rehabilitation）の語源はラテン語で「re（再び）＋habilis（適する）」とされており，日本語では「**全人間的復権**」と訳されることが多い[1]．
- WHO（世界保健機関）によるリハビリテーションの定義は，「能力低下やその状態を改善し，障害者の社会的統合を達成するための，あらゆる手段を含む」とされている[2]．
- リハビリテーションは，「**医学的**」「**職業的**」「**社会的**」「**教育的**」「**工学的**」の5つの分野で構成されている．これらの各分野では，作業療法士の活躍が期待されているが，国内の現状は作業療法士の約6割が医療機関に従事している[3]．
- 近年のリハビリテーションではシームレスな支援が重要とされ，特に地域包括ケアシ

ステム[4]における作業療法士の役割は今後ますます重視され，リハビリテーションの発展のため，作業療法士の専門性と特殊性が必要とされている．

- 日本作業療法士協会による作業療法の定義では，「**作業療法は，人々の健康と幸福を促進するために，医療，保健，福祉，教育，職業などの領域で行われる，作業に焦点を当てた治療，指導，援助である．作業とは，対象となる人々にとって目的や価値をもつ生活行為を指す**」とされている[5]．

- リハビリテーションは人の尊厳，権利，人権が本来あるべき姿に回復することを目的としているため，作業療法士の責務は，対象者が自分らしく生活できることを支援することである．

- 精神科においても，各対象者の特有の"**生きづらさ**"[6]や"**生活のしづらさ**"[7]に寄り添い，社会への適応を支援することが重要であり，多様性や個別性を重視した作業療法の実施が必要とされる．

2. 精神障害作業療法の対象

- 作業療法の対象となる人々とは，身体，精神，発達，高齢期の障害や，環境への不適応により，日々の作業に困難が生じている，またはそれが予測される人や集団である．

- 近年の精神科医療では，精神疾患を抱えた方の早期発見と早期治療が可能となった．それに伴い，精神科作業療法においてもさまざまな変化が生じている．たとえば，約20年以上前の精神科作業療法では社会的入院患者の統合失調症患者が主な対象であった．しかし，現在は**10～20歳代の若年層を外来診療で支援する割合が増えており**，対象疾患は統合失調症だけではなく，うつ病，双極性障害，不安症とさまざまである．

- 複数の精神疾患を併存した事例や，精神疾患だけではなく身体疾患や身体障害を合併した事例への対応も求められるようになった．

精神科作業療法の目的

- 作業療法の目的は，"**人は作業を通して健康や幸福になる**"という基本理念と学術的根拠に基づき，「人は作業をしている」「作業ができる状態が健康であり幸福な状態である」と捉え，作業に焦点を当てた治療，指導，援助を行うこととされている[5]．

- 作業に焦点を当てた実践には，心身機能の回復，維持，あるいは低下を予防する「手段としての作業」と，その作業自体を練習し，できるようにしていくという「目的としての作業」の利用およびこれらを達成するための「環境への働きかけ」が含まれる[15]．

- 特に精神科における治療と支援では，疾病が治癒しない，完治せず再発を繰り返す事例が多いことから，疾病や障害と共に生きることを支援しなければならない．矢谷ら[16]は作業療法の特徴について次の4つの事項を提言しており，これらは精神科作業療法の核をなすものである．

1．作業を用いて療法と成す

- 精神科における作業療法の評価内容には，医師が診察室で行う構造化面接や検査では得られない情報が含まれており，病棟生活における看護師の情報とも異質であることが多い．
- 作業を用いて評価した所見は患者の社会生活を映し出し，その情報から支援や介入すべき意味のある作業を具体的に検討することができる．たとえば，作業療法では対象者が職場で必要とされる能力を作業分析することができ，その能力が問われる場面を，作業を用いて再現し，社会生活への適応を確認することができる．
- **作業を用いて評価し，手段としての作業，目的としての作業を検討しながら，治療展開できることは作業療法の特殊性である．**

2．心と体を同時同等に重要視する

- 作業療法は心と体の関係性，関連性を十分に考慮したうえで実施することが原則である．**心（精神機能）へ介入するために体（身体機能）へ，体（身体機能）へ介入するために心（精神機能）へ働きかけ，**支援することが重要視される．
- たとえば，運動のプログラムでは，身体機能に着目されがちであるが，アプローチが身体機能にのみ偏るのではなく，精神機能へのアプローチが同時に行われるように計画する．精神疾患をもつ対象者では，気力と体力のバランスが崩れていることが多いため，作業療法を通して自己理解を深め，社会生活の再構築を目指す．
- 作業療法では，作業ができなくなった現実，作業ができるようになった喜びを実感することができ，これらを心と体の関連性から理解し支援する．

3．自己の治療的活用

- 作業療法士が自己を治療的に活用するためには，対象者との関係性の構築を十分に検討しなければならない．対象者と作業療法士の関係性は主に3つに分類することができる．①患者と治療者（縦の関係），②同じ生活者（横の関係），③教え，教えられる（斜めの関係）である．対象者との関係性を治療のために調整できることは作業療法士の特殊性である．
- また，対象者との関係性の構築では背景因子と心身機能を丁寧に踏まえた情報の解釈が重要である．**「自分自身を治療の道具とする」という考え方のみではなく，対象者との信頼関係があり，**対象者の多様性を考慮し，はじめて自己を治療的に活用することができる．

4．代償される機能と能力

- 対象者の生活の再構築とは，短時間で達成できるものではなく，長年にわたる試行錯誤が必要となる．そのため，治る，回復するという観点ではなく，疾病や障害と共に生きるという観点に立った支援が必要である．そのためには代償学に基づく支援が重

要となる．人が機能や能力を代償する方法は大きく２つある．これらは作業療法士が最も得意としなければならないアプローチである．

- １つ目は，**本人自身の他の能力で代償すること**である．たとえば，役割の変更や苦手な機能や能力よりも，得意な機能や能力を活かす生活の仕方である．
- ２つ目は，**本人以外の外力によって代償すること**である．これは自助具などが代表的であるが，他にも社会資源などの活用が挙げられる．一般就労にこだわるのではなく，福祉的就労において，役割や自己評価，自尊心などを取り戻す方法である．

評価と治療

1. 評価の原理原則と方法

- 作業療法における評価の原理原則は"情報"に"解釈"を加えることによって"評価"になることである．対象者の情報を集めただけでは評価にはならず，良質な情報を得たとしても，誤った解釈をすれば正しい評価にはならない．
- 情報を収集する方法は，**観察，面接，検査，測定，試験**の５つである．これらの技法による評価の内容については，他の作業療法士だけではなく，他職種にも説明できるように検討しなければならない．
- 作業療法評価では５つの評価技の習熟が必要不可欠である．特に，観察と面接は作業療法評価のすべてにおいて活用される．また，検査，測定，試験の実施では多職種との検討や連携が必要不可欠であり，対象者に負担が及ばないよう配慮する．

1）観察

- 観察では，**作業療法におけるすべての事象を情報として残す**ことができる．対象者の姿勢，移動，運動，動作などの身体機能にかかわる情報だけではなく，表情，発話，挨拶，他者との会話などの精神機能を評価するための情報，環境との適合状況などについても記録できるように努める．
- 精神機能の観察では，服装や身だしなみといった些細な観察が重要であり，特に作業活動中の表情や言動には精神状態が投影される．精神疾患をもつ対象者では，時間，場所，作業，人などの環境因子によって症状や心身状態が容易に変化する．そのため，対象者の様子やその変化については丁寧に観察し，カルテへの記録を確実に行う．

2）面接

- 精神科における対象者との面接では，**傾聴の姿勢を常に意識し，対象者の心身状態に関連した情報の収集に努める**．
- 留意点としては，初回の面接では多くの情報を得ようとしがちであるが，情報収集の機会は何度も設けることができるため，対象者の状況に合わせた設定を行う．初回の導入面接を兼ねた情報収集であっても，すでに作業療法は開始されていると認識し，効果的な作業療法を展開できるようにする．

作業活動中のかかわりからも多くの情報が得られる．そのため，作業活動時には聴取できない情報を面接によって得るように心がける．

3）検査と測定

精神科では，作業療法士が検査や測定を行うことは少なく，実施する場合も自記式質問票などの短時間で実施できるものがほとんどである．そのため，心理師や看護師との連携は必須であり，多職種によって検査結果を共有するよう努める．検査・測定には数多くの種類があるが，必要な検査・測定を吟味，選択し，対象者の負担を十分に考慮する．

留意事項としては，精神科における検査や測定の実施は，医師および心理師へ相談することが望ましい．検査が必要だからといって，**作業療法士が自己判断で実施することはできるだけ避ける**．作業療法士の自己判断は，対象者に負担を課すだけではなく，チームとしての調和を崩すことにもなる．多職種との意思疎通がなされず，同じ検査を同時期に複数の職種が行うことは対象者にとって多大な負担となる．

4）試験

精神科作業療法では，**作業を用いて試験を実施し，情報を収集することがある**．精神科では，構造化面接や自記式調査票などでは十分に収集できない情報が多く，検査においても推察の域を出ない結果になることがある．作業療法における作業を用いた情報収集においては，試験の活用は欠かせない．

作業療法評価では，作業活動中の行動や行為の特性が重要な情報になる．作業療法士は，対象者の作業能力を評価するために，試験的に作業の難易度を調整して実施する．

また，日常生活活動や日常生活関連活動においても，実際にその作業を行ってもらうことによって苦手な点が明確になることが多い．試験を実施する際には作業だけではなく環境の調整も活用する．試験的に実施した作業が対象者にとって失敗体験にならないように配慮する．

2. 治療と支援の原理原則と方法

作業療法では，残されている能力にアプローチする**維持・保存の療法**，引き出される能力にアプローチする**回復・向上の療法**，代償される能力にアプローチする**開発・調整の療法**がある[15]．作業療法では，これらの方法を活用しながら，対象者にとって意味のある作業や社会生活で必要な作業の継続を実現する計画を立案する．

ただし，「会話が苦手だから会話の練習をしましょう」「職場に通勤できないから通勤の練習をしましょう」という苦手なことに直接アプローチするような計画は必ずしもよい作業療法とはならない．

社会生活を見据えたアプローチを丁寧に計画し，作業療法によって得られた能力を社会生活に汎化できるように工夫する．作業療法による治療と支援では，作業がもつ力を十分に理解することが重要である．作業療法で用いる作業活動の具体例を表1に示す[17]．

評価と治療

表1 作業療法で用いる作業活動の具体例

対象	作業活動の種類	具体例
1. 基本的能力 （ICF：心身機能・身体構造）	感覚・運動活動	物理的感覚運動刺激（準備運動を含む），トランポリン・滑り台，サンディングボード，プラスチックパテ，ダンス，ペグボード，プラスチックコーン，体操，風船バレー，軽スポーツなど
2. 応用的能力 〔ICF：活動と参加（主に活動）〕	生活活動	食事，更衣，排泄，入浴などのセルフケア，起居・移動，物品・道具の操作，金銭管理，火の元や貴重品などの管理練習，コミュニケーション練習など
3. 社会的適応能力 〔ICF：活動と参加（主に参加）〕	余暇・創作活動	絵画，音楽，園芸，陶芸，書道，写真，茶道，貼り絵，モザイク，革細工，籐細工，編み物，囲碁・将棋，各種ゲーム，川柳・俳句など
	仕事・学習活動	書字，計算，パソコン，対人技能訓練，生活圏拡大のための外出活動，銀行や役所など各種社会資源の利用，公共交通機関の利用，一般交通の利用など
4. 環境資源 （ICF：環境因子）	用具の提供，環境整備，相談・指導・調整	自助具，スプリント，義手，福祉用具の考案・作製・適合，住宅など生活環境の改修・整備，家庭内・職場内での関係者との相談調整，住環境に関する相談調整など
5. 作業に関する個人特性 （ICF：個人因子）	把握・利用・再設計	生活状況の確認，作業の聞きとり，興味・関心の確認など

1）ボトムアップアプローチとトップダウンアプローチ

- 先人達の主張を振り返るとボトムアップアプローチ（Bottom-up approach）とトップダウンアプローチ（Top-down approach）[18]は作業療法の原理原則を示す1つである．**ボトムアップアプローチは原因志向型で，構成要素に注目して評価と治療を行う方法**であり，**トップダウンアプローチは目的志向型で，対象者の重要な役割や作業を遂行するための方法**である．

- 作業療法にとっての作業に関する主張を振り返ると，**手段としての作業**と**目的としての作業**を確認すべきである．これらは作業中心の治療[16]にそのすべてが集約され，**ボトムアップアプローチは手段としての作業に発展し，トップダウンアプローチは目的としての作業に発展した**とされている．

- 精神科の対象者では，自身の思いや考えを明確に他者へ伝えることができない状態にある者もいる．そのため，対象者と一緒に将来の目標や対応すべき課題を模索しながら進めなければならないこともある．作業療法士は専門的な知見のもと，対象者にとって意味のある作業を検討し，最も適切で計画的な療法が展開できるアプローチを選択する．

2）段階付けと適合・適応

- 作業療法では，「段階付け（grading）」と「適合・適応（adaptation）」の支援法を十分に考慮した計画を立案する[19]．

- 作業療法における対象者へのストレス負荷では，**時間，場所，作業，人，役割など**を

確認しながら段階的に調整する．たとえば，「時間」の調整では短時間から始め，時間を延長し，「人」の調整では個人活動から集団活動を導入する．もちろん，作業負荷は集団から個人，長時間から短時間という調整もある．

- 適合・適応は大きく2つに分類される．1つ目は，対象者が適合（適応）しなければならない対象が決まっており，**その対象に対象者自身が適合（適応）するために，機能や能力を回復，改善，向上させることである**．2つ目は，対象者自身の機能や能力には制限があるため，**機能と能力の維持や保存を前提とし，対象を対象者に適合（適応）させることである**．この2つをバランスよく検討し合理的な支援ができるように配慮する．

精神障害作業療法の過程（プロセス）

- 作業療法の手順は6工程（図1）から構成されており[17]，各工程における適切な対応が良質な作業療法を可能にする．精神科作業療法は医師が指示箋を作成することから開始し，説明と同意（インフォームド・コンセント）や対象者との契約，評価の実施，目標と方針の決定，介入計画の立案を行い，作業療法を具体的に展開していく．

1. 医師の指示箋

- 精神科作業療法は医師の指示に基づき診療される．医師が作成した指示箋の書類には精神科作業療法を実施するための目的と方法が記載されており，**作業療法士はその内**

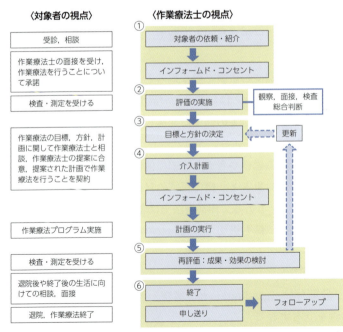

図1　作業療法の手順と6つの工程　　　（日本作業療法士協会，2024[17]）

容に基づき精神科作業療法を行う.

- 指示箋は外来治療であれば，治療が開始され終了するたびに作成されるものである．入院治療では，外泊訓練と称した一時退院があるが，再入院の見通しを前提とした退院であっても，そのたびに指示箋の作成が必要である.
- 医師の指示箋は，紙面上の手続きだけではなく，精神科作業療法の目的や方法についても，医師から対象者へインフォームドコンセントが行われていることが望ましい．このプロセスは精神科作業療法を継続させるための動機付けにも大きく作用する．そのため，作業療法士は医師との連携をもとに，丁寧な治療契約による精神科作業療法の実施を心がけるとよい.

2. 初期評価と導入

- 精神科作業療法の指示箋が出された後，はじめに行われるのは初期評価である．この時期の初期評価は，**導入面接（動機付け）および情報収集とスクリーニングを兼ねており，これらの実施は精神科作業療法を円滑に導入し，進行させるためにも重要**である．実施は対象者の状態に合わせ，複数回に分けて行うことも検討する．留意点は以下のとおりである.

1）導入面接（動機付け）

- 導入面接は，**精神科作業療法のインフォームド・コンセント**を目的に行われる．精神科作業療法の診療頻度，期間，実施時間，実施場所，内容だけではなく，その必要性についても丁寧に説明し，参加の同意を対象者から得る．精神疾患をもつ対象者は認知機能の障害や低下を呈する者が多いため，**口頭のみだけではなく紙面で手渡せるように準備する**ことが望ましい.
- 導入面接時の紙面は外来待合室や病棟のデイルーム，作業療法室に掲示すると対象者も確認しやすく，精神科作業療法への動機付けも強化させる．また，この実施は，治療契約にとどまらず，各対象者と一緒に治療を進めていくための治療同盟を築く第一歩であり，精神科作業療法において最も重要な過程である.

2）情報収集

- 主にカルテと多職種から情報を収集する．カルテには基礎情報，医学的情報，これまでの診療記録などが記載されており，主に医師による情報である．また，外来治療，入院治療における看護師からの情報は重要であり，治療を開始されてからの対象者の様子や態度，精神症状などを確認する.
- 特に入院治療では，院内生活における日常生活活動，日常生活関連活動などの様子や行動特徴を収集することが重要であり，その他にも他者との接触や交流，コミュニケーションの様子などの情報収集も必須である.
- これらは患者の社会生活の水準や適応を把握するための大切な情報となる．その他，薬剤師からは服薬状況，心理師からは心理検査の所見，精神保健福祉士からは社会資源の利用状況などの情報を収集し，**精神科作業療法を実施する前に対象者の全体像を把握する**.

3）スクリーニング

- スクリーニングでは観察と面接が重視され，導入面接を行いながら，精神科作業療法を展開するために必要な情報を**優先順位の高い順**から収集できるようにする．ただし，精神疾患をもつ対象者は易疲労性であることが多く，対象者の回復段階やその日の体調に応じた対応を心がける．
- 一度にできるだけ多くの情報を収集しようとすると，質問が多くなりやすく，疲労を助長するため留意する．また，対象者によっては言語表出ができない，もしくは苦手な者も多いため，対象者の趣味や職業など生活状況の情報から情報収集の手段としての作業を検討し，実施可能であれば，面接による情報の収集は控え，作業を介した情報の収集に努めるとよい．たとえば，折り紙などの簡単な芸術活動，ストレッチなどの軽運動を情報収集のための手段とし活用する．

3．問題点と利点の抽出

- 問題点と利点は初期評価から抽出されることが原則である．精神疾患をもつ対象者では，精神症状が残存していても社会生活に支障がない事例もみられるため，杓子定規に取り扱い，問題点と決め付けることは厳禁である．
- 対象者の問題点と利点の抽出は，**ICF の因子**[21]のすべての関連性を考察し，情報を解釈したうえで行う．特に，**心身機能・身体構造と背景因子との関連性は，活動と参加を理解するうえで重要であり，事例の解釈が不十分な際にはこれらの因子の再確認を行うとよい**．
- 作業療法士が 1 人で検討するのではなく同僚や多職種と情報を共有したうえで，カンファレンスなどで妥当性の検証を行う．また，社会生活における各事例の問題点と利点は表裏であることを念頭におくとよい．
- 精神科では問題点と利点を「強みと弱み」とたとえることがある．これらは社会生活における環境において変化し，強みが弱みに反転することがある．そのため，問題点と利点は常日頃から確認と更新を心がける．
- 問題点と利点の抽出では，各事例の目標設定や実施計画が検討される．そのため，作業療法士は白黒思考にならぬように心がけ，**明確にできない，十分に検討できない情報は無理に問題点や利点に区分けしない**．手元にある情報の妥当性についても定期的に再確認するとよい．

4．目標設定

- 目標設定は問題点と利点を十分に踏まえた検討を行う．特定の情報や問題点のみへの目標設定とはせず，対象者の社会生活がよりよい状態になるための目標を検討する．
- 問題点に焦点化した目標設定を行うと，対象者の利点を活かし，活用するという観点が乏しくなる．そのため，すべての問題点と利点を網羅した目標設定ではなく，対象

▶国際生活機能分類：International Classification of Functioning, Disability and Health（ICF）

者にとって優先すべき対応の情報を踏まえ，その情報に対する目標設定を行う．

- 目標設定は**対象者の状態に合わせて，定期的に再検討を繰り返し，更新する**．目標設定に基づき作業療法計画が検討されるため，この検討は作業療法の過程において最も重要な過程の１つである．

1）リハビリテーション目標

- 多職種によるカンファレンスなどで検討される．**精神科では，リハビリテーション目標の達成期間が，月単位，年単位で想定される**ことがある．そのため，リハビリテーション目標は治療や支援の経過の中で適時再検討され更新される．

2）長期目標（Long-Term-Gole：LTG）

- LTG は作業療法部門にて作業療法士によって検討される．作業療法の長期的な目標を意味するため，作業療法士の役割を踏まえたうえで検討される．特に，理学療法士や言語聴覚士との役割分担は重要であり，各々の役割を互いに確認したうえで，**リハビリテーション目標の一部になり得る目標の設定を心がける**．この過程においても，作業療法部門内でのカンファレンスをもとに，偏った設定にならないようにする．

3）短期目標（Short-Team-Gole：STG）

- STG とは，**LTG を満たすための目標**である．３もしくは４事項を設定し，それらのゴールが達成されることによって LTG が達成されるようにする．
- STG を検討する前に準備しておくことは，問題点と利点の抽出において，対応すべき事項に優先順位を設定しておくことである．その優先順位を踏まえ，対応すべき事項に対応した STG を設定するとよい．

5．作業療法の計画と展開

- 作業療法は対象者のその日の体調や心身症状を踏まえながら，作業療法計画に基づき実施される．そのためには治療構造の理解が重要となる．ここでは作業療法を計画し，構造化するための要素について解説する．松井[22]，山根[23]，中山[24]は精神科作業療法の治療構造には，**時間，場所，作業，人，心理的側面が重要**であることを提言している．作業療法計画の実施ではこれらの事項を丁寧に計画する．

6．再評価と再実施

- 作業療法評価は，作業療法が実施される期間において縦断的に継続され，最新の結果が常に更新されるよう，繰り返し実施される．評価が常に更新されるということは，レポートなどの書類が常に更新されているというわけではなく，カンファレンスや多職種に情報提供を求められた際にいつでも対応できるよう準備することである．
- 再評価の結果によっては目標設定や実施計画も変更される．また，開始時に検討されたリハビリテーション目標の妥当性にも影響する．**必要に応じて再評価を繰り返し，他職種と共有する**ことが確かな治療と支援につながる．

7. 最終評価と終結

- 作業療法におけるフォローアップでは，作業療法の必要性を十分に検討する．対象者が医療とつながっていられる生活が望ましいとは限らない．必要最低限の医療介入が必要な事例もあれば，不要になる事例もある．医療が不要になった対象者を医療につなぎ止め，病院にとどめることはあってはならない．

- フォローアップの期間では，医療だけではなく，**社会資源を活用した生活を検討し，対象者が望む実現可能な生活を支援する**．これらの支援は，いつでも利用してもらえるように整えておくべきであり，それが対象者の生活に安心感を与え，再発予防の一部を担うことになる．

8. 記録と報告

- 作業療法における記録と報告は主にカルテとサマリーである．これらは医療保険点数や介護保険点数を算定するための根拠になるだけではなく，学術としても根拠となる．また，多職種が閲覧し，各専門職が治療や支援を実施するための参考情報となるため，記録や報告を行った作業療法士のみが理解できる文章では意味がない．

- 記録と報告は，信頼性，妥当性，倫理性を兼ね揃えた内容でなければならない．カルテ情報はカンファレンスにおいても活用され，各対象者の治療方針やリハビリテーション目標などを検討し，更新するための情報となる．良質な記録とは，その対象者を全く知らない者が読んでも，内容が理解できることである．

- 対象者の転院や退院，転所の際にはサマリーや申し送り書類などの作成を行う機会がある．その際にもカルテ情報をもとにした作成が基本となるため，日々の記録は丁寧に実施する．

- 記録の基本としては，**実施した作業療法の内容を時系列にいくつかの工程に区切り，開始から終了までを継時的に記録する**．作業療法計画の立案でも述べたように，時間，場所，作業，人，心理的側面などの内容を，「いつ，誰が，どこで，何を，なぜ，どのように」の観点をもとに記録するとよい．

評価の視点と回復過程に応じた作業療法アプローチの特徴

1. 評価の視点

- 作業療法士は，対象者にとってベストな作業療法プログラムを提供するために作業療法評価を行う．多職種連携による対象者の自立生活と社会参加の促進のために，作業療法評価は職種間で共有可能な情報として大事な位置付けとされている．

- とりわけ，精神科作業療法では，現時点では作業療法プログラム立案のためのエビデ

ンスが確立していない．よりよい生活支援を目指すためには，対象者の希望や強みといった**ストレングス**を引き出し，対象者の**リカバリー**に貢献できるマインドが作業療法に求められる．こうしたマインドのもとで，対象者の疾病性と事例性に関連する評価情報を統合し，対象者の回復過程に応じた作業療法アプローチが求められる．

- 対象者が生活の中で培った価値観や好み，対象者自身の主体性に重きをおきながら，作業療法プログラムを立案し方針を決定していく視点が作業療法評価には欠かせない．精神科作業療法で対象者の生活支援にかかわるときの評価の視点を以下に述べる．

1）エンパワメントとストレングスを強める視点

- **エンパワメント**の過程には，①自信や自己効力感など内面から生じる心理的な力の発展，②自ら振り返りができる知識・能力の増加，③目標達成に役立つ社会資源の利用と心身機能改善の３つの側面があるとされており，これらが相互に関連している[25]．

- 作業療法士がエンパワメントの過程に沿って作業療法を実施していくためには，対象者の自信と自己効力感を高める情報を確認できる話題を展開させながら，対象者の話に耳を傾けて，対象者の言動や非言語的表現（ノンバーバル・サイン）を偏りなく観察することによって，対象者の潜在能力を見出すようにかかわる必要がある．そして，対象者が抱える疾病性や困りごとへの自覚を高めるかかわり方，対象者の対処能力の育成，社会参加への可能性を対象者と職種間で前向きに合意形成していく態度も必要になる．

- さらに，対象者のリカバリーを促進していくためには社会資源の積極的活用が必要であり，同時に対象者の心身機能と認知機能を改善していく働きかけも欠かせない．

2）対象者とともにリカバリーを目指す視点

- リカバリーという言葉には，「病気からのリカバリー（Clinical recovery）」「人としてのリカバリー（Personal recovery）」の２つの意味がある[26]．病気からのリカバリーには症状を取り除くこと，社会的機能の回復，普通に戻ることなどが含まれる．これに対し，人としてのリカバリーは個人にとって大切な態度と価値，感情，目標，社会で役立つ技能と役割が変化していく過程とされている．

- また，精神障害のある当事者の立場から指摘されているリカバリーには４つの原則がある．①決定すること，②責任をとること，③ピアサポート，④ものの見方が変わることであり，その中でも工夫すれば実行できるのはピアサポート[27]とされている．どのような回復状態であっても精神障害のある人達とのつながりの中で作業療法を展開していくことも要点になると考えられる．

- リカバリーを目指すということは「病気からの単純な回復」とは異なる．たとえ対象者に能力制限があっても，対象者にとって社会の中で役割と希望があり，精神疾患の影響を乗り越え人生において新たな意味と目標を見出していく「個人的な成長過程」であることを意識して対象者にかかわってほしい．

- 病気からのリカバリーを目指すことは大切であるが，作業療法士が考えるリカバリーを対象者に押し付けるようなことをしてはいけない．

3）疾病性と事例性に関する評価情報を統合する視点

- 対象者の医学的問題，精神機能状態，病歴などの情報や，作業療法で観察される対象者の言動や行動特性，および種々の検査・測定による結果に基づき，精神疾患としての重症度や精神障害に伴う活動の制限を判断できるような疾病性の視点が作業療法評価で必要になる．

- そして，対象者を取り巻く物的・人的環境を含む環境因子と人間関係性，および対象者の社会適応能力と社会参加状況に関連する聞きとりを通して，「誰が」「どのような立場で」「何を問題にしているのか」を明快に分析していく事例性の視点が作業療法評価で必要になる．対象者が生活の中で培ってきた経験と技能，価値観と嗜好，将来への希望といった個別性の高い情報収集も必要になる．

- このような疾病性と事例性に関する評価情報を統合していくためには，対象者から信頼されるのに十分で安定的な「対象者 - 作業療法士の関係性」の構築が欠かせない．信頼されるのに十分な関係性のもとで，対象者と作業療法士による双方向性のコミュニケーションを安定的に実施できれば，共同意思決定（SDM）を経る作業療法プログラムの展開によって，対象者にとってよりよいリカバリーを目指すことができると考えられる．

2. 回復過程に応じた作業療法アプローチの特徴

- 対象者が社会の中で生活できるようになるために，作業療法では「作業」とよばれる，人が営むさまざまな生活行為とそれに必要な心身の活動が用いられる．作業療法で用いる「作業」には，心身機能の回復と維持，および心身機能低下を予防するような「手段としての作業の利用」と，作業そのものを練習にして「できる」ようにしていく「目的としての作業の活用」といった側面がある．さらに大事なことは，作業療法で設定した目標達成のための効果的な環境への働きかけも作業療法に含まれる．

- 対象者に作業療法を実施するにあたって，「回復状態に応じたリハビリテーションと作業療法」が標準的なものとして設定されている（表 2）．この作業療法目標の妥当性を吟味し検討するために，対象者の生活機能の全体像を把握するフレームワークとして国際生活機能分類（ICF）が用いられることが多い．ICF を用いた評価プロセスでは，生活機能と背景因子を広く浅く探索的に評価する問題・課題の焦点化プロセスと，焦点化された問題・課題について多面的な観点で狭く深く分析的に評価を掘り下げていくプロセスからなる 2 段構えの評価プロセスがある．

- 対象者の作業療法目標を達成するためには，分析的評価のプロセスで得られた個別的で具体性のある問題点を解決できる作業療法プログラム立案につなげていく．

- 作業療法プログラムの実施では，環境調整や社会的・人的資源の開拓，教育的アプローチ，代償的アプローチ，認知機能の改善，認知行動に着目したアプローチに関して濃

▶ 共同意思決定：shared decision making（SDM）
▶ 国際生活機能分類：International Classification of Functioning, Disability and Health（ICF）

淡をつけながら対象者の強みとストレングスを念頭においた作業療法アプローチが必要になる．
- このような統合的な作業療法アプローチはICFだけではなく，日本作業療法士協会が普及している生活行為向上マネジメント（MTDLP）[28]もある．精神科の作業療法ではさらなるMTDLPを活用した実践が望まれる．

臨床実習やOSCEにつながるヒント

- 基礎作業学で学んだ知識と実習を復習しよう．臨床実習前は，特に作業分析をしっかりと復習し，各作業の性質と特徴を確認してみよう．
- 事例のすべての情報をICFの各項目に分類し，各情報の一つひとつに，その情報が事例の問題点に影響を及ぼすか，もしくは利点に影響を及ぼすかを検討しよう．その際には，いずれにも分類できない情報もあるため，各情報のうち①「問題へ影響する情報」には×，②「利点に影響する情報」には○，③「分類できない情報」には△と記載してみよう．
- 精神科作業療法における面接を練習しよう．ペアになり，患者と作業療法学生を互いに演じてみよう．手順としては以下の順番を参考にしよう．
- 作業療法学生役が患者役へ①から⑥の対話を行う．患者役は自由に応対する．
  ①「作業療法学生の○○と申します」
  ②「○○さんでよろしいでしょうか」もしくは，「お名前をお聞かせいただいてもよろしいですか」など
  ③「本日は作業療法の説明に伺いました」もしくは，「本日は○○について質問させていただいてもよろしいでしょうか」など
  ④「メモをとりながらお聞かせいただいてもよろしいですか」
  ⑤「本日の質問についての回答は，○○○○・・・・，と理解しましたが，正しいでしょうか」
  ⑥「本日はありがとうございました．○○さんのご都合がよろしい時間に改めてお伺いするかもしれませんが，引き続きよろしくお願いします」
- 作業を行っている対象者を設定して，その様子を，時間，場所，作業，人，心理的側面の要素をもとに記録してみよう．その際には開始から終了までの工程を4〜6工程に区分けして，各工程に沿って記録してみよう．

▶生活行為向上マネジメント：Management Tool for Daily Life Performance（MTDLP）

表2 回復状態に応じたリハビリテーションと作業療法

回復状態と援助	予防期	急性期		回復期		維持期		終末期
		要安静期	亜急性期	回復期前期	回復期後期	社会内維持期	施設内維持期	
	治療的関与	治療医学	医学的側面におけるリハビリテーション	個人的側面におけるリハビリテーション	生活的側面におけるリハビリテーション	社会的側面におけるリハビリテーション	医学的側面と生活的側面におけるリハビリテーション	個人的側面におけるハビリテーション
リハビリテーションの目標	再燃・再発の防止 危機的介入	救命 安静	病的状態からの早期離脱 二次的障害の防止	現実への移行の援助 心身の基本的機能の回復	自律（最大限の自立）と適応の援助	生活の質の維持・向上 社会生活・社会参加の援助	生活の質の維持 社会生活・社会参加の援助	生活の質の維持 看取りと癒し
作業療法の役割	クライシス作業療法 安全・安心の保障 症状の抑制 安静・休息	―	早期作業療法 安全・安心の保障 症状の軽減 無意識の欲求の充足 衝動の発散 基本的生活リズムの回復 現実への移行の準備 鎮静と清活	回復期前期作業療法 身体感覚の回復 基本的生活リズムへの回復 楽しむ体験 基礎体力の回復 自己の理解 自己ペースの理解 自己コントロール能力 改善 退院前準備訓練	回復期後期作業療法 生活管理技能の改善・習得 対人交流技能の改善・習得 役割遂行能力の改善・習得 自己能力や限界の確認 達成感の獲得 自信の獲得 社会性の獲得 職業準備訓練 家族調整・環境調整 社会資源利用の援助 障害との折り合い・受容	地域生活支援作業療法 社会生活リズムの習得 社会生活技能の習得 病気とのつきあい方 仲間づくり 地域社会との交流 生活の自己管理 余暇の利用 環境調整 相互支援ネットワークづくり 就労援助 適切な危機介入	施設内生活支援作業療法 安心・安全の保障 病気とのつきあい 仲間づくり 役割・働く体験 趣味を広げる 基礎体力の維持 他者との生活上の交流 環境整備	ホスピス作業療法 安全・安心の保障 安心して悲しむことができる場の提供 小さな楽しみの提供 生活リズムの維持 安静・休息
作業療法の形態と役割	個別のかかわり 個別作業療法・集団作業療法・連携プログラムの利用	ソフト救急従事者として主体的に責任をとる治療者 ソフト救急として生活上の相談者	医療従事者として主体的に責任をとる治療者	対象者との共同作業で治療を進める治療的援助者	対象者が主体的に生活に向かうための援助者	個別・集団作業療法 訪問作業療法 連携プログラム 生活の主体者である対象者家族や関係者との連携役	個別・集団作業療法 連携プログラム 最後まで生活の質の維持に関わる同伴者	個別のかかわり 個別作業療法
治療・援助の場	外来作業療法、デイケア、デイナイトケア、地域生活支援センター、ショートステイなど	スーパー救急病棟 精神科急性期治療病棟		精神科療養病棟 精神科一般病棟	外来作業療法、デイケア、デイナイトケア、援護寮、授産寮、授産所、施設、小規模作業所など	保健所、市町村 グループホーム 福祉ホーム ホームヘルプ 生活支援センター ショートステイ 福祉工場 など	精神科療養病棟 病院以外の福祉施設	精神科治療病棟 地域生活者の場合は居宅

予防期：初発に関与するのではなく、回復期や維持期いずれかの状態にもどらされる再燃再発に関連しそうなクライシスが表面化してきた（ソフト救急が必要な）状態。
要安静期：初発もしくは再発後医療保護かつ安静かつ救命・安静状態。入院の場合は入院してすべての活動は原則としてできなくなる。
亜急性期：安静を要する急性状態離脱後の不安定状態もしくは準安定状態。入院の場合は入院後およそ1〜2週間から1〜2カ月。
回復期前期：現実検討や生活適応能力の指導や生活適応状態の指導、訓練を行うことが可能な状態。入院の場合は入院後およそ3〜6カ月。
回復期後期：社会生活に向けて現実検討や生活適応能力の指導。基本的な生活リズムの指導。入院の場合は入院後およそ6カ月〜1年。
維持期：機能を維持しながら生活に視点をおいた援助が必要な状態。通常治療を受けながら地域で生活する社会内維持と、医療による保護の環境下での生活を維持する施設内維持（本来の療養病棟）とがある。
終末期：ホスピス的な要素「医学的管理」を含みながら人生の最後を安らかに過ごすことに目的を定めた状態。
＊これらの状態を示す各時期は時系列的なものではなく、各状態に至る関係を示すものではない。

（山根 寛：新版 精神障害と作業療法 病いを生きる，病いと生きる 精神認知系作業療法の理解と実践．pp372-373，三輪書店，2017 を一部改変）

文献

1) 上田敏：リハビリテーションを考える―障害者の全人間的復権．青木書店，1983．
2) World Health Organization：CONCEPT PAPER；WHO Guidelines on Health-Related Rehabilitation (Rehabilitation Guidelines)．(https://www.who.int/disabilities/care/rehabilitation_guidelines_concept.pdf)（2024 年 11 月閲覧）
3) 日本作業療法士協会：作業療法白書 2021．(https://www.jaot.or.jp/files/page/jimukyoku/OT_whitepaper2021.pdf)（2024 年 11 月閲覧）
4) 厚生労働省：地域包括ケアシステム．(https://www.mhlw.go.jp/stf/seisakunitsuite/bunya/hukushi_kaigo/kaigo_koureisha/chiiki-houkatsu/)（2024 年 11 月閲覧）
5) 日本作業療法士協会：作業療法ガイドライン 2018．p5，日本作業療法士協会，2019．
6) 岩根達郎：主観的感覚と生きづらさに寄り添う．メジカルビュー社，2021．
7) 臺 弘：生活療法の復権．精神医学，**26**（8）：803-814，1984．
8) President's New Freedom Commission on Mental Health：Achieving the promise：transforming mental health care in America-Executive summary of final report (Rep. No. DMS-03-3831). Department of Health and Human Services, Rockville, 2003.
9) 山口創生，松長麻美，他：重度精神疾患におけるパーソナル・リカバリーに関連する長期アウトカムとは何か？．精神保健研究，**62**：15-20，2016．
10) Slade M, Amering M, et al：Recovery：an international perspective. Epidemiol Psichiatr Soc, **17**：128-137, 2008.
11) Deegan PE：Recovery：The lived experience of rehabilitation. Psychosoc Rehabil J, **11**（4）：11-19, 1988.
12) Lovejoy M：Expectations and the recovery process. Schizophrenia Bulletin, **8**（4）：605-609, 1982.
13) Thornicroft G, Slade M：New trends in assessing the outcomes of mental health interventions. World Psychiatry, **13**：118-124, 2014.
14) 日本作業療法士協会：作業療法白書 2021．p38，日本作業療法士協会，2023．
15) Gray JM：Putting occupation into practice-Occupation as ends, occupation as means. Am J Occup Ther, **52**：354-365, 1998.
16) 矢谷令子，他．作業療法実践の仕組み - 改訂第 2 版．pp38-39，協同医書出版，2014．
17) 日本作業療法士協会：作業療法ガイドライン（2024 年度版）．p12，日本作業療法士協会，2024．(https://www.jaot.or.jp/files/page/gakujutsu/guideline/OT%20guideline_2024.pdf)（2024 年 12 月閲覧）
18) Trombly CA：Anticipating the future-Assessment of occupational function. Am J Occup Ther，**47**：253-257，1993．
19) 早坂友成：精神科作業療法における薬物療法の影響と効果．臨床精神薬理，**26**（5）：101-107，2023．
20) 日本作業療法士協会：作業療法ガイドライン 2018．pp8-9，日本作業療法士協会，2019．
21) 世界保健機構：国際生活機能分類 - 国際障害分類改訂版．p17，中央法規出版，2002．
22) 松井紀和：精神科作業療法の手引き．pp71-95，牧野出版，1978．
23) 山根 寛：精神障害と作業療法 - 治る・治すから生きるへ．pp71-123，三輪書店，2013．
24) 中山広宣：治療構造論による精神科作業療法 - 手引き．pp33-34，青海社，2021．
25) 日本社会福祉学会事典編集委員会（編）：社会福祉学事典．pp48-51，丸善出版，2014．
26) Slade, M.（著），東京大学医学部附属病院精神神経科・他（訳）：本人のリカバリーの 100 の支え方―精神保健従事者のためのガイド―(https://plaza.umin.ac.jp/heart/archives/100ways.shtml)（2024 年 11 月閲覧）
27) 宇田川健：リカバリーについて．日社精医誌，**31**：396-401，2022．
28) 一般社団法人日本作業療法士協会：生活行為向上マネジメント (https://www.jaot.or.jp/mtdlp/mtdlp/)（2024 年 11 月閲覧）
29) 山根 寛：新版 精神障害と作業療法 病いを生きる，病いと生きる 精神認知系作業療法の理解と実践．pp372-373，三輪書店，2017．

2 精神障害作業療法の範囲（作業療法が提供される場）

学習目標
- 精神科作業療法が行われる場を説明できる．
- 精神科作業療法が行われる場の特性を説明できる．
- 精神科作業療法が行われる場での作業療法士の役割を説明できる．

Question
- コンサルテーション・リエゾン精神医学で身体診療科の患者へ対応するのはなぜか？
- 司法領域における作業療法士の役割とは何か？
- 精神科作業療法はどのような場で実践されるか？

精神科作業療法が行われる場

- 精神科作業療法が行われる場は，医療領域を中心にしながらも，「その人らしい生活」のための地域医療・地域移行への転換により，**保健領域，福祉領域，教育領域**など多岐にわたっている．
- 医療領域は，各期（予防期，急性期，回復期，維持期，緩和期）にわたり，疾病による機能障害に対しては基本的能力・応用的能力の向上と，環境の調整により，社会適応能力の向上に向けて，**精神科病院，総合病院精神科，精神科診療所（精神科クリニック），精神科訪問看護ステーション**などで，入院医療，通院医療，訪問医療が行われる．
- 保健領域は，主に予防期，維持期に疾病や障害を予防し，健康の維持・増進に向けて，**精神保健福祉センター，保健所**などで行われる．
- 福祉領域は，主に維持期，緩和期に障害の軽減，生活機能の維持・向上に向けて，**居宅生活支援施設や就労支援事業所**などで行われる．

病院―精神科病院と総合病院精神科―

- 病院とは，精神障害者に対する的確な医療の提供と保護を行い，社会復帰と自立，社会経済活動参加への援助，ならびに精神疾患の予防と国民の精神的な健康の保持，増進に努めることにより，福祉の増進と精神保健の向上を目的とする医療施設である．

- 精神保健福祉法によって，都道府県には精神科病院の設置（公的病院）が義務付けられている（第19条の7）.
- 都道府県知事は，都道府県が設置する精神科病院に代わる民間病院（指定病院）を指定することができる（第19条の8）. 精神科医療を担う施設として，精神科単科の精神科病院および総合病院精神科がある.

1. 精神科病院

1) 精神科病院の役割

- 精神科病院は，医療機関としての**予防，診断，治療（早期支援）などの医療を提供する場**である.
- 入院部門は，入院を必要とする患者の治療医療の役割を担う. 外来部門は，通院治療およびデイケア施設・在宅医療の役割を担う.
- 精神障害者の多くは診断確定と治療に比較的長い時間を要し，加えて疾患特有の残遺症状（慢性症状）や長期療養により，日常生活能力や社会生活力の未獲得・低下を認める. そのため地域生活が困難をきたすことも多く，精神科病院は**社会復帰施設としての役割**も担っている.
- 一方で，歴史的に保護（収容）・生活する場としての機能も含まれており，社会的偏見も相まって長期在院患者が増加した. 近年は，地域移行に向けた病院の体制整備として，救急，リハビリテーション，重度などの機能分化を進めることで，早期退院への取り組みが推進されている.

2) 精神科病院における作業療法の役割（入院，外来，デイケア，訪問）

- 精神科作業療法の役割は，対象者を「生活者と生活する主体」として捉え，心身機能の向上・維持，生活障害の軽減，生活の安定的な維持を図り，**対象者がより満足のできる生活を構築（再編）していくこと**である[1,2].
- その回復過程の段階〔①急性期（要安静期，亜急性期），②回復期（回復期前期，回復期後期），③維持期（社会内生活維持期，施設内生活維持期），④緩和期〕に合わせたアプローチを行う.

2. 総合病院精神科の役割

- 複数の診療科を有し精神科を標榜する入院診療を実施している病院（一般病院，大学病院，特定機能病院，地域医療支援病院）を本章における総合病院とする.
- 精神科病院の入院・外来部門と同様の役割の他に，外来部門では，他診療科に入院中の患者（精神科リエゾン[*]）の精査・診療や，合併症をもつ患者の他診療科との共同治療などの役割を担う.
- 総合病院精神科の利点として，①**他診療科と並列に設置されているため偏見が生じに**

---

[*]リエゾン:「連携，橋渡し，つなぐ」を意味する. 医療においては，身体科と精神科の複数の医師やスタッフが連携して，患者のこころと体の両面から評価・治療を提供することが目的となる.

くいこと，②立地条件に恵まれ地域移行支援，社会復帰活動が行いやすいことなどが挙げられる．

- 欠点として，有床施設において**作業療法士が少人数であり**（1.1±1.5 人），各専門職においても少ない人員でさまざまな対応が必要となることが挙げられる[3]．

精神科医療と一般医療をつなぐ役割 [4, 5]

1．コンサルテーション・リエゾン活動

- 身体疾患（感染症，がん，脳血管障害など）に起因するせん妄，不眠，抑うつや，自殺企図などの精神症状に対する患者への精神的ケアのニーズが増加している．そのため，身体疾患と精神疾患のそれぞれの専門家との円滑な連携が行われている．

1）コンサルテーション・リエゾン精神医学 [6]

- コンサルテーション・リエゾン精神医学は「臨床精神医学の一領域であって，総合病院の精神科以外の部門における精神科医の臨床，教育，研究のすべての活動を含む」と定義されている．
- 一般的に精神科コンサルテーションは，身体診療科の患者に精神的な問題が発生してから精神科医が患者やスタッフに対して相談，助言，指導を行う．

2）精神科リエゾン

- 精神科リエゾンは初めから精神科医が診療チームの一員として参画し，患者の精神的な問題の発生予防と早期発見・早期治療の役割を担い，対応するスタッフや家族の教育にもあたる．**この両面の役割を担うのが，精神科リエゾンチームである．**「精神科リエゾンチーム」は，精神科医，専門性の高い看護師，薬剤師，作業療法士，精神保健福祉士，公認心理師など多職種からなる．

2．精神科リエゾンチームにおける作業療法士の役割 [7]

- 作業療法士の具体的な役割は，**①直接チームの一員として対象者への対応，②リエゾンチーム内での情報共有**である．
- ①は，対象者のより健康的で生活志向的な面と身体・精神機能面を総合的に把握し，個別的な治療・援助計画を立案し実施する．②は，カンファレンスにおいて患者の日常生活に視点をおき，対象者の強みや長所に焦点を当てる観点（ストレングスモデル）からチームメンバーに情報を提供することと，リエゾンチーム内で必要だと判断した場合に作業療法の導入を依頼することが挙げられる．
- 総合病院で精神科と身体的な疾患を対象とするリハビリテーション科が設置されている場合は，双方で十分な連携を図ることで，作業療法士がより効果的に機能することができる．

▶コンサルテーション・リエゾン精神医学：Consultation Liaison Psychiatry（CLP）

3. 総合病院精神科における作業療法士の役割 [8]

▪ 総合病院のリハビリテーション科では，身体障害領域に従事する作業療法士が多く，精神障害領域に従事する者は少ない．そのため身体・精神の両面への治療のため垣根を越えた連携が求められる．

1）身体合併症医療や自殺企図・予防における役割

▪ 身体障害領域に従事する作業療法士や他職種と情報を共有し，**急性期の身体面への介入と並行して，対象者の意欲や活動性を引き出す介入を行う**ことで，社会に戻る力を涵養することが必要である．

2）退院促進・外来診療・地域連携における役割

▪ 身体合併症のある患者は，平均在院日数が 42.4±51.7 日で，合併症のない患者は平均在院日数が 70.2±61.0 日との報告があり，合併症のある患者は入院期間も短い．そのため救急・急性期を担う総合病院精神科では，短期間で病状の安定と，再入院を防ぐ治療が求められる．入院から地域へと連続性，一貫性のある支援のため具体的な退院後の生活作りまで想定した生活目標を立て提案し，他職種との密な連携が欠かせない．

4. 精神科診療所（精神科クリニック）における作業療法士の役割

▪ 精神科を標榜する診療所数は 7,223，心療内科は 5,063 あり（令和 2 年医療施設調査），年々増加している．

▪ 精神科診療所は外来診療のみの場合も多く，在籍している作業療法士は精神科デイケアまたは重度認知症デイケアに配属されることが多い．デイケア併設のクリニックでの作業療法士の 1 名以上配置率は 38.4％で，作業療法士が配置されていないことも多い [9]．

▪ 精神科診療所では，在宅で日常生活を送りながら定期的な外来通院や訪問診療を利用することで，予防的対応，早期対応（症状の発見・治療）ができ，**入院に至らず地域生活や QOL を維持できる**ことが強みである．

▪ 中には精神科訪問看護や ACT（包括型地域生活支援プログラム）[※1] を標榜している施設もある．また，総合病院，精神科病院と連携し，必要に応じて総合病院での精査・入院のための紹介，精神科病院から退院した患者の治療や療法を継続して地域での生活を支援する役割を有している．

▪ 精神科診療所では専門職が複数いない場合も多く，リハビリテーション専門職は作業療法士だけのことも多いため，他職種と連携しながら対応する場合も多い．また，患者の年齢層は幅広く，疾患も多様であるため精神機能面だけでなく，身体機能面にも課題を抱えていることも少なくない．

▪ 精神機能・身体機能の両面を同時に評価し，地域の障害福祉サービスなどに目を向け，**「その人らしい」生活を支えることを意識し，支援すること**が求められる．

[※1] 包括型地域生活支援プログラム：Assertive Community Treatment（ACT）：重い精神障害を抱えた人々が地域社会で自分らしい生活を実現・維持できるよう，チームにより 24 時間体制で訪問型支援をするケアマネジメントモデルである．

精神科デイケア

- 精神科デイケアとは，地域への復帰を支援するため，社会生活機能の回復を目的とした精神科通所施設である．
- 精神科病院（単科病院，総合病院），精神科診療所，保健所，精神保健福祉センターなどで実施されている．対象者に応じたプログラムに従った集団治療を通して，再発防止や生活リズムの改善，対人関係スキルの向上などを図る．精神科デイケアと総称されることが多いが，実施時間や施設規模などにより，ショートケア，デイケア，デイ・ナイトケア，ナイトケアの4種別がある．

1. 精神科デイケアの役割

- 急性期の入院治療後，地域に移行し社会復帰に至るまでのリハビリテーションとして，回復期リハビリテーション，地域移行・地域定着支援，在宅生活支援などの役割を担い，スムーズな地域移行と社会参加，復学・就労などに必要なスキルの習得の支援を行う．
- 一方で，障害が重度の人達が地域生活を維持するための日中の居場所，仲間作りの場としての機能ももち合わせる．
- 実施される支援内容は，疾病や障害の理解を深めるための心理教育，家事などの日常生活管理技能，就労・就学へ向けた就労生活技能に関することなど多岐にわたる．気分障害による休職者への復職支援（リワーク）のような疾患別の支援や思春期，高齢者を対象にする年代別の支援など，機能分化や多様化が進んでいる．

1）精神科デイケアにおける作業療法士の役割

- 精神科デイケアは，社会生活を寸断しないという外来治療のメリットと，積極的で濃厚な治療が可能である入院治療のメリットを併せもち，双方のデメリットを補完する機能がある．
- 具体的には，①社会生活を寸断しないため社会への再適応の支援がしやすい，②スタッフとの交流機会が多いため危機介入しやすい，③各種の治療に導入できる，④仲間作りをしやすい，⑤居場所の提供ができる，⑥家族と物理的（時間，空間）に距離をおくため，患者と家族間のストレスを軽減できる，というメリットがある[10]．
- 精神科デイケアは，作業療法士のみでなく，医師，看護師，精神保健福祉士，公認心理師など多職種による援助チームで構成され，各職種が目標設定から実施計画，定期的な振り返り，目標やプログラムの見直し，効果の判定の役割を担う（必ず作業療法士が担当するとは限らない）．
- 精神科デイケアはリハビリテーションの通過点であり，次のステップにつなげるために対象者の評価や支援，状況に合わせた社会資源を選択することが必要である．そのため，治療構造や作業活動を媒介とした集団療法（集団の性質）という作業療法ならではの視点を活かし，対象者が望む生活（目標）を捉え，心身機能や作業能力の評価，回復段階に合わせた支援や環境調整などの役割が求められる．

訪問リハビリテーション（精神科アウトリーチ）

- アウトリーチ[※2]とは，地域に向けた支援（退院支援）と，再入院を防ぎ地域に根付く支援（地域定着支援）の機能を併せたものである．
- 医療分野では，精神科病院や診療所などから，地域生活でさまざまな困難を抱える対象者のもとに出向いて診療，相談，リハビリテーションなどを提供する．
- 福祉分野では，自立訓練事業所や就労移行・継続支援事業所，地域活動支援センターなどから生活に困難を抱える対象者のもとに出向いて，生活や就労に関する助言や訓練などの支援を提供する．
- 保健分野では，保健所，精神保健福祉センター，相談支援事業所などから担当地域で暮らす人を訪問して相談に応じる．

1. 精神科アウトリーチにおける作業療法と診療報酬 [11)]

- 診療報酬上（2024年現在），訪問を担う職種として作業療法士が明記されているものには，精神科病院や診療所に関係する精神科専門療法料のうちの「精神科退院前訪問指導料」と「精神科訪問看護・指導料」や，訪問看護ステーションに関係する訪問看護療養費のうちの「精神科訪問看護基本療養費」がある．
- 「精神科作業療法」としても"治療上の必要がある場合には，病棟や屋外など，専用の施設以外において当該療法を実施することも可能である"と記載されていることからアウトリーチは可能ではある．

1）訪問リハビリテーションにおける作業療法士の役割

- 訪問リハビリテーションにおける作業療法士の役割は，**地域で「あたりまえの生活」を営むことを支援すること**である．
- 入院から地域生活へのスムーズな移行や生活管理技能の向上のために，住環境，身辺処理，生活管理，家事支援，日中の活動や余暇活動など個々の生活課題に関連する作業遂行を直接指導・援助する役割を担う．
- また，再入院（再燃・再発）を予防し，生活を維持するために，実生活場面の状況を把握することは，現実の環境や社会とかかわる中で起こってくるような課題を推察でき，具体的かつ即時的な「今，ここで」の必要な支援や介入が可能となる．対象者自身・家族への支援には他機関・他職種との連携（支援ネットワーク）を図ることが重要である．

[※2]アウトリーチ（outreach）：「手を差し伸べる，手を伸ばす」といった意味で，自らの意思では受診できないなどの理由により，日常生活上の危機が生じている精神障害者に対し，一定期間，保健，医療および福祉の包括的な支援を行うことを目的とする．精神科病院などで専門職がチームを組み，できるだけ入院をせずに地域生活の継続を可能にするために必要に応じて訪問支援を行う．

就労移行支援・就労継続支援・復職支援

- 精神障害者の就業は，1年以内に5割が離職しているという事実があり[12]，定着率の面で課題が大きい．
- 2023年の在籍職員について，就労移行支援事業，就労継続支援A型事業（雇用型），就労継続支援B型事業（非雇用型）の職種などの配置状況では，作業療法士は全体的に少ないのが現状である[13]．
- しかし，作業療法士が配置されている施設では，就職者数，就労継続者数のどちらにおいても平均人数が多い傾向が報告されており，2021年度の障害福祉サービス等報酬改定で作業療法士の配置加算がなされ，就労支援は作業療法士の重要な職域と考えられる．

1. 就労移行支援事業

- 就労移行支援事業は就労を希望する65歳未満の障害者で，一般就労を希望し，企業（在宅就労も含む）で働くことが可能と見込まれる方への生産活動，職場体験などの活動機会の提供，就労に必要な知識・能力の訓練，求職活動に関する支援，適性に応じた職場開拓，就職後の職場定着のための相談などの必要な支援を行う．
- 就労移行支援事業の流れは，基礎訓練期として心身の健康管理，日常生活管理，対人スキル，マナーの学習や訓練から始まり，実践訓練として，職場見学や実習，職場開拓，就職後のフォローアップまで一貫した支援が行われる．そのため，地域障害者職業センターやハローワーク，障害者就労・生活支援センターなどとも協業し，就業に向けた支援と職場定着支援を実施している（図1）．

2. 就労継続支援A型事業（雇用型）と就労継続支援B型事業（非雇用型）

1）就労継続支援A型事業（雇用型）

- 就労継続支援A型事業は企業などで働くことが困難で，雇用契約に基づき一定の支援がある職場で継続的に就労することが可能な65歳未満の者に対し，生産活動その他の活動機会の提供，就労に必要な知識・能力の訓練などの支援を行う．

2）就労継続支援B型事業（非雇用型）

- 就労継続支援B型事業は企業などで働くことが困難で，雇用契約に基づく就労が困難な者（年齢や心身の状態など）に対し，生産活動その他の活動機会の提供，就労に必要な知識・能力の訓練などの支援を行う．
- 就労継続支援から一般就労や就労移行支援へ移行して，障害者が安定して能力を最大限に発揮して働き続けられるよう支援していく必要がある（表1）．

就労移行支援・就労継続支援・復職支援

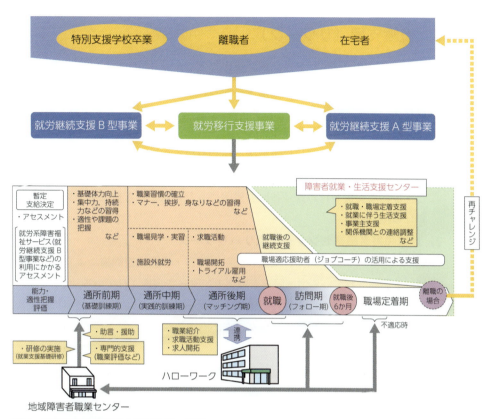

図1　就労移行支援事業と労働施策の連携

(厚生労働省[14]）をもとに筆者が作成）

表1　就労移行支援事業，就労継続支援A型・B型事業の違い

	就労移行支援事業	就労継続支援A型事業	就労継続支援B型事業
事業所数 (令和5年)	2,941	4,575	17,059
利用者数 (令和5年)	36,667	88,967	348,016
目的	就職するために必要な能力を身に付ける	・就労の機会の提供 ・生産活動の機会の提供	
対象者	一般企業への就職を希望し雇用されることが可能だと見込まれる者	現時点で一般企業への就職が難しい者	
		雇用契約に基づく就労が可能な者	雇用契約に基づく就労が困難な者
雇用契約	なし	あり	なし
工賃 (賃金)	基本なし (一部事業所では場合によりあり)	あり	
平均月収 (令和4年)	なし	83,551円（賃金）	17,031円（工賃）
年齢制限	65歳未満		なし
利用期間	原則2年間以内	定めなし	

(厚生労働省[14]）をもとに筆者が作成）

25

3. 復職支援（リワーク）

- 復職支援（リワーク）とは，精神疾患などにより休職している者や復職を目指す者がスムーズに仕事に戻る準備をするために，生活リズムの改善，業務遂行技能，対人交流技能，セルフモニタリング，ストレス対処技能の改善などを支援することである．

1）医療機関で実施：医療リワーク

- 医療リワークは，精神科作業療法，精神科デイケア，ショートケアなどで実施されている．精神科治療の一環であり，復職に向けた病状回復と再発・再休職予防を軸とした治療的な支援が行われ，各医療機関により対象となる疾患やプログラムの内容，目標は多様である．

2）地域障害者職業センター：職リハリワーク

- 職リハリワークは，独立行政法人高齢・障害・求職支援機構により各都道府県に1か所以上設置されている地域障害者職業センターで実施されている．
- 目的は職場への適応に向けた対象者と雇用主への支援であり，復職に必要な課題に対して主に2〜4か月程度のプログラムが実施される．

3）企業内：職場リワーク

- 職場リワークは，企業内で行われる復職支援である．企業内に医療機関や専門部署を有している場合は，職場復帰訓練制度として「試し出勤」制度やEAP（従業員支援プログラム）を実施している．

4）福祉施設：福祉リワーク

- 福祉リワークは，就労移行支援事業や自立訓練施設などで実施されている．
- すべての事業所でリワークの受け入れをしているわけではないが，復職だけでなく再就職（転職）にも対応しており，復職後の定着支援も実施している．事業所により受け入れ態勢やプログラムなどに差がある．

4. 就労支援・復職支援における作業療法士の役割

- 疾患や障害特性などの医学的な知識と作業分析の視点を背景に，職業準備性を包括的に捉え支援する．
- それぞれの疾患や障害特性，個人特性（パーソナリティ）を踏まえ，企業への就労や就労継続を目標に，就業に必要な「健康管理」「日常生活管理」「対人技能」「基本労働習慣」「職業適性」を評価し，個別のプログラム立案・訓練，業務内容のマッチングや人的・物的環境の評価・調整など職場適応指導を企業と連携して行う役割が求められる．
- その他に職業前訓練施設や職場開拓，さらに地域障害者職業センターやハローワーク，障害者就労・生活支援センターとの連携は継続的な就労のためには必要不可欠である．

共同生活援助（グループホーム）

1. 共同生活援助における作業療法士の役割

- 作業療法士は医学的な知識と活動分析の視点などを用いて，対象者個人のニーズをもとに，共同生活援助にかかわるサービス管理業務，生活リズムの調整や体調管理などの日々の生活評価・助言・指導から，継続的な役割遂行支援，工賃の使い方を通したQOL の改善，就労先または日中活動サービスなどとの連絡調整や余暇活動などの社会生活上の援助に至るまで，幅広い役割を担う．

- そのために，"今，どんな支援や連携が必要か"を常に考え，対象者の心身状態や生活機能，社会参加の様相を捉え支援することが必要である．また，主体的な生活，実践的な生活技能を習得するためには，対象者同士が支え合うピアサポート関係や仲間作りが重要である．関係構築のためには，個人力動，集団力動のそれぞれの利点や相互関係を認識する．個人や集団に援助できることは強みであり，重要な役割でもある．

心神喪失者等医療観察法

- 2005 年 7 月に施行された「心神喪失等の状態で重大な他害行為を行った者の医療及び観察等に関する法律（心神喪失者等医療観察法）」（以下，医療観察法）は，心神喪失または心神耗弱の状態（精神障害のために善悪の区別がつかないなど，刑事責任を問えない状態）で，重大な他害行為（殺人，放火，強盗，不同意性交等，不同意わいせつ，傷害）を行った人に対して，**適切な医療を提供し，社会復帰を促進すること**を目的としている．

- 裁判所の命令によって，指定入院医療機関が有する医療観察法病棟に入院処遇となるか，指定通院医療機関での通院処遇となるかが決定される．

- 2024 年 4 月 1 日現在，全国の指定入院医療機関は 35 か所，医療観察法病棟の総病床数は 856 床であり，指定通院医療機関は 4,174 か所に及ぶ [15]．

1. 医療観察法病棟と作業療法士の役割

- 医療観察法病棟は，急性期，回復期，社会復帰期など各ユニット構造を有し，各種セラピールームや作業療法室，ケア会議室を病棟内に整備している．

- 各ユニットでは，対象者の治療内容や治療目標を明確にし，治療や社会復帰の進行状況に合わせユニットを移行し，疾患教育やリハビリテーションなどの必要なプログラムを運用している．

- 医療観察法病棟は物理的に強固なセキュリティと，徹底したリスクマネジメントに基づく医療が提供されることが特徴である．ここでは，①ノーマライゼーションの観点

を踏まえた入院対象者の社会復帰の早期実現，②標準化された臨床データの蓄積に基づく多職種のチームによる医療の提供，③プライバシーなどの人権に配慮しつつ，透明性の高い医療を提供するといった目標・理念を掲げている．

- また，病状を改善し，他害行為を再び起こすことなく，地域生活が再開できるように専門的な治療を行い，指定通院医療機関を中心とする地域処遇につなげることも役割の1つである．

- 1人の対象者に対して精神科医，看護師，作業療法士，臨床心理技術者，精神保健福祉士を専任で配置し，5職種（あるいは薬剤師を含む6職種）からなる専門的多職種チームが組まれ，入院から退院まで一貫して担当し，治療方針やその実施，評価，社会復帰の方向性までをチームによる話し合いと合意で決定していく．

- 医療観察法による医療の流れと作業療法の目的を図2に示す．指定入院医療機関での治療は原則18か月（1年半）であり，対象者は治療の進行に伴い，急性期（3か月），回復期（9か月），社会復帰期（6か月）を入院期間のモデルとしている．各ステージへの移行については，治療反応，疾病性，社会復帰要因（退院調整など）により決定

〈入院期間のモデル〉		〈作業療法の目的〉
入院処遇（おおむね18か月）指定入院医療機関	急性期（3か月）※病棟敷地内散歩	症状の改善／心身の休息／心身機能（感覚・知覚・運動）の回復／体力の回復／現実感の回復／衝動性・ストレスの緩和／リハビリテーション準備性の醸成
	回復期（9か月）※外出訓練敷地内散歩	病識の獲得／自己コントロール能力の獲得／生活リズム・生活体力の回復・向上／認知機能の回復・向上／コミュニケーション能力の回復・向上／生活技術の獲得／生活能力の回復と自己確認力の向上／対象者の意味のある作業や職業的役割の取得への準備／成功体験の積み重ね／達成感の獲得
	社会復帰期（6か月）※外泊訓練	内省力の深化と共感体験から社会的役割の認識／実生活場面での生活能力評価と課題確認／学習した生活技能の実生活場面への般化／住環境設定など，退院後の地域生活に向けた具体的な準備／就労に関する準備
地域処遇（3〜5年）指定通院医療機関	退院 帰住地へ	社会生活力の向上／生活技能の習得／就労生活の支援／集団適応と対人技能の向上／意味のある作業・役割を見出し実現／趣味活動／地域生活の再建と支援体制の整備

図2 医療観察法における医療の流れと作業療法の目的
（国立研究開発法人 国立精神・神経医療研究センター[16]，厚生労働省[17]，南[18]，堀田[19]，棟近[20]をもとに筆者が作成）

▶専門的多職種チーム：multi-disciplinary team（MDT）

されるため，自動的に移行するものではない．

- 入院治療が必要ないと専門的多職種チームが判断した場合に，裁判所への退院許可申立てを行い，指定通院医療機関における医療を継続する通院処遇(原則3年～最大5年)の決定が行われる．

医療刑務所

- 2007年に監獄法が廃止され，「刑事収容施設及び被収容者等の処遇に関する法律」（以下，刑事収容施設法）に改正され，刑務所などの矯正施設において作業療法士が非常勤職員として受刑者の社会復帰に関与してきた．
- 受刑者の高齢化，抱える疾患や障害の多様化に対応するため，2019年度から矯正施設において常勤作業療法士の採用が開始された．

1. 医療刑務所とは

- 医療刑務所とは，精神または身体に疾病や障害がある受刑者を収容し，治療することを目的とした刑務所である．内科，外科，整形外科，精神科，泌尿器科，眼科などの診療科が備えられており，医療法上の病院・診療所としての機能を有する医療専門施設である．
- 刑務所を医療機能面から区分すると，医療専門施設である医療刑務所（4か所）と医療重点施設（9か所）が指定されている．それ以外は一般施設となる．重度の精神疾患や身体疾患があり，刑務所内の医療では診療困難な場合なども医療刑務所へ移送され治療が行われる．

2. 医療刑務所での作業療法士の役割

- 医師の指示に基づき，精神科作業療法が行われる．作業療法士は段階的に心身の賦活を図り，集団適応を高めることを目標に，個別でのかかわりから集団活動までを行い，病状の安定，生活適応能力，コミュニケーションスキルの改善などへの支援を行う役割を担う．
- 棟近[20]は，「医療刑務所では，受刑者に対する治療を実施することで心身の状態の回復を図り，刑務作業が可能な状態まで回復させて一般の刑務所に移送することを目標としている面がある」とも述べている．
- 活動内容は一般の精神科病院と大差はなく，創作活動やゲームなどのレクリエーション，グループミーティングなどを実施している．対象者は受刑中であるという性質から，刑務官が看守として立ち会い，創作活動時はハサミなどの凶器になり得る道具の使用が制限される．また，私語の禁止，許可なく発言や施設内の移動ができないなどの制約もある．

社会復帰促進センター

- 社会復帰促進センターは，2017年度から民間資金等活用事業として，法務省と民間企業が協働で運営する刑務所であり，4か所設置されている．女子受刑者に対応している施設は1か所である．対象は，①初犯で犯罪傾向が進んでいない，②おおむね26歳以上55歳以下，③執行刑期がおおむね1〜8年未満，③心身に著しい障害がない，④集団生活に順応できる者とされている．
- 心身の障害により集団処遇が困難な受刑者のために「特化ユニット」が設けられている．障害の維持・改善，社会適応能力の向上を図るため，認知機能訓練，陶芸，園芸などの作業療法が，民間事業者により配置された常勤または非常勤の作業療法士により企画・実施されている．

臨床実習やOSCEにつながるヒント

- 臨床実習では精神科病院で実習を行うが，対象者の多様な社会生活ニーズに応じた目標・介入設定には，診療報酬などの制度関連や施設特性を理解し，各施設と連携することが必須となる．
- 臨床実習において，実習施設が有する場での体験はもとより，地域が有する社会資源について調べて知識を得るとよい．
- 適切なタイミングで適切なサービスを行い，適切な連携での支援を検討するために見識を深めよう．

▶民間資金等活用事業：Private Finance Initiative（PFI）

文献

1) 社団法人日本作業療法士協会（監修）：作業療法学全書　改訂第3版　第1巻　作業療法概論．pp52-59，協同医書出版社，2010.
2) 日本作業療法士協会：作業療法ガイドライン実践指針2013．日本作業療法士協会，2014.
3) 野口正行・他：2012年総合病院精神科基礎調査からみた総合病院精神科の現状第1報．総合病院精神医学，**26**（2）：182-190，2014.
4) 尾崎紀夫：3. プライマリケア医と精神科医の連携第129回日本医学会シンポジウム記録集うつ病．pp61-65，2005.
5) 小石川比良来：総合病院における精神科の位置づけとリエゾンのあり方．作業療法ジャーナル，**48**（13）：1280-1284，2014.
6) 医療法人鉄蕉会：平成24年度障害者総合福祉推進指定課題25「精神科リエゾンチーム活動ガイドラインの作成について」成果物精神科リエゾンチーム活動ガイドライン試案（事業責任者小石川比良来）．pp6-14，2013.
7) 田口厚子・他：平成24年度障害者総合福祉推進指定課題25「精神科リエゾンチーム活動ガイドラインの作成について」成果物精神科リエゾンチーム活動ガイドライン試案（事業責任者小石川比良来）．pp27-30，2013.
8) 三邉義雄：地域医療における大学病院精神科の役割．精神経誌，**111**（10）：1296-1300，2009.
9) 厚生労働省：平成25年度障害者総合福祉推進事業「精神科診療所における地域生活支援の実態に関する全国調査について」．公益社団法人日本精神神経科診療所協会．(https://www.mhlw.go.jp/stf/seisakunitsuite/bunya/0000068290.html)（2024年11月閲覧）
10) 中山広宣：治療構造論による精神科作業療法　手引き．pp39-44，青海社，2021.
11) 真下いずみ：精神科訪問看護における作業療法士の役割と多職種連携．作業療法ジャーナル，**54**（8）：853-859，2020.
12) 障害者職業総合センター：障害者の就業状況等に関する調査研究（調査研究報告書No.137），2017．(https://www.nivr.jeed.go.jp/research/report/houkoku/p8ocur0000000nub-att/houkoku137.pdf)（2024年11月閲覧）
13) 厚生労働省：令和5年度障害福祉サービス等報酬改定検証調査 調査結果報告書．(https://www.mhlw.go.jp/content/12200000/001285838.pdf)（2024年11月閲覧）
14) 厚生労働省：障害者の就労支援対策の状況．(https://www.mhlw.go.jp/stf/seisakunitsuite/bunya/hukushi_kaigo/shougaishahukushi/service/shurou.html)（2024年11月閲覧）
15) 厚生労働省：心神喪失者等医療観察法．(https://www.mhlw.go.jp/stf/seisakunitsuite/bunya/hukushi_kaigo/shougaishahukushi/sinsin/shikou.html)（2024年11月閲覧）
16) 国立研究開発法人 国立精神・神経医療研究センター：医療観察法制度 通院・地域処遇［研修/実践］ハンドブック．(https://www.ncnp.go.jp/nimh/chiiki/documents/doc190212.pdf)（2024年11月閲覧）
17) 厚生労働省：入院処遇ガイドライン．(https://www.mhlw.go.jp/content/12601000/001080410.pdf)（2024年11月閲覧）
18) 南 庄一郎：医療観察病棟．精神科作業療法の理論と技術（早坂友成編），pp86-91，メジカルビュー社，2018.
19) 堀田英樹：精神疾患の理解と精神科作業療法　第3版．p302，中央法規出版，2020.
20) 棟近展行：刑事司法・触法領域の作業療法．作業療法ジャーナル，**54**（8）：873-878，2020.

3 精神障害作業療法の制度

- 社会動向と社会保障制度の概要について説明できる．
- 社会保障の各制度について，変遷と特徴を説明できる．
- 保健・医療・福祉の動向と対策について説明できる．

Question
- 心神喪失等の状態で重大な他害行為を行った者の医療及び観察等に関する法律（心神喪失等医療観察法）の目的は何か？
- 障害者総合支援法の改正〔2022（令和4）年〕で精神障害に関するポイントは何か？
- 入院形態には何があり，精神保健指定医1名の診察で入院可能となるものは何か？

なぜ制度を学ぶのか

- 作業療法士がかかわることが多いのは病や障害を抱えた対象者であるが，中でも医療領域における対象者が多くを占めていることは，国内の作業療法士の臨床活動などの状況を示している『作業療法白書2021』からも明らかとなっている．
- しかし，日本作業療法士協会による作業療法の定義にもあるように，作業療法士は対象者の健康と幸福を促進する専門職である．つまり，医療領域にとどまらず，保健領域，福祉領域においても活躍し，病や障害の有無にかかわらず，社会で仕事や生活を営む全国民が対象者であるともいえる．
- そのため，対象者でもある国民を取り巻く社会について，その社会と生活を支える社会福祉制度の変遷と種類や特徴を知る必要がある．これにより，退院促進，**地域生活支援**，**復職支援**など多くの場面において支援の方向性は具体化し，援助と支援も実際的になり，かつ多職種での連携がより円滑になる．
- 近年は**就労支援**や障害福祉，**産業保健**の領域で活躍する作業療法士も増えており，作業療法士にとって将来の職域拡大を見据えた社会保障制度の知識と理解は必須である．

社会保障制度

社会の動向と特性

1. 少子高齢化による影響と課題

- 現代は平均寿命が男女ともに80歳代に達し，平均婚姻年齢（初婚）は男女ともに30歳前後に上昇している．その他にも，**出生率の低下**や生産年齢人口（15〜64歳）の減少を背景とした少子高齢社会によってわが国の社会保障関係費は増加の一途をたどっており，解決が困難で大きな社会的課題を呈している．

- 社会保障関係費に限界がある以上，作業療法士の専門的知識・技術による支援・援助を通して国民の健康と幸福を促進し，社会保障関係費の抑制に貢献しようとする実践は，今後ますます作業療法業界および社会にとって重要になると考えられる．

- 特に，作業療法士がもち得る知識や技術および理論的背景などを踏まえると，参入・実践が十分とはいえないだろう．0次予防[※1]，1次予防[※2]は今後さらなる積極的な関与と実践が求められ，作業療法士として社会と国民へ広く貢献することにつながる可能性があると考えられる．社会動向や特性に注視しながら，社会保障制度についても理解を深め，作業療法士が社会にどう貢献すべきか，できるかを意識する必要がある．

2. 高齢者を支える労働者の課題

- 作業療法の対象者は高齢者のみではない．労働の中核的な担い手である生産年齢人口では，いまだ長時間労働や労災認定，**過労死**といった問題を抱えている．

- 高齢者を専門職としてどう支援するかと同様に，高齢者を支える側である労働者の支援も考えることは，社会の安定に寄与することでもある．

- 近年はその取り組みが活発化している**産業精神保健**の領域も，今後の作業療法士にとって重要な領域になる可能性がある．

社会保障制度

1. 社会保障制度の概要

- 社会保障制度は，①保健・医療の保障（健康診断や医療保険），②社会福祉（児童手当や介護保険），③所得の保障（障害年金や老齢年金，生活保護），④労働・雇用の保障（雇用保険や労災保険，男女雇用機会均等）など，多くのサービスによって構成されている．

- 何らかの病や障害を抱えている対象者は，これらの社会保障を受けている，あるいは

[※1] 0次予防：地域を対象とした健康増進などを推進する環境整備や仕組み作り
[※2] 1次予防：個人を対象とした生活習慣や生活環境の改善など，健康増進や疾病予防

必要としていることが多いため，どのような制度とサービスで構成されているか，その概要を把握しておく必要がある．

2. 社会保障制度の変遷

- 社会保障制度の変遷は，大きく分けて①戦後〔1945（昭和20）年以降〕，②高度経済成長期〔1965（昭和40）年以降〕，③少子高齢社会〔1989（平成元）年以降〕の3つがあり，それぞれに特徴がある．

1）戦　後

- 戦後間もない日本は，深刻な食糧不足と不衛生な生活環境による伝染病が課題となっており，栄養改善法（健康増進法），予防接種法が制定・推進され，**福祉三法体制**である旧生活保護法〔1946（昭和21）年〕，児童福祉法〔1947（昭和22）年〕，身体障害者福祉法〔1949（昭和24）年〕が制定された．

- 1950（昭和25）年には，新生活保護法が公布，施行されている．その後，1958（昭和33）年に**新国民健康保険法**，1961（昭和36）年に国民皆保険，国民皆年金が実現し，国民の生活基盤は大きく整い，社会は目まぐるしく再建された．

- 昭和30年代（1955〜1964年）には重要な法律が制定されており，1960（昭和35）年に精神薄弱者福祉法（知的障害者福祉法），1963（昭和38）年に老人福祉法，1964（昭和39）年に母子福祉法（母子及び父子並びに寡婦福祉法）が制定された．この三法と先の福祉三法は，合わせて福祉六法とされている．

2）高度経済成長期

- 昭和40年代（1965〜1974年）は高度経済成長期になり，1968（昭和43）年に国民健康保険の7割給付，1971（昭和46）年に児童手当制度の創設，1973（昭和48）年に老人医療費の無償化など，医療保険給付を含めて社会保障はかなり拡充が進み，1973（昭和48）年は「**福祉元年**」とよばれる．しかし，同年にオイルショックを受けて経済成長が終わったため，社会保障制度を見直さざるを得なくなった．

- 1983（昭和58）年には老人保健制度が創設され，自己負担のなかった老人医療費は一部自己負担へと見直され，1984（昭和59）年に健康保険法改正を受けて被保険者の1割自己負担となった．そして，年金支給開始年齢の引き上げも検討された結果，1994（平成6）年に支給開始年齢を段階的に65歳以上とする改正が行われた．

3）少子高齢社会

- 少子高齢社会が進行していく平成以降では，社会保障の構造改革が進み，福祉3プランとよばれる**ゴールドプラン**〔1989（平成元）年〕，**エンゼルプラン**〔1994（平成6）年〕，**障害者プラン**〔1995（平成7）年〕が策定され，保健・医療・福祉の連携が推進された．また，老人保健と老人福祉が再編される形で**介護保険制度**が創設され，高齢者が保健・医療・福祉の各種介護サービスを選択し，利用できるようになった．

- その他にも，2005（平成17）年に3障害の障害者施策一元化などを実現した**障害者自立支援法**を成立したが，利用者の負担額増大が問題となり，2012（平成24）年に**障害者総合支援法**が成立された．

社会保障制度

- このように，社会保障制度はそのおかれている時代背景によって目まぐるしく変化する．今後も日本や海外の経済状況などに応じて大きく変わる可能性があるため，対象者を適切に支援するためにも，制度の改正などに意識を向け続ける必要がある．

3．社会保障制度の種類

- 社会保障制度は，①社会保険，②公的扶助，③社会福祉，④公衆衛生・保健医療に大別することができ，主にこれらの区分に基づいて制度の種類が整理されている．
- 社会保障制度にはさまざまな手引・成書があり，法律や統計がかかわるため関係資料やデータが多い．そのため，特に精神障害にかかわるものを中心に各制度の概要を制度別に整理する．

1）社会保険

- 社会保険とは保障方法の区分で，医療保険，年金制度，労災保険，雇用保険，介護保険が該当する保険方式である．公費負担，事業主負担，国民同士で支え合う仕組みなどによって成り立っている．財源が生産年齢人口に依存しているため，日本経済の安定性に影響を受けてしまう制度でもある．
- 入院中の対象者であれば医療保険が，高齢の対象者であれば介護保険が，産業領域の対象者であれば労災保険や雇用保険がかかわってくる保障制度である．
- 作業療法士は対象者の保険区分に直接かかわることはあまりないが，対象者の経済面を評価する際には必要となる情報の1つである．

（1）医療保険

- 医療保険は，1961（昭和36）年に国民皆保険制度となり始まった，被保険者が負担金を一部払うことで医療を受けられる仕組みである．
- 健康保険（一般の会社員が対象），共済保険（私学教職員，公務員，船員などが対象），国民健康保険（自営業者，農業者などが対象）の被保険者，被扶養者の負担率は3割（義務教育就学前，70～74歳は2割），後期高齢者医療制度の被保険者の負担率は1割となる．所得に応じて負担金に限度額を設定する高額療養費制度もある．

（2）年金制度

- 年金制度は，公的年金（制度）ともよばれ，全国民が加入して基礎年金給付を受ける国民皆年金，加入者の保険料拠出に応じて給付を受ける社会保険方式，現役世代が負担する保険料で高齢者を支える世代間扶養という3つの特徴をもつ所得の社会保障である．
- 大きく分けて障害給付（障害年金），老齢給付（老齢年金），遺族給付（遺族年金，寡婦年金など）があり，障害者と高齢者の所得を保障する重要な制度である．しかし，給付と負担のバランスが課題となっており，2020年度では現役世代2人で受給世代1人を支える比率であったが，2040年には1.5人で1人を支える比率になる見通しである．
- 受給者比率が高まる中，年金制度は被用者保険の適用を拡大し，年金額の改訂ルールを見直すなど改革中である．このような中，精神障害を抱える対象者も高齢化してい

る以上，精神科の作業療法士も介護予防や認知症に対するアプローチがより重要になると考えられる．

(3) 労働者災害補償保険（労災保険）

- 労働者災害補償保険（労災保険）は，労働者災害補償保険法に基づく制度であり，業務災害や通勤災害に対して労働者を保護し，治療および休業に伴う生活費，障害を負うことで減少した収入の補償，遺族の生活費を保障するものである．
- 労災認定は精神障害と密接であり，長時間労働などによってうつ病などの精神障害を負ったことで労災認定される件数が年々増加している．この問題は産業保健領域と密接であり，労働者の精神的不調を防止するための0次予防，1次予防が重要となっている．従来，精神科の作業療法士の多くは2次予防[※3]，3次予防[※4]においての実践が中心となっているが，より広く国民の健康と幸福の促進に寄与するならば，0次および1次予防に対する関与と実践が必要となってくる．

(4) 雇用保険

- 雇用保険は，雇用保険法に基づく制度であり，失業保険ともよばれる社会保障である．
- 労働者が何らかの理由で失業して所得の源泉を失った際や，雇用の継続が困難になった際などに生活の安定や就職の促進を目的に給付金が支給される．うつ病などで退職をした対象者など，かかわる対象者の状況によってはこの雇用保険による給付を受けていることが少なくない．

(5) 介護保険

- 介護保険は，①要介護高齢者が増加したこと，②高齢者の家族の介護機能基盤の弱体化と介護負担増加，③前身である老人福祉制度と老人医療制度の利用者がサービス内容や提供機関を選択できないといった問題があったこと，④介護費用の増加に対する財源を確保する必要性があったことを背景とし，平成7年に創設され，平成9年に成立した．老後に必要となる介護サービスを国民および社会全体で支える仕組みであり，利用者にとって必要なサービスを選択して受けられることが特徴の1つである．
- 被保険者は40歳以上で，第1号被保険者（65歳以上）と第2号被保険者（40歳以上65歳未満）で構成されている．要介護（要支援）認定者の数は増加の一途をたどっており，要介護1の対象者が最多で，次いで要介護2の対象者が多い．

2) 公的扶助

- 公的扶助とは，貧困者と低所得者を対象としており，国民の健康と生活を最終的に保障する制度である．国民の**最低生活水準（ナショナル・ミニマム）**にとって重要な制度であり，貧困者対策である**生活保護制度**，低所得者対策である社会手当制度，生活福祉資金貸付制度，公営住宅制度などがある．作業療法の対象者は，生活保護制度を必要とする場合があるため，同制度について知っておく必要がある．
- 生活保護法第1条の条文には「日本国憲法第25条に規定する理念に基づき，国が生

[※3] 2次予防：疾病を早期発見・治療することで疾病の進行と重症化を予防
[※4] 3次予防：適切な管理，リハビリテーションによる再発予防，機能障害防止，悪化予防

活に困窮するすべての国民に対し，その困窮の程度に応じ，必要な保護を行い，その最低限度の生活を保障するとともに，その自立を助長することを目的とする」とあり，これは日本国憲法の第25条の「すべて国民は，健康で文化的な最低限度の生活を営む権利を有する」に基づいている．

- 生活保護には8種の扶助がある〔①生活扶助（食費，被服費，家具什器費など），②教育扶助（学用品費，通学用品費など），③住宅扶助（家賃，地代など），④医療扶助，⑤介護扶助，⑥出産扶助，⑦生業扶助（生業費，技能修得費，就職支度費など），⑧葬祭扶助〕．生活保護負担金（国3/4，地方1/4）は，医療扶助が最も多く，次いで生活扶助が多い．
- 長期入院の対象者は医療扶助を受けている場合も少なくないため，被保護者である対象者の保護期間が長期化傾向にあることを念頭におき，かかわる必要がある．
- 本来，生活保護法の目的は最低限の生活の保障だけではなく，自立の助長にある．そのことを念頭におき，作業療法士は対象者の自立支援すなわち退院支援に貢献し，対象者が望む地域生活を送れるようにアプローチすることが求められる．

3）社会福祉

- 社会福祉は，障害者（児）福祉，母子・父子・寡婦福祉，児童福祉によって構成されており，障害者やひとり親家庭など，社会生活を送るうえで支援が必要となる場合の制度であり，**障害者総合支援法**がその基盤となっている．担当する対象者によっては，これらの福祉制度の詳細を把握する必要がある．

4）公衆衛生・保健医療

- 公衆衛生・保健医療とは，国民が健康であり続けるための予防や衛生にかかわる衛生法，保健法，医療法および各種対策で成り立っている．
- 作業療法士が主たる実践領域としている医療以外にも，公衆衛生・保健の領域は予防領域の実践を展開するにあたって重要となるため，理解が必要となる．
- **公衆衛生**および**保健**は，社会および国民全体が対象であり，医療および臨床医学が個人単位の疾病を対象とするのとは異なり，健康な国民を含めて集団の疾病予防や健康増進を対象としている．
- 衛生には精神衛生や労働衛生，食品衛生や公害対策などがあり，保健と医療は，生活習慣病，精神保健，産業保健，高齢者保健，学校保健，母子保健，医療制度，認知症施策，感染症対策，がん対策，難病対策と幅広く，あらゆる側面で国民の健康にかかわっている．精神保健においても重要な自殺対策も含まれており，学校保健や産業保健に携わる精神科の作業療法士が増えているため，精神科の作業療法士は精神保健福祉法に加えて保健法や各制度および対策についても理解しておく必要がある．
- 国民の生命を守るための衛生と，国民の健康を保つための保健は互いに密接であるため重複する部分もあるが，国民の生命と健康を守る観点からは疾病予防や自殺対策にもかかわっている重要な社会保障である．
- 近年，**精神科救急急性期医療入院料病棟（スーパー救急病棟）**や地域保健などで作業療法士が自殺予防にかかわる機会が増えてきている．ハイリスクアプローチではなく

ポピュレーションアプローチの視点，**プライマリヘルスケアやヘルスプロモーション**の視点を取り入れ，メンタルヘルスや自殺予防に関する知識と技術を研鑽することで，公衆衛生・保健医療で貢献できる可能性はよりいっそう高まると考えられる．

障害者の福祉と社会保障

1．障害者総合支援法

- 障害者総合支援法は障害者の福祉サービスの基盤であり，障害者の日常生活と社会生活を総合的に支援する法律である．精神障害における自立支援給付，地域生活支援事業，障害年金，障害者手当，割当雇用，就労継続支援などとかかわる法律である．2022（令和4）年の改正では，次に示す5点が主な改正趣旨となっている．①障害者等の地域生活の支援体制の充実，②障害者の多様な就労ニーズに対する支援及び障害者雇用の質の向上の推進，③精神障害者の希望やニーズに応じた支援体制の整備，④難病患者及び小児慢性特定疾病児童等に対する適切な医療の充実及び療養生活支援の強化，⑤障害福祉サービス等，指定難病及び小児慢性特定疾病についてのデータベースに関する規定の整備等の措置を講ずる．
- 精神障害に関しては，地域生活の支援体制において共同生活援助（グループホーム）の支援についての明確化，自治体などの精神保健に関する相談支援対象に精神保健に課題を抱える人を追加した．障害者の多様な就労ニーズに対しては「就労選択支援」を創設，雇用義務の対象外となる労働時間の精神障害者も実雇用率に算定した．精神障害者の希望やニーズに対して「入院者訪問支援事業」の創設，精神科病院における虐待防止のための研修，普及啓発などの推進などが精神障害にかかわりのある部分となる．

2．精神障害にかかわる障害福祉サービスと社会保障

1）自立支援給付

- 自立支援給付は，福祉サービス，相談支援，医療，補装具，利用者負担の軽減に分かれており，精神障害に関する給付では医療費用の給付である自立支援医療費がある．
- **自立支援医療（精神通院医療）**は，精神障害者が受診先へ通院する際にかかる医療費用（医療保険の一部負担金）を軽減する制度であり，精神科デイケアなどを利用する対象者も利用し，生活保護世帯であれば自己負担がなく，低所得の場合で1割負担となっている．

2）地域生活支援事業

- 地域生活支援事業は，地域で生活する対象者の日常生活の支援，日常的な相談への対応や地域交流活動などを行い，対象者の自立と社会参加を促す．
- 同事業では，自分自身で財産管理や消費契約などについて判断することが困難な対象

者の場合，その権利を擁護するための制度として成年後見制度がある．この制度を利用する際，必要な経費のすべてもしくは一部の補助が出る事業などが自治体で実施されている．

3）障害年金

▪ 等級が1〜3級に分かれており，重度であるほど1級へと上がっていく．**障害基礎年金**と**障害厚生年金**の2つの階層から構成されており，前者は基礎的な生活水準を保障し，後者は従来の生活水準を保障する年金になっている．

4）障害者手当

▪ **特別障害給付金**と**特別障害者手当**がある．

▪ 特別障害給付金は国民年金の任意加入時期に無年金となった人を対象とした給付金で，特別障害者手当は在宅生活を送る最重度の障害者が対象となり，障害年金と併給が可能である．

5）割当雇用

▪ 事業主に対して障害者雇用促進法による法定雇用率以上の障害者雇用が義務付けられているもので，精神障害者は身体障害者と知的障害者に遅れて2018年に追加された．

▪ 法定雇用率は民間企業で2.5％，国と地方公共団体は2.8％（2024年時点）で，雇用義務の対象者は障害者手帳の交付を受けた者となっている．この法定雇用率は2026年7月以降に引き上げる計画となっている．

6）精神障害者保健福祉手帳

▪ 精神障害者保健福祉手帳は，さまざまな支援サービスが受けられるもので，3級から1級にかけて障害等級が重度となる．

▪ 他の障害と比較すると，取得率が3分の1程度と低い．この背景には当事者にとって取得するメリットの少なさや障害受容の課題などがあると考えられている．

▪ 身体障害者手帳と比較した際には取得率の違いもあるが，障害が不可逆的とは限らないことから，更新が2年ごとに必要な点が大きな違いである．なお，2020年には法改正に伴い，カード型の手帳も登場している．

7）精神保健福祉センター

▪ 精神保健福祉センターは都道府県や政令指定都市に設置される機関で，精神保健福祉に関する知識普及や調査研究，精神障害者保健福祉手帳の交付判定などさまざまな役割を担い，当事者にとっても地域住民にとっても暮らしやすい地域作りにかかわっている．

▪ 複雑困難なケースへの支援や対応も担う．入院医療につながりにくい課題を抱えがちな依存症や思春期の人，ひきこもりの人も対象であり，地域保健や学校保健を含む保健領域に携わる作業療法士にとって連携先となる機関である．

8）グループホーム

▪ グループホーム（共同生活援助）は，地域において自立した日常生活を営む対象者のうち，相談などの日常生活における援助を必要とする場合に適応されるサービスである．

- 施設職員が自立生活を援助する点と，障害を抱えた方同士で共同生活を送る点で，単身生活よりも無理なく地域生活を送りやすい．長期入院を経て退院する場合や，対象者自身が高齢で親が亡くなっている場合などにも活用されている．
- 援助・支援の内容には，日常的な相談・援助の他，食事の提供，健康管理，金銭管理の援助，緊急時の対応などがあり，独居を希望する対象者には生活をする住まいと食事や余暇の場所を使い分けられるサテライト型住居も創設されている．
- 近年は，作業療法士が法人運営およびサービス管理責任者としてグループホーム運営に携わるケースも増えてきており，障害の理解や生活行為援助などの専門的知識と技術が活かされる実践先として広がっている．

精神保健

- **精神保健**は，「精神保健及び精神障害者福祉に関する法律（精神保健福祉法）」に基づく保健対策であり，大きく分けて入院制度，通院医療，障害者福祉で構成されている．
- 前身の**精神衛生法**は精神障害者に対する適切な医療と保護の確保，そして精神障害の発生予防を目的に制定され〔1950（昭和25）年〕，いわゆる私宅監置の廃止，都道府県への精神病院設置の義務付けが盛り込まれた．その後，改正を重ねながら地域精神衛生活動や人権擁護が整備されていき，1993（平成5）年には障害者基本法において精神障害者が障害者として位置付けられ，福祉施策の充実化が促進されることとなった．
- 1995（平成7）年の改正では，福祉施策が盛り込まれたことにより前述の「精神保健福祉法」へと改称された．さまざまな改正を重ねてきている同法だが，医療施策と福祉施策の2本柱であるため，特に入院制度と障害者福祉については概要の理解が必要となる．

1．入院制度

- 入院制度は，精神保健指定医と入院形態についての整理が重要である．入院形態は任意入院，措置入院，緊急措置入院，医療保護入院，応急入院がある．
- 大きく分けると，①本人意思による入院（**任意入院**），②自傷他害のおそれがある場合の入院（**措置入院，緊急措置入院**），③自傷他害のおそれはないが入院が必要となる場合（**医療保護入院，応急入院**）の3つとなる．

1）任意入院

- 任意入院は自らの意思により入院と退院が可能であるが，精神保健指定医の診察結果から医療および保護のために入院継続の必要がある場合は，72時間に限り入院が継続可能となる．

2）措置入院

- 措置入院は，警察官からの通報などにより，都道府県知事が精神保健指定医に診察を

させた結果，自傷他害のおそれがあると認められた場合に強制的な入院が可能となる．2名以上の精神保健指定医が関与する必要がある．

3）緊急措置入院

- 緊急措置入院は，急速を要し，措置入院に必要な手続きが困難な場合に精神保健指定医1名の診断で可能となる入院であるが，72時間を超えてはならない入院形態である．

4）医療保護入院

- 医療保護入院は，精神保健指定医の診察を前提とし，医療および保護のために入院の必要がある場合に家族等（配偶者，親権者，扶養義務者，後見人または保佐人など）のいずれかの同意があれば，本人の同意がなくとも入院させることが可能となる．

5）応急入院

- 応急入院は，急速を要するも家族等の同意が得られない場合や，精神保健指定医の診察の結果，直ちに入院しないと医療および保護に著しく支障があると認められる場合で，本人の同意がなくとも72時間に限り入院させることが可能となる．

- これらの入院形態の特徴と，都道府県知事の指示，精神保健指定医の人数，家族等の同意をポイントに把握することが求められる．対象者がどういった入院形態かを把握することで，対象者自身が望んだ入院なのか，不本意な入院なのかを理解することに役立つ．
- このことは入院および治療に対する動機付けを推測することにつながり，われわれがどのようにして対象者と治療関係を築き，治療同盟を結ぶとよいかを判断する材料の1つになる．

2. 精神保健指定医

- 精神保健指定医は，医療保護入院，応急入院の判断，行動制限の実施，任意入院患者の退院制限など，人権に最大の配慮が必要となる業務を担っている．入院医療が必要ながら病状から本人の同意が得られないこともある精神科医療に必須の存在である．
- いわゆる「専門医」とは異なり，経験と知識のある精神科医が厚生労働省に申請するなどの手続きを要する指定医師である．

3. 心身喪失者等医療観察法

- 精神保健福祉として重要なものに，重大な犯罪行為をしたものの，心神喪失等の理由で不起訴および無罪となった精神障害者の社会復帰を目的とした「**心身喪失者等医療観察法（医療観察法）**」がある．
- 同法の正式名称は「心神喪失等の状態で重大な他害行為を行った者の医療及び観察等に関する法律」である．この法律に基づく司法精神科作業療法は作業療法士にとって重要であり，厚生労働省と法務省の共管で2005年に施行されたこの法律に基づき，同法における指定入院医療機関（国立病院機構，公立精神科医療機関）に作業療法士が配置され，**触法精神障害者**の社会復帰を促進する重要な役割を担っている．

3章 精神障害作業療法の制度

- 作業療法士は，この指定入院医療機関の医療観察病棟に**専門的多職種チーム（MDT）**の一員として配置され，さまざまな役割を担っている．

1）司法精神科作業療法

- **医療観察法病棟**における作業療法（司法精神科作業療法）で実施されるプログラム内容やアプローチには，一般の精神科作業療法と共通点も多いが，対象者が触法精神障害者であるため，リスク管理はかなり厳重となる．
- 再他害行為の防止もアプローチの目的に含まれるが，作業療法士としては退院後を見据えた生活技能の習得，地域生活や就労に向けた準備性を高めるリハビリテーションを担っている．詳細については司法精神科作業療法についてまとめた各成書に詳しく解説されているが，作業療法士が ICF や BPS（Bio-Psycho-Social）モデル[※5]などを活かして対象者の全体像を多角的に理解する評価の視点，生活行為向上マネジメント（MTDLP）や人間作業モデル（MOHO）などのモデルやさまざまな作業活動がもつ治療的要素を活用し，多様な作業療法プログラムでアプローチを行う．

保健・医療・福祉の動向と対策

- わが国の国民を取り巻く社会の構造は目まぐるしく移り変わっており，**全世代型の社会保障，地域共生社会**といった肯定的側面もあれば，**少子高齢社会，財政状況の課題，今後の生産年齢人口の減少**と**多死社会**といった否定的側面もはらんでいる．
- そのような中で，国民の健康に大きくかかわる生活習慣病は国民の死因の5割を占めており，保健および医療においても対策が重要となっているが，この生活習慣病と精神障害の関連が指摘されている．
- 作業療法士は生活リズムの評価や改善，運動習慣や余暇活動の獲得などを通して疾病管理へのアプローチを行うが，こういった評価やアプローチは生活習慣に密接であるため，精神障害による生活習慣の崩れの防止にもかかわっているといえる．
- つまり，保健領域においてこのような視点から作業療法士が生活習慣に働きかけることは，生活習慣病の発症予防・重症化予防にも資することが可能であると考えられる．

1. 保健への取り組み

- わが国による保健への取り組みとしては**健康増進対策**があり，2003年に施行された**健康増進法**をもとに，健康日本21（21世紀における国民健康づくり運動）として健康寿命の延伸化や生活習慣病の発症予防と重症化予防，こころの健康や高齢者の健康増

▶専門的多職種チーム：Multi-Disciplinary Team（MDT）
[※5] BPS（Bio-Psycho-Social）モデル：対象者を生物学的（Bio），心理学的（Psycho），社会学的（Social）の各側面および相互作用も含めて包括的に捉えて理解する，精神科医 G. Engel が提唱したモデル
▶生活行為向上マネジメント：Management Tool for Daily Life Performance（MTDLP）
▶人間作業モデル：Model of Human Occupation（MOHO）

進，生活習慣の改善などが目標として挙げられている．

- この健康増進対策には，身体活動・運動，休養・睡眠も取り上げられており，身体活動ならびに運動プログラムを活用し，休息機能や睡眠の改善にもアプローチすることで作業療法が貢献可能な対策であることがわかる．

2．障害に関する動向

- 障害に関する動向としては，障害者施策の全体的な方針などを定める**障害者基本法**が，2006（平成18）年に国連で採択された**障害者権利条約**の批准に向けて2011（平成23）年に改正されており，障害のある人もない人も共生する社会の実現が明記されている．

- 同法を後押しした**障害者権利条約（障害者の権利に関する条約）**は，障害者のあらゆる人権と基本的自由を平等に保障することを目的とし，法的な拘束力があるため，法律や制度の整備と実施が必要となっている．

- この条約では，障害者に対するあらゆる差別を禁止するだけではなく，教育，雇用，政治的活動，文化的な生活，スポーツへの平等な参加が保障されるため，対象者のあらゆる作業を援助・支援する作業療法士にとっても非常に密接なものとなる．また，条約の第26条にはリハビリテーションが含まれており，障害者の最大限の自立や身体的・精神的・社会的および職業的な能力の十分な達成や維持，生活のあらゆる側面への参加，リハビリテーションの強化と拡張などが明記されている．

- 上記を踏まえ，作業療法士は地域共生社会への貢献を念頭におき，対象者と共に何をするべきかなどを考え，地域共生社会を理念で終わらせないための実践がよりいっそう求められる．そのためにも，障害者施策や関連法について理解することが欠かせない．

3．精神保健・医療・福祉

- 精神保健・医療・福祉においては，アルコールやギャンブルといった依存症の対策が重要な課題であり，2014（平成26）年からは**アルコール健康障害対策基本法**に基づき，相談から治療，回復支援に至る支援体制が重要視されている．また，女性の社会進出，新型コロナウイルスの影響による失業や社会生活の変化を受けて，アルコール使用症が増加して社会の課題ともなっている．

- 主に依存症病棟で勤務する作業療法士が多い中，地域保健として自治体や企業に働きかけて依存症予防に取り組む作業療法士も出てきているため，依存症における実践や研究も引き続き求められていくと考えられる．

- 医療観察法ならびに司法精神科作業療法という司法領域，思春期にかかわる学校保健領域，働く人のメンタルヘルスや就労支援を含む産業保健領域も，社会において重要な領域である．近年はそれぞれの領域における作業療法士の学会や研究会も設立され，活動の活発化をみせている．

- いずれの領域も，作業療法士の知識・技術や資格のみに依存せず，関連知識・技術と資格を獲得すること，幅広い実践経験を積むことで参画がより可能となる領域である

ため，視野を広げた実践と研鑽が作業療法士の幅広い社会貢献と活躍を実現すると考えられる．

臨床実習やOSCEにつながるヒント

- 臨床実習施設にかかわる社会保障制度には何があるかを確認し，該当する社会保障制度について調べてみよう．
- 担当ケースが関係する社会保障制度，利用可能な社会保障制度について確認し，調べてみよう．
- 担当ケースを取り巻く環境が社会動向からどのように変化するかを考えてみよう．そのうえで，作業療法士でできる支援・援助も考えてみよう．

文献

1) 日本作業療法士協会：作業療法白書2021．シービーアール，2022．
2) 厚生労働省：第23回生命表（完全生命表）．2022．
3) 厚生労働省：令和4年（2022）人口動態統計（確定数）の概況．2023．
4) 国立社会保障・人口問題研究所：日本の将来推計人口（令和5年推計）結果の概要．2023．
5) 国立社会保障・人口問題研究所：人口統計資料集．2023．
6) 総務省統計局：人口推計．2023．
7) 内閣府：令和3年版少子化社会対策白書．2021．
8) 厚生労働省：令和3（2021）年度 国民医療費の概況．2023．
9) 厚生労働省：精神障害に関する事案の労災補償状況．2023．
10) 厚生労働省：令和4年「労働安全衛生調査（実態調査）」結果の概況．2023．
11) 独立行政法人労働政策研究・研修機構：労働力需給の推計-労働力需給モデル（2018年度版）による将来推計．2019．
12) 一般財団法人厚生労働統計協会：国民衛生の動向 2023/2024．2023．
13) 一般財団法人厚生労働統計協会：国民の福祉と介護の動向 2023/2024．2023．
14) 社会保障の手引＜施策の概要と基礎資料＞2024年度版．中央法規出版，2024．
15) 社会保障入門2024．中央法規出版，2023．
16) 西村 淳：入門テキスト社会保障の基礎 第2版．東洋経済新報社，2022．
17) 大磯義一郎，大滝恭弘・他：医療法学入門 第3版．医学書院，2021．
18) 南庄一郎：医療観察法と司法精神科作業療法臨床ハンドブック．シービーアール，2022．
19) 鶴見隆彦，井坂真規：司法精神科作業療法．三輪書店，2011．
20) 中村俊彦，建木 健・他（編）：就労支援の作業療法 基礎から臨床実践まで．医歯薬出版，2022．
21) 芳賀大輔，金川善衛・他（編）：ゼロから始める就労支援ガイドブック．メジカルビュー社，2022．
22) 忽滑谷和孝：生活習慣病とメンタルヘルス．日本職業・災害医学会会誌，62（5）：2014．

4 精神障害作業療法の連携

- 多職種連携の意義を説明できる．
- 連携の概念や実践レベルについて説明できる．
- 良好な多職種連携のために必要なことを具体的に説明できる．
- 他職種の役割，自職種の役割を説明できる．

Question
- 多職種が連携することの意義は何か？
- 精神科領域において，作業療法士が連携することが特に多い医師，看護師，精神保健福祉士，公認心理師などの心理職のそれぞれの役割は何か？
- チームワークの5つの原則は何か？

連携とは

1. なぜ連携が必要なのか

- 近年の医療の高度化・複雑化に伴って業務量が増大しても，質が高く，安心・安全な医療を提供していくためには，個々の医療スタッフが専門性を高め，各職種の役割を明確にしていくと同時に，職種間で密に情報を共有し，チームとして連携して相互に補完しながら協働していくことが重要となる．
- チーム医療が機能することで，①疾病の早期発見・回復促進・重症化予防など医療・生活の質の向上，②医療の効率性の向上による医療従事者の負担の軽減，③医療の標準化・組織化を通じた医療安全の向上などが期待される[1]．
- 医学の進歩に伴って感染症などの急性疾患により命を落とす人が激減した一方で，がんや循環器疾患などの慢性疾患が増加し，疾病構造が大きく変化してきた．その結果，医療の役割は「単に病気を治す」ということだけでなく，「病や障害をもちながら暮らすことを支援する」ことが重視されるようになってきた．
- さまざまな慢性疾患に伴う対象者の支援ニーズは多岐にわたるため，医療スタッフだけでなく，福祉・介護分野，行政や保健分野などの多様な職種が分野を超えて連携し，包括的な支援を実践することで課題解決にあたる必要がある．
- 精神科領域においても，病気や障害のみならず，経済的な問題や家族の問題など，複

合的な課題を抱えた対象者が多く，多職種で知恵を出し合って支援をしていく必要がある．さらに，高齢化に伴って増加している身体合併症への対策など，精神科診療の中だけの連携のみならず，他の診療科との円滑な医療連携や保健医療・福祉・介護の多機関・多職種による連携が求められている．

- 臨床現場において複数の領域の専門職および患者やサービス利用者とその家族が対等な関係性で相互に尊重しつつ連携・協働すること（**多職種連携協働：IPW**）と併せて，専門職の養成課程において**多職種連携教育（IPE）**を実施することの重要性が高まっている．

2. チーム医療と多職種連携

- 多職種連携は医療分野に限ったことではなく，さまざまな分野・業種においても行われているものであり，チーム医療は多職種連携の1つの形態である．

- チーム医療とは，「医療に従事する多種多様な医療スタッフが，各々の高い専門性を前提に，目的と情報を共有し，業務を分担しつつも互いに連携・補完し合い，患者の状況に的確に対応した医療を提供すること」とされている[1]．

- わが国では医療保険の診療報酬制度において，たとえば，緩和ケア，呼吸ケア，栄養サポート，糖尿病ケアといった特定の疾患や課題を抱える患者に対して多職種チームで対応した場合に加算することができる．このように「チーム医療」の実践を評価する仕組みを設けることで，多職種連携や医療と福祉・介護の連携の促進が図られている．

- 精神科においても，「精神科退院前訪問指導料」や「精神科訪問看護・指導料」のように，複数の職種が共同して訪問指導を行った場合に加算することができるものや，「精神科退院指導料」「精神科在宅患者支援管理料」のように，指定された職種によるチームが配置され連携して治療や支援を実施することを算定条件としているものがある．

- 精神科と他の診療科との連携に関しては，一般病棟において精神科医療ニーズのある患者に対して多職種からなる精神科専門職チーム（**精神科リエゾンチーム**）が診療にあたった場合に算定される「精神科リエゾンチーム加算」がある．2022（令和4）年度からは「こころの連携指導料（Ⅰ）・（Ⅱ）」が新設され，かかりつけ医と精神科医などとが連携して指導などを実施した場合に診療報酬が算定できるようになった[2]．

- ACTチームのように多職種チームによる包括的なアウトリーチ支援は，医療的な支援だけでなく，対象者の地域での生活を支えるための，住まいや経済的な支援，生活スキルの訓練や支援，就労支援や就学支援，心理的なサポートや権利擁護など，多様で複合的な支援ニーズに対応することができる．

- 多職種チームによるチームアプローチモデルは，①マルチディシプリナリー・モデル，②インターディシプリナリー・モデル，③トランスディシプリナリー・モデルの3つに分類される（**表1**）[3]．支援すべき課題によって最適なアプローチモデルを選択する．

▶多職種連携協働：Inter-professional Work（IPW）
▶多職種連携教育：Inter-professional Education（IPE）
▶包括型地域生活支援プログラム：Assertive Community Treatment（ACT）

表1　チームアプローチのモデル

①マルチディシプリナリー・モデル
人命にかかわる可能性がある緊急な課題を達成するために，しばしば1人の人物の指示により，チームの中で与えられた専門職としての役割を果たすことに重点をおくチームアプローチの方法

②インターディシプリナリー・モデル
複合的な，しかし緊急性がなく直接人命にかかわることが少ない課題を達成するために，各専門職がチームの意思決定に主体的に関与し，それぞれの役割を協働・連携しながら果たしていくことに重点をおいたチームアプローチの方法

③トランスディシプリナリー・モデル
チームに課せられた課題を達成するために，各職種がチームの中で果たすべき役割を，意図的・計画的に専門分野を超えて横断的に共有したチームアプローチの方法

課題によって求めるべきチームワークのレベルは異なり，それに応じた最適なモデルを用いる．実際のチームは達成すべき課題の多様さゆえに，多様なモデル（協働・連携の程度と役割解放の程度のさまざまな組み合わせ）を用いる可能性がある

(菊池，1999[3] をもとに筆者が作成)

3.　チーム作り

1）チームの成熟プロセス

- 複数の職種を揃えてチームを作ったからといって，真に「チーム医療」や「多職種連携」ができているとは限らない．その後の交流によってチームの成熟度は変わってくる[4]．
- 専門職が集まった単なる集団から「チーム」として成熟するプロセスを図1に示す．

2）チームワークに必要な原則

- 野中[5] はチームワークに必要な原則として，以下の5つのポイントを挙げている．①チーム内での目的・目標の共有，②チーム内の相手の能力・こちらの能力を知ること，③チーム内の対等平等・直接性，④チーム内の不足の感覚・工夫の意識，⑤チームの環境の整備・制度の保障．
- 具体的には，ケースカンファレンスや連携会議を通じて，チームで情報共有や目標の共有，各職種の役割を明確化していく（上記①に該当）．
- 個別支援において，既存の制度や社会資源では対処できない問題を従来の専門職の役割を超えてチームで創意工夫しながら連携・協働して対処する過程の中で，互いに認識が共通する点・異なる点を認め合えるように努める（上記②，④に該当）．
- 対象者とその周囲の人達の課題を解決していくために，当事者も含めて対等に率直な意見を交わし，話し合いを重ねていくための時間と場を設ける（上記③に該当）．
- 統一したカルテの使用や，クリニカルパスや地域連携パスなどの利用によりスムーズに連携できる仕組み・環境を整えていく．またそれを保障するために，組織の管理者が理解と後押しに努める（上記⑤に該当）．
- これらの原則を達成する過程で生まれる連帯感や，エンパワメントしたり・されたりする体験，共に課題を解決する喜びを共有することでさらに連携が深まる．チームでの成功体験は従来の役割や仕組みを変化させることを受け入れていくことを可能にし，対象者の課題に対して従来の役割に縛られず柔軟に対応できるようになる．

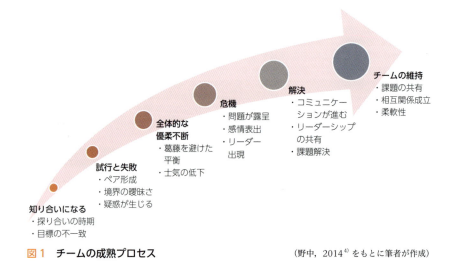

図1 チームの成熟プロセス　　　　　　　　　　　（野中，2014[4)]をもとに筆者が作成）

4．連携に影響を与える要因と課題

- 連携に影響を与える要因はさまざまある．野中ら[6)]は，良好な連携の決定要因を，対人関係要因，組織的要因，制度的要因に分類している（図2）．これらの要因が絡み合って連携の成否に影響を与えている．
- 法律上，作業療法は「医師の指示」がなければ実施できないことになっており，必然的に職種間の従属性が生じている．そのため職種間の対等性を確保することは難しく，「チーム医療」を実践していくうえでの課題の1つとなっている．
- この状況を克服するためには，作業療法士自身が専門職としての自覚をもつこと，そして，作業療法の治療内容や目的・意義，成果を他職種に丁寧に伝え，作業療法士の専門性を理解してもらうよう働きかけることが大切である．
- チームの中で一人前の専門職として認めてもらうためには，確かな知識や技術を身に付けるための研鑽を積んだり，コミュニケーションスキルを鍛えたりといった不断の努力が欠かせない．

5．「連携」の概念と連携レベル[7〜9)]

- 「連携」にはさまざまな概念があるが，明確な区別なく用いられてきた[10)]．そのため「連携」のイメージは人によって異なる可能性がある．チームが協調していくためには，「連携」の概念を整理し，職種間で共通の認識をもっておくことが重要となる．
- Leutz[7)]は，連携の概念を，① full integration（完全なる統合），② coordination（調節・協調），③ linkage（つながり）の3つに整理している．① full integration は，さまざまな関係機関や関係者が集まって新たなプログラムや体系を作り出し，全体として1つにまとまり，そこからサービス提供がなされている状態，② coordination は，複数の組織が個々に治療やケアを行うが，それらがつながりをもち調整・協調してサービス提供がなされている状態，③ linkage は，複数の組織間で生じる連絡レベルのつな

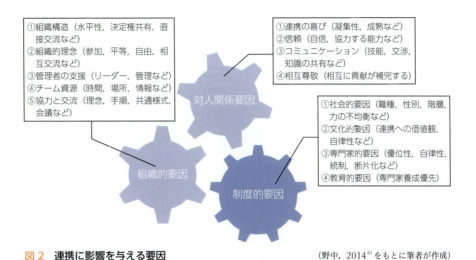

図2　連携に影響を与える要因　　　　　　　　　　（野中，2014[6]）をもとに筆者が作成）

がりであり，個々の組織が分業している状態である．
- チームがどのような課題に取り組むかによって最適な多職種チームのアプローチ方法が異なるのと同様に，課題の内容や目的によって連携のレベルも調整する必要がある．

6. 支援の実践レベルと連携範囲 [10, 11]

- 支援の実践レベルには，ミクロ，メゾ，マクロのレベルがあり（図3），対象者やその家族への直接的な個別支援はミクロレベルでの実践である．
- メゾは，仲間集団など対象者を取り巻く集団へのアプローチ，マクロは制度や政策への働きかけや社会全般の変革や向上に向けたアプローチとなる．
- ミクロ，メゾ，マクロ実践は独立したものではなく連続したものであり，実際には重なり合っている．個別事例へのミクロ実践を基本としつつ，対象者を取り巻く人々へのアプローチや地域における資源開発，社会意識改革などメゾ・マクロ実践を同時並行的に実践することで効果的な支援となっていく．

7. 個別事例への支援における連携・協働

1）作業療法士と対象者との協働
- 作業療法士と対象者との関係性が「治療を施す・治療を受ける」のように一方通行では作業療法の治療的効果は得られにくい．作業療法士は対象者と目標や目的を共有し，その目標に向かって対象者自身が主体となって取り組めるよう，伴走者のように寄り添いながら協働していく．

2）個別支援における多職種連携
- 対象者のニーズに即した効果的な作業療法実践のためには，事前に主治医や担当看護師などの他職種から対象者の医学的情報や背景情報などを得ることが不可欠である．また，作業療法での対象者の様子や評価結果などは，多職種で共有し，連携した支援に活かしていく．精神科領域における主な職種とその基本的な役割を表2に示す．

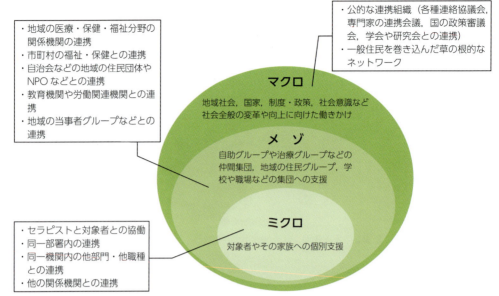

図3　支援の実践レベルとそれに対応した連携範囲　　　（石川，2019[10]，野中，2003[11]）をもとに筆者が作成）

- 多職種チームを構成する職種は，対象者の支援ニーズや目的に応じて変わる．チームの中での具体的な役割は討議しながら合意形成を図る必要がある．その際，それぞれの職種のコアな専門的役割を分業するのではなく，**支援ネットワークの切れ目が生じないように対象者のニーズに合わせて相互に乗り入れ相補的にかかわること**が必要である．
- また，対象者本人や家族もチームの一員であり，主役である．**対象者の抱える課題を解決し，やりたいことを叶えるために**，本人や家族が支援者と共にチームの一員として協働してこそよい成果が生まれる．
- 病院内では医療職による支援が中心ではあるが，入院当初から退院を見据えて地域との連携体制をとることで，早期の退院の実現が可能となる．日頃から，地域の相談支援事業所や障害福祉サービス事業所などと連携をとれる体制を作っておくことが大切である（図4）．

3）垂直連携と水平連携（図5）

- 医療機関では病院や病棟ごとに機能分化されている．
- 同じ職種であっても所属する病院や病棟・部署によって役割が細分化されている場合が多い．そのため，対象者の回復段階に沿って切れ目なく支援をつないでいくための医療連携（機能分化された病棟や病院間での垂直方向の連携）においては，多職種連携もさることながら，作業療法士同士といった同職種内での連携も求められる．
- 退院支援や地域生活支援においては，垂直方向の医療連携と併せて医療と福祉・介護，その他の複数の分野との水平方向の連携を展開していく．

8．地域作りにおける連携

- 精神障害を抱える人々の多様な支援ニーズへの対応には，地域での仲間作りや支え合

表2 精神科領域における主な職種と基本的な役割

職　種	役　割
医師	病気の診断と診断に基づいた医学的処置，薬の処方，作業療法の指示など
看護師	心身の健康管理や症状管理，セルフケアの援助を通した生活の安定化など
精神保健福祉士	各種制度の情報提供，社会資源の適用の援助，退院や社会参加への相談と支援など
公認心理師 臨床心理士	心理検査によるアセスメント，心理面接などによる本人や家族への支援など
薬剤師	医師の処方箋に基づいた調剤調整，薬歴管理，服薬の説明，服薬状況や副作用のモニタリングなど
作業療法士	日常生活機能の獲得，就労や地域活動などの社会参加に向けて作業を用いた支援や評価および情報の提供など
管理栄養士	病院の給食管理，状態に応じた健康保持・増進のための栄養指導など
保健師	健康相談や予防的な支援，医療機関などと連携した受療支援や家庭訪問など
ピアサポーター	自ら障害や疾病の経験をもち，その経験を活かしながら他の障害や疾病のある障害者の支援を行う

※各職種はその専門性に根差した基本的な役割があるが，同じ職種であっても所属する機関，部署の機能や役割によって，業務内容や役割が異なることもある．また，チームアプローチの実践において支援ニーズに柔軟に対応するために職種間の役割の境界が曖昧になっていることもある．

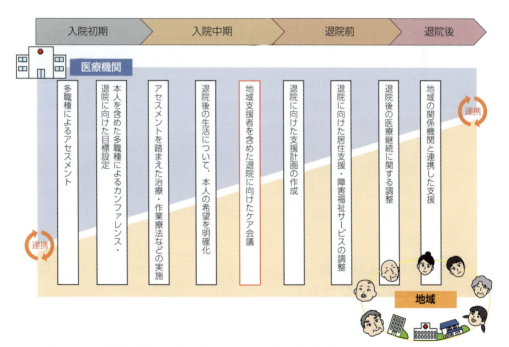

図4　支援の流れと医療機関と地域との連携プロセスの例（入院事例）

医療機関と地域の事業者などの間で定期的に連絡会議などを設け，平時から連携できる体制を整えておき，入院当初から退院に向けて地域と連携して支援する．入院時には医療機関はアセスメントに必要な情報を地域の事業者などから得る．ケア会議では医療機関と地域の事業者などの多職種で支援に向けた情報共有や目的・目標の共有，課題の整理やその解決に向けた方策を話し合う．退院後は福祉サービス事業者などから医療機関への情報のフィードバックを行う．

（株式会社日本能率協会総合研究所：精神障害にも対応した地域包括ケアシステム構築のための手引き（2020年度版）[14]．p68の図を改変）

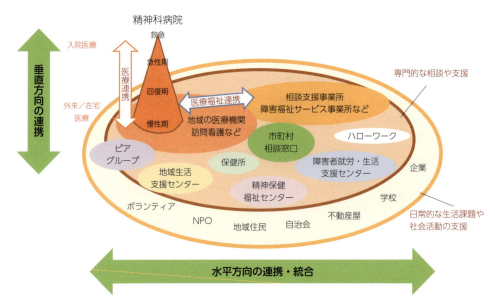

図5　連携の展開イメージ
連携を展開する方向性としては，重症度や回復段階に沿って垂直方向に連携をとる医療連携と，地域の中で対象者のニーズに合わせて福祉や行政機関など，さまざまな分野と連携する水平方向の連携がある．

いのネットワーク作り，社会意識の変革に向けた普及啓発活動，国や自治体の制度や政策への働きかけなど，メゾ・マクロレベルの実践による地域作りが大切となる．

- 国は，精神障害の有無や程度にかかわらず，誰もが安心して自分らしく暮らすことができるよう，「精神障害にも対応した地域包括ケアシステム」の構築を目指している[12〜15]．これは「医療保健」「保健予防」「生活支援」「地域共生」の4領域の取り組みを連動させ，重層化することで支援の好循環を生み出し，住民のメンタルヘルスの増進，精神障害の重症化・重度化の予防，地域共生社会の実現を目的とした地域作りである（図6）．
- 「精神障害にも対応した地域包括ケアシステム」の構築と地域共生社会の実現に向けた地域作りに，作業療法士も積極的に他職種や関係機関と連携し，参画していくことが求められる．

9. ACT（Assertive Community Treatment：包括型地域生活支援プログラム）

- ACTは精神医療の脱施設化が進められていた1970年代の米国で，重度の精神障害をもつ人を地域で支えるため開発された多職種によるアウトリーチ型の地域生活支援プログラムである．精神科医，看護師，精神保健福祉士，作業療法士，ピアスタッフなどの多職種でチームを構成し，重度の精神障害を抱える人を対象として，24時間365日体制で，医療やリハビリテーション，就労支援など当事者のリカバリーを促すために必要な幅広い生活支援を行う．地域生活における多様な支援ニーズに応じるために，チームスタッフ全員がそれぞれの利用者について十分に知識をもち，各自の専門職としての役割だけでなく，多くの役割を共有し協調して働くことが求められる．

多職種連携に必要な能力とその評価指標

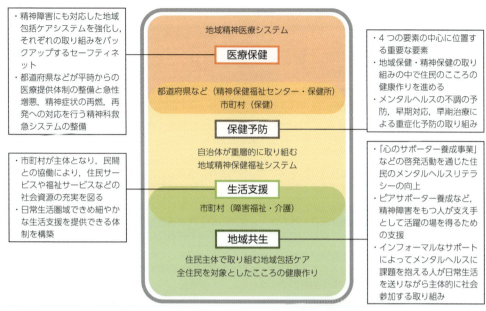

図6　精神障害にも対応した地域包括ケアシステムにおける4領域の重層的支援イメージ

(厚生労働省, 2020[14] より引用・改変)

多職種連携に必要な能力とその評価指標

1. 多職種連携コンピテンシー

- 多職種連携が円滑に機能するための能力（多職種連携コンピテンシー）には，①専門職能力（Complementary），②共通の能力（Common），③協働的能力（Collaborative）の3つの基盤となるコア・コンピテンシーがあるといわれている[16, 17]．
- ①専門職能力は，他の職種と区別される職種固有の専門的知識や技術，②共通の能力は，対象者へのコミュニケーションなど，すべての専門職で必要とされる能力，③協働的能力は，他の専門職種と協働する能力である．

2. 協働する力の指標

- 「協働する力」は作業療法士が身に付けるべき重要な実践能力であり，『作業療法士のクリニカル・ラダー（日本作業療法士協会版）Ver.1』[18]においても作業療法実践の4つの核となる力の1つとして位置付けられている．このクリニカル・ラダーは，さまざまな領域におけるすべての作業療法士に共通する作業療法実践能力の標準的指標として，日本作業療法士協会により作成されたもので，作業療法実践能力を「生活行為のニーズをとらえる力」「生活行為向上に向けてセラピーする力」「生活行為を達成するために協働する力」「結果・成果を吟味し伝える力」の4つに分類し，それぞれについて7段階の指標を示している．この中の「生活行為を達成するために協働する力」

53

表3 生活行為を達成するために協働する力の指標

レベル	●●● (年目)	実践力の基礎となる力	生活行為を達成するために協働する力 リーダーシップとマネジメント力 (リーダーシップ, コミュニケーション, セルフマネジメント, 組織マネジメント, 職業倫理)
Ⅰ	1-2	基本的な作業療法プロセスに従い必要な指導のもと作業療法を実践することができる	協業して作業療法を行うため, 必要な指導のもと, 基本的な作業療法業務管理を実践できる
Ⅱ	2-3	標準的な作業療法プロセスに従い必要な(最小限の指導)助言のもと作業療法を実践することができる	協業して作業療法を行うため, (最小限の指導)助言のもと, 基本的な作業療法業務管理を実践できる
Ⅲ	3-4	標準的な作業療法プロセスに従い独力で作業療法を実践することができる	協業して作業療法を行うため, 独力で, 基本的な作業療法業務管理を実践できる
Ⅳ	4-5	標準的な作業療法プロセスに従い独力で作業療法を実践することができ, 上級者の助言・指導を得て後輩の指導ができる	協業して作業療法を行うため, 基本的な作業療法業務管理を実践でき, 助言・指導を得て後輩へ指導もできる
Ⅴ	6-7	標準的な作業療法プロセスに従い独力で作業療法を実践することができ, 後輩への指導とともに学生の指導ができる	協業して作業療法を行うため, 基本的な作業療法業務管理を実践でき, 他部署との調整業務の補佐ができる 後輩へ指導もできる
Ⅵ	7-9	応用的な作業療法プロセスに従い独力で作業療法を実践することができる 臨床実習指導者に対し学生指導について助言ができる	協業して作業療法を行うため, 作業療法業務管理の統括の補佐を実践でき, 他部署との調整業務の補助ができる 後輩へ指導もできる
Ⅶ	9-10	応用的な作業療法プロセスに加え, 複雑・特殊な要因があっても十分考慮でき, 独力で作業療法を実践することができる 臨床実習指導者に対し学生指導について指導ができる	協業して作業療法を行うため, 作業療法業務管理の統括を実践でき, 他部署との調整業務を主体的に行うことができる 後輩へ指導もできる

(日本作業療法士協会, 2021[18] より抜粋・改変)

について抜粋したものを**表3**に示す.

- ■「生活行為を達成するために協働する力」の実践力の基礎となる力は,「リーダーシップとマネジメント力」とされており, その中には, リーダーシップ, コミュニケーション, セルフマネジメント, 組織マネジメント, 職業倫理に関する能力が含まれている.

- ■ 近年では, 臨床現場における多職種連携能力[19～21]や協調的リーダーシップ[22], チームワーク[23]を測定できる評価尺度など, 多職種連携能力やチーム医療の質などを測定できる評価尺度がいくつか開発されている. また, IPE教育を導入する養成校も増えてきていることから教育現場において医系学生の多職種連携能力を測定できる評価尺度[24～26]の開発も行われている.

- ■ 精神科領域においても, 多職種チーム医療の質を測定するための評価尺度としてr-CPAT (revised Collaborative Practice Assessment Tool) 日本語版[27]が開発されている. このような評価尺度を用いて多職種チームの強みや課題を認識・共有することで, チームのパフォーマンス向上を図ることも大切である.

臨床実習やOSCEにつながるヒント

- 作業療法についてよく知らない家族や友人，知人に，作業療法のことを説明してみよう．できるだけたくさんの人に説明をすることで，さまざまな背景や価値観をもつ人に作業療法のことを理解してもらえるような伝え方の練習をしよう．
- グループワークをしているときに，メンバーが率直に意見を出せるように工夫することや，いろいろな意見を聞いてそれぞれのメリット・デメリットを整理し，グループとしての合意形成を図るプロセスは，多職種チームでの討議のプロセスと共通している．授業でグループワークをするときに進行役をやってみよう．
- 地域に目を向け，自分達が住む地域にどんな支援機関や支援者がいて，どんな支援をしているのか調べてみよう．
- 可能であれば，他の職種の学生と一緒に模擬的なケア会議を開いてみよう．

文献

1) 厚生労働省：チーム医療の推進について（チーム医療の推進に関する検討会　報告書）．2010．(https://www.mhlw.go.jp/shingi/2010/03/dl/s0319-9a.pdf)（2024年11月閲覧）
2) 厚生労働省：令和4年厚生労働省告示第54号　別表第一（医科診療報酬点数表）．(https://www.mhlw.go.jp/content/12404000/000907834.pdf)（2024年11月閲覧）
3) 菊地和則：多職種チームの3つのモデル　チーム研究のための基本的概念整理．社会福祉学，39(2)：273-290，1999．
4) 野中　猛，野中ケアマネジメント研究会：多職種連携の技術（アート）　地域生活支援のための理論と実践．p139，中央法規出版，2014．
5) 野中　猛：図説　精神障害リハビリテーション．pp56-57，中央法規出版，2003．
6) 野中　猛，野中ケアマネジメント研究会：多職種連携の技術（アート）　地域生活支援のための理論と実践．p14，中央法規出版，2014．
7) Leutz WN：Five laws for integrating medical and social services：lessons from the United States and the United Kingdom. The Milbank Quarterly, 77(1)：77-110, 1999.
8) 吉池毅志，栄　セツコ：保健医療福祉領域における「連携」の基本的概念整理　精神保健福祉実践における「連携」に着目して．桃山学院大学総合研究所紀要，34(3)：109-122，2009．
9) 成木弘子：地域包括ケアシステム構築における"連携"の課題と"統合"促進の方策．保健医療科学，65(1)：47-55，2016．
10) 石川久展：わが国におけるミクロ・メゾ・マクロソーシャルワーク実践の理論的枠組みに関する　考察：ピンカスとミナハンの4つのシステムを用いてのミクロ・メゾ・マクロ実践モデルの体系化の試み．Human welfare, 11(1)：25-37, 2019.
11) 野中　猛：図説　精神障害リハビリテーション．pp58-59，中央法規出版，2003．
12) 厚生労働省：これからの精神保健医療福祉のあり方に関する検討会　報告書．2017．(https://www.mhlw.go.jp/file/05-Shingikai-12201000-Shakaiengokyokushougaihokenfukushibu-Kikakuka/0000152026.pdf)（2024年11月閲覧）
13) 厚生労働省：地域で安心して暮らせる精神保健医療福祉体制の実現に向けた検討会　報告書．2022．(https://www.mhlw.go.jp/content/12200000/001344713.pdf)（2024年11月閲覧）
14) 日本能率協会総合研究所：精神障害にも対応した地域包括ケアシステム構築のための手引き2020年度版）．(https://www.mhlw-houkatsucare-ikou.jp/archive/guide/r02-cccsguideline-all.pdf)（2024年11月閲覧）
15) 厚生労働省：精神障害にも対応した地域包括ケアシステム構築の手引き．地域共生社会を目指す市町村職員のために（詳細版），2022．(https://mhlw-grants.niph.go.jp/system/files/report_pdf/%E5%88%A5%E6%B7%BB%EF%BC%93%E3%80%80p153-206.pdf)（2024年11月閲覧）
16) Barr H. Competent to collaborate：Towards a competency-based model for interprofessinal education. J Interprofessional Care, 12(2)：181-187, 1998.

17) 多職種連携コンピテンシー開発チーム：医療保健福祉分野の多職種連携コンピテンシー．2016．（https://www.hosp.tsukuba.ac.jp/mirai_iryo/pdf/Interprofessional_Competency_in_Japan_ver15.pdf）（2024年11月閲覧）

18) 日本作業療法士協会：作業療法士のクリニカル・ラダー（日本作業療法士協会版）Ver.1．（https://www.jaot.or.jp/files/page/kyouikubu/shinsyogai/ladder1.1.2.pdf）（2024年12月閲覧）

19) 國澤尚子・他：IPWコンピテンシー自己評価尺度の開発（第1報）―病院に勤務する中堅の専門職への調査から―．保健医療福祉連携，9（2）：141-156，2016．

20) 國澤尚子・他：IPWコンピテンシー自己評価尺度の開発（第2報）―病院に勤務する保健医療福祉専門職等全職員のIPWコンピテンシー測定―．保健医療福祉連携 10，（1）：2-18，2017．

21) Sakai I, et al：Development of a new measurement scale for interprofessional collaborative competency：The Chiba Interprofessional Competency Scale (CICS29). J Interprof Care 31, (1)：59-65, 2016.

22) 藤谷克己，鈴木里砂・他：多職種連携におけるコラボレーティブ・リーダーシップ評価尺度の信頼性および妥当性の検証．文京学院大学保健医療技術学部紀要，15：37-42，2022．

23) 成瀬昂・他：Relational coordination 尺度日本語版の信頼性・妥当性の検討．日本公衆衛生雑誌，61（9）：565-573，2014．

24) 澤田いずみ・他：医療系学士課程における段階的IPE評価のための多職種連携能力自己評価（ICASU）の信頼性と妥当性の検討．医学教育，51（1）：1-13，2020．

25) 井上映子・他：大学生の専門職連携教育における協働的能力自己評価尺度の開発．城西国際大学紀要，28（8）：1-18，2020．

26) 阿部博史・他：多職種連携教育の教育効果測定と評価尺度に関する現状―学部学生向け多職種連携学習評価尺度開発の背景―．北海道医療大学人間基礎科学論集，48：A14-22，2022．

27) 冨澤涼子・他：精神科における多職種チーム医療の質を測定する尺度の開発．臨床精神医学，46（9）：1175-1182，2017．

精神障害作業療法で用いられる理論

- 精神保健領域における作業療法理論の成り立ちについて概要を説明できる．
- 作業療法の諸理論を参考にして，人・環境・作業の関係性を説明できる．
- 生活行為向上マネジメント（Management Tool for Daily Life Performance：MTDLP）の精神保健領域における適用を説明できる．
- 各種療法や理論の概要について説明できる．
- 各種療法や理論の精神科作業療法への活かし方について説明できる．
- 認知行動療法の手法の1つである認知再構成法や行動活性化の概要について説明できる．

Question
- 国内外の精神保健領域における作業療法理論の成り立ちの共通点は何か？
- 人・環境・作業の関係性は，どのように説明できるか？
- MTDLPを精神保健領域で利用することで，どのような利益があるか？
- 認知行動療法，対人関係療法，認知リハビリテーション，社会生活機能トレーニング，リワークプログラムにおいて共通した目的は何か？
- どのようにして各種療法や手法を精神科作業療法へ活かしていくか？
- 認知再構成法および行動活性化が対象になるのはどのような人か？

作業療法理論

1. 精神保健領域における作業療法理論の成り立ち

1）国外の精神保健領域における作業療法の理論の変遷

- 作業療法は，精神保健領域で始まったといっても過言ではない．作業を療法として用いることができるという考えは，18世紀のヨーロッパ，そして19世紀の北アメリカで精神障害の人の治療アプローチとして生まれた**道徳療法**にルーツがある[1]．
- 道徳療法の中心となる前提は，人間は日常生活のさまざまな課題とできごとへの参加により，より健康で満足のいく機能状態を回復できるというものであった[1]．しかし，道徳療法は，急速な人口増加と精神障害者に対する偏見のために一度終わりを迎え，収容を主とする拘束的モデルに取って代わられた[2]．

(1) 作業パラダイム

- 20世紀初頭の北アメリカでは，医師，看護師，建築家，手工芸家などが，治療として道徳療法の原理を再び適用し始め，そのアプローチは作業療法として知られるようになり，最初の**作業パラダイム**を作り出した[1]．

- 病理学者であった Adolf Meyer と医師であった William Rush Dunton, Jr. は，それぞれ精神障害の人のために病院で活躍した[1]．Meyer は，人間は自分が行ったものごとを通して自分の精神と身体とを形成するという**作業的存在**であることを明らかにし，健康的な生活は毎日の**習慣**によってもたらされ，体現されると考えた[3]．また，Meyer と Dunton は，作業が存在，考え，行動の繰り返しからなると表現した[3, 4]．

- シカゴ市民慈善事業学校の Hull House で学んだ Eleanor Clarke Slagle は，ボルチモアのジョンズ・ホプキンズ病院で作業療法部門を創設し，Meyer と一緒に働いた後に，慢性で重度の精神疾患患者のために**習慣訓練**プログラムを開発した[1]．そのプログラムには，身辺処理，作業の教室，散歩，小グループでの食事，レクリエーション活動，運動といった24時間の体制が含まれていた[5]．

- 作業療法実践の中で，精神と身体は複雑に結び付けられており，作業への従事によって身体と精神のよい状態が保たれ，作業の欠如は身体と精神へ損害をもたらすことが見出された[1]．さらに，作業は，失われた機能を再生するための治療的道具として特に適していることも認識された[1]．

- 初期の作業療法士は**動機付け**について，人を治療的作業に就かせるだけではなく，回復のために必要な要素とみなしていた[1]．看護師の Susan Elizabeth Tracy は治療に作業を用い，活動を興味と正しく合致させることによって，また，仕事を能力に応じて段階付けることによって，患者を適切に作業へ就かせることの重要性を強調した[1]．

- 初期の作業療法の焦点は，精神，身体，作業の3つの現象とそれらの相互関係に集中しており，その中でも精神は中心となっていた[1]．

(2) 機械論パラダイム

- 1940年代後半～1950年代にかけての20世紀中期，作業療法は，実践に対する理論的正当性の確立について医学界からの圧力にさらされた[6]．そのため，作業療法士はその実践の理論的な枠組みを，医学と同様に人間の精神と身体の内部の働きを明らかにし分析することに置き換えた[6]．この**機械論パラダイム**では，精神力動的，神経学的，生体力学的な内的メカニズムに中心をおいていた[6]．

- 精神科作業療法では精神力動的な視点が用いられ，感情を行動化するか昇華する手段として治療を概念化した[6]．また，そのアプローチでは，精神的な葛藤を解消し，幼少期に満たされなかったニーズを充足する健全な手段を作り出す治療関係を確立するために活動を利用し，作業療法士の**自己の治療的利用**を重要視した[6]．

- 作業療法士の Gail Fidler は，精神科医である夫と共に，活動を通して出現するコミュニケーションが，無意識の感情を明らかにすると主張した[7]．さらに Fidler は，作業療法士は活動分析を通して対象者の特定のニーズ，興味，能力に関する情報を収集することができ，対象者の利益になる行為指向的な体験を設計するために，この情報を

用いるとした[6].

- この新たなパラダイムは，作業療法に重要な進歩をもたらし，障害を治療し機能を補完するための技術を高め，心身構造や機能，感情が，遂行能力をどのように促進し制限するのかについて理解を深めた[6].

(3) 第3のパラダイムの創発

- 機械論パラダイムのもとでは，作業療法の人間に対する見方が根本的に変えられ，作業療法の手法や成果が対象者の作業的生活との意味ある結び付きを欠くようになった[8]. 精神分析的アプローチでは，活動は単に治療的な交流の方法とみられ，活動など全く必要ないと結論付ける人もいた[8].

- 1960～1970年代に，Mary Reillyらは，作業療法の最初のパラダイムの最も重要な要素への回帰を求め始めた[8]. Reillyは，作業に対する新しい焦点を開発し，その概念は**作業行動**とよばれた[8]. 作業に対する**動機付け，習慣と役割を通した作業の組織化**，そして適応したり妨げたりする**環境**の重要性などのテーマが紹介された[8].

- 作業療法の多くのリーダーたちの努力の結果，**第3のパラダイム**が創発し，現代では作業療法は「作業に焦点を当てた分野[9]」となっている[8]. この新たなパラダイムでは，**人，環境，作業**の相互作用に焦点を当てており，**作業遂行**は，それらの要素の相互作用の結果であると強調している[8].

2) 国内の精神保健領域における作業療法の理論の変遷

(1) 日本の作業療法の始まり

- 日本で作業活動を治療の一環として用いたのは，ドイツ留学から帰国した**呉　秀三**によるものが始まりとされている[10]. 呉は，1901年から巣鴨病院改革の一環として裁縫室の設置，草取り作業の導入，構外運動の開始，園遊会の実施，作業掛（担当の職員）の選任などをして整備した[10]. 呉は，作業療法と遣散療法を「移導療法」としてまとめた[11].

- 巣鴨病院が移転して改称した松沢病院で**加藤普佐次郎**は作業治療担任となって患者と共に汗を流して作業を行い，その実践から作業治療と開放処遇の有効性を実証した[10].

- その後，**菅　修**が呉，加藤の退職後に松沢病院医員となり，病棟生活の改善と作業療法の再興に尽力し，神奈川県立芹香院の院長時代の経験とあわせて「作業療法の臨床的研究」を発表した[12].

- **森田正馬**は，明治末からの経済成長とともに都市に増大した「神経衰弱症」を対象に精神療法として作業療法を実施し，多くの論文を発表した[10]. 森田は，「食欲，運動欲，作業欲等は人の本能である」を基本的前提に，「為すこと・実行すること」によって興味が生じるとした[13a]. また，**森田療法**の実質を「心身の自然療法」であって，「体験療法とも見る事ができる」とした[13b].

- **冨岡詔子**は，森田の功績を，神経症・心身症から一般的な精神保健における作業療法の地平を広げたとしている[10].

- 国民の健康状態の改善と私宅監置の解消を目指した1919年の精神病院法の成立以来，精神病院は急増したが，それに伴う患者処遇の問題が露見されていた[10]. また，そこ

では作業療法は「内職作業」として普及し，認識の是正が必要とされていた[10]．しかし，日本は太平洋戦争へ突入してしまい，精神病院は飢えと生存の修羅場と化した[10]．

- 戦後は，1950年の「精神衛生法」により多くの未治療患者が措置入院となり，その後半から「民間精神病院ブーム」が始まった[10]．1960年代にはそれが加速し，低医療費・入院収容が基本路線となった．

- 臺 弘[14a]は，作業療法の治療的意義と概念整理を試み，広義の作業療法を「仕事だけでなく，遊び・運動・絵画などあらゆる活動を促すこと」とし，「集団的活動療法」であり，「環境療法・社会的療法」としての意義をもつとした．そして狭義の作業療法を多様な「生産的活動」を用いた集団的活動療法の中軸をなすとした．

- 小林八郎は，「広義の作業療法と狭義の作業療法の区別が紛らわしい」として，生活指導（しつけ療法，habit training），レクリエーション療法（あそび療法，recreation therapy），作業療法（はたらき療法，work therapy）の総括的名称として「**生活療法**」を提唱した[14b]．

- 1960年代後半〜1970年代前半は，政治闘争，学生運動を背景に精神医療批判がなされた[10]．精神病院の不祥事事件の報道や暴露的ルポをきっかけに，精神医療の閉鎖性，拘束性，集団管理性，人権侵害がマスコミや精神医療内外から批判され告発された[10]．

- 1966年に作業療法士が国家資格として認められるやいなや，作業療法もその潮流に飲み込まれ，精神科における本来の意義や価値が認められない時期が続いた[10]．そのような中で，**松井紀和**は民間病院で力動精神医学の立場から生活療法を実践した．その経験に基づく『**作業療法の治療構造論**』[15]は，精神科作業療法の枠組みとしてその後の発展に大いに貢献した[10]．

(2) 治療構造論と作業療法の融合

- 治療構造とは，ルールや約束など，治療者と患者の交流を規定するさまざまな要因と条件が構造化されたものをいう[16]．治療構造論は，このような治療構造の視点から，治療者および患者，そして両者間に起こる諸現象の心理を理解する治療構造面的な「認識論」と，その理解に基づいて特定の治療構造をそれぞれの治療関係について意図的に設定する治療の構造化，およびその調整をめぐる治療構造論的な「技法論」からなる[16]．

- 治療構造論は，精神分析の治療状況を理解する1つの認識論的な枠組みとしてスタートしたが，その後の力動精神医学の臨床において，適応範囲を統合失調症やうつ病，境界例などへと拡大し，家族療法などにも導入されていった[16]．そしてさらに，異なる精神療法相互の比較検討，臨床現場でのさまざまな対人関係の現象の力動的な理解，患者–援助者間の関係，多職種によるチームアプローチの構造化などへ応用された[16]．

- 日本における作業療法への治療構造論の応用は，1975年に松井によって，小此木啓吾の治療構造論，Fidler の作業療法理論などを参照しながら，作業療法独自の治療構造として1つの枠組みが提唱されたのが端緒となった．これは，経験的・直感的・名人芸的な作業療法をより論理的・科学的・伝達可能な実践技術へと脱皮させるためであった．

（3）日本における現在の作業療法理論

- 国内の作業療法理論は，国外とは約10年遅れで類似した変遷をたどってきた．作業療法は，精神病があっても，人は作業をすることによっていきいきとすることを体験的に治療に活かしていた時代から精神病院の急増による患者収容の時代を超えて，医学モデルが台頭した時代には強く科学的根拠が求められた．

- 現在は，**人**とその**環境**と**作業**を理解するために**作業療法理論**を使用し，具体的な支援援助手法として**治療構造論**を使用するといった，併用や組み合わせ，統合が進んでおり，作業療法の誕生以来，ずっと人と環境と作業にこだわってきた日本の精神保健領域の作業療法には，その基盤ができていると筆者は理解している．

2．精神保健領域における作業療法理論の使い方

- どの作業療法理論においても，共通しているのは以下の点である．
「人が環境とかかわるとそこに作業が創発する」「人は作業をする存在である．人はしてきた作業によって自分という存在が決まる」「人の作業は，過去から現在，そして未来へとつながっている」

- これから現代の作業療法理論について外観し，精神保健領域における使い方を考える．

1）作業科学（occupational science）

- **作業科学**は，1990年代に入り，作業とは何かを問う新しい学問として生まれた．作業科学は，人の作業への複雑な結び付きを探求する新しい方法を切り開く．作業科学では，基礎科学として，人の行為の基層，形態，機能，意味，人の作業的性質に関する知識を構築することを目的としている．

- 作業を研究することは，「その観察可能な現象学的側面」について知識を構築することである[17]．たとえば，「コーヒーを飲む」という作業は，ときとして「Aさんが，利用している就労継続支援B型事業所で，仕事の休憩時に，同僚達とコーヒーを入れて飲む（形態）」「疲れを癒し，同僚達と語らい，親睦を深める（機能）」「同僚達とお勧めのもの（Aさんにとっては，持参の"こだわりのインスタントコーヒー"）について語り合って交流を楽しみ，さらに仲良くなれる（意味）」という豊かな側面をみせることがある．

（1）作業的公正（occupational justice）

- 作業科学の概念の中で精神障害の人とかかわりが強いと思われるのは，**作業権，作業的公正**といったものである．作業権，作業的公正とは，個人と集団の公平と公正といった倫理的，道徳的，市民的問題に関係している．それは，「何かをすること（**doing**），何かであること（**being**），何かに属すること（**belonging**），何かになること（**becoming**）」を包括する多様で意味のある作業へ結び付くことに特有のものである[18]．

- また，作業不公正[19]とはその反対で，**作業隔離，作業剥奪，作業周縁化，作業疎外，作業不均衡**の状態である．

- 作業療法士は，作業不公正となりやすい精神障害の人の作業権や作業的公正に敏感でなければならない．

2）人間作業モデル（Model of Human Occupation：MOHO）

- 人間作業モデル（MOHO）は，人々が作業を遂行するためにどのように動機付けられ（**意志**），時間とともにそれらの遂行をどのように繰り返す（**習慣化**）のかを説明する[20]．

- 作業が繰り返されると，その人の能力（**遂行能力**）に関する作業療法士の客観的評価が変化するように，その人の自分の能力に関する主観的評価も変化する[20]．このすべての過程は，作業従事を促進する社会的および物理的な文脈（**環境**）の中で展開していく[20]．

- MOHOは，これらの4つの要素をもち，それらの間のダイナミックな総合的な交流の結果として，人がどの作業に就くのかを説明する[20]．これらの4つの要素であるMOHOの基本概念の定義は，下記のとおりである[20, 21]．

- **意志（volition）**：自分が行うことを予想し，選択し，経験し，解釈するときに，世界の中で1人の行為者として生じる，自分に関する考えと感情のパターン．それには，個人的原因帰属（自分の能力と効力性の認識），価値（行うことの重要性と意味），興味（行うことへの楽しみや満足）がある．

- **習慣化（habituation）**：習慣と役割によって導かれる．日課となった時間的，物理的および社会的環境の特徴に合わせた首尾一貫した行動パターンを示す，取り入れられた準備状態．

- **遂行能力（performance capacity）**：基礎をなす客観的な身体的および精神的構成要素と，それに対応する主観的な経験の状態によって提供される，ものごとを行う能力．

- **環境（environment）**：人がある作業をする文脈のうちの物理的および社会的側面．

（1）行為の3つのレベル

- MOHOでは，行為は「**作業参加（occupational participation）**」「**作業遂行（occupational performance）**」「**作業技能（occupational skill）**」のレベルで説明される[22]．

- 「作業参加」は，最も広い意味で私達が行うことと定義され，前述の「意志」「習慣化」「遂行能力」「環境」によって総合的に影響される[22]．

- 「作業遂行」は，遂行される個々の行為や行うことの単位からなる[22]．

- 「作業技能」は，作業遂行を作り上げている観察可能で目標指向的な動作である[22]．

- MOHOでは，「**運動技能**」「**処理技能**」「**コミュニケーションと交流技能**」という3つの技能が認められている[22]．

- また，作業参加により，**作業適応（occupational adaptation）**とその相互に関連する構成要素である**作業同一性（occupational identity）**，**作業有能性（occupational competence）**がもたらされる[22]．これらの定義は，下記のとおりである[22]．MOHOでは，作業療法は対象者の作業参加を支援し，作業適応を促進するといえる．

- **作業適応（occupational adaptation）**：個人的要因と環境の影響との間の絶えざる交流のダイナミクスを通して，時間をかけて肯定的な作業同一性とそれに対応する作業有能性を構築すること．

▶人間作業モデル：Model of Human Occupation（MOHO）

- **作業同一性（occupational identity）**：ある人の作業参加の個人史から作り出されるもので，作業的存在としての自分は何者であり，どのような作業的存在になりたいのかという複合的な認識．
- **作業有能性（occupational competence）**：作業同一性を反映する成功した作業参加のパターンを維持する程度．

（2）作業に関する自己評価（Occupational Self Assessment：OSA）

- MOHO の評価法の例として，**作業に関する自己評価**（OSA）[23] を挙げる．OSA は，MOHO の理論的概念と人々が自分の生活について考えたり語ったりするやり方との間の「架け橋」にするために作られたものである．最近では，短縮版の OSA-SF（12 項目）も開発されたが標準的な一連の項目（技能および遂行能力 11 項目，習慣化 5 項目，意志 5 項目，環境 8 項目）をもつと同時に，これらの項目は対象者が自分の生活を典型的にはどのように考えているのかを反映するように作られている[23]．
- このことにより，対象者中心の評価と，対象者と作業療法士の間のコミュニケーションと協業の促進を目指している[23]．
- OSA の目標の 1 つは，**作業有能性**と**価値**の測定を提供することであり，OSA を限定した項目をもつ道具とすることによって，意図された構成要素を測定するために，これらの項目がどのように共に働くのかを検討することが可能となる[23]．また，さまざまな対象者から得られた測定を比較することや対象者の測定を改善の評価や研究に用いることができる[23]．

3）現在の作業療法理論などの相互の比較

- Wong と Fisher[24] は，作業に焦点を当てたモデルのうち，欧米諸国の作業療法で最も広く使用され教えられている**作業遂行と結び付きのカナダモデル**（CMOP-E），**人間作業モデル**（MOHO），**PEOP モデル**（PEOP）を提示し比較した．
- その結果，それぞれのモデルは，人，環境，作業，望ましいアウトカムという点で，異なる強調点をもつことがわかった[24]（図 1）．また，作業療法士は，生体力学モデルや認知モデルといった参照の枠のみで治療を行うのではなく，評価と介入の基本的な前提として，**作業に焦点を当てたモデル**を理解し使用することが重要であるとした[24]．
- その作業に焦点を当てた実践モデルと参照の枠を臨床実践に統合するために，体系的折衷ガイド（systematic eclectic guide）[25] が提案され，たとえば，精神科の診断を受け，大切な役割を果たすことが困難な対象者には，認知行動療法や精神力動論などの心理学の関連知識と MOHO の組み合わせがとても役立つかもしれないとした[24]．
- 他にも多くの作業療法理論，モデル，理論的枠組みがある．その代表的なものの概要を次項で紹介する．

▶ 作業遂行と結び付きのカナダモデル：Canadian Model of Occupational Performance and Engagement（CMOP-E）
▶ PEOP モデル：Person-Environment-Occupation-Performance Model（PEOP）

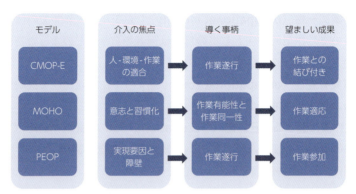

図1　3つのモデルの比較　(Wong SR and Fisher G，2015 [24]) をもとに筆者が作成)

4) 作業療法実践の枠組み：領域と過程　第4版（The fourth edition of the Occupational Therapy Practice Framework：Domain and Process：OTPF-4）

- 米国作業療法協会（AOTA）は，1979年から，作業療法における作業とはどのようなことを指すのかを確認するために，公式的な統一見解を示してきた[26]．定期的に版を重ねて，2020年には『作業療法実践の枠組み：領域と過程　第4版（**OTPF-4**）』が公表された[27]．
- OTPF-4の特徴は，「対象を個人だけではなく集団，さらに地域住民にも焦点を当てた」「作業と活動を明確に定義した」「自己の治療的利用を再び採用した」「ICFとの親和性が高くなった」「対象者中心として作業療法成果に対象者からの報告を示した」「作業を基盤にした」「文脈を重視した」「根拠に基づいた視点を示した」などである[26]．

(1) OTPF-4の構造

- OTPF-4は，専門職がもつ知識と専門性に関する領域の概要を示す領域（domain）と，対象者中心の作業への実践を行う際に臨床家がとる行動である過程（process）について記述される2つの部分に分かれている[26, 27]．
- これは対象者が望む参加と文脈を示しており，中核には作業への結び付きを通じて健康，幸福[28]，参加[29]を達成するという作業療法専門職の信念をも示され，両者は複雑かつダイナミックな方法で相互作用している[26, 27]．
- 領域は，作業，文脈，遂行パターン，遂行技能，クライエント因子の5つで，相互に作用して，作業同一性，健康，幸福，生活への参加に影響を与える[26, 27]．領域の5つは，作業療法士の評価の着眼点でもある．
- 作業療法過程とは，①評価，②介入，③成果の3つの部分からなり，対象者中心の作業療法サービスの提供のことである[26, 27]．作業療法過程は，作業療法領域の範囲内で行われる．この過程は，作業療法士が**クリニカル**あるいは**プロフェッショナルリーズニング**（clinical or professional reasoning）を行い，作業や活動を分析し，対象者としっかり協働することによって促進される[26]．

▶米国作業療法協会：American Occupational Therapy Association（AOTA）

作業療法理論

- プロフェッショナルリーズニング[30]は，理論的原則とモデル，参加に対する条件の影響に関する知識，および介入の有効性に関する利用可能な根拠を使用して，実践家が対象者への働きかけを計画し方向付け，実行し結果を振り返る思考の道筋である[26]．
- 作業療法士は作業療法の過程を通じて，対象者の作業遂行に関する**科学的**（scientific），**叙述的**（narrative），**実際的**（pragmatic），**倫理的**（ethical），**相互交流的**（interactive）リーズニングを行う[30]．
- **作業分析**は，実際の文脈を考慮したうえで，対象者が望んでいる，あるいは必要とする特定の状況の作業を分析する[31]．
- 一方，活動分析は，その目的が一般的で非文脈的で，典型的な活動を分析する．作業分析の過程には，作業療法の視点が含まれている[31]．対象者との治療関係構築の中核の概念は，**自己の治療的利用**（therapeutic use of self）である[26,27]．これについては，後述する．

（2）作業プロフィール

- **作業プロフィール**は，対象者の作業歴と経験，日常生活パターン，興味，価値観，ニーズ，関連する文脈をまとめたものである[32]．作業プロフィールは，追加情報を収集し，目標や成果の変更に反映されるように修正し，対象者と一緒に，作業療法過程を通じて継続的に行われる場合もある．作業プロフィールを作成することで，作業療法士は対象者の視点と文脈を理解することができる．
- 作業療法士は，プロフィール情報をみて，特定された問題や関心ごとについて，遂行技能の障害，遂行パターン，関連する文脈における対象者の因子や障壁と強み，支援など考えられる理由に関して作業仮説を立てる．

5）意図的関係モデル（Intentional Relationship Model：IRM）

- **意図的関係モデル**（IRM）は，概念的実践モデルとして想定されており，作業療法における**自己の治療的利用**とその関係が，対象者の作業従事をどのように促進または阻害するかを説明するために開発された．自己の治療的利用は，特に精神保健領域の作業療法で重要な概念である[33]．
- IRM は，対象者との生産的な関係を確立し，持続するための作業療法士の課題と要求を説明する[34]．また，IRM は，自己の治療的利用を定義し，それによって作業療法士が対象者と交流する際に適用できる対人推論過程の要点を説明することで，作業療法の実践を導く[34]．

（1）6つの治療的モード（therapeutic modes）

- 作業療法士には，それぞれの自己の治療的利用に基づいて好みがあるが，早急に対象者のニーズを満たすために，**モード**を対象者の対人スタイルに最もよく合わせるよう努めるべきである[34]．
- IRM は，作業療法の実践で見出された，対象者にかかわる際の以下の6つの治療的モードを定義する[33]．
  - **権利擁護**（Advocating）：対象者の権利の行使と資源の確保を確実にすること．作業療法士は，仲介者，ファシリテーター，交渉役，執行役，または外部の人物や機関に

対する他のタイプの擁護者として機能することが求められる場合がある.

- **協業（Collaborating）**：対象者の積極的で対等な作業療法への参加を期待すること. 可能な限り，選択，自由，自律性を確保すること.

- **共感（Empathizing）**：対象者の思考，感情，行動を理解するために，いかなる判断も保留しながら，継続的に努力すること. 対象者がその作業療法士の理解を真実で妥当なものだと確認し，経験できるようにすること.

- **励まし（Encouraging）**：対象者に希望を植え付ける機会をつかむこと. 肯定的な強化を通して，対象者の考えや行動を祝福すること. 喜び，遊び心，自信をもった態度を伝えること.

- **教育（Instructing）**：作業療法活動を慎重に構成し，作業療法の計画，順序，できごとについて対象者に明示すること. 遂行について明確な教示とフィードバックを提供すること. 対象者の要求や行動に制限を設けること.

- **問題解決（Problem-solving）**：選択肢の概要を示し，戦略的な質問を投げかけ，比較または分析的思考の機会を提供することで，実際的な思考とジレンマの解決を促進すること.

6）生活行為向上マネジメント（Management Tool for Daily Life Performance：MTDLP）

- **生活行為向上マネジメント（MTDLP）**は，対象者の生活行為の向上のために，決められた各シートをプロセスに沿って使用する[35].

- MTDLPは，対象者がよりよい生活を送れるようになるために**3つの基本ツール**（生活行為聞き取りシート，生活行為向上マネジメントシート，生活行為申し送り表）を活用し，次に示す**7段階のプロセス**で構成されている[35].

- ①**インテーク**で本人・家族へ望む生活行為の聞き取りを行い，②**アセスメント**で基本情報の収集，本人・家族の望む生活行為やその基盤となる行為を制限している要因のICF（国際生活機能分類）に基づいた分析，予後予測を行い，本人・家族との合意形成を行う. ③**解決すべき課題の抽出と設定**の段階で，現状とのギャップの把握，課題の優先順位付け，課題の根本原因の分析をする. ④**プランニング**では生活行為ができるための支援プログラムを立案し，本人・家族・支援者の役割を明確にする. ⑤**支援プログラムの実行**後，⑥**モニタリング**で再評価，目標達成状況を確認する. ⑦**計画修正，生活行為の引き継ぎ**の段階で，未達成課題の要因分析・計画修正または支援の受け渡しをする.

(1) 精神保健領域の作業療法における MTDLP 実践事例概要

MTDLPは，作業療法士の1つの臨床思考過程を説明したものであり，本人にとって，「やりたい」と思っている生活行為に焦点を当てたマネジメントツールである[35].

- 精神保健領域の作業療法で MTDLP を活用した実践事例を下記に挙げる.

- **MTDLP による地域生活移行支援事例**[36]

統合失調症の40代男性の地域生活移行支援に MTDLP を用いた事例である. 作業療法士は，MTDLP の補助ツールとして運動とプロセス技能評価（AMPS）を用いた. また

作業療法士は MTDLP によって多職種連携支援をマネジメントし，対象者の退院後に必要で大切な食事の準備に焦点を当てた介入や，退院後の再発予防に対する心理教育などを行った．その結果，対象者の生活に対する有能性や認知機能障害が改善し，地域生活にスムーズにつながった．

- **MTDLP によるアウトリーチ型就労支援事例**[37)]

  4 年間自閉的生活を送っていた重症統合失調症の対象者に，MTDLP を用いて対象者の希望する生活行為である「働くこと」の支援をした事例である．作業療法士が就労継続支援 B 型事業所内（以下，事業所）に出向いて，各機能を評価した．また作業療法士は MTDLP によって多職種連携プランを立案し，事業所職員と協働した．その結果，対象者は通所に至り，機能の全体的評定，社会機能評価尺度，WHO QOL 26 の得点が向上した．

- いずれの事例においても，MTDLP の使用によって**合意した目標**として対象者の**意味ある作業**が引き出され，MTDLP のあるいは他の作業療法理論や作業療法以外の理論を背景とする適切な評価ツールと手法で対象者は包括的に評価された．また，多職種連携の促進のもと**生活行為向上プラン**が実施された．その結果，対象者の生活機能などの向上と目標達成がなされた．

各種理論

1．認知行動療法（Cognitive Behavior Therapy：CBT）

1）認知行動療法の概要

- 認知行動療法（CBT）とは「状況やできごとに対しての解釈（認知）の仕方によって人の**感情**や**行動，身体反応**が影響を受ける」という認知モデルに基づき，ストレスに気付きを向け，その問題を認知と行動の工夫によって対処し，上手く乗り越えるための治療である．

- 状況やできごとに対しての認知の仕方を**自動思考**という．自動思考とは頭に即座に浮かぶイメージを指し，自動思考の根幹には**スキーマ**とよばれる中核信念が存在している．スキーマは自身のアイデンティティに近いものであり，どんなに偏っていたとしても対象者にとってはそれが真実となっている．そのため CBT では基本的にスキーマではなく自動思考に対しアプローチしていく．スキーマを扱う手法は CBT の各種技法の 1 つで，スキーマ療法とよばれている．

- 自動思考が過度に偏っていることを**非機能的な認知（認知の歪み）**という．認知の歪みによって感じるストレスの程度も変わり，ストレスが大きいと生活上大きな問題となる．

- 非機能的な認知には，1 回のできごとを果てしなく繰り返すパターンだと捉える**過度**

の一般化や，自分の感情を根拠にものごとを捉える**感情的理由付け**，一部のネガティブな要素のみに過度に着目し全体を捉える**選択的抽出（心のフィルター）**などがある．その他にも，現実を2つの両極端に捉えグレーゾーンのない黒か白かで捉える**全か無か思考（白黒思考・二分割思考）**などのさまざまな種類がある．

- CBTは構造化されており，原則として，基本モデル（図2）に基づきアセスメントし，適応的な認知や行動を対象者と共に考え，日常生活で実践していく．
- CBTは治療者と対象者は共に「今・ここ」の問題に焦点を当て，具体的に問題をイメージ・記録し，問題を理解して解決を目指していく（実証的協同主義）．心理教育を重視し，必ずホームワークを出すことで対象者が自身でCBTを行うことができるように援助し，再発予防を目指していく．CBTには各種技法があり[1]，ここでは精神科作業療法を実践するうえで有用な技法について以下に2つ紹介する．

(1) 認知再構成法

- 認知再構成法とは，自動思考の内容をより現実に沿った方向へと矯正する技法である．ただし，歪んだ認知を正しく修正するわけではなく，自動思考の代わりになるさまざまな機能的な思考（代替思考）を生み出すことを狙いとしている．
- 対象は否定的・悲観的な反芻思考をもつ人々である．
- 認知再構成法ではコラム法が標準的に用いられる．コラム法では手順に沿って，状況・できごと，気分・感情とその強度，自動思考，根拠，反証，適応的思考，今の気分・感情とその強度を対象者と支援者が協同し記録していく．
- 認知再構成法の手順としては対象となる場面を切り取り具体的に表現し，気分・感情，自動思考を言語化して身体反応や行動も外在化する．1つの自動思考に焦点を当て非機能的な自動思考の代わりとなる思考のブレインストーミング（アイディア出し）を行い，代替思考を考え，新たな思考に伴う気分や感情を対象者と確認する．

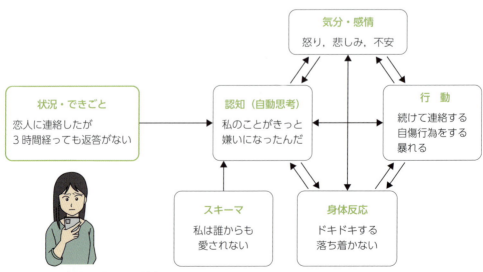

図2 CBTの基本モデルと具体例

（2）行動活性化

- 行動活性化とは，意欲が起こるまで行動することを待つのではなく，行動することによって意欲を呼び起こしていく方法である．

- 対象は，うつ病などで従来できていた行動がとれなくなり，病気により意欲が低下し，家で無為に過ごしたり，ぼんやりテレビを見たりするなどの行動（回避行動）が増えた人である．

- 行動活性化では，多くの行動は誰しも自動的でパターン化されているという考えに基づき，行った活動内容に応じて気分がどのように変動するのかを捉えることができる**活動記録表**を用いて，自身の行動パターンを理解することから始める．

- 行動活性化の目標は，**抗うつ行動を増やして回避行動を減らすこと**である．対象者に抗うつ行動を行ってもらうことによって嬉しい・楽しいといった快感情へと気分が変化することを体感してもらう．

2）認知行動療法と精神科作業療法の関係

- 対象者との面接や話を聞く中で CBT を取り入れることで情報が整理され，問題点の理解に役立つ．作業療法士が CBT を行うには研鑽を積み，専門家から指導を受ける必要があり，なかなか難しいのが現状であるが，CBT を理解し，技法のエッセンスを取り入れ治療を行うことは十分可能である．

- 行動活性化の一環として精神科作業療法を行い，気分はどうだったのかとリアルタイムに体感を確認できる場となる．また，人とのかかわりが苦手でストレスを覚える対象者に対し，精神科作業療法の中でのネガティブな状況や自動思考を確認し適応的思考を作業療法士と共に導き，実践することもできる．

2．対人関係療法（Interpersonal Psychotherapy：IPT）

1）対人関係療法の概要

- 対人関係療法（IPT）は，対人関係の問題に焦点を当て，対処スキルを身に付けることで，病気による症状にも対処できるようになることを目指す治療である．IPT では**重要な他者との現在の対人関係の問題**を取り扱う．重要な他者とは親や配偶者，恋人，親友など自身にとって気持ちの安定にかかわる他者を指す．

- IPT は重要な他者との対人関係が病気に影響を与え，逆に病気も対人関係に影響を与えるという考えに基づく治療である．

- 病気によって家事や仕事など，今まで果たしてきた社会的な役割が損なわれることが往々にしてある．IPT は「病気の人は休む」などの**病者の役割**を与える．病者の役割があることによって一時的に社会的責任が免除されるため [2]，罪悪感が軽減し自己肯定感が生まれる．

- IPT は認知に対して取り扱うことはないが，治療が進んだ結果として認知も変わっていることが多い．あくまでも対人関係パターンを変えることが目標となる．また，対象者のパーソナリティを変えることにも焦点はおかない．パーソナリティの問題があるにせよ，その結果問題となっている現実の対人関係が焦点となる．

表1 対人関係の4つの問題領域

問題領域	簡単な説明と具体例	治療戦略
悲　哀	・重要な他者の死 　例：配偶者や親の死など	・喪失を埋められる新たな活動や対人関係を見つけられるように援助する.
対人関係上の役割をめぐる不和	・重要な他者との関係の中で互いに「～してほしい」と期待している対人関係上の役割のずれ 　例：子「社会勉強のためアルバイトをしたい」 　　　親「学生の本業は勉強なので反対」	・重要な他者との関係や不和の性質を見極め，解決のための選択肢を探るように援助する.
役割の変化	・生活上での変化についていけない 　例：恋愛関係や仕事，転居，卒業，離婚	・新しい／古い役割のプラスとマイナス面を認識し変化に対処できるよう援助する.
対人関係の欠如	・身近に親しい人がいないなどの社会的孤独・孤立 ・上記の問題領域に当てはまらない場合 　例：ソーシャルスキルが欠如している，対人関係状況を心地よく感じない	・社会的孤立や孤独を減少させ，新たな対人関係を見つけられるように援助する.

- 治療プロセスは，直面化している対人関係の問題を評価し，対人関係の4つの問題領域（表1）から治療で変化させることができる領域を1～2つ選択する．そして，問題領域をもとに心理教育や，他者と話す際に言葉を使ってどの程度正確に自身の思いや考えを伝えられているかの分析を行い，実生活の対人関係のパターンを変えていく.

2）対人関係療法と精神科作業療法の関係

- 精神科作業療法の対象者の中には，治療関係者以外と対人交流がないために対人関係が欠如している者もしばしばいる．その場合，精神科作業療法の中で対人関係パターンを実際に観察できるのは強みである.
- IPTはマニュアル化されており治療期間も限定されている．作業療法士がIPTそのものを行うことは難しいが，エッセンスを用い，対人関係にアプローチをすることはできる.
- たとえば，重要な他者との対人関係の問題に対する対処方法を作業療法士と模擬的に練習するなどのロールプレイを実践できる.

3. 認知リハビリテーション（認知機能改善療法，Cognitive Remediation Therapy：CRT）

1）認知リハビリテーションの概要

- 統合失調症をはじめとする精神疾患では認知機能障害が存在し，社会機能や生活機能と関連している．認知リハビリテーションは，注意や記憶，遂行機能，社会的認知，メタ認知の認知過程の改善を目指す行動的トレーニングに基づいた介入方法である[4].
- 認知機能は神経認知と社会認知の2つに大別される．**神経認知**とは，注意，記憶，ワーキングメモリ，遂行機能などの機能を指す．**社会認知**とは，相手の意図や相手がどのように感じているのかという感情を読み取るもので，対人関係の基礎となる機能である.

- 認知リハビリテーションではさまざまな手法が実施されており，神経認知を治療ターゲットとした NEAR（Neuropsychological Educational Approach to Cognitive Remediation）[5] や VCAT-J（Vocational Cognitive Ability Training by Jcores）[6]，社会認知を治療ターゲットとした SCIT（Social Cognition and Interaction Training）[7] や MCT（Meta cognitive training）[8] などが実施されている．これらの手法はコンピューターを用いて個別もしくは集団で行い，認知機能障害の影響を受けている日常生活や就労場面への橋渡し・般化のセッションを含んでいる．
- NEAR と VCAT-J は神経認知をターゲットとした，コンピューターを用いたセッションと言語セッションにて日常生活への橋渡しを行うものである．SCIT は統合失調症の社会認知，特に妄想形成過程を治療ターゲットにしている．MCT は統合失調症によくみられる認知バイアスに焦点を当てており，CBT と認知リハビリテーションのハイブリットである．
- 手法によってはトレーニングを受ける必要性やマニュアルの熟読は必須である．どの手法も治療者は精神疾患をもつ人の治療経験が必要とされている．治療者は対象者のアセスメントを丁寧に行うとともにしっかりとかかわることが求められており，それをなくして日常生活への般化は難しい．コンピューターベースの認知リハビリテーションの効果を成すためには，治療者のかかわりが不可欠である．
- 認知機能を改善させることを一手段として，日常生活の改善や well-being の向上につなげていくことが重要である．

2）認知リハビリテーションと精神科作業療法の関係

- 対象者を丁寧に評価し，精神科作業療法の中で各種認知リハビリテーションの手法を実施することができる．また各種認知機能が必要となる作業活動において，日々具体的に必要性や改善点などをフィードバックすることができる．精神科作業療法の場にはさまざまな人がおり，作業に取り組み，対人交流の機会がある．これらは神経認知と社会認知を用いた練習をする場として最適である．

4．社会生活スキルトレーニング（Social Skills Training：SST）

1）社会生活スキルトレーニングの概要

- 社会生活スキルトレーニング（SST）とは，社会生活に必要なスキルを向上させるためのトレーニングプログラムである．対象者の日常的な生活のしづらさに基づく困りごとが治療課題となり，対人行動場面の認知と行動を練習することによって修正し，ストレスを低減することを目指す CBT の 1 つの手法である．
- 身だしなみを整えるなど自己管理のスキル学習なども SST の技術を用いて行われている．
- 社会生活スキルとは，①社会的認知（情報の受信），②社会的問題解決と意思決定（情報処理），③表出スキル（送信）[9] の 3 つの認知・行動過程に分けられる．
- **①社会的認知**は，対人関係の基礎となる機能であり，相手の意図や感情を読み取る過程である．**②社会的問題解決と意思決定**は，具体的な状況における個人目標の達成の

ためにさまざまな選択肢を考える過程である．③**表出スキル**は，適切な語句にて言語的・非言語的に表出する過程である．

- SST は基本的に集団で実施されているが，個人でも実施される．SST には対人スキルの獲得を目指す**基本トレーニングモデル**（**表2**），対処能力の養成を目指す問題解決スキルトレーニング，特定の対人スキルの獲得のための課題領域別モジュールなどの技術がある[10]．各種モジュールはある程度の練習が必要である．

- SST には，実際の困っている社会生活場面を再現し，課題に対し手本を見て学んでもらう**モデリング**や，課題に対し役割を決めて練習する**ロールプレイ**がある．そのため知識の獲得だけではなく，体感しながら学習することができる．すなわち手続き記憶を用いた学習法である．さらに，SST の参加者から正のフィードバックを受けることによって肯定的な自己確認につながる．

表2　基本トレーニングモデルの進め方

1. 練習することを決める．
2. 場面を作って1回目の練習をする．
3. 正のフィードバック（よいところを褒める）
4. さらによくする点を考える．
5. お手本となるモデルによるロールプレイを行う．
6. もう一度練習する．
7. 正のフィードバック（よいところを褒める）
8. チャレンジしてみる課題を決める．
9. 実際の場面で課題を練習してみる．

- 治療の場で学んだ技術を日常生活の場で練習する宿題を設定し，般化を目指していく．この際に対象者の周囲の人に協力してもらう必要がある．

- モデリングの利点は他者の行動を観察することで学び，言葉だけでは混乱しやすい人にとって理解しやすいことであり，対人行動の非言語的要素を学ぶのによい．

2）社会生活スキルトレーニングと精神科作業療法の関係

- SST を実施している精神科作業療法や精神科デイケアは多い．SST の練習課題を般化するために実際の作業療法の場でも継続して対象者にかかわることができ，SST のセッション外でのフィードバックや強化をタイムリーに行えるのは強みである．

- 類似場面があれば，対象者は作業療法士の行動を見てモデリングの機会を増やすことができる．モデリングは多ければ多いほど行動観察の機会が増え，非言語的な要素を学ぶことにつながる．

5. リワークプログラム

1）リワークプログラムの概要

- リワークプログラムとは，主としてうつ病などで休職している人の復職支援を行うプログラムである．リワークプログラムの運営は医療機関が中心となり精神科デイケア・精神科作業療法という診療報酬上での枠組みを利用し実施されており，公的な障害者職業センターなどでも実施されている．

- 医療機関でリワークプログラムを行うメリットは大きく，医療者が利用者を毎日比較的長い時間観察できることで回復度合いなど復職に向けた評価を十分に行うことができる．また，精神症状の変化がみられても直ちに医療的対応が可能となり，リワーク

プログラムという負荷の中で症状悪化を防ぐことができる．

- 復職に向けた評価の目的は，職場に戻っても病気が再発せずに仕事を続けられる状態にあるかを把握することである．評価項目はさまざまであるが，リワークプログラムの参加率や作業遂行能力，対人関係，認知的な歪みや心理的な側面などがある．

- 一般的に自宅で静養しているときに比べ職場では身体的・心理的に負荷がかかるため，実際に仕事ができる状態の回復度合いが重要となる．職場では環境や業務の性質が要因となり，これらに適応できるだけの高い回復度合いが求められる．この「仕事ができる病気の回復度合い」を**復職準備性**とよぶ．リワークプログラムの目的は復職準備性を獲得し，再発予防に努めることである[11]．

- リワークプログラムを経ずに復職した場合，さまざまな状況に対して適応するのが難しい可能性がある．たとえば，毎朝の起床が難しい，職場で以前のように仕事を行うことが難しい，今まで一緒に仕事をしていた人達に対し「自分の病気や自分自身のことをどう思っているのだろう」と過度に考えてしまうことなどが想定され，再び休職につながることが考えられる．

- リワークプログラムでは，疾患の知識を得て，自らの症状をコントロールしていくことや**集団での協同行動**，心理学的手法を用いた自らのケアへの援助などが行われている．具体的には，CBT や SST，セルケアやストレスマネジメントの心理教育，ミーティングやプレゼンテーション，運動やヨガなどがあり，対象者に応じて複合的に組み合わせて実施する．

2）リワークプログラムと精神科作業療法の関係

- 今後復職を予定している対象者に対しては，リワークプログラムの視点が治療として重要となる．

- デイケアや福祉施設では多職種でリワークプログラムが行われている．この際は作業療法士の強みを活かして作業を用いた評価・治療や対象者の生活全般の評価などを行う．

6. 応用行動分析（Applied Behavior Analysis：ABA）

1）応用行動分析の概要

- 応用行動分析（ABA）は，人がとる行動の理由や目的をアセスメントし，問題となるような行動を減弱させて望ましい行動を増やしていき，日常生活や社会生活上のさまざまな問題の改善を図るアプローチである．

- ABA をベースとした介入は自閉スペクトラム症（Autism Spectrum Disorder：ASD）児など小児領域で多く報告されている[12]．また，近年では認知症の行動・心理症状（Behavioral and Psychological Symptoms of Dementia：BPSD）に対する非薬物的な介入でも報告されている[13]．

- ABA では，行動がもつ意味（行動の機能）は大きく分けて，①注目の獲得，②ものや活動の獲得，③逃避・回避，④感覚刺激の4つであるといわれている（**表3**）．行動の機能を理解することは介入法を考えるうえでも欠かせないものである．

- ABA の基本原理は Skinner が提唱したオペラント条件付けに基づくものであり[14]，基

表3 行動がもつ意味（行動の機能）

行動の機能	具体的な内容
注目の獲得	「自分を見てほしい」「声をかけてほしい」など周囲の注意を引きたいという気持ち
ものや活動の獲得	あるものを手に入れたいという気持ち．形のない活動なども含まれる．
逃避・回避	嫌なことを避けたいと思う気持ち
感覚刺激	その行動自体やそれをしているときの感覚が心地よいという気持ち

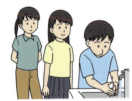 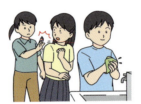 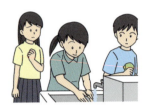

先行事象（A：antecedent）　手洗いの順番を待っている → 行動（B：behavior）　前に並んでいる人を叩く → 結果（C：consequence）　早く手を洗える

図3　ABC 分析の一例

本的な分析単位を三項随伴性とよんでいる．三項随伴性とは，行動の前には状況やきっかけの先行事象（A：antecedent）があり，行動（B：behavior）が起こり，行動後には結果として生じる事象（C：consequence）を伴うというものである．この3つの要素に分けて行動を分析することを **ABC 分析** とよぶ（図3）．

- ABC 分析を行うことで，特定の行動がなぜ起こり，それによってどのような結果が生じるのかを理解することができ，対象者の特性に気付くことが可能となる．
- ABA では同じ状況で特定の行動が増えたり続いたりすることを **強化**，反対に行動が減ることを **弱化** とよぶ．そして，行動を強化するような環境の変化や刺激を **強化子**，反対に行動頻度を減らすような環境の変化や刺激を **弱化子** とよぶ．これらを組み合わせて問題となる行動を減弱させ，望ましい行動を増やせるように行動を変容していく．
- ABA をベースとした分析的介入の際には，対象者が無理なく行動を変容できるよう対象者自身の生活に合わせた対応策が重要である．

2）応用行動分析と精神科作業療法の関係

- 現状，ABA を取り入れた作業療法は少ないが，近年 ABA を作業療法に取り入れる考えが提唱されている[15]．精神科作業療法の場面で取り入れることのメリットとしては，対象者の日常生活における問題となる行動を直接観察できる機会が数多くあることから行動の評価や介入がしやすい点と，対象者の訴えなどを言語的行動と捉えてその機能を評価することが可能である点が挙げられる．
- ABA では簡単な課題から始めて段階的に最終的な行動に移していく **シェイピング** や，言語や視覚，身体的な手がかりを提示し行動を促す **プロンプティング** がある．これら

は作業療法の中で作業療法士が用いる段階付けや模倣を示すモデリングにも似ている．このような類似の手法があるため，ABA の知識や技術を作業療法に取り入れやすいと考えられる．

7. 精神分析

1）精神分析の概要

- 精神分析は Sigmund Freud によって創始された心理療法である．治療者と対象者が1対1の状況で，対象者には横たわってもらい，過去を思い出しながら頭に浮かんだことを自由に語るという**自由連想法**を用いることで**無意識**に抑圧されていた葛藤などを想起し意識化させ，**洞察**し解決を目指す治療法である．
- 精神分析による治療過程の中で対象者はさまざまな感情を抱く．その中で治療者に対し好意を抱く**陽性転移**や敵意・嫌悪感を抱く**陰性転移**という**転移**とよばれる現象がしばしば起こる．転移は対象者が生活してきた中で重要な他者への感情が治療者に**投影**されたものである．一方で治療者が対象者に抱く感情を**逆転移**とよぶ．これらの転移や逆転移を解釈し治療へと活かしていく．

2）防衛機制

- 不安に直面した際に出現する無意識に自身を守るための機能を**防衛機制**とよぶ．防衛機制にはさまざまな種類があり，中でも基本的なものが**抑圧**である．抑圧とは自分で認めたくない嫌な考えやできごとを無意識へと追いやり意識から消し去ってしまうことである．抑圧された記憶が意識に上がってこようとするときに現れるのが不安症群，強迫症及び関連症候群などの症状とされている．この他の防衛機制には下記がある．
- **否認**：たとえば，アルコール依存症の患者が「自分にはアルコールの問題は何もない」と発言して受け止めきれない現実から目を逸らす．
- **合理化**：問題をすり替えるなど言い訳のような形で現れる．
- **昇華**：攻撃性などを伴った欲望を社会的に建設的な形で表現して成果を得る．
- **反動形成**：ある欲望を抑圧してしまったためにその反動で正反対の態度をとる．
- **同一化**：他人の態度や行動を自分に取り込む．
- **投影**：自分がもっている受け入れがたい感情を他者の感情だとみなす．

3）精神分析と精神科作業療法の関係

- 精神科作業療法の対象は集団で何らかの作業を行う．一方で，精神分析では対象者が1人で横たわっている状態である．このように治療構造や対象疾患が異なるため，精神分析をそのまま精神科作業療法に活かすことは難しい．対象者の心の状態などを理解するためにエッセンスを用いることは可能である．
- 作業療法で熱心に指導する治療者が，対象者の心の中にある父親や母親のイメージや記憶・感情を知らず知らずのうちに担っているのは逆転移の例である[16]．そのため作業療法士は自分の中にどのような感情や思いがあるのかを意識し，その逆転移を踏まえて転移がみられないかや対象者との関係性を再度考え直すように努めると対象者の理解によりつながっていく．

8. ナラティブセラピー

1) ナラティブセラピーの概要

- ナラティブセラピーとは，自分の人生や問題に対する物語（narrative）を構築・再構築することを重視するアプローチ方法である．過去の経験や認識を物語として捉え，それを通じて新しい意味や視点を見出すことが目的である．自らの物語を通じて，よりよい理解や変容を達成することが期待できる．

- 特徴として，対象者のことをケースやクライエントではなく「人」とよぶ[17]．また，「人」を自身の専門家として尊重し，医療者は中立的な好奇心をもって，もっと深く理解したいという**無知の姿勢**をとる．医療者からの医学的な質問であってもどのようなことを体験しているのかを教えてもらいたいという姿勢は，丁寧に問うのであれば無知の姿勢として機能している．

- 手順として，まず「人」が**ドミナントストーリー**とよばれる問題を含んだ物語を語る．そして語られる内容に名前を付け，治療者は「何があなたにそうさせているのですか？」などの**外在化**するような言葉を会話の中で用いる．そして，外在化された問題と問題の影響を受けている「人」の間の関係性を探る**影響相対化質問法**を行い，ドミナントストーリーから外れるできごとを探し，新たな自己物語（**オルタナティブストーリー**）を構築する．

- 影響相対化質問法とは2つの影響をみていくための方法である．1つ目は問題が，どのように，どの程度，その「人」の人生に影響を及ぼしているのか，2つ目はその「人」が，どのように，どの程度，問題に影響を与えているのかを探っていく[18]．

- 一般的な臨床場面で行われているコミュニケーションの中でもナラティブという言葉が用いられている．また科学的根拠に基づく医療（EBM）に対して，物語と対話に基づく医療（NBM）やナラティブアプローチなども物語と対話を主軸としている．

2) ナラティブセラピーと精神科作業療法の関係

- ナラティブな能力とは，対象者の病の物語を聴取し，理解・解釈することができ，対象者の病の語りについて医療者自身の物語を適切に表現することである[19]．このナラティブな能力は，目に見えない症状と向き合うことが多い精神科医療に携わる医療者には必要な能力であり，作業療法士も例外ではない．

- 精神科作業療法ではナラティブの概念は深く染み込んでいる．ナラティブセラピーのエッセンスを用いた対象者との対話は常に行われている．個別に話を聞きながら問題点に焦点を当て，相手の物語を尊重しながらアプローチをみつけるなどは臨床の中でよく行われている．

▶科学的根拠に基づく医療：Evidence Based Medicine（EBM）
▶物語と対話に基づく医療：Narrative Based Medicine（NBM）

9. オープンダイアローグ（Open Dialogue：OD）

1) オープンダイアローグの概要

▪ オープンダイアローグ（OD）は，急性期統合失調症の薬物療法に頼らないフィンランド発祥の新たな治療法である．具体的な手順は，対象者もしくはその家族が連絡をしてから 24 時間以内に専門職がチームとなり，状態が回復するまで対象者や家族と**対話**（dialogue）を重ねるというものである．そして専門職チームがそれぞれその場で語りを聞いて心を動かされたことやアイディア，率直に悩んでいることなどを語り，それを対象者や家族に聞いてもらう**リフレクティング**が随所にある．リフレクティングの際は対象者が専門職チームのことを観察している．

▪ リフレクティングには，対象者に対し直接的にフィードバックが向かないため，対象者は「何か答えないといけない」という心理状態にならず一歩引き下がって俯瞰的にその状況が見え，専門職チームそれぞれのメンバーの視点を知ることにより直接の面接では得られなかった気付きを得られる利点がある．

▪ OD の特徴は，治療や解決を目指すわけではなく，あくまでも対話継続が目的であり，治療は副産物として起こるものとしている点である．そして対象者や家族のいない所で専門職はその人達の話は行わず，事前に治療計画を立案することもない．治療計画はおろか過去の病歴参照や現在の状況評価なども行うことはない．これは基本原則の**不確実性に耐える**ことにも当てはまる．また，同じ専門職チームメンバーが最初から最後まで責任をもってかかわることも特徴である．

▪ OD の実践では専門職チームで意見を一致させる必要はなく，その場のすべての参加者の言葉を集め，その言葉を活かし応答を重ねることを**ポリフォニー（多様性）**とよび，さまざまなものの見方を尊重し，多様な視点を引き出すことを目指していく[20]．

▪ OD は，7 つの基本原則（表 4）に基づき進める[21]．ヒエラルキー発生を防ぐために専門職のことを「先生」ではなく「さん」付けで呼び合い，ファシリテーターは全員が発言しやすいように**開かれた質問**を行う．傾聴時には**無知の姿勢**で専門性を脱ぎ捨てる必要がある．**リフレクティング**を行った後，その日に決まったことなどを確認しながら締めくくる．ヒエラルキーがあると下の立場の者は遠慮して意見ができなくなり，対話ではなくなってしまう．ましてや対象者にとって医療従事者は教えを乞う存在でもある．まずは専門職同士が対等な関係を築き，対象者とも対等性を目指していく．対等であるからこそさまざまな意見が同時に存在するポリフォニーが生まれるのである．

2) オープンダイアローグと精神科作業療法の関係

▪ 精神科作業療法においてそのままの形で OD を行うことは難しい．理由としては，精神科作業療法は 2 時間一単位として定められていることから，柔軟性と機動性の原則に準じることが難しいためである．また専門職はチームであり多職種で行うことが望ましいのも難しい一因である．実施するにあたっては OD をしっかりと学び，ときには専門家からの指導を受ける必要がある．

表4　オープンダイアローグ（OD）の基本原則

訳　語	内　容
1. 即時対応	**ニーズに合わせてできるだけすぐに対応する.** 例：24時間以内に治療チームを立ち上げて対応する.
2. 社会的ネットワークの視点をもつ	**当事者や家族などつながりのある人々を場に招く.** 例：当事者とつながりがある家族や友人などの話を同じ場で聞く. ネットワークを修復することで本人の問題解決にもつながっていく.
3. 柔軟性と機動性	**その時々のニーズに応じて柔軟に対応する.** 例：当事者の都合に合わせて自宅で行ったり, 毎日実施したりする.
4. 責任をもつこと	**治療チームは必要な支援全体に責任をもってかかわる.** 例：他機関などの支援が必要になった際にはその人達を場に招き, 対話する.
5. 心理的連続性	**治療チームのメンバーは最初から最後まで変わらず, ずっと続けて対応する.** 例：全員が治療過程を共有し記憶している.
6. 不確実性に耐える	**答えのない不確実な状況に耐え続ける.** 例：治療プランや予測は立てない. 対話に台本はなく, 医療者の発話に対して当事者がどのように応じてくるかはわからない. 動揺せずに丁寧に聞いていく.
7. 対話主義	**対話を継続することを目的としてさまざまな声に耳を傾ける.** 例：対話が目的であり治療や解決はあくまでも副産物である.

（オープンダイアローグ・ネットワークジャパン（ODNJP）[21]をもとに筆者が作成）

▪ ODのエッセンスを用いた対話を行うことは十分可能である. まずはODを行う土台作りとして多職種とヒエラルキーがない良好な信頼関係を構築する必要がある. その土台のもと, 柔軟性や機動性, 心理的連続性, 対話主義などを取り入れ, リフレクティングを実践することでODのエッセンスを活かした対話となる.

各種理論

 臨床実習やOSCEにつながるヒント

【作業療法理論】
- 作業療法理論を用いることで，精神障害の対象者を単なる病者ではなく「作業的存在」として捉え，尊重することが可能である．
- 作業療法理論を用いることで，精神障害の対象者の作業療法をプロセスを追って考えることが可能である．
- 作業療法理論を用いることで，精神障害の対象者の作業療法支援の根拠を説明することが可能である．

【各種理論】
- 最近経験した対人関係での困難な場面や不快な感情を振り返ってみよう．振り返った後，CBTの基本モデル，IPTの問題領域，ABC分析に適用して考えてみよう．また，周囲の人とどのようにすればよかったのか模擬的に練習してみよう．
- 巷にあふれる脳トレにはどんな認知機能が必要になり，その認知機能が障害されるとどのような場面で日常生活に困るのかを考えてみよう．そして，これらを模擬的に友人に対し専門用語を使わずわかりやすい言葉で説明してみよう．その際，友人から自身のコミュニケーションの癖などを踏まえてフィードバックしてもらおう．
- 休職中の事例や模擬症例を通して復職した際にどのような負荷があるのか，また自分自身がその症例に抱く感情を振り返り，そこにはどのような感情があるのかを考えてみよう．
- 相談ごとを語ってもらう場面を想定したときに最初にどのような質問の言葉がよいのか考えてみよう．またどのように話を広げたらよいのか開かれた質問を考えてみよう．

文献

【作業療法理論】
1) ギャーリー・キールホフナー（著）／山田　孝（監訳）：第3章　作業療法実践の初期の展開：前パラダイム期と作業パラダイム期．作業療法実践の理論，原著第4版．pp15-28，医学書院，2014．
2) Bockoven JS：Moral treatment in community mental health. Springer, 1972.
3) Meyer A：The Philosophy of occupational therapy. Arch Occup Ther, 1：1-10, 1922.
4) Dunton WR：Reconstruction therapy. W.B. Saunders, 1919.
5) Loomis B：The Henry B. Favill school of occupations and Eleanor Clarke Slagle. Am J Occup Ther, 46：34-37, 1992.
6) ギャーリー・キールホフナー（著）／山田　孝（監訳）：第4章　20世紀中期における作業療法実践の発展：内的メカニズムの新パラダイム．作業療法実践の理論，原著第4版．pp29-38，医学書院，2014．
7) Fidler G and Fidler J：Occupational therapy：A communication process in psychiatry. Macmillan, 1963.
8) ギャーリー・キールホフナー（著）／山田　孝（監訳）：第5章　現代のパラダイムの創発：作業への回帰．作業療法実践の理論，原著第4版．pp39-52，医学書院，2014．

9) Polatajko HJ：Dreams, dilemmas, and decisions for occupational therapy practice in a new millennium：A Canadian perspective. Am J Occup Ther, 48：590-594, 1994.

10) 冨岡詔子：Ⅰ．精神医療の歴史と作業療法．第1章 精神保健医療福祉と作業療法，日本作業療法士協会・監，冨岡詔子，小林正義（編）：作業療法学全書 改訂第3版 第5巻 作業治療学 2 精神障害．pp1-36，協同医書出版社，2010．

11) 呉秀三：移導療法．秋元波留夫，冨岡詔子・編著，新作業療法の源流．pp128-145，三輪書店，1991．

12) 菅 修：作業療法の臨床的研究．国立精神衛生研究所，精神衛生研究 別巻第一号，作業療法特集．pp15-41，1957．

13) 森田正馬：森田正馬全集．白揚社，1974，a：第1巻「精神療法講義」の中の作業療法．pp580-587，b：第2巻「森田療法理論」．p348．

14) 病院精神医学懇話会：病院精神医学第6集（1925年から1961年にいたる間に発表された生活指導・作業療法・レクリエーション療法等に関する復刻論文集）．a：臺 弘：精神分裂病の身体治療の限界と作業療法．p8，1955．b：小林八郎，小林清男：レクリエーション療法．pp213-230，1956．

15) 松井紀和・編著：作業療法の治療構造．作業療法の手引き－診断から治療まで．pp71-95，牧野出版，1978．

16) 小林正義：Ⅰ．治療構造論．第8章 精神系作業療法に関連する理論・モデル・技法，日本作業療法士協会・監，冨岡詔子，小林正義（編）：作業療法学全書 改訂第3版 第5巻 作業治療学 2 精神障害．pp289-293，協同医書出版社，2010．

17) Clair VAWS, Hocking C：Occupational science：The study of occupation. Schell BAB and Gillen G (Ed), Willard and Spackman's occupational therapy, 13th ed. pp124-139, Wolters Kluwer, 2019.

18) Wilcock AA, Townsend EA：Occupational justice. Schell BAB and Gillen G (Ed), Willard and Spackman's occupational therapy, 13th ed. pp643-659, Wolters Kluwer, 2019.

19) Durocher E, Gibson BE, et al：Occupational justice：A conceptual review. J Occup Sci, 21 (4)：418-430, 2014.

20) Taylor RR, Kielhofner G／山田 孝（訳）：第1章 人間作業モデルへのいざない．Taylor RR・編著（山田孝・監訳），キールホフナーの人間作業モデル – 理論と応用 –，改訂第5版．pp3-11，協同医書出版社，2019．

21) Taylor RR, Kielhofner G／山田 孝（訳）：第2章 人に特化した人間作業という概念．Taylor RR・編著（山田孝・監訳），キールホフナーの人間作業モデル – 理論と応用 –，改訂第5版．pp13-27，協同医書出版社，2019．

22) de las Heras de Pablo CG, Fan CW, Kielhofner G（小林隆司・訳）：第8章 行為の諸次元．Taylor RR・編著（山田孝・監訳），キールホフナーの人間作業モデル – 理論と応用 –，改訂第5版．pp132-150，協同医書出版社，2019．

23) Baron K, Kielhofner G, et al.（山田孝，石井良和・訳）：OSA A User's Manual for the Occupational Self Assessment Version 2.1 作業に関する自己評価使用者用手引．改訂第2.1版 短縮版付．一般社団法人日本人間作業モデル研究所，2018．

24) Wong SR, Fisher G：Comparing and using occupation-focused models. Occup Ther Health Care, 29 (3)：297-315, 2015.

25) Ikiugu MN, Smallfield S：Ikiugu's eclectic method of combining theoretical conceptual practice models in occupational therapy. Aust Occup Ther J, 58 (6)：437-446, 2011.

26) 竹原敦，谷村厚子，他：当たり前の日常の大切さを見つめる作業療法 〜作業療法実践の枠組み第4版（OTPF-4）の視点〜．東京作業療法，10：8-15，2022．

27) American Occupational Therapy Association：Occupational therapy practice framework：Domain and process (4rd ed.). Am J Occup Ther, 74 (Suppl. 2)：7412410010 p1-7412410010 p87, 2020.

28) World Health Organization：Constitution of the World Health Organization (45th ed.), 2006.

29) 世界保健機関・障害者福祉研究会・訳・編：国際生活機能分類（ICF）―国際障害分類改定版―．中央法規出版，2002．

30) Schell BAB：Professional reasoning in practice. Schell BAB and Gillen G (Ed), Willard and Spackman's occupational therapy, 13th ed. pp482-497, Wolters Kluwer, 2019.

31) Schell BAB, Gillen G, et al：Analyzing occupations and activity. Schell BAB and Gillen G (Ed), Willard and Spackman's occupational therapy, 13th ed. pp320-333, Wolters Kluwer, 2019.

32) American Occupational Therapy Association：AOTA occupational profile template. Am J Occup Ther, 71 (Suppl. 2)：7112420030 p1, 2017.

33) Taylor RR：Chapter 3 A model of the intentional relationship. The intentional relationship：Occupational therapy and use of self, 2nd ed. pp51-79, F.A. Davis Co, 2020.

34) IRM｜University of Illinois at Chicago：About IRM.（https://irm.ahs.uic.edu/about-irm/）（2023年10月閲覧）

35) 一般社団法人 日本作業療法士協会：生活行為向上マネジメント＞生活行為向上マネジメントのプロセスとシート．（https://www.jaot.or.jp/mtdlp/）（2024年11月閲覧）

36) 青山克実, 豊嶋明日美, 他：生活行為向上マネジメントを用いた統合失調症の男性への地域生活移行支援. 作業療法, **38**（1）：36-102, 2019.

37) 真下いずみ, 田中私弘, 他：生活行為向上マネジメントを用いて作業療法士が地域で介入することで就労が可能となった重症統合失調症患者の一例. 作業療法, **39**（3）：372-379, 2020.

38) 南圧一郎：精神科デイケアのリワーク支援における生活行為向上マネジメント活用の試み－適応障害を呈する対象者への関わりから－. 作業療法, **39**（4）：503-510, 2020.

【各種理論】

1) Beck JS（著）, 伊藤絵美, 神村栄一・他（訳）：認知行動療法実践ガイド. 基礎から応用まで 第2版. pp357-385, 星和書店, 2022.

2) 水島広子：臨床家のための対人関係療法入門ガイド. pp26-28, 創元社, 2009.

3) Weissman MM, Markowitz JC・他（著）, 水島広子（訳）：対人関係療法総合ガイド. pp129-131, 岩崎学術出版社, 2009.

4) McGurk SR, et al：A meta-analysis of cognitive remediation in schizophrenia. Am J Psychiatry, **164**：1797-1802, 2007.

5) Alice Medalia et al（著）, 中込和幸（監）, 橋本直樹・他（監訳）, 森元隆文, 井上貴男・他（訳）：精神疾患における認知機能障害の矯正法 臨床家マニュアル 第2版. 星和書店, 2019.

6) Matsuda Y, et al：Feasibility and effectiveness of a cognitive remediation programme with original computerised cognitive training and group intervention for schizophrenia：a multicentre randomised trial. Neuropsychol Rehabil, **28**（3）：387-397, 2018.

7) Roberts DL, Penn DL・他（著）, 中込和幸, 兼子幸一・他（監訳）：社会認知ならびに対人関係のトレーニング（SCIT：Social Cognitive and Interaction Training）治療マニュアル. 星和書店, 2011.

8) 石垣琢磨：メタ認知トレーニングをはじめよう MCT ガイドブック. 星和書店, 2022.

9) Robert Paul Liberman（著）, 西園昌久（監）, 池淵恵美（監訳）, SST 普及協会（訳）：リバーマンのリハビリテーション・マニュアル. pp 152-153, 星和書店, 2011.

10) 池淵恵美：SST（社会生活技能訓練）の作用機序と臨床現場での効果的な実施方法. 精神医学, **55**（3）：215-222, 2013.

11) 秋山 剛：うつ病リワークプログラムのはじめかた. pp10-11, 弘文堂, 2019.

12) Eckes T, et al：Comprehensive ABA-based interventions in the treatment of children with autism spectrum disorder – a meta-analysis. BMC Psychiatry, **23**（1）：133, 2023.

13) Livingston G, et al：Systematic review of psychological approaches to the management of neuropsychiatric symptoms of dementia. Am J Psychiatry, **162**（11）：1996-2021, 2005.

14) Alberto PA, Troutman AC（著）, 佐久間 徹, 谷 晋二・他（訳）：はじめての応用行動分析 第2版. pp24-26, 二瓶社, 2004.

15) Welch CD, Polatajko HJ：Applied behavior analysis, autism and occupational therapy：A search for understanding. Am J Occup Ther, **70**（4）：70043600020p1-5, 2016.

16) 山口芳文・他：精神科作業療法における治療構造 精神分析学的側面からの検討. 作業療法, **29**（3）：281-289, 2010.

17) Payne M（著）, 横山克貴, バーナード紫・他（訳）：ナラティヴ・セラピー入門 カウンセリングを実践するすべての人へ. pp9-10, 北大路書房, 2023.

18) 国重浩一：ナラティヴセラピーワークショップ Book1 基礎知識と背景概念. pp64-67, 北大路書房, 2021.

19) 斎藤清二：医療におけるナラティブとエビデンス 対立から調和へ 第2版. pp7-8, p134, 遠見書房, 2016.

20) 森岡正芳：オープンダイアローグ 心理職のために. 臨床心理学, **19**（5）：501-506, 2019.

21) オープンダイアローグ・ネットワークジャパン（ODNJP）：オープンダイアローグ対話実践のガイドライン. pp1-22（https://www.opendialogue.jp）（2024 年 11 月閲覧）

Ⅱ

治療と
支援の基礎

6 ICF（心身機能・身体構造）

- ICFでの精神機能の位置付け，および精神機能の構成要素が説明できる．
- ICFの各機能や因子の相互作用に基づいた精神機能の評価・支援について説明できる．
- 代表的な精神疾患で障害される精神機能と二次障害について説明できる．
- ICFにおける身体機能，精神疾患と身体機能障害の関連を説明できる．
- 精神疾患における身体機能の障害に関する評価・支援について説明できる．
- 身体機能の障害を呈しやすい代表的な精神疾患やその特徴を説明できる．

Question
- 精神疾患に関連する代表的な精神機能とは何か？
- 精神機能が障害されると生じる主な精神症状は何か？
- 環境や作業を用いて精神機能に負荷をかけることの意義は何か？
- 精神機能に肯定的な効果をもたらすための作業療法の専門性とは何か？
- ICFにおける身体機能とは何か？
- 精神疾患と関連する身体機能の障害には何があるか？
- 精神疾患において身体機能を評価する理由は何か？

ICFにおける精神機能

1. 精神機能とは

- ICFモデルは障害の有無にかかわらず，人の健康状態を構造化したものであり，人が生きることの全体像を示す枠組みである．ICFの枠組みは「生活機能」と「背景因子」の大きく2つの側面に分けることができる．
- 「生活機能」とは，人が生きていくために必要な能力，あるいは人が日常生活を送るために必要な能力のことである．生活機能は主に「心身機能・身体構造」「活動」「参加」の3つに分類され，**精神機能は「心身機能」の1つとして分類される**．「精神機能」は「全般的な精神機能」と「個別的な精神機能」に大きく区別される（図1）．
- **全般的な精神機能**は主に7つの機能で構成される．①**意識機能**（覚醒状態や清明度），②**見当識機能**（時間，場所，人など），③**知的機能**（さまざまな精神機能を理解し，統

ICFにおける精神機能

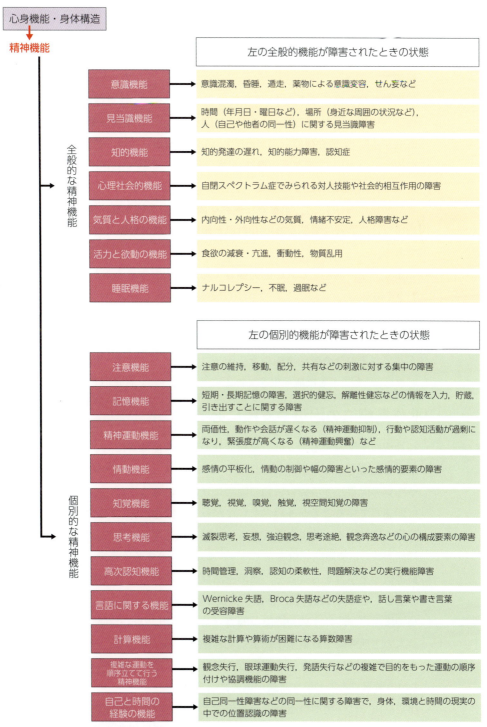

図1 ICFにおける精神機能を構成する要素
精神機能は人が生きていくうえで必要な脳の機能であり，全般的な精神機能と個別的な精神機能に区別される．それぞれの精神機能（赤枠）が障害されたとき，右（黄色枠・緑枠）に示す精神症状や状態を引き起こす．

合するすべての認知機能），④**心理社会的機能**（対人技能の形成に必要な精神機能や建設的なものごとの統合力），⑤**気質と人格の機能**（外向的・内向的・協調性といった生来的な素質），⑥**活力と欲動の機能**（活力や目標を達成するための動機付け），⑦**睡眠機能**である．

- **個別的な精神機能**は主に 11 の機能で構成される．①**注意機能**（集中力など），②**記憶機能**（情報の入力・貯蔵・引き出しに関与する），③**精神運動機能**（動作や認知活動を統制する），④**情動機能**（喜怒哀楽），⑤**知覚機能**（視覚，聴覚など），⑥**思考機能**（心の観念的要素），⑦**高次認知機能**（特に前頭葉に依存する機能である問題解決や意思決定など），⑧**言語に関する機能**（言語要素の認識に関与する），⑨**計算機能**（数学的記号や演算に関与する），⑩**複雑な運動を順序立てて行う精神機能**（目的をもった運動の順序付けや協調に関与する），⑪**自己と時間の経験の機能**（自己同一性などに関与する）である．

- つまり，精神機能とは**人の脳の働き**であり，**人が生きることを維持するための機能の1つ**である．

- 精神疾患を抱える人の生活において，精神機能が肯定的な側面をもつものもあれば，否定的な側面をもつものもある．後者は機能障害として位置付けられ，肯定的な側面と共に，その他の生活機能や背景因子，そして健康状態と相互作用し，人々の，そのときの，「生活する機能＝生きていくための能力」を構成している．

2. 作業療法の治療や支援に必要なこと

- 精神機能を学習することは，**精神症状や精神機能障害に対する治療や支援**について理解する土台となる．精神疾患の診断基準の中核となる精神症状は，統合失調症の思考や知覚の障害，うつ病の情動の障害に代表されるように，心身機能すなわち精神機能に関連していることが多い[1]．したがって，精神機能について学習することは，精神症状を理解する一助になる．さらに，精神機能障害を標的とした薬物療法やその他の機能訓練の治療戦略を組み立てたり，理解したりするうえでも重要となる．

- 精神機能を学習することで，**他の生活機能や背景因子との相互作用を理解し，対象者の望む生活に向けた評価，治療・支援を組み立てられる**ようになる．

- 精神疾患の診断は，精神機能の障害（精神症状）のみで判断されるわけではない．その人の生活機能や背景因子を包括的に鑑みて診断される[1]．つまり，精神機能の障害を精神疾患そのものとして捉えるのではなく，精神疾患という健康状態を引き起こす1つの要素であるという認識が重要になる．

- 作業療法では「精神機能＝人の脳の働きの変化」が，他の生活機能（活動や参加）に問題を引き起こしているのか，もしくは他の生活機能や背景因子が精神機能に影響を及ぼしているのかという視点で，評価および治療，支援をする．したがって，精神機能を学習することは，対象者の生活の全体像を理解するうえで重要であり，さらに対象者が望む生活において，精神機能が他の生活機能や背景因子とどういう関係性にあるのかを理解し，治療および支援するためにも重要になる．

3. 精神機能の基礎知識

1) 精神機能を評価するうえでの基本（図2）

- 精神機能を評価する際には3つの視点から評価することが大切になる．

(1) 精神機能そのものの変化

- 図1に示したとおり，精神機能が障害された場合はさまざまな精神症状が出現する．
- ICFにおける精神機能を評価する際は，各精神機能の障害の程度に基づき「機能障害なし」「軽度の機能障害」「中等度の機能障害」「重度の機能障害」「完全な機能障害」「その他（詳細不明，非該当）」で評定する．
- 保たれている精神機能，障害されている精神機能，そしてその程度を正しく評価することは，精神症状や健康状態を正しく理解するうえで必要不可欠な評価になる．

(2) 精神機能が他の生活機能や背景因子にどのように，どの程度影響しているか

- 作業療法では，セルフケア，対人関係，余暇活動などの生活機能における障害に着目し，それらへの介入を通して心理的幸福，生活の質にも作用を及ぼす[3]．したがって作業療法士が精神機能を評価する際には，精神機能の変化やその程度が，他の生活機能や背景因子にどのように，どの程度影響しているのかという視点で多面的に精神機能を評価する必要がある．

(3) 他の生活機能や背景因子が精神機能にどのように，どの程度影響しているか

- ICIDHモデルでは前述の精神機能の障害が生活機能を低下させる要因として一方向的に関係すると考えられてきた．
- 問題抽出型に長けたICIDHとは異なり，ICFは全体像把握型である．したがって，他の心身機能・身体構造，活動（できる活動，している活動），参加，背景因子といった他の要素を包括的に評価することで，それらが精神機能の状態や変化にどのように，どの程度影響しているのかを評価する必要がある．

- 以上の3つの視点で評価することで，その人の抱える精神機能の状態を理解し，さらに生活機能や背景因子との相互作用を説明することができる．

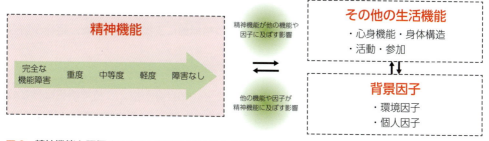

図2 精神機能を評価するうえで基本となる3つの視点
精神機能を評価する際には，①各精神機能の強みや障害の程度を評価する，②精神機能がその他の生活機能や背景因子に及ぼす影響を評価する，③その他の生活機能や背景因子の状態が精神機能の状態に及ぼす影響を評価する，という3つの視点が重要になる．

6章 ICF（心身機能・身体構造）

2) 精神機能を支援するうえでの基本

(1) 急性期

- 多くの精神疾患で精神機能の低下や亢進といった機能障害がみられる．たとえば統合失調症では，精神的緊張が高まり，幻覚妄想状態や言動の支離滅裂状態がみられ，うつ病では抑うつ気分や自責の念に駆られ悲哀感が強くみられる．
- このような精神機能障害，すなわち精神症状が出現する急性期では，**薬物治療による精神機能の安定化**が治療の柱となり，作業療法は行わず**休息する**ことが多い．
- 作業療法士は精神症状を刺激するようなかかわりは避けるが，他部門から情報収集を行い，薬物療法の効能を含む精神機能の治療経過を見守ることで，作業療法の初期評価の負担を減らし，スムーズな作業療法の導入に備える必要がある．

(2) 亜急性期

- まだ精神症状の不安定さが生活全体を脅かしている時期であり，多くの精神疾患において**精神症状からの離脱**が目標になる．
- この時期の精神機能への治療・支援としては**精神機能の状態を正しく評価**し，休息を含めた**環境や作業負荷の調整**が重要になる．たとえば，統合失調症でみられる易刺激性（情動機能の亢進）に対しては，部屋の広さや照明，声のトーンなどの環境を調整し，負荷を減らすことで，情動機能の安定と安心の場を提供する．
- うつ病でみられる絶望感や不安感（情動機能の低下）に対しては，作業療法の中で休息の時間を取り入れる，見学のみの参加，短時間の参加などの「作業量」を調整したり，作業内容の簡易化などの「作業の質」を調整したりすることで，精神症状を軽減させる．
- 反対に，急激な現実生活への移行，すなわち刺激の多い物理的・人的環境や，以前の生活と同様の生活レベルをすぐに取り戻すことは，精神的負荷が強くかかる．精神的負荷が強いと，たとえば，統合失調症は易刺激性により精神運動興奮に至ったり，知覚過敏が促進されたりするなど精神機能の亢進や低下がみられる可能性がある．
- したがって，特に急性期・亜急性期は**精神機能の不安定さに配慮し，休息を保障した安心・安全な作業療法の支援**が必要になるとともに，**環境および作業の量や質的な負荷の調整を行う**ことで，精神機能を安定させていくことが大切になる．
- 亜急性期の精神機能の安定化は，回復期の活動や参加の促進につながる．

(3) 回復期以降

- 徐々に活動や参加の機会を増やし，これらの生活機能への支援を中心に行う中で，**身体機能や精神機能の回復を間接的かつ相補的に支援する**．また，再発予防の支援も大切になる．

(4) 再発予防

- ①精神疾患は精神機能の障害であること，②自身が抱える精神疾患にはどのような精神症状が出現するのか理解すること（疾患理解），③不安定な精神状態を引き起こす要因（再発の引き金）を知ること，④そのような状態に至ったときの対処法を学習することなど，対象者自身が精神機能の障害を引き起こす要因，精神的負荷について理解し，対処法を身に付けることが重要になる．

3）精神科における留意事項，注意点や禁忌事項

- 精神疾患の場合でも，精神機能障害の程度が軽度で，活動や参加など他の生活機能が主に障害される場合もある．
- 一方で，精神機能障害により精神症状は出現しているが，その他の生活機能は保たれている場合もあるため，ICF を通して全体的で包括的な評価を心がける必要がある．

4. 代表的な精神疾患の特徴・傾向（表 1）

1）精神機能が障害される主な精神疾患

- 精神機能の障害により出現する精神症状は，多くの精神疾患でみられ，精神疾患の中核をなす．
- 統合失調症でみられる症状は，幻覚に代表される**知覚機能の障害**，滅裂思考や妄想に代表される**思考機能の障害**，感情鈍麻や意欲の低下に代表される**情動機能の障害**を中核とする．他にも離人体験に代表されるような**自己と時間の経験の機能の障害**といった精神機能も障害され，日常生活で奇異な行動を示す背景にこれらの精神機能の障害が潜んでいる．
- 知覚機能と思考機能の障害は疾病のより早期に陽性症状として出現しやすく，一方で情動機能の障害はより後期に陰性症状として出現して長期化することが多い．
- うつ病と双極症は**情動機能の障害**を中核とする．その結果，うつ病の場合は抑うつ気分や興味や喜びの減退を中核とした症状が出現する一方で，双極症の躁状態のときは，爽快気分や高揚気分といった症状が出現する．他にも精神運動抑制に代表される**精神運動機能の障害**，思考制止に代表される**思考機能の障害**，食欲の低下に代表される**活力と欲動の機能に関する精神機能の障害**もみられる．躁状態のときは反対に，これらの精神機能の障害が，精神運動興奮，観念奔逸，食欲の亢進や行為心迫といった症状として出現する．
- つまり，うつ病と双極症はどちらも情動機能，精神運動機能，思考機能などが障害されるが，うつ病やうつ状態のときはこれらの精神機能が抑制的に働き，躁状態のときには精神機能が亢進することで，出現する症状が変わる．特に躁状態のときの機能の

表1 統合失調症とうつ病，双極症における精神機能の障害と精神症状

代表的な精神疾患	機能障害に伴う精神症状
統合失調症	陽性症状：幻覚，妄想，滅裂思考，観念奔逸 陰性症状：思考の貧困，感情鈍麻，意欲の低下 その他：離人体験，させられ体験，病識欠如，緊張病症状
うつ病	抑うつ気分，興味や喜びの喪失／不眠，悲哀感，無価値観，罪責感／不安，焦燥感／精神運動抑制／思考制止，妄想／無味乾燥，食欲の低下
双極症	爽快気分，易刺激性，上機嫌／精神運動興奮／観念奔逸，妄想／食欲の亢進，行為心迫

精神疾患では複数の精神機能が障害されるが，その疾患を特徴付ける中核的な精神症状がある．ここでは代表的な3つの疾患の中核的な精神機能の障害とそれに伴う精神症状を示す．

亢進は，多弁，衝動的な買い物，アルコール乱用など行動面に表出されやすく客観的に捉えやすい点も特徴的である．

2）精神機能が障害されることによって生じる二次的影響

(1) 精神機能の障害が与える身体機能への影響

- たとえば，うつ病では活力や意欲の低下，睡眠機能障害による不眠，食欲の低下による体重減少により，易疲労性，倦怠感，頭痛や肩こりなどの身体症状を生じる．うつ病ではこれらの身体症状は本質的な症状とみなされるほど主要な症状である．
- 身体症状症では，極端な思考機能，情動機能の変化から，全身的な身体症状が出現し，さらに二次的に抑うつ状態や意欲の低下などの精神機能の障害を引き起こす．

(2) 精神機能の障害が引き起こすその他の生活機能障害や背景因子への影響

- たとえば，統合失調症の自閉（意欲低下）の結果生じる経験不足は，活動や参加の中で失敗体験として積み重なり，さらに自信や自尊心の低下に至る．
- 双極症では，誇大妄想（思考機能障害）や行動の亢進（活力と欲動の機能）により，対人関係が制約されたり，職業的役割を喪失したりする場合もある．
- 以上のように，精神機能障害すなわち精神症状は，**身体機能に影響し，さらには活動や参加の生活全体や性格特性にも影響を及ぼす**．そして中核となる精神機能障害を再び悪化させたり，その他の精神機能障害も引き起こしたりする可能性がある．

ICF における身体機能

1. 身体機能とは

- ICF において身体機能は，「生活機能」の「心身機能・身体構造」に含まれる．また，身体系の生理的機能である「心身機能」と，器官・身体とその構成部分などの身体の解剖学的部分を指す「身体構造」に分かれる[1]．
- 本項では，「心身機能」のうち精神機能（または心理的機能）を除く，「感覚機能と痛み」「音声と発話の機能」「心血管系・血液系・免疫系・呼吸器系の機能」「消化器系・代謝系・内分泌系の機能」「尿路・性・生殖の機能」「神経筋骨格と運動に関連する機能」「皮膚および関連する構造の機能」を身体機能とする（表2）．
- なお，精神疾患を抱えた場合，その症状が身体機能の側面に表現される場合が多々ある．その影響が著しい変異や喪失といった心身機能または身体構造上の問題となる場合には，「機能障害」となる[1]．

2. 作業療法の治療や支援に必要なこと

- 精神疾患を抱える者の「心身機能・身体構造」において，支援者側の注意は精神機能に向きやすい．しかし，身体機能の評価が重要となる精神疾患を抱える者も存在する．ここでは，代表的な4例を紹介する．第1に身体機能の困難が主訴となっているケー

ICF における身体機能

表2　ICF における身体機能の構成要素

	ICF 第 1 レベル	ICF 第 2 レベル	精神疾患との関連
心身機能	精神機能		
	感覚機能と痛み	視覚機能，聴覚機能，前庭機能，痛みの感覚など	光過敏症，眼振，めまい，痛覚過敏など
	音声と発話の機能	音声機能，構音機能，音声言語（発話）などの流暢性とリズムの機能など	失声，発声困難，吃音など
	心血管系・血液系・免疫系・呼吸器系の機能	心機能，血液系の機能，免疫系の機能，呼吸機能など	頻脈，徐脈，不整脈，貧血，過呼吸，動悸など
	消化器系・代謝系・内分泌系の機能	摂食機能，消化機能，体重維持機能，全般的代謝機能，体温調節機能など	腸閉塞，低体重，過体重，吐き気など
	尿路・性・生殖の機能	尿排泄機能，性機能，月経の機能など	月経前緊張症など
	神経筋骨格と運動に関連する機能	関節の可動性の機能，筋力の機能，運動反射機能，不随意運動反応機能など	チック，常同症，ジスキネジア，振戦，ジストニアなど
	皮膚および関連する構造の機能	皮膚の保護機能，毛の機能，爪の機能など	光線過敏症，褥瘡など
身体構造	神経系の構造	脳の構造，脊髄と関連部位の構造など	
	目・耳および関連部位の構造	眼窩の構造，眼球の構造など	
	音声と発話にかかわる構造	鼻の構造，口の構造など	
	心血管系・血液系・免疫系・呼吸器系の構造	心血管系の構造，免疫系の構造など	
	消化器系・代謝系・内分泌系に関連した構造	胃の構造，食道の構造など	
	尿路性器系および生殖系に関連した構造	尿路系の構造，骨盤底の構造など	
	運動に関連した構造	肩部の構造，上肢の構造など	
	皮膚および関連部位の構造	皮膚の各部の構造，皮膚の腺の構造など	

ICF における身体機能の位置付けと，第 1 レベル，第 2 レベルの項目，精神疾患と関連する身体機能の障害を示す．

〔障害者福祉研究会（編），2002[1] を参考に筆者が作成〕

スである．第 2 に，摂食症や物質使用症のように精神機能の障害によって身体機能が低下しているケースである．第 3 に，加齢や長期入院，長期のひきこもりなどの理由により身体機能が低下しているケースも考えられる．第 4 に，向精神薬の副作用により身体機能に変化が生じているケースもある．

▪ このように，精神疾患を抱える者の中には，身体機能面の評価が重要となる複数のケースを想定することができる．したがって，適切な支援を展開するために，支援者は精神疾患を抱える者の評価であったとしても身体機能に関心をもつことが大切である．

3. 身体機能の基礎知識

1) 身体機能を評価するうえでの基本

(1) 身体機能の判定基準と評定

- 機能障害についての共通の判定基準は，「喪失または欠損」「減少」「追加または過剰」「変異」となる[1]．また，障害の程度は，「問題なし（存在しない，無視できる）」「軽度の問題（わずかな，低い）」「中等度の問題（かなりの）」「重度の問題（高度の，極度の）」「完全な問題（全くの）」「詳細不明」「非該当」に分類される[1]．

(2) 精神疾患における身体機能の理解

- 人の反応は，環境との相互作用のみで生じるのではなく，個人内の相互作用によっても生じる．そのため，身体機能が障害される精神疾患の症状の形成・維持のプロセスにおいても，多様な要因が影響している場合が多い（図3）．加齢による身体機能の変化も人の行動を制限し，その結果，精神機能にも影響を与えることも考えられる．
- したがって，個人の身体機能を理解する際に，「活動」や「参加」といった他の「生活機能」や「背景因子」，「精神機能」と「身体機能」の相互作用を考慮し，包括的に対象者の健康状態を理解することが重要である．

2) 身体機能を支援するうえでの基本

- 効果的な支援のためには，機能障害に関する適切な理解を得ることが重要である．そのため，支援者にとって対象者を評価する技術の向上は欠かせない．

(1) 身体機能の困難が主訴となる精神疾患の場合

- たとえば，パニック症など身体機能に関する症状が現れる場合，その症状の生起に精神機能が関与する．このようなケースでは，不安や注意などその症状を構成する精神機能への介入を同時に行うことが必要である．
- 身体症状症および関連症群（身体症状症や変換症）のように運動機能への対応が求められる場合もある．

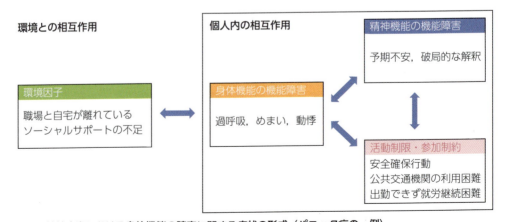

図3 精神疾患における身体機能の障害に関する症状の形成（パニック症の一例）
パニック症の症状形成にさまざまな要因が関係した一例を示す．身体機能のみに注目するのではなく，環境や個人内の相互作用に注意する必要がある．

(2) 精神疾患によって身体機能が低下している場合

- たとえば，アルコール使用症や摂食症では，身体機能の障害が存在した状態で入院治療となる場合がある．他職種と連携を図りながら，個人の状態に合わせた作業負荷の調整が必要となる．
- 統合失調症やうつ病などの患者が自殺企図によって脊髄損傷などを負っているケースにおいては，その障害に応じた個人の身体機能への介入や環境調整も求められる．

(3) 長期入院や長期のひきこもりなどの理由により身体機能が低下している場合

- 入院の長期化や自宅でのひきこもりがちな生活は，活動量の低下により身体機能の低下を引き起こす可能性がある．また，身体機能の低下は活動参加にも影響を及ぼす．
- 統合失調症などの精神疾患を抱える者は高齢化するほど ADL，IADL 能力に問題が生じ，特に ADL への支援の必要性が高まる[3]．

(4) 向精神薬の副作用により身体機能に変化が生じている場合

- 向精神薬の副作用によりさまざまな身体機能に影響が生じる場合がある．薬物療法に変化がある場合には，医師・看護師への報告が必要である．作業療法の場における副作用の観察も重要である．

3) 精神科における留意事項，注意点や禁忌事項

- 精神科において身体機能の問題が生じた場合，精神機能と関連付けた症状の理解が重要である．精神疾患を抱える者が身体症状を訴えた場合，不定愁訴などと判断され，身体的な疾患が見過ごされる可能性がある．しかし，精神疾患を抱え，入院している患者の一部においては，入院治療が適当な程度の身体合併症を有することが明らかになっている[3]．
- したがって，状態像の変化がある場合に，身体面の障害の可能性を考慮しながら評価することが重要である．

4. 代表的な精神疾患の特徴・傾向

1) 身体機能が障害される主な精神疾患

- 精神疾患の一部において身体機能の障害が生じる．ここでは身体機能の障害が生じる精神疾患の一例を紹介する．

(1) パニック症

- 身体機能の反応に加えて，身体感覚の過度の警戒，破局的な解釈，パニックの憂慮，コントロール欠如の認識といった精神機能と関連した要因との相互作用により症状が形成される[4]．関連した身体反応として，心血管系の機能の障害に含まれる動悸，呼吸器系の機能の障害に含まれる過呼吸などがある．

(2) アルコール使用症

- コントロールの喪失に関する障害である．したがって，アルコールに生活のコントロールを奪われた状態となり，飲む量や場所，時間をコントロールすることが困難となる．
- 高用量のアルコールの反復的な摂取は，ほとんどの臓器，とりわけ消化器系，心循環器系，中枢および末梢神経系に影響を与え得る[2]．そのため下痢や胃炎，潰瘍，吸収

障害，高血圧，不整脈などさまざまな身体機能の側面に異常を呈する．肝硬変，慢性膵炎，糖尿病，がんなど多様な身体合併症が生じやすい．

（3）摂食症

- たとえば，神経性やせ症は，持続性のカロリー摂取制限，体重増加または肥満になることへの強い恐怖または体重増加を阻害する行動の持続，体重または体型に関する自己認識の障害を特徴とする[2]．
- そのため，低体重となり，患者によっては過食と嘔吐を繰り返すことにより低血圧，低体温，徐脈，無月経，便秘，下肢の浮腫，虫歯，唾液腺腫脹，側弯などさまざまな身体機能の症状が生じる．
- 身体症状症では，疼痛などの苦痛を伴う身体症状に加えて，身体症状に対する反応としての異常な思考，感情，行動が生じる[2]．つまり，精神機能と関連して症状が形成されていると考えることができる．

（4）機能性神経学的症状症（変換症）

- 音声と発話の機能に含まれる失声や，神経筋骨格と運動に関連する機能に含まれる歩行の障害などが生じる．

2）身体機能が障害されることによって生じる二次的影響

- 身体機能の障害は，活動・参加に影響する．
- パニック症では，外出や公共交通機関の利用に制限をきたす場合がある．
- 自閉スペクトラム症では，たとえば，視覚や聴覚の過敏さを伴う場合，行けない場所が生じる可能性がある．
- 個人の社会参加が妨げられると，活動量の低下，社会との接点の減少といった問題が生じる．このような問題は，抑うつや不安などの精神機能に対して大きな悪影響を与える可能性がある．
- 一方で，環境因子と精神・身体機能の障害の相互作用により障害が維持される場合もある．たとえば，孤立感に悩んでいた患者は，身体症状（痛みなど）があることにより家族や支援者からの手厚いサポートを得ることができ，その結果，孤立感が軽減するかもしれない．このような事例と同様に，病いを抱えることによるメリット（疾病利得）がある場合，患者が得ているメリットを考慮した対応が必要となる．
- 患者が何らかの行動に取り組めていない場合，その行動によって患者が何を得ているか（不安の軽減，他者からの注目，サポートなど）を検討することも重要な視点である．

臨床実習やOSCEにつながるヒント

【ICFにおける精神機能】
①統合失調症の思考機能の障害には，思考途絶，観念奔逸，妄想などがある（表1）．各々の違いをグループで調べ共有し，模擬患者として演じてみよう．グループは3名以上で編成し，練習が済んだら担当教員に確認してもらおう．

②①ができるようになったら，グループの学生間で以下のとおりに実技演習を行ってみよう．

1) 役割を決める．2) 1人の学生が思考途絶，観念奔逸，妄想をランダムに演じる．他学生はこの3つの精神機能障害を演じた順に並べてみる．3) 解答が終わったら，演じた学生と答え合わせをする．4) 模擬患者の実演に誤りがある場合や，解答に相違があった場合には，学生同士でディスカッションをして，精神機能障害により生じる精神症状について理解を深めよう．5) 不明点があれば，都度①に戻り，担当教員のフィードバックを受けてさらなる理解を深めよう．

③①と②を，うつ病や双極症における精神機能の障害でも行ってみよう．

【ICFにおける身体機能】
・各精神疾患において障害される身体機能について学習しよう．
・3人1組となり，患者から身体機能について聴取する場面を練習してみよう．
　①3名の学生は，作業療法学生，模擬患者，オブザーバーの役割となる．
　②事前に模擬患者の精神疾患について設定する（たとえば，パニック症）．
　③時間を決めてロールプレイを実施し，作業療法学生は症状を具体的に理解できるようなかかわりを意識してみよう（たとえば，パニック発作はどのようなときに，どの程度生じるのか，日常生活への影響など）．
　④ロールプレイ後，ディスカッションを通して振り返りをしよう．
・役割を交換しながら複数の事例について練習してみよう．また，可能であればロールプレイはスマートフォンなどで録画し，振り返りをしてみよう．

文献

【ICFにおける精神機能】
1) 髙橋三郎・他（訳）：DSM-5 精神疾患の診断・統計マニュアル．医学書院，2014．
2) Kirsh B et al：Occupational Therapy Interventions in Mental Health：A Literature Review in Search of Evidence. Occupational Therapy in Mental Health, 35：2019.

【ICFにおける身体機能】
1) 障害者福祉研究会（編）：ICF国際生活機能分類 国際障害分類改定版．中央法規出版，2002．
2) 髙橋三郎，大野　裕（監訳）：DSM-5-TR精神疾患の診断・統計マニュアル．医学書院，2023．
3) 厚生労働省：精神保健医療福祉の更なる改革に向けて．(https://www.mhlw.go.jp/shingi/2009/09/dl/s0924-2a.pdf)（2024年11月閲覧）
4) デビッド・A・クラーク，アーロン・T・ベック／大野　裕（監訳）：不安障害の認知療法－科学的知見と実践的介入．明石書店，2013．

7 ICF（活動と参加）

- 家庭生活の障害について精神疾患ごとの特徴を説明できる．
- 精神疾患で障害される代表的なセルフケアと二次障害を説明できる．
- 対人行動が上手くできない人とその要因について説明できる．
- 代表的な精神疾患における移動への影響が説明できる．
- 地域活動における支援が，対象者の状況に応じて異なることを説明できる．
- ICF概念図における教育と就労の位置付けを説明できる．

Question
- 精神障害領域における家庭生活の特徴は何か？（他領域と比較したときの違い）
- 精神疾患を有する方はなぜセルフケア活動が低下するのか？
- 状況に合わせた対人行動が上手くできない人の要因は何か？
- 移動の障害により生じる二次的障害とは何か？
- 対象者の地域活動を支援する時期や状況により作業療法士の支援はどのように変わるか？
- 精神障害をもつ方の教育と就労をサポートする際に作業療法士として重要な点は何か？

ICFにおける家庭生活

1. 家庭生活とは

- 国際生活機能分類（ICF）において，家庭生活には，家庭における日々の活動や課題の遂行が含まれる．家庭生活は，**家事，必需品の入手，家庭用品の管理，他者への援助**で構成される（表1）．本項ではそれらに加えて**余暇活動**についても扱う．

2. 作業療法の治療や支援に必要なこと

- 家庭生活は各種作業の中でも生活の基盤となる重要事項が多く存在する．また，余暇活動も同じく生活の質を高めるために不可欠な作業であり，家庭生活や余暇活動に対

表1　家庭生活の内容

家　　事	調理，洗濯と乾燥，掃除，家庭用器具の使用，日常必需品の貯蔵，ゴミ捨てなど
必需品の入手	住居の入手，物品とサービスの入手，日常必需品の収集など
家庭用品の管理	衣類の作製と補正，住居と家具の手入れ，乗り物の手入れ，福祉用具の手入れ，屋内外の植物の手入れ，動物の世話など
他者への援助	他者のセルフケアの援助，他者の移動の援助，他者のコミュニケーションへの援助，他者の対人関係への援助，他者の栄養摂取への援助，他者の健康維持への援助など

して作業療法士が支援を行う意義は大きい.

- その一方で，精神障害者の多くは他の活動・参加に比べて家庭生活で作業遂行の問題が出現しやすい[1].

- 世界各国のうつ病患者を対象に，認知，可動性，痛み，セルフケア，対人交流，家庭生活・仕事，睡眠，感情がどの程度 QOL に影響しているかについて WHOQOL を用いて調査した結果，感情に次いで，家庭生活・仕事が QOL に影響を与える要素であることが明らかになった[2].

- 余暇活動（レジャー）は「日常生活活動や生産活動など以外で自由に使える時間に行う活動」であり，静的レクリエーション，動的レクリエーション，社交などに分類される．余暇活動は遊ぶことや楽しむ活動で構成されるため，QOL に関する重要な概念である.

- 入院中の精神障害者のリカバリーと作業参加の関連を明らかにすることを目的に，Recovery Assessment Scale（RAS）※を用いて調査を行ったところ，余暇活動，生産的活動，セルフケアの中で**余暇活動が最もリカバリーと関連を有している**ことが示唆された．RAS の下位概念では，希望や自信の獲得にも余暇活動が関連しており，余暇活動は入院患者の**エンパワメント**に対しても関連を有する作業活動であるといえる[3].

3.　家庭生活の基礎知識

1）家庭生活を評価するうえでの基本

- 家庭生活はさまざまな生活行為の中でも，**地域特性**や**文化**さらには家庭間で異なりが生じやすく，作業の意味や形態も異なることが多い．支援者は自身の先入観にとらわれることなく，対象者ごとにその家庭生活の意味や形態を理解することが重要である.

- 身体障害領域で家庭生活に問題が生じるときには，基本的動作に制限が生じたり，機能に応じた道具や作業環境が整っていないことで作業遂行が制限されたりすることが多い.

※Recovery Assessment Scale（RAS）：RAS は，精神障害者のリカバリープロセスを評価するために開発された自記式尺度である．RAS には 41 項目版と 24 項目版があり，日本語版では 24 項目版の信頼性と妥当性が確認されており，研究や臨床において広く用いられている．RAS では，「目標／成功志向・希望」「他者への信頼」「自信をもつこと」「症状に支配されないこと」「手助けを求めるのをいとわないこと」の5 因子が確認されている．得点が高いほど，患者のリカバリープロセスが進んでいることを示す.

- 一方で，精神障害領域では，単にその行為・動作ができない（例：掃除機を使うことが全くできない）ということではなく，**必要な行為や動作を生活行為の連続の中で適切に遂行することが難しい**（例：部屋の汚れ具合に合わせて掃除用具を使い分けて掃除をすることができない／体調によって掃除機がけができるときとできないときがある）ことが作業遂行上の問題になることが多い．
- また，周囲の人や環境次第で作業ができたり，できなかったりする（例：通い慣れた店では買い物ができるが，初めて利用する店では買い物ができない）ことも特徴の1つに挙げられる（**環境との相互性**）．

2）家庭生活が制限される主な要因

- 家庭生活が制限される主な要因を**人**，**環境**，**作業**の枠組みで分類する（表2）．作業遂行の問題は，障害者の心身機能の問題のみではなく，**障害の社会モデル**の視点からも理解することが重要で，人，作業，環境に対する包括的な評価は欠かせない．

> **障害の社会モデル**
> 障害者が日常生活または社会生活において受ける制限は，心身の機能の障害のみに起因するものではなく，社会におけるさまざまな障壁と相対することによって生ずるものとする考え方．社会的障壁を取り除くには社会の責務として取り組むことが重要とされる．

3）家庭生活を支援するうえでの基本

(1) 能力の回復（心身機能の回復を通じて作業遂行を可能にさせる介入技法）

- 家庭生活を想定し能力の回復を目指す訓練の例として，買い物場面で商品の金額計算ができるようになるために行う計算練習，買い物で買った荷物を運ぶことを想定したものを持ち運ぶ練習，調理場面で同時課題を行うことができるために行う認知機能リハビリテーションなどが挙げられる．
- 能力の回復に向けた介入は，心身機能に対して直接的アプローチを行う**基本的練習**，活動と参加に関する模擬的なアプローチを行う**応用的練習**，実際の環境における**社会適応的練習**を適宜組み合わせながら実施する（図1）．
- 基本的練習などの実際の作業を用いない訓練場面では，対象者が何の作業獲得に向けた訓練なのか，その訓練目的が曖昧になりやすい．日々の訓練の目的（何の作業を獲得するための練習か）について，対象者と作業療法士が共に理解し共有することが作業の可能化には欠かせない．

(2) 新たな実施方法の開発（現在の能力や機能，強みを活用して行う別の方法を検討する支援方法）

- 現状に配慮した家庭生活の訓練の例として，日内変動に配慮して洗濯は午後に実施する，家事を行った後に意図的に休息時間を設けることを習慣化するなどが挙げられる．
- こうした新たな方法を検討する際には，同様の障害経験をもつ**ピアサポーター**からそれぞれの経験に基づいた対処方法を学ぶことも新しい気付きをもたらす手段となる．

ICF における家庭生活

表2　家庭生活を妨げる主な要因

人	
認知機能	・認知機能障害は社会生活の困難に直結しやすい．しかし日常の中では，対象者のそうした言動は傍からは，おっちょこちょい，不器用といった性格や特性として誤った解釈で済まされることが多く，適切な対応がされないまま作業遂行の課題が残存することがある． ・主な認知機能と家事場面で予測される状態．具体例を以下に示す． 　①注意機能：料理中に電話がかかってきた．通話に気をとられていて鍋を焦がしてしまう（注意の選択，分配）． 　②記　　憶：買い物で頼まれた商品を忘れて，必要なものを買えずに帰宅する． 　③実行機能：掃除・洗濯・調理などの複数の家事を効率よく行う計画を立てたり（計画立て），その計画に基づいて同時進行したりすることが難しい（ワーキングメモリー）． 　④社会認知：家族が家事を手伝ってほしそうにしているが，その状況に気付かず手伝うことがない．
情動機能	・抑うつ状態：家事などの家庭生活を行う活力を低下させたり，今までは楽しく行っていた余暇活動に対して楽しいと感じにくくなったりする．もともと趣味や特技として行っていた作業を楽しむことができない体験は，失望感を強める恐れがある． ・過度な気分高揚：家事や余暇活動を過剰に行う要因になる．
感　覚	・幻覚，感覚過敏があると疲労が生じやすくなり，家事の遂行を妨げる要因になる．
安定性	・パーキンソニズムによる運動制御の問題は安定性の低下をきたす． ・家庭生活の中には掃除，洗濯（干す，取り込む），ゴミ出しなど粗大な身体運動を必要とするものがある．
耐久性	・家事は調理，掃除などのように長時間の遂行が求められたり，役割や習慣として日常的・連続的に遂行を求められたりすることがある． ・一場面では実施可能でも中・長期的にみると作業遂行が安定せずに困難をきたすこともある．
巧緻性	・抗精神病薬の服用に伴う錐体外路症状などで巧緻性が低下する． ・認知機能の低下に伴う運動機能の障害として作業速度の低下，巧緻性の低下を招く． ・家庭生活の中では，調理，衣類の手入れ（裁縫）を行う際などは特に巧緻性が必要となりやすい．
環　　境	
社会的環境 （家族，友人）	・精神障害は一見周囲からはわかりにくい障害でもある．偏見なども根深い問題として残存していることが多い．そうした周囲の人の影響で作業を適切に行えなくなること（作業周縁化）があり，これは家事や余暇活動の場面においても作業遂行を妨げる要因になる． 例：体調が優れないときも周りの人がいつもと同じ家事役割を求めている． 　　「仕事もしないで，昼間から家の周りを散歩（余暇活動）しないでほしい」と家族が訴える．
物理的環境 （地形・気候・ 建物）	・精神疾患は季節や気候に影響を受けることもある． ・作業遂行においても気象条件や実施環境によって困難さが変化する． 例：晴天時のゴミ捨ては問題なく遂行できるが，雨天時に傘をさしてゴミ捨てを行うことは困難になる． 　　スーパーマーケットまでの距離が遠く，体調が優れないときは買い物を躊躇してしまう．
制度的環境 （規則，地域 サービス）	・対象者の生活をサポートするサービスを適切に活用することは，生活の質に影響を与える． ・家事のサポート（ホームヘルプサービス），日常生活用具などの貸し出し（日常生活用具給付等事業），屋外移動のサポート（移動支援事業）など，作業療法士は対象者が暮らす自治体で利用可能なサービスを理解するとともに，サービスの利用の有無を評価することが重要である．
文化的環境 （所属集団が 共有する行 動様式）	・家庭生活はその地域特性や文化の影響を受けることがある． 例：洗濯物干しにおいて，日本は外干しをよく行うが，アメリカでは外干しは一般的には行わない．社会通念上こうしなければならないというアンコンシャスバイアス（無意識の偏ったものの見方）が存在し，そのとらわれが対象者を苦しめていることもある． 　　普通は母親が料理をするものなので，体調が悪くても頑張って料理をしなければいけない．
作　　業	
作業の意味・ 形態など	・家庭生活は，その家庭ごとに作業に対する意味や，形態が異なることが多い． ・対象者の生活の中で，その作業はいつ，どこで，誰と，何を使いながら，どのくらい行うのか，その作業を対象者はどのように感じながら行っているかについて理解することが必要である．
作業バランス	・作業バランスが適切でない状態（作業不均衡）は，作業が過剰に実施される場合と必要な作業が過小に遂行される場合（もしくは遂行されない場合）と異なる状態がある． ・作業には家事や余暇活動以外にもセルフケア，仕事，地域活動などさまざまな作業の種類が存在する．健康で適切な生活を営むためには多様な種類の作業が対象者にとって適切なバランスで遂行されている必要がある． ・作業の種類のみでなく，「やりたい作業」と「やらなければならない作業」といった作業の意味においても過度にどちらかに偏ることなく適切なバランスを維持しながら遂行されることが望ましい． 作業バランスが乱れている例 ・家事が多忙で余暇活動を満足に行えない／仕事が忙しくて家事が滞っている／余暇活動に夢中で仕事に支障が出ている．

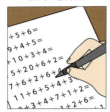 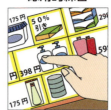 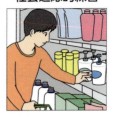

基本的練習 / 応用的練習 / 社会適応的練習

計算スキル向上に向けて，計算問題を繰り返し解く / 広告を見て，購入金額が950円〜1,000円になる商品の組み合わせを考える / 実際に店で予算に応じた買い物を行う

図1 買い物に焦点を当てた各種練習の例

(3) 能力の補完（道具の調整や周囲の人のサポート構築，社会資源の活用など環境に働きかける支援方法）

- 家庭生活での能力の補完の例として，食器洗いの負担を軽減させるために紙皿を使用する，疲労の強いときにはオンラインショッピングで食材を購入する，ホームヘルプサービスを利用するなどが挙げられる．

4）精神科における留意事項，注意点や禁忌事項

- 長期入院患者を中心に，対象者の中には家庭生活（家事）を十分に行った経験が乏しい人もいる．作業経験の有無によって，介入方法や介入期間を検討する必要がある．
- 入院患者に対する家事支援は，実際の生活の場である病棟生活の習慣に作業療法を組み込むことで自然な文脈で効果的な訓練が可能となる[4]．その際は看護師など他職種との連携が不可欠である（図2）．

4．代表的な精神疾患の特徴・傾向

1）家庭生活が障害される主な精神疾患

(1) 統合失調症

- 統合失調症の特徴的な症状として，陽性症状，陰性症状，認知機能障害があり，各症状は家庭生活に影響を与える．陰性症状が強い場合は活動意欲の低下を招き，家事の困難さに直結する問題になり得る．
- 認知機能障害は，家庭生活を行ううえで必要な機能であり，認知機能障害と家庭生活の遂行状況を関連付けた理解が必要である．
- 抗精神病薬の服用による錐体外路症状の影響を受ける患者も多く，副作用が与える作業遂行への影響にも配慮が必要である．

(2) うつ病

- うつ病には精神症状，身体症状，自律神経症状があり，精神症状（抑うつ）は家事などを行う際の意欲低下や，余暇活動を行っても楽しく感じない状態を生じさせる．思考抑制は家事動作の緩慢さにつながることがある．身体症状や自律神経症状は耐久性の低下を招く恐れがある．
- 日内変動や症状に周期性がみられる対象者は，同じ家事でも時間帯や時期によってで

ICFにおける家庭生活

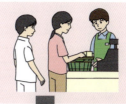

買い物
（病棟活動）
・購入リストを参考にした買い物

計画内容の申し送り
（作業療法士→看護師）

実施時の様子の申し送り
（看護師→作業療法士）

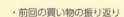

買い物前の計画
（作業療法プログラム）
・前回の買い物の振り返り
・所持金の確認
・購入リスト作成
　（必ず買うもの，できたら買いたいもの）

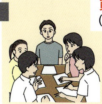

買い物後の振り返り
（作業療法プログラム）
・今回の買い物の振り返り
・残金の確認
・次回の課題

- 他のプログラムとの兼ね合いで，実際の買い物場面に対する介入が難しい場合，すでに病棟で習慣的に行っている「院外ショッピング」の前後に買い物の計画立案を行う事前プログラム，買い物後に行う振り返りプログラムを作業療法で行うことで，病棟生活をより治療的に運営することができる．
- さらに，グループで行うことで，賞賛をかけ合う（肯定的フィードバック），実際の買い物場面を共有し合う（モデリング），改善意見を話し合う（修正的フィードバック），振り返りや次回の課題設定（宿題）を行うことも可能である．このように適宜 SST の技法を用いることで，より般化されやすいプログラムが構成できる．

図2　病棟生活を活用した作業療法プログラムの例

きる／できないときが生じることがある．

(3) 双極症（躁状態）
- 過活動になると，余暇活動の活動場所の広がり（空間的な拡大），活動時間の急激な増加（時間的な拡大），余暇に費やすお金の増大（経済的な拡大）がみられる．
- 家事などは他の活動が増大すると，しだいに手が回らなくなり遂行が滞ることがある．

(4) アルコール使用症（依存症）
- 症状増悪時（連続飲酒時）は家事を行うことが困難になる．さらに悪化すると食事をとることも難しくなり，栄養失調を呈することがある．身体合併症のリスクも高く，身体機能に応じた家事の提案や環境調整も必要となる．
- 近年は女性患者が増加している．女性患者の中には家事の合間に飲酒をすることが習慣化されていることがある．飲酒行為のみに着目するのではなく，家事との連続性の中で問題を理解し支援することも必要である．

2）家庭生活が障害されることによって生じる二次的影響
- 家庭生活を適切に営むことが難しい場合は，その多くが二次的影響として生活破綻を招き，状況によっては入院や施設退去などで一時的に住まいを失う恐れもある．
- 調理（食事）などが滞ることは，栄養の偏りから身体機能の低下，内科疾患の併発をきたす恐れがある．
- 掃除や洗濯が滞ることは，セルフケアの低下を招くことがあり，社会交流場面での問

題発生につながる恐れがある.

- 余暇活動が制限されるときには，QOLの低下，社会的孤立，活動性の低下から廃用などの身体問題の出現，ストレスコーピング（ストレス要因への対処行動）が滞ることで精神疾患の悪化などが二次的問題として考えられる．余暇活動が亢進しすぎる場合は，浪費に伴う経済的問題の発生や，他の役割活動が滞る恐れがある．

ICFにおけるセルフケア

1. セルフケアとは

- セルフケアとは自己の身体をケアすることであり，われわれが生活を送るためには日々繰り返し実施しなければならない．
- ICFでセルフケアは「活動と参加」に分類され，「自分の身体を洗うこと」「身体各部の手入れ」「排泄」「更衣」「食べること」「飲むこと」「健康に注意すること」などで構成されている（表3）[1]．
- セルフケアはさらに，生命を維持する，身体の衛生を保つ，セルフケアを通して自己の体調の変化に気付く，心の安定を図る，自分らしさを表現し社会参加を実現するなどの側面を併せもつ．
- セルフケアに関する基本的技能は発達過程の中で養育者から教わり身に付けるが，さらにさまざまな経験を積み重ね，健康や衛生に関する知識を学び，社会的状況を踏まえ個人特有の方法を確立する．
- 高齢などでセルフケアが自立できない方にとってはプライバシーや尊厳にもかかわることを知っておかなければならない．本項では，上記の中から，洗髪，洗体，排泄，洗濯，更衣，衛生管理，歯磨きの身支度や衛生状態を維持・改善することについて解説する．

表3　ICFによるセルフケアの中項目と小項目

中項目	小項目
自分の身体を洗うこと	・清潔にする目的で身体に対して，水や石鹸などを用いる ・清潔にする目的で入浴やシャワーをする ・自分の身体を拭き乾かす
身体各部の手入れ	・皮膚のきめと保湿状態の手入れ ・歯磨き，歯間清掃，義歯などの手入れ ・髪を整えることや，髭を剃る ・手の爪，足の爪を清潔にし，切り，磨く
排泄	・尿意・便意を表出する ・排尿・排便に適した姿勢をとる ・排尿・排便に適した場所を選び，そこに行く ・排尿・排便後に衣服を着脱する ・排尿・排便後に身体をきれいにする ・生理を予測し，生理用品を用いる
更衣	・手際よく身体のさまざまな部位の衣服を着て，脱ぐ ・手際よく，靴下，ストッキング，履き物を履き，脱ぐ ・参加先に合わせ適切な衣服を選択する ・気候条件に合わせて更衣する
食べること	・食べ物を手際よく口に運ぶ ・文化的に許容される方法で食べる
飲むこと	・文化的に許容される方法で，飲み物の容器を受け取り，口に運び，飲む ・飲み物を混ぜる，注ぐ，瓶や缶を開ける
健康に注意すること	・身体的快適性の確保 ・食事や体調の管理 ・健康上のリスクへの対応 ・疾病の予防のための自己のケア

2．作業療法の治療や支援に必要なこと

- ICF でセルフケアは細分化されたカテゴリーが示されており，多くの人に共通する標準的な遂行要素として理解することができる．作業療法ではその人らしいセルフケアの遂行ができるように支援するため，生活の中でその遂行要素をいかに行うのか，個人特有の「セルフケアの遂行方法」と「セルフケア遂行のための管理」について理解しなければならない．

- セルフケアの遂行方法は，個人により手順，動作，使用する用具が異なる．自宅など慣れた環境ではおおむね同じ遂行方法であるが，参加先によってはさまざまな環境であり，それに合わせて遂行方法を変化させなければならない．健康状態により医療機器や医薬品を使用することもあり安全な遂行が求められる．また，必要に応じて家電機器を使用するため，操作方法を理解し使用できなければならない．

- セルフケアの遂行のための管理は，セルフケア実施前後の環境の整備，使用する用具の購入，参加先や気候に合わせた用具の選択などが必要となる．セルフケアの頻度と衛生の管理の基準は，個人の信念や価値観，健康や衛生に関する知識が大きく影響し個人差が大きい．参加先によっては求められる服装や衛生の基準があり，それを満たさなければならない．

3．セルフケアの基礎知識

1）セルフケアを評価するうえでの基本
(1) ICF での評価

- セルフケアが含まれる「活動と参加」の領域は人の生活機能の全領域をカバーしているため，単一のリストが示されている．そのためこれらの領域すべてを「実行機能」と「能力」の 2 つの評価点で評価することにより「活動と参加」の全体像を捉えることができる[2]．

- 大川[3] は，「実行状況」と「能力」は「している活動」と「できる活動」の概念に一致しており，この差を明らかにすることが，遂行が困難となっている要因の理解につながるとしている．

- セルフケアは ICF のすべての構成要素によって遂行される．セルフケアを行う人を総合的に理解するためには，ICF の**生活機能モデル**[4] を利用し，各構成要素間の相互関係を把握する．各構成要素間の相互作用の例を挙げる．

(2) 作業療法での評価

- セルフケアの評価は，対象者の遂行のありのままを知り，遂行のために人のどのような機能を使用しているか，遂行を阻害している要因は何か，疾患の特性がどのように影響しているかなどを包括的に捉える必要があるため，作業療法では情報収集，面接，観察，検査の 4 つを統合し評価する．

1）情報収集
- 他の専門職や援助者より，日常生活でのセルフケアの遂行状況と現在の健康状態につ

いて聴取する．特に疾病があれば現在の状態や治療状況，医療機器や医薬品の使用の有無を確認する．使用があれば，それらを使用したセルフケアの遂行状況について確認する．

2）面　接

- セルフケアについて感じていること，困ること，セルフケアに対する価値観や信念について聴取する．また，今後の参加先によって必須となるセルフケアとその遂行方法についても確認する．
- セルフケアの遂行方法については5W1H（いつ，どこで，誰が，何を，なぜ，どのように）で聴取する．

3）観　察

- 普段のかかわりの中で，身だしなみと衛生状態について観察する．
- 特に今後の参加で必須となるセルフケアがある，健康状態に関するセルフケアや衛生状態が危ぶまれている場合は，対象者に同意を得たうえで遂行の様子を直接観察する．観察する視点として生活行為向上マネジメントの**生活行為工程分析**[5]が役立つ．生活行為工程分析は，①企画・準備力（生活行為を行うために，いつ，誰と，どこで，どのような方法で，何の準備が必要かを事前に考える能力），②実行力（実際に実施するうえで必要となる能力），③検証・完了力（生活行為を行いながら，上手く進んでいるかを検証し，間違いやよりよいやり方に途中で気付いて修正する能力．またしっかり完了できたかを確認し，次の実施につなげることができる能力）の3つの工程で分析する．
- ①企画・準備力として，いつ（実施する時期，頻度などの遂行計画），誰と（1人での実施，援助者との実施），どこで（実施する場所と環境），どのような方法で（段取りと手順），何の準備が必要か（セルフケアに関する用具の管理・購入の計画，定期的あるいは不定期的な環境の整備・整頓の計画が立てられているか）を確認する．
- ②実行力として，実際の行程の手順と動作の観察，それに関連する心身機能，遂行時間，遂行中の意欲・疲労感，気分の変化，援助者がいれば支援内容を確認する．
- ③検証・完了力として，身だしなみが整えられたか，衛生状況が改善されたか，安全に行えたか，不十分な箇所に気付き修正できるか，次回に行うまでに準備することは何か把握できているかを確認する．

4）検　査

- 対象者のセルフケア能力を客観的に評価するために評価尺度を利用する．
- 精神障害者社会生活評価尺度（LASMI），精神科リハビリテーション行動評価尺度（Rehab），機能の全体的評価尺度（GAF），日本作業療法士協会版 精神障害ケアアセスメントなどが利用できる．
- 多くは生活機能全般の評価尺度であり，生活におけるセルフケア不足の影響を推測で

▶精神障害者社会生活評価尺度：Life Assessment Scale for the Mentally Ill（LASMI）
▶精神科リハビリテーション行動評価尺度：Rehabilitation Evaluation Hall and Baker（Rehab）
▶機能の全体的評価尺度：Global Assessment of Functioning Scale（GAF）

きる．定期的に実施することで作業療法の支援の効果を確認できる．

5）統　合

- 対象者の現在のセルフケアの全体像をつかむために ICF の生活機能モデルを利用する．また，対象者が行うセルフケアの遂行は，自分らしい満足のいくセルフケアとなっているか，自己の身体がケアされ衛生状態が改善・維持されているか，参加先に適しているか，病状とセルフケア遂行に折り合いがつけられているかを評価し，不十分な場合はその要因について検討する．

2）セルフケアを支援するうえでの基本

- セルフケアを遂行するために基本的動作能力，応用的動作能力，社会的適応能力の 3 つの側面より支援する．なお，基本的動作能力は ICF の心身機能／身体構造，応用的動作能力は ICF の活動，社会的適応能力は ICF の参加を組み合わせると評価結果と支援のつながりがイメージしやすくなる．さらに，支援方法については，ICF には各構成要素間に相互作用があるため，1 つの能力を向上させるには健康状態，個人因子，環境を含め他の要素を組み合わせながら検討する．

(1) 基本的動作能力

- 精神症状の影響によりセルフケアの実施が過剰になる，あるいは不足する場合がある．強迫症を有する方は強迫観念が高まり排泄に関連して繰り返し手を洗う[6]，うつ病を有する方は易疲労感により歯磨きや入浴が億劫となり実施できない[7]場合がある．

- セルフケアが遂行できない原因が精神症状に起因するのであれば，作業療法以外の他療法を利用する．薬物療法を基本とし，さらにセルフケア遂行に関連して不安や緊張，心理的な負担が高まるようであれば，認知行動療法，曝露療法などで，不安や緊張を軽減する自己対処技能を身に付ける．

(2) 応用的動作能力

- 疾患の特性により，道具の使用や手順が上手くいかずセルフケアの遂行が困難となる，セルフケアをするべき時期が適切でない場合がある．支援としては,残存機能を活かす,環境や手順を整える，繰り返し練習することで新たな方法を身に付ける．

- Alzheimer 型認知症を有する方は進行に伴い，自宅であっても目的の場所やそれまで使用していた家電機器の操作がわからなくなり，セルフケアの遂行が困難となる[8]．このような場合，工程を分析できなくなった要因を明らかにしたうえで，残存されている能力，代償能力を活かし遂行ができるよう支援しできるだけセルフケアの遂行を継続していく．トイレの場所がわからなくなってしまう場合は，ドアを開けたままにして[9]視覚を利用し認知が可能となるような環境調整をする．掃除機の使い方がわからなくなってしまった場合は，使用するために機器の操作の必要がないほうきを活用する[10]．

- 統合失調症を有する方では，セルフケアの遂行に関する動作はできるものの，セルフケアの遂行の管理が上手くいかない場合がある．遂行全体の把握が苦手で，セルフケア遂行時期やセルフケアに必要な物品の購入をいつ行うべきか，環境整備の実施時期など自分で段取りがつけられない．このような場合，遂行するべき工程を細かく分け，

具体的に教える，そして繰り返し練習することが必要となる[11]．

- セルフケアで自己の身体をケアするためには，セルフケアに関する知識を学習することも1つの方法である．教育プログラムのテーマに取り入れ，なぜするべきなのか，よりよい方法について伝えることができる．
- 模擬的な練習として外出活動を取り入れ，外出活動の目標の1つにセルフケアの遂行を取り入れることができる．

(3) 社会的適応能力

- 基本的動作能力，応用的動作能力で身に付けた方法を生活場面，参加先で確認し，困難に感じることや，自己の身体のケアとならず，自分らしいセルフケアとなっていなければ，対象者に動作，環境，手順などを提案し，対象者と共に再検討していく．

3) 精神科における留意事項，注意点や禁忌事項

- セルフケアの遂行状況が前駆症状や再発・再燃のサインの場合もある[12]．身だしなみや衛生状態の変化を捉え，早期発見につなげたい．
- 抗精神病薬の副作用の1つに麻痺性イレウス[13]がある．イレウスは著しい便秘，腹痛，嘔吐などの症状が持続してみられる．自身の受けている治療について正しく理解し，体調の変化に気付いて対処することもセルフケアの1つである．

4. 代表的な精神疾患の特徴・傾向

1) セルフケアが障害される主な精神疾患

(1) 摂食症（神経性過食症）

- 過食の後に体重を増やさないために自己誘発行動性嘔吐，または緩下剤・利尿薬，その他の医薬品を乱用し排出行動を反復的に繰り返すことがある[14]．

(2) Alzheimer 型認知症

- 進行すると記憶力，認知機能の低下によりIADLが障害され，買い物などが上手くできなくなる[15]．次いで生活リズムに沿ったADLの遂行が困難となる．ADLの動作はできても，適切なタイミングで行うことができない[16]．さらに進行すると，トイレや着替えなどもできなくなる[17]．

(3) 前頭側頭型認知症

- 行動障害として儀式的行動がある[18]．これは，儀式的に掃除をする，用事もないのに繰り返しトイレに行くなどの行動がみられることがある[19]．また自分のことに無頓着となり[20]，自己の衛生管理や身だしなみが乱れる．

(4) Lewy 小体型認知症

- 自律神経症状を呈することが多い．便秘[21]，尿失禁[22]がみられる場合がある．

(5) 統合失調症

- 意欲低下，妄想などからセルフケア活動が疎かになる場合がある．また生活障害を伴うことも多く服装や身だしなみを整えるなどの日常生活に必要な技能が拙劣である[23]．

(6) 自閉スペクトラム症

- 感覚過敏を認め服の素材によっては不快に感じる場合がある[24]．衣服の選択に注意が

必要となる.

(7) てんかん

- セルフケア遂行中に発作が起こった場合の危険を回避するための遂行方法の選択と環境調整が必要となる. 入浴は短時間のシャワーで済ます. 発作が起こると転倒し, 洗面台, 浴室のカウンターの出っ張りにぶつかる可能性がある[25].

2) セルフケアが障害されることによって生じる二次的影響

- セルフケアの遂行が障害されると何らかの疾患を発症する可能性がある. 発症を予防するため, 発症しても疾病を管理し重症とならないよう, 自己の身体を常に検証し予防しなければならない.
- 洗体, 洗髪不足により, 皮膚の細菌感染症, 湿疹, 皮膚炎が, 歯磨き不足により, う蝕, 歯周病, 誤嚥性肺炎などが起こる可能性がある.

ICF における対人関係

1. 対人関係とは

- ICF モデルの活動と参加において, 対人関係に関する項目は, **コミュニケーション**（communication）と**対人関係**（interpersonal interactions and relationships）がある. コミュニケーションは, コミュニケーションの**理解**やコミュニケーションの**表出**などの下位項目があり, 各々**言語的メッセージ**と**非言語的メッセージ**に分かれる. 対人関係は, **一般的な対人関係**（適切な思いやりや敬意を示すことなど）や**複雑な対人関係**（社会的ルールや慣習に従った行為など）の下位項目がある.

- ICF のコミュニケーションは, 図 3 のように **3 つの情報処理過程**に分けることができ, 社会的知覚もしくは情報の**受信**, 社会的問題解決と意思決定もしくは情報の**処理**, 表出性もしくは**送信**である[1]. 受信は, 他者からの情報を正確に受けとり, 関連する状況を理解する技能である. 処理は, 他の行動と比較照合し, 最良の行動反応を選択する技能である. 送信は, 選択した行動反応を適切な言語的, 非言語的, 周辺言語的行動で他者に送る技能である.

- 言語的行動は, 意見, 要望, 気持ち, 他者への共感や関心などを伝えるために選ばれた選択肢で, 非言語的行動は, 表情, ジェスチャー, 視線, 姿勢, 対人距離などである. 周辺言語的行動は, 声の抑揚, 音程, 大きさ, 流暢さ, 反応までの間, 会話の交互性などである.

- ICF の対人関係の一般的な対人関係と複雑な対人関係は, **道具的技能**と**親和的（対人情緒的）技能**という 2 つの対人行動技能に分けると理解しやすい. 道具的技能は, 身体的・物理的・経済的欲求を充足する社会的交渉行動である. 親和的技能は, 愛・結婚生活・友情など, 対人関係を作り, 維持すること自体が目的となる社会的交渉行動である.

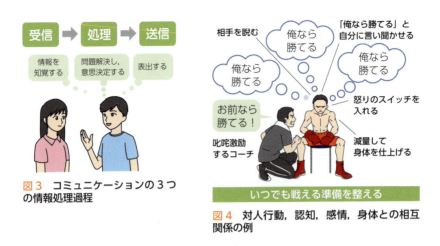

図3 コミュニケーションの3つの情報処理過程

図4 対人行動，認知，感情，身体との相互関係の例

- たとえば，使用しているパソコンが動かなくなったとき，パソコンに詳しい友人に助けを求めるのが道具的技能，助けてもらった友人へ感謝の気持ちを伝えるのが親和的技能である．2つは重なり合う場合もある．

2．作業療法の治療や支援に必要なこと

- 対人関係を形成する対人行動を認知行動療法の基本モデルを参考に，作業療法の治療や支援に役立ててほしい．
- 対人行動は**環境や状況との相互関係**で成り立つ．たとえば，病院内ではいつも受身的，消極的な対人行動の患者Aさんも，アルバイト先では主体的，積極的にお客さんとかかわることがある．病院の作業療法士はAさんのことを患者として接するが，アルバイト先のお客さんはAさんのことを従業員として接する環境である．一見，病院での受身的な対人行動が問題になりそうだが，Aさんは環境適応能力が高いと捉えることもできる．
- 認知は頭に浮かんでくる考えやイメージ，感情はある一定の間続く感情（喜怒哀楽など），身体はそのときに起こった身体の反応，対人行動はそのときとった実際の振る舞いである．
- たとえば，図4のように格闘家は試合前，敵と睨み合うことで怒りのスイッチを入れ（感情），コーチの「お前なら勝てる！」という叱咤激励を何度も口ずさみ「俺なら勝てる」と自己教示する（認知）．また，減量による飢餓状態は戦闘モードとなる（身体）．そうでもしないと人を殴る行動に躊躇してしまうだろう．

3．対人関係の基礎知識

1）対人関係を評価するうえでの基本
(1) 対人関係の3つの情報処理過程を評価する
- たとえば，図5のように昼食のメニューについて3人の患者へ作業療法士が質問した場合，「受信」に課題がある場合，質問とは関係のない発言をする様子がみられる．「処

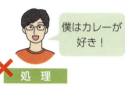

図5 受信，処理，送信に課題のある例

表4 日常生活上の対人行動の例

1. 挨拶をする	14. 話を合わせる・調子を合わせる
2. 話を始める	15. 曖昧な表現をする
3. 話題を見つける	16. 自分の意見を提案する
4. 話をつなぐ	17. ねぎらいの言葉をかける
5. 話の内容を変える	18. お願いする
6. 質問する・説明を求める	19. 困っていることを伝える
7. 話を切り上げる	20. 人を誘う
8. 要求を断る	21. 相手を励ます
9. 失敗をお詫びする	22. 素直にがっかりして見せる
10. お礼を言う・感謝の気持ちを伝える	23. 相手と反対の意見を述べる
11. 相手を褒める	24. 不審に思ったことを尋ねる
12. 自分のことを他人に伝える（自己紹介）	25. 上手に言い訳をする
13. 自分のことを他人に伝える（病気のことなど）	26. その他

理」に課題がある場合，食べ物の話題で返答はできているものの，自分の言いたいことを優先した．「送信」に課題がある場合，返答自体は適切だが，うつむきぎみで小声だったため聞きとることができない（SST 普及協会認定講師川端洋子先生のエピソード参照）．

(2) 道具的技能と親和的技能を評価する

- たとえば，道具的技能は良好だが親和的技能が不十分な作業療法士（しっかりしていて説明もわかりやすいが，話しかけにくく感じが悪い），親和的技能は良好だが道具的技能が不十分な作業療法士（引き継ぎ時の報告・連絡や説明が不十分だが，患者からの評判はよい）がいる．対人関係においては，「道具的技能」と「親和的技能」の両方が必要である．

(3) 対人行動を評価する

- 日常生活上の対人行動は表4に示すとおりさまざまな種類がある．
- **行動を細分化し，何ができて，何ができていないのかを評価する**．たとえば，図6のようにA子さんがB男さんへ「話を始める」とき，①ふさわしい時と場所を選ぶ，②話しかけたい人に挨拶する（必要なら自己紹介），③世間話をする，④相手が耳を傾け話したいと思っているかどうかを見極めるなどが必要な行動として細分化される．図6では，②③は適切だが，①④は適切でないと考えられる．

(B男さんと「話を始めたい」A子さん)

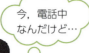

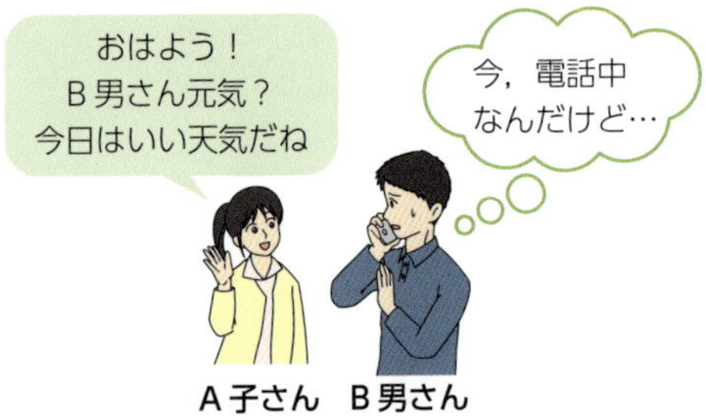

必要な対人行動
①ふさわしい時と場所を選ぶ
②話しかけたい人に挨拶する
③世間話をする
④相手が耳を傾け話したいと思っているかどうかを見極める

図6 「話を始める」行動の細分化の例

表5 推論の誤りの例

①全か無か思考	ものごとを白か黒で考えてしまう
②一般化のしすぎ	1つでもよくないことがあるとすべてに当てはめる
③心のフィルター	1つのよくないことに目が向いてしまう
④マイナス思考	すべてマイナスに解釈してしまう
⑤結論の飛躍	根拠なく自分にとって不利な結論を出してしまう
⑥過大評価と過小評価	失敗を過大に考え，成功を過小評価する
⑦感情的決め付け	感情をもとに判断してしまう
⑧すべき思考	「～すべきだ」と強く思い込んでしまう
⑨レッテル貼り	「自分はダメな人間だ」と極端なレッテルを貼ってしまう
⑩個人化	関係がないとわかっていることにまで自分に関連付けてしまう

(4) 認知を評価する

- ある状況におかれた際に自動的に頭の中に浮かんでくる考えを**自動思考**という．自動思考の歪みには「推論の誤り」があり，認知療法開発者のBeckは10種類紹介している[2]（表5）．辛い気分を生み出す自動思考を評価する．

(5) 感情を評価する

- 感情を言葉と数値で表してみる．感情と認知の区別がつかない場合は，気分は文章ではなく一言で表現させる．また気分を表す言葉のリストから選択させるという方法もある．

(6) 身体を評価する

- 精神生理学者のPorgesは副交感神経の80％を占める迷走神経を背側と腹側の複合体からなる多重迷走神経理論（ポリヴェーガル理論）[3]を提唱した．図7のように，腹側迷走神経複合体は向社会的行動（社会的関与）を司り，交感神経は能動的な防衛行動（闘うか逃げるか），背側迷走神経複合体は受動的な防衛行動（凍り付き）を司るとしている．

2) 対人関係を支援するうえでの基本

(1) 対人行動

- 感情のコントロールが重要だが，気分そのものを変えることは非常に難しい．しかし，

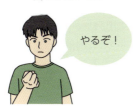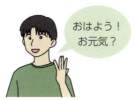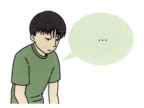

図7　ポリヴェーガル理論のイメージ図（対人行動の例）

作業療法は，言葉だけでなく**作業を共に行う**ことで，**身体**や**認知**，**行動**へ介入しやすく，結果，**感情**を変えることができる支援である．

(2) 身体への介入

- 身体への介入は，腹側迷走神経複合体優位な身体へと変化させる．たとえば，一緒に楽しく運動をして軽く汗を流すことでお互い話しやすくなる，マッサージをしてもらうと安心してついつい自分のことを話してしまうなどである．

(3) 認知への介入

- 認知への介入は，「3C」〔**キャッチ**（Catch，気付く），**チェック**（Check，確かめる），**チェンジ**（Change，変える）〕を中心にトレーニングしていく[4]．このトレーニングが難しい場合，まずは自分の認知をキャッチするだけでもよい．たとえば，創作活動や集団活動で問題解決が上手くいかなかったとき，出現した不快な感情や，すぐ後の行動に目を向け，そのときの自動思考を一緒にキャッチする．

(4) 行動への介入

- 行動への介入は，**向社会的行動**を実際に行い体験していく中で感情を豊かにしていく．SSTのロールプレイなどがこれに相当する．たとえば，安心できる環境下で，感謝の気持ちを伝えるロールプレイをすることで，温かい気持ちになるなどである．

3）精神科における留意事項，注意点や禁忌事項

- 対人関係の支援は，対象者の希望に沿った**希望志向型**でなければならない．いくら支援者が必要と感じていても，対象者自身が望む支援でなければ，仮に作業療法場面では行ったとしても**実際の生活場面**では実践しないだろう．

4．代表的な精神疾患の特徴・傾向

1）対人関係が障害される主な精神疾患

- 対人行動を使う機会が少なかった，もしくは，長年限られた環境で受身的な生活をしてきた人．たとえば，精神科病院へ長期入院している精神障害者，特別支援学校卒業後に自宅で両親との交流のみの生活を送っている知的障害者などである．

- 対人行動のよいモデルに出会わなかった人や，子どもの頃から周囲にいた大人や友人がよいモデルとならず，それを見て育った人．たとえば，虐待を受けて育った精神障害者，非行や反社会的集団の中で過ごした境界知能，軽度知的・発達障害者などである．
- 対人行動を上手く学習できなかった人や，よいモデルに出会い，練習する機会があっても認知機能に障害があるため誤った解釈をしてしまう人．認知機能に障害のある精神障害者，知的・発達障害者などが当てはまる．

2）対人関係が障害されることによって生じる二次的影響

- Zubin は「ストレス - 脆弱性モデル」を提唱し，脆弱性（病気になりやすさ）とストレスとの相互関係で，症状が悪化する場合もあれば，それを防ぐこともできると説明した[5]．この相互関係は対処の仕方によって変化する可能性があり，**ストレス対処には対人行動が大きく関係する**．良好な対人関係はストレスを減らし，再発防止に役立つだろう．

ICF における移動

1．移動とは

- 移動（図8）とは，その目的により「参加」の手段となる場合と，「活動」そのものとなる場合がある．たとえば，カルチャー教室に行くことが目的である場合には，自動車運転は「参加」の手段だが，ドライブすることはそれ自体が「活動」となる．
- 外出は，通学や通勤，他者に会う，買い物などさまざまな目的のために行われる．家屋内での移動も，食事や入浴などの活動のために必要不可欠である．人は目的地への距離や時間，費用あるいは利用可能性などを検討して，移動の手段を選択している．
- ICFにおける移動とは，「**d450. 歩行**」「**d455. 移動**」「**d460. 様々な場所での移動**」「**d465. 用具を用いての移動**」「**d470. 交通機関や手段の利用**」「**d475. 運転や操作**」などが挙げられる[1]．本項では，主に“自動車運転”と“公共交通機関の利用”の移動に焦点を当て，歩行については割愛する．

2．作業療法の治療や支援に必要なこと

- 移動の工程は複雑であり，各工程に必要な「心身機能・身体構造」は異なる．その違いを十分に理解することで，どの工程や心身機能に焦点を当てる必要があるかを判断できる．
- 「環境因子」や「個人因子」の評価も求められる．移動に必要な環境や条件を整える，あるいは社会資源を導入することで，円滑な移動が可能になる．

1）自動車運転の基本

- 自動車運転は，前方の信号を見てアクセル／ブレーキを踏むか決めたり，周辺の状況を見ながらハンドルを動かして右折したりするなど，マルチタスクを処理しながらの

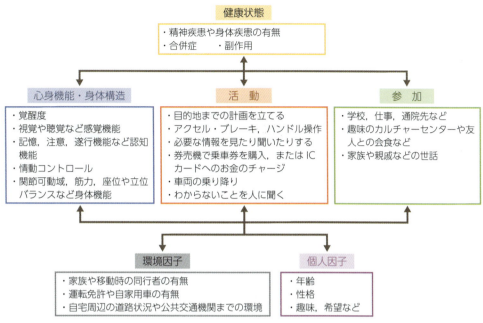

図8 移動に関するICF
移動には，知覚機能や運動機能，認知機能などの「心身機能・身体構造」，目的地までの計画や運転操作，乗車などの「活動」，さまざまな「参加」が関連している．また，居住地域の状況や公共交通機関の利便性などの「環境因子」，あるいは年齢や性格などの「個人因子」も影響を与える．

道具操作であり，難度の高い手段的日常生活活動（IADL）である[2]．

- 運転に必要な能力は，**視覚や聴覚などの知覚機能，それに基づく認知機能，予測や適切な判断，アクセル・ブレーキやハンドル操作の運動機能**の4つに大別される[3]．
- 運転のレベルについてはいくつか報告があるが，筆者がICFに当てはめたものを図9に示す[4]．
- 運転の戦略レベル（strategical level）は，目的地への適切な道順を計画する，時間やコスト，道路状況などを考慮して計画変更するなどである．運転の戦術レベル（tactical level）は，前の車を見て速度を調整したり高速道路で周囲の状況を把握して車線変更したりするなどである．運転の操作レベル（operational level）は，ハンドル操作やアクセル・ブレーキの操作などである．

2）公共交通機関の利用の基本

- 公共交通機関は，主にタクシー，バス，路面電車，鉄道・新幹線，航空機などに大別される．選択する公共交通機関によって，工程や必要な心身機能・身体構造は異なる[6]．
- 鉄道の利用を例に挙げる．計画段階では，目的地への距離や費用，時間などを検討して，どの路線が適切か，どの駅から乗り降りするかなどを調べる．次に，実際の利用場面では券売機を操作して必要な切符を購入する（あるいは交通系ICカードにお金をチャージする），行先表示から目的の駅に着くホームや列車を選択してそれに乗る．そ

▶ 手段的日常生活活動：Instrumental activities of daily living（IADL）

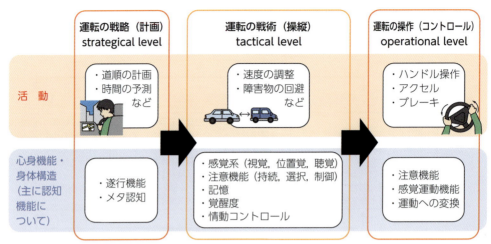

図9　自動車運転の3つのレベルと心身機能（主に認知機能），活動（Michon J A, 1985[4]）をもとに筆者が作成）

して，乗車後は車内アナウンスや案内表示を見て，適切な駅で降りる必要がある．

3. 移動の基礎知識

1）移動を評価するうえでの基本

(1) 身体機能・知覚機能の評価

- 第一種免許に必要な知覚機能として，**視力は両眼で0.7以上**（一眼でそれぞれ0.3以上），赤・青・黄色の色彩識別ができること，**両耳の聴力が10mの距離で90デシベルの警音器の音が聞こえること**が要件とされている[7]．
- 視覚機能では，**有効視野**を測るUseful Field Of View検査があり，3つの視覚処理スクリーニング検査からなり，運転適性に関して有用であると報告されている[8]．

(2) 神経心理学的検査

- 自動車運転能力を反映すると報告されている神経心理学的検査を紹介する[5,9]．
- **Trail Making Test-A，B**：注意機能（持続・選択・転換）や処理速度，ワーキングメモリーを測定する．
- **ウェクスラー成人知能検査第3版**：11の下位項目から構成され，総合的な知能指数を評価する．数唱，語音整列，符号，積み木模様が運転能力を反映するといわれている．
- **ウェクスラー記憶検査**：短期記憶や長期記憶を評価する．
- **時計描画検査**：記憶，空間認知，選択的注意，抽象概念を評価する．

(3) 運転シミュレーターを用いた技能評価

- 運転シミュレーターはいくつか市販されており，医療機関で使用報告がみられる．簡易自動車運転シミュレーターは，認知反応やタイミング検査など認知機能の評価を主としている[10]．
- 最近のシミュレーターは，**運転反応検査**や**ハンドル操作検査，アクセル・ブレーキ踏み替え検査，注意配分・複雑作業検査**などを含み，雨天時の走行体験ができるものもある[10]．今後，精神科領域でも導入することが望まれる．

ICF における移動

(4) 教習所や道路上での実車評価

- 国内の精神科領域における実車評価の報告はほとんどみられないが，オランダでは実際の高速道路を走行して評価を行っている．ただし，薬剤が自動車運転に与える影響を検討するためであり，道路走行時の横揺れを測定している[11]．
- 身体障害領域では，**自動車運転教習所と連携して実車運転評価を行っている施設もある**が，教習所により評価基準が異なるため，今後のさらなる連携が必要である[9]．

2) 移動を支援するうえでの基本

(1) 自動車運転

- 自動車運転では，まず**運転免許の適性検査基準に合格できる程度の機能をもっているか，安全な運転に必要な身体機能および認知機能が保たれているか**について評価を行う[12]．
- 障害例として，視覚機能の低下により，歩行者に気付かないなどの危険性が増加する．また，聴覚機能の低下により，緊急車両の音が聞こえないなどの危険性が増加するが，補聴器などの使用で補うことが可能である．
- 国内で，身体障害領域における作業療法士の自動車運転支援の報告は多数みられるが，一方で，精神科領域における作業療法士の報告はほとんどみられないのが現状である．
- カナダにおける作業療法士による自動車運転適性評価を検討した研究では，46 名のセラピストのうち 33 名(71.7%)が統合失調症をもつ運転者を評価すると返答しており，海外では運転支援の取り組みがみられる[13]．
- 『患者の自動車運転に関する精神科医のためのガイドライン』[14] では，「精神科医は，**①運転時間を短くする，②運転頻度を減らす，③混雑時間帯を避ける，④夜間は運転しない，⑤悪天候では運転しない，⑥高速道路は運転しない，⑦慣れ親しんだ自宅近辺のみを運転する，⑧家族が同乗するときのみ運転する**，などの制限によって危険性が低下すると考えられるのであれば，患者や家族に対しこれらを推奨する」と記載されており，作業療法士も上記の考え方を参考にできる．

(2) 公共交通機関の利用

- 対象者が**公共交通機関の利用に当たり上手くできない／困っていることを詳細に評価する**．
- 精神疾患をもつ人を対象にした公共交通機関に関するアンケート[15] において，困りごとの上位は，「どの券売機で目的の切符を買えるのかわからない」「手帳の割引の申請方法がわからない」などであった．これらの工程を上手く実施できない場合，**困ったときに質問する練習や手帳の割引の申請方法を知っておく必要がある**．
- 同様のアンケート[15] において，「IC カードのタッチでエラーになったとき，どうしたらよいかわからない」「混雑していると上手く乗り込めない・降りられない」も上位の困りごとであった．そのため，**IC カードのタッチでエラーになった場合や混雑時での乗り降りを実際の場面やロールプレイで訓練する必要がある**．
- 自閉スペクトラム症を抱える対象者に，作業療法士が通学という広義の外出支援を行った報告もあり，対象者がどの段階で困難さを感じているか評価している[16]．

3）精神科における留意事項，注意点や禁忌事項

(1) 向精神薬と自動車運転について

- 自動車運転は生活上必要にもかかわらず，国内では，一部の抗うつ薬を除いたほとんどの向精神薬の添付文書に「眠気，注意力・集中力・反射運動能力等の低下が起こることがあるので，本剤投与中の患者には自動車の運転等危険を伴う機械の操作に従事させないよう注意すること」と記載され，服薬中の自動車運転中止が求められている[17]．

- しかし，画一的な自動車運転中止は十分なエビデンスに基づいておらず，精神症状の有無や疾患の運転への影響，服薬量や副作用の有無など総合的に対象者の状態を個別に評価したうえで判断する必要がある[17]．

- 『患者の自動車運転に関する精神科医のためのガイドライン』[14] においても，「患者の運転能力の低下ないしは喪失は症状の増悪等を含む具体的な健康状態によって判断されるべきであり，診断名・病名によって一律に判断されてはならない」と記載されている．

(2) 自動車運転と精神疾患に関する法律

- 2014 年に改正道路交通法と自動車運転死傷処罰法が施行され，精神疾患をもつ人の自動車運転が大きく制限された[18]．

- 道路交通法では，2019 年時点で，免許の拒否・取り消しの可能性がある疾患として，統合失調症，てんかん，うつ病，双極症，認知症，アルコールや薬物など物質関連症が挙げられている．わが国では，診断名と内服薬で運転が規制されるが，個別に運転可否を判断することが必要である．

- 自動車運転死傷処罰法は，自動車事故が加害者の不注意によって起きた過失ではなく，悪質で危険な運転をしていたことが原因であった場合に，その悪質性や危険性に応じて罰則を設けるものである[18]．

4．代表的な精神疾患の特徴・傾向

1）移動が障害される主な精神疾患

- ヨーロッパでの調査で，精神疾患全般において，自動車運転事故のリスク比は 1.71 である[19]．

(1) 統合失調症

- 運動技能の低下が報告されているが，運動技能の低下と薬の副作用とは無関係である[20]．

- 統合失調症の自動車運転では，退院後 3 か月間の死亡事故のリスクが高いことやスピードを控えた運転をすることで認知機能障害を代償し，事故リスクを下げている可能性が示唆されている[21]．

(2) うつ病，双極症

- うつ病では，抗うつ薬を服用していない場合でも，運転時に強い眠気を感じることが報告されており，運転時の適切な速度維持に影響を与えていた．眠気がないときには，走行位置や速度，速度の偏りは健常者と差がみられなかった[22]．

- うつ病患者は，ハンドル操作の反応速度が有意に遅いことが報告されているが，この

反応の遅れは，症状の重さとは関係がみられなかった[22]．

- 躁状態の自動車運転では，スピード違反，集中力と判断力の低下，衝動性などが報告された．対象者にみられる誇大性と洞察力の欠如は，運転によるリスクの認識の欠如と一致しており，事故のリスクが高まっているのに自覚できていない状態だといえる[23]．

(3) パーソナリティ症

- 衝突事故を分析した研究では，最も多い診断はパーソナリティ症であった．このうち25〜54歳の女性で事故後の血中アルコール濃度が高く，シートベルトを使用していなかった．この研究では，パーソナリティ症患者の運転特性は，他の疾患とは異なることが指摘されている[24]．

2) 移動が障害されることによって生じる二次的影響

- 移動が障害されると，「活動」や「参加」の制約が生じる．たとえば，自動車運転が困難なため通院・買い物ができなかったり，集会に参加できなかったりする．
- 移動の障害により，行動範囲が狭小化して，活動性の低下が起こる．それにより二次的に意欲や身体機能の低下が起こるなど悪循環となる．たとえば，「公共交通機関を利用できないことで，通院できなくなり，友人との会合にも参加できなくなる」「それにより自閉的に過ごしており，抑うつ状態となり，身体機能も低下する」「そして身体機能の低下により，さらに活動性が低下して，寝たきり状態となる」といった例が挙げられる．このように，移動の制約から「心身機能・身体構造」に悪影響を及ぼすことも考えられる．

ICF における地域活動

1. 地域活動とは

- ICF モデルにおいて地域活動は「活動と参加」の枠組みに分類される．
- 地域活動には，地域活動支援センターなど公的資源が提供する活動や，有志の団体による活動など幅広く存在する．公的資源が提供している地域活動では，専門職やピアサポーターなどもいるため，対象者は比較的安心して取り組むことができる．公的資源以外の地域活動の具体例は，会合，ボランティア，レクリエーション，レジャー，宗教，政治活動などが挙げられる．
- また，地域活動は個人的な活動でもあり集団活動でもある．そして，その活動の目的は無目的（参加者が意識していないという点で）に近いものから，確固たる信念や目的が反映された活動など幅広いのが特徴である．

2. 作業療法の治療や支援に必要なこと

- 地域活動は，地域で生活する精神障害者の生きがいや健康的な生活に肯定的にも否定的にも影響することを理解する必要がある．たとえば，地域活動が気分転換や体力作

りに貢献していることもあれば，それとは逆にストレスの原因となったり休息を阻害していたりする可能性もある.

- 地域活動は，他の日常生活にも影響を与えることを理解する．吉川[1]は，「作業には生活を構造化するという意味があります」と述べている．これは，1つの作業が他の作業に影響を与えながら生活が構成されているという意味である.
- たとえば，毎週決まった日時のボランティア活動を基準にして生活のスケジュールを組み立てたり，着る服を決めたりすることもある．また，宗教には，参拝などの習慣的な儀礼があり，それも生活リズムや日課に影響を与えているといえる.
- 地域住民主体の地域活動は，専門職にはできないアプローチや効果を対象者にもたらす可能性がある，という点で有用であることを理解する必要がある.
- 上記の内容を踏まえたうえで，対象者の地域活動への参加を支援するためには，対象者の望んでいる地域活動や環境面とその相互作用を理解する必要がある.

1）対象者の望んでいる地域活動

- 地域活動の種類だけでなく，参加する目的や担いたい役割なども含まれる．これらは，対象者の興味や価値観の表れであり，地域活動におけるニーズとなる.

2）地域活動における環境面

- 環境は，文献により分類が異なるも，環境が対象者の地域活動への参加を促進したり制限したりするという意見は一致している．ここでは，環境を物理的環境，社会的環境，文化的環境に分類する.

(1) 物理的環境

- 物理的環境には会場や情報へのアクセス，物品や道具，施設設備やアメニティーなどがある．対象者によっては，会場までのアクセスにおけるトイレや休憩場所の有無，会場内掲示板の可読性なども含まれる.

(2) 社会的環境

- 社会的環境は対象者を取り巻く人的資源や関係性である．代表的なのは，家族関係や地域住民との関係が挙げられる．対象者が望む地域活動を周囲の人々も望んでいるのかどうかは，地域活動への参加に大きく影響を与える.

(3) 文化的環境

- 文化的環境とはその地域における明示化されていないルール，風習や慣習である．その地域らしい活動に影響するだけでなく，地域における正しさにも影響を与えると考えられる．たとえば，障害をもつ方への不十分な理解や偏見などにも少なからず影響している.
- その他，経済的環境や政治的環境なども対象者の地域活動に影響を与える.

3. 地域活動の基礎知識

1）地域活動を評価するうえでの基本

- 対象者の地域活動を評価する際には，対象者，地域活動における要素，環境面など要素に分けた視点とその相互関係を評価する必要がある.

- そして，地域活動が組み込まれた生活の評価が幸福や健康に寄与しているかの視点が必要である（表6）．

（1）対象者の評価

- 対象者の評価は心身機能や遂行能力だけでなく，これまでの活動における経過や地域活動への期待（目的や役割など）を含んだ評価を行う．

- これまでの活動における経過からは，対象者の参加パターンやストレス対処技能，対人関係技能，集団への反応性などが評価できる．また，対象者の生活空間の広がりや移動を知るには，**Life Space Assessment（LSA）**といった評価法が有用である．これらは，地域活動の参加における実現可能性や予後予測に役立つ．

- 対象者の地域活動への期待（目的や役割）は，特に長期的で目的が明確な地域活動で重要な評価視点となる．目的や役割を果たせているか，またそれらは周囲の考えと乖離（かいり）していないかは，地域活動に対する動機や継続性に影響を与える．

（2）地域活動における要素の評価

- 地域活動における要素の評価では地域活動に対する作業分析を行う．「どのような活動」を，「どんな目的」で，「どれくらいの頻度」で，「どんな集団」で行っているのかといった視点が必要である．

- 局所的な環境要素や集団力動といった視点も必要である．

（3）環境面の評価

- 環境面の評価では環境分類ごとの分析が，対象者の地域活動にどのように影響（促進／制限）を与えているのかを評価する．

- 地域の環境面における評価では，対象者の環境への認識を把握するため籔脇らが開発した**包括的環境要因調査票（CEQ）**[2]も有用である．CEQ は高齢者向けだが，精神障害においても有益な視点である．

（4）地域活動が組み込まれた生活の評価

- 地域活動と生活の評価では，地域活動が生活に及ぼしている影響と，生活が地域活動への参加に及ぼしている影響の両側面から評価する必要がある．

- 非構成的な面接や観察では，地域活動における達成感や満足度，疲労感，対人関係トラブルや精神症状の変化，睡眠状況の確認など，地域活動が対象者の生活や他の日常活動にどのような影響をどの程度与えているかといった視点が必要である．また，それらをスケジュールと合わせて表記することで経時的変化を把握できる．

表6 対象者の地域活動における評価の視点

（1）対象者の評価
・心身機能，遂行能力 ・地域活動の目的，役割
（2）地域活動における要素の評価
・公的資源，地域独自 ・個人活動，集団活動 ・地域活動の目的，役割
（3）環境面の評価
・物理的環境 ・社会的環境 ・文化的環境
（4）地域活動が組み込まれた生活の評価
・達成感，満足感，疲労感，睡眠，生活スケジュールなど

▶包括的環境要因調査票：Comprehensive Environmental Questionnaire（CEQ）

- 構成的な評価では，地域活動とその他の活動とのバランスや優先順位を評価する**作業バランス**[3]やパーソナルプロジェクト[3]，日常生活の GRID 評価[4] などがある．対象者の地域活動を含む生活行為が上手くできているか（作業機能障害）の評価では，**作業機能障害の種類に関するスクリーニングツール（STOD）**[5] が活用できる．

2）地域活動を支援するうえでの基本

- 地域活動に対する治療・支援には，地域活動の目的や役割，対象者の地域活動を支援する時期や状況，地域活動と生活（健康や幸福）の関連への助言や支援方法を理解する必要がある．

(1) 地域活動の目的や役割

- 地域活動は，対象者が地域活動に望む目的や役割だけでなく，地域活動自体が求める目的や役割の双方が一致することが重要である．双方の目的や役割が一致するほど，地域活動への参加は継続され，対象者の能動性も向上する．そのため，目的や役割に相違がある際は，修正や妥協点を見つける，達成するための能力や技能を向上させるといった支援が必要である．

- また，対象者の目的や役割により支援方法や回数は異なる．たとえば，気分転換やストレス発散であれば，公的資源の活用や個人参加できる地域活動で，参加頻度も不定期でよいかもしれない．この場合は，地域のイベント情報などにアクセスできるよう支援するだけでも十分なこともある．しかし，集団活動で継続性がある地域活動（ボランティアや政治活動など）は，スケジュール管理や生活への組み込み方など習慣化する戦略が必要となる．加えて，その集団内で対象者が担いたい役割を獲得するための技能獲得への支援が必要となる．

(2) 対象者の地域活動を支援する時期や状況

- 作業療法士は地域活動を支援する時期や状況に合わせて，適切な量の支援を提供する必要がある．

- たとえば，退院時の支援であれば退院後に新たな地域活動を開始する，または以前の地域活動を再開する場合が想定できる．地域生活の中での支援でも，新たな地域活動を開始する，継続している地域活動への参加の質を高める，といった場合が想定できる．

- この中でも，退院時に新たな地域活動の開始を支援する場合は，慎重になる必要がある．なぜなら，入院生活から退院生活への変化と，新たな地域活動の開始という 2 つの大きな環境変化を同時に遂行するからである．精神障害を抱える人は，環境変化の要素が多いほど適応が困難となることが予想される．この場合は，地域活動への参加回数や時間の調整だけでなく，まずは公的資源が提供している地域活動から活用するなど，対象者の希望を反映させながらも負担を軽減する戦略が必要である．また，スムーズな移行のため退院前支援などを利用して見学を実施するなど，慣れるための期間も想定する必要がある．

▶作業機能障害の種類に関するスクリーニングツール：Screening Tool for classification of Occupational Dysfunction（STOD）

- 一方で，地域生活をしている対象者に対しては，基本的には本人に任せるのが筆者の考えである．作業療法士は，相談相手になったり，必要な助言をする程度でもよい．その理由として，対象者の生活における課題は対象者自身が解決することが重要で，かつ，対象者は1人の地域住民として地域活動へ参加するからである．地域活動では，専門職という存在が対象者の参加を抑制する可能性がある．地域で生活している対象者であれば，相応の技能を有していたり，症状が安定していたりすることも理由である．

（3）地域活動と生活（健康や幸福）の関連

- 地域活動の生活への影響の評価で挙げた視点をもとに，対象者の地域活動と生活の関連を把握し必要に応じて助言やフィードバックを行う．助言やフィードバックにより対象者の内省を促す際は，対象者が自ら気付き行動変容できることを意識して支援することが重要である．
- また，課題の解釈や解決方法に関する対象者と作業療法士のやりとりは，可視化することで対象者の理解を深めると同時に，互いの齟齬を最小限に抑えることに役立つ．そして，可視化されたものをストックすることで，対象者が類似場面への対応や異なる場面への応用に取り組む際の材料となる．

3）精神科における留意事項，注意点や禁忌事項

- 対象者は精神疾患を抱える人である前に1人の地域住民であることを念頭におく．そのため，プライバシー保護の観点から過度な先入観による悪影響を避けるため，対象者の疾患や健康状態については特に情報提供する必要はない．例外として，対象者が参加する地域活動の場に専門職や支援関係が成立している地域住民がいる際は，情報共有の必要性が出てくることもある．
- 地域活動に参加しないことも，対象者の権利である．精神疾患を抱える人の中には，地域で目立たずゆっくりと暮らしたいと希望する者も多くいる．坂井ら[6]の報告でも，地域で暮らす精神疾患を抱える人の生きがいへ影響を与える要因の1つとして「あえて距離をとる対人関係」が報告されている．
- 基本的には対象者の主体性を支援するも，トラブルや危機的状況には即時介入する必要がある．そのような場面では，可能な限り対象者と地域双方の利益を担保するよう心がける．

4．代表的な精神疾患の特徴・傾向

1）地域活動への参加が障害される主な特性と理由

- 地域活動への参加は，多くの精神疾患で障害されるであろう．
- 主に対人関係のトラブルや地域住民からの偏見による参加の制限という形で現れることが予測される．精神疾患の種類は異なれど，地域活動への参加が障害される発生機序は類似することが多い．そのため，ここでは疾患別ではなく課題の特性と傾向を踏まえて説明する．
- 対人関係のトラブルは，主に対人関係技能や感情調整などに課題を抱えている対象者に予測される．対人関係技能が低下している対象者では，他者との交流において誤解

が生じたり，距離感を適切に測れなかったりすることがトラブルへと発展する．感情調整を課題としている対象者では，他者との交流により過度な高揚または不安状態となることでトラブルへと発展することが予想される．

- 地域住民からの精神疾患に対する偏見は，対象者がトラブルを起こすことだけが原因ではなく，地域の精神保健における教育や文化的環境などが影響していることが考えられる．
- 安西[7]は，本来のノーマライゼーションの実現には，当事者側の社会生活におけるルールの遵守や住民としての責任を果たすことが必要とも指摘している．そのため，地域における偏見は対象者が地域活動に参加することで軽減する可能性を理解するのは重要である．

2）地域活動が障害されることによって生じる二次的影響

（1）身体機能への影響

- 地域活動への参加が障害されるということは，対象者の地域における行動範囲の縮小を意味する．日中活動性は低下し，身体の諸機能の廃用につながる．

（2）精神機能への影響

- 地域活動への参加が障害されるということは，対象者の生活における日中活動性の低下や刺激の減少を意味する．生活リズムの崩れや自閉的な生活を促進することにつながる．これらが精神疾患において，精神症状自体の悪化を招くことは容易に想像できるであろう．

ICF における教育と就労

1．教育と就労とは

- 教育と就労は，ICF の枠組みでは「活動と参加」に分類される．
- 「活動と参加」は，学習と知識の応用，コミュニケーション，運動・移動，セルフケア，家庭生活などに分割され，教育と就労は主要な生活領域に含まれている．主要な生活領域は，教育と仕事と雇用（就労），経済生活に分類され，それぞれの項目は表7に示す下位項目で構成されている．
- つまり本項で扱う教育と就労というカテゴリーは，乳幼児から高齢者までそれぞれの所属集団内において受けることや行うことを期待され，必要とされている教育的，仕事と雇用に関連する広範囲なものである．

1）教育の下位分類について

- 非公式な教育（家庭やその他の非制度的な環境での学習）があり，家庭内や，近所などのコミュニティにおける学習も含まれていることに注目する必要がある．
- 就学前教育，学校教育，職業訓練，高等教育においては，障害のある子どもへの支援や成長についても理解する必要がある．

ICF における教育と就労

表7 教育と就労の下位項目

主要な生活領域		
教　育	就労（仕事と雇用）	経済生活
非公式な教育	見習い研修（職業準備）	基本的な経済的取引き
就学前教育	仕事の獲得・維持・終了	複雑な経済的取引き
学校教育	報酬を伴う仕事	経済的自給
職業訓練	無報酬の仕事	その他の特定の，および詳細不明の経済生活
高等教育	その他の特定の，および詳細不明の仕事と雇用	その他の特定の主要な生活領域
その他の特定の，および詳細不明の教育		詳細不明の主要な生活領域

2）就労の下位分類について

- 仕事の獲得・維持・終了では，「職探し」から「適切な方法での退職」までが含まれている．無報酬の仕事には，ボランティア，奉仕活動，コミュニティや宗教団体への無報酬での労働，家の周りの労働までが含まれている．
- 障害をもつ人の就労の準備から就労，就労継続，一般就労から福祉的就労まで幅広く知っておく必要がある．

2. 作業療法の治療や支援に必要なこと

- 教育と就労というのは，乳幼児から高齢者，各家庭から学校・職場・地域までを扱うため，人の一生という長い視点で人間発達的観点から対象者の将来を見据えて，今・何が体験として必要なのかを考えてアプローチする必要がある．
- 人の生物的・心理的・社会的発達において必要な体験・経験や環境を知る必要がある．そのため，教育と就労における制限や制約に対する治療や支援は，ICF の概念図のとおり各カテゴリーが相互に影響し合っていることを踏まえたうえで，対象者が環境に適応できるように変化を促すのか，環境を対象者に合わせていくのかなど，われわれが介入する力点を検討する必要がある．
- 対象者の障害の有無にかかわらず，医療・保健・福祉において，早期に発達の特性，障害や疾患を把握し，早期からその発達に応じた支援を行う体制や制度があることを知る必要がある．
- 乳幼児健康診査，5 歳児健康診査，児童発達支援センター，特別支援教育，インクルーシブ教育システム，合理的配慮，就労継続支援 A 型，就労継続支援 B 型，就労移行支援就労定着支援などの法的根拠を知っておくとよい．
- 関連する法律に，母子保健法，児童福祉法，障害者総合支援法，精神保健及び精神障害者福祉に関する法律，老人福祉法，労働法関連（労働基準法・障害者の雇用促進等に関する法律など）がある．

3. 教育と就労の基礎知識

1) 教育と就労を評価するうえでの基本

- 活動・参加レベルにおける「できる」「できない」という評価にとどまってはいけない。心身機能，身体構造，環境因子・個人因子それぞれとの相互作用を考慮する必要がある。
- 教育は環境評価，就労は環境評価に加えて，仕事とのマッチングを検討する。
- 各年代の発達課題に注目する。被虐待事例における基底欠損（基本的信頼感の欠如）や，何らかの要因による発達課題の積み残しの有無について検討・評価する必要がある。WAIS などで発達の特徴をつかむ必要がある。

2) 教育と就労を支援するうえでの基本

- 同じ空間にいることができる，周囲と同じ行動ができるということが目標ではない。対象者の特性に応じた環境調整がなされ，本人が取り組むべき課題，期待されている課題に取り組むことができることが大切である。そして，何より本人が安心し，充実感を得られることが重要である。
- 活動を介した対人関係やストレス対処技能の獲得，対象や自身の行動変容による所属集団や社会への適応を指向したアプローチと，残存能力を活かし，代償と環境調整をすることによる適応を指向するアプローチを対象者の年齢や疾患・障害によって使い分けていく。

3) 精神科における留意事項，注意点や禁忌事項

- 非公式の教育も含めた教育や就労の場面において，多くの場合対人関係を中心とした集団適応の課題が問題として前景化してくる。
- 人はあらゆる体験を通して，パーソナリティが形成される。そして，それをもとに思考や行動，対人コミュニケーションの特性が形作られる。そのため，その時々の経験が失敗体験や回避行動の強化につながらないように，経験の振り返りを個別にフィードバックするかかわりを忘れてはならない。
- 教育や就労という領域は，就学・就労の継続や，復学・復職といった目標設定もわかりやすい。しかし，作業療法士が対象者とかかわる際，選択肢を狭めたり限定したりするようなことがあってはならない。就学・就労のあり方，復学・復職のあり方は千差万別でよい。
- コロナ禍を経て，インターネットを利用した多様な学びの形態や働き方の多様性が可能になった現代において，支援者が学ぶこと，働くことの障壁とならないのはもちろんのこと，選択肢の幅を限りなく広くもてるように，日々学びの形態や働き方について情報をアップデートする必要がある。

4. 代表的な精神疾患の特徴・傾向

1) 教育と就労が障害される主な精神疾患と理由

- 主な精神疾患の好発年齢は以下のとおりである[1]。
  - ・統合失調症：多くが 10 歳代後半〜 30 歳代までに発症する。

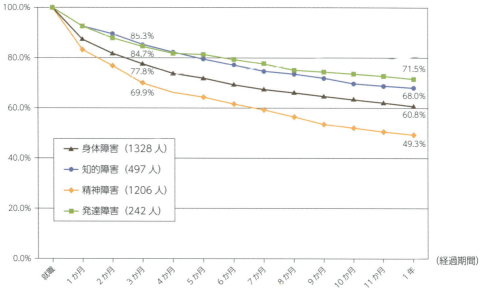

図10 障害者の職場定着率（障害種類別）
（独立行政法人　高齢・障害・求職者雇用支援機構　障害者職業総合センター，2017[2]）より引用）

- うつ病：20歳代後半と中高年（40〜45歳）での発症が多い．
- 双極症：20歳前後での発症が多く，うつ病よりも発症年齢が低い．
- 社交不安症：青年期に好発する．
- パニック症：20歳代前半での発症が多い．
- 強迫症：20歳前後での発症が多い．
- 摂食症：思春期頃が多いが，児童期や大人になってから発症するケースもある．

- 上記のように，いずれも教育と就労にかかわる中心年代であることがわかる．
- 精神障害をもつ人の職場への定着率は他の障害と比較すると低い（図10）．職場の雰囲気や人間関係，労働条件や仕事内容，強い疲労感や症状の再燃が離職理由と報告されている[2]．

2）教育と就労が障害されることによって生じる二次的影響

- 他者と共に時間を過ごす社会的経験の欠落はパーソナリティ形成に大きな影響を与える．しかし，インターネット環境の充実により身体的・空間的に時間や体験を共有する必要はなくなり自宅にいながら社会的なつながりを保ったり，拡大したりすることが可能となった．

臨床実習やOSCEにつながるヒント

【ICFにおける家庭生活】
・自分と他者が行っている家事を列挙するとともに，家事を行う際の形態や意味に違いがあるか考えてみよう．またその中で，地域特性や文化に影響を受けているものがあるか考えてみよう．

【ICFにおけるセルフケア】
・セルフケアの方法は頻度，動作，使用する道具，環境の整備など個人特有である．自分の方法を工程分析し，学生同士で比べてみよう．

【ICFにおける対人関係】
①2人組に分かれ，「表4　日常生活上の対人行動の例」から1つ選び，行動を細分化する．ペアごとに発表し，内容をシェアしよう．
②各ペアで以下のとおり実技演習を行ってみよう．
　1）役割を決める．
　2）1人の学生が①で細分化された対人行動を選び，詳細な対人行動場面（状況）を設定する．
　3）もう1人の学生が相手役となり，実演する．
③相手役に統合失調症や発達障害があり，細分化された対人行動の2つが不十分という設定で行ってみよう．

【ICFにおける移動】
①自動車運転や公共交通機関の利用に困難さを抱えており，移動をニーズに挙げている患者を想定して，面接を行ってみよう．1名は模擬患者，1名はセラピスト役，もう1名は外から面接を見て後でフィードバックするオブザーバーとして，3名以上のグループで実施しよう（模擬患者やオブザーバーは担当教員でも可）．
②面接をもとに，さらに聴取すべき情報や必要な評価をグループで挙げてみよう．現時点での評価をまとめ，今後の評価計画を考えてみよう．
③①や②を統合失調症やうつ病，躁状態の患者の特徴を踏まえて，実施してみよう．

【ICFにおける地域活動】
・地域活動につながる資源を調査してみよう．公的資源が提供している地域活動であれば，ホームページなどでも検索できる．
・調査した地域活動を，直接確認してみる．その際に，環境面のチェックリストなどを作成することで環境面を評価する練習となる．

【ICFにおける教育と就労】
・就学・就労，復学・復職を目指す対象者は，焦りを抱えている場合がある．支援者がしっかりアセスメントを行い他職種と連携しながら作業療法を進める必要がある．

文献

【ICF における家庭生活】
1) World Health Organization ／田崎美弥子・他（訳）：健康および障害の評価　WHO 障害評価面接基準マニュアル WIIODAS2.0.　pp18-26, 日本評論社, 2015.
2) Kamenov K et al：Which Are the Most Burdensome Functioning Areas in Depression? A Cross-National Study. Front Psychol, 7：1342, 2016.
3) 大類淳矢・他：入院中の精神障害者のリカバリーと意味のある作業への参加状況の関連．大阪河﨑リハビリテーション大学紀要, **16**：32-38, 2022.
4) 清家庸佑：慢性期統合失調症患者のプログラム再デザイン　作業選択意思決定支援ソフト（ADOC）を使用して．兵庫県作業療法士会機関誌, **4**：32-37, 2014.

【ICF におけるセルフケア】
1) WHO：ICF 国際機能分類．pp146-149, 中央法規出版, 2001.
2) WHO：ICF 国際機能分類．pp13-15, 中央法規出版, 2001.
3) 大川弥生：「よくする介護」を実践するための ICF の理解と活用．pp35-54, 中央法規出版, 2009.
4) WHO：ICF 国際機能分類．pp13-15, 中央法規出版, 2001.
5) 日本作業療法士協会：作業療法マニュアル　75　生活行為向上マネジメント　改訂第 4 版．pp34-36, 日本作業療法士協会, 2022.
6) 髙橋三郎・他（訳）：DSM-5 精神疾患の分類と診断の手引．p125, 医学書院, 2014.
7) 落合慈之（監修）：精神神経疾患ビジュアルブック．p167, 学研, 2015.
8) 池田　学（編）：認知症　臨床の最前線．p24, 医歯薬出版, 2012.
9) 公益財団法人　日本訪問看護財団：在宅認知症者のステージごとの生活障害と行動・心理症状に応じたケアガイドの開発調査研究事業報告書．（https://www.jvnf.or.jp/katsudo/kenkyu/25kenkyu/25-1.pdf）（2024 年 11 月閲覧）
10) 日本作業療法士協会：平成 28 年度老人保健健康増進等事業「認知症のリハビリテーションを推進するための調査研究」報告書, 2017（https://www.mhlw.go.jp/file/06-Seisakujouhou-12300000-Roukenkyoku/92_sagyouryouhoushi.pdf）（2024 年 11 月閲覧）
11) 昼田源四郎：統合失調症の行動特性．pp28-30, 金剛出版, 2007.
12) 昼田源四郎：統合失調症の行動特性．p242, 金剛出版, 2007.
13) 統合失調症リカバリー支援ガイド．身体的健康を支援する．（https://psychiatry.dept.med.gunma-u.ac.jp/wordpress/wp-content/uploads/2020/04/shienguide1-1.pdf）（2024 年 11 月閲覧）
14) 髙橋三郎・他（訳）：DSM-5 精神疾患の分類と診断の手引．p164, 医学書院, 2014.
15) 尾崎紀夫他（編）：標準精神医学　第 8 版．p456, 医学書院, 2021.
16) 石合純夫：高次脳機能障害　第 3 版．pp259-261, 医歯薬出版, 2022.
17) 渡辺雅幸：専門医がやさしく語るはじめての精神医学　改訂第 2 版．pp128-130, 中山書店, 2015.
18) 髙橋三郎・他（訳）：DSM-5 精神疾患の分類と診断の手引．p288, 医学書院, 2014.
19) 池田　学：前頭側頭型認知症の症候学．老年期認知症研究会誌, **21**（8）：73-79, 2017.
20) 尾崎紀夫他（編集）：標準精神医学　第 8 版．p468, 医学書院, 2021.
21) 尾崎紀夫他（編集）：標準精神医学　第 8 版．p463, 医学書院, 2021.
22) 神庭重信（総編集）：DSM-5 を読み解く　5．pp64-65, 中山書店, 2014.
23) 渡辺雅幸：専門医がやさしく語るはじめての精神医学　改訂第 2 版．pp79-80, 中山書店, 2015.
24) 宮岡　等, 小川洋子：大人の発達障害と精神疾患の鑑別と合併―その意義―．心身医学, **59**（5）：416-421, 2019.
25) 曾我孝志：生活の中で気をつけること．こころの科学, **157**：90-96, 2011.

【ICF における対人関係】
1) R. P. Liberman ／西園昌久（総監修）：精神障害と回復 - リバーマンのリハビリテーション・マニュアル．pp150-154, 星和書店, 2011.
2) 福井　至, 貝谷久宣（監修）：図説 やさしくわかる認知行動療法．pp58-59, ナツメ社, 2012.
3) 津田真人：「ポリヴェーガル理論」を読む　からだ・こころ・社会．pp5-37, 星和書店, 2019.
4) E. L. Granholom, J. R. McQuaid et al ／熊谷直樹・他（訳）：認知行動 SST　上巻：基礎・実践ガイド編．pp173-176, 星和書店, 2019.
5) 鈴木　丈（編著）：SST と心理教育．pp68-69, 中央法規出版, 1997.

【ICF における移動】
1) 障害者福祉研究会（編）：国際生活機能分類（ICF）―国際障害分類改定版．中央法規出版, 2002.
2) 岡　瑞紀・他：認知症における自動車運転能力の総合評価．老年精神医学雑誌, **26**（12）：1351-1358, 2015.

3) 武原　格：運転に求められる身体機能．総合リハビリテーション，**45**（4）：303-307，2017．
4) Michon JA：A critical view of driver behavior models：What do we know, what should we do? pp485-520, Plenum Press, 1985.
5) American Medical Association：Physician's Guide to Assessing and Counseling Older Drivers, 2nd Edition, 2010.
6) 秋山哲男：交通のバリアフリー法の意味と交通まちづくり．作業療法ジャーナル，**40**（8）：840-849，2006．
7) 警視庁：適性試験の合格基準，2021．(https://www.keishicho.metro.tokyo.lg.jp/menkyo/menkyo/annai/other/tekisei03.html)（2024 年 11 月閲覧）
8) 飯田真也・他：高齢者の運転能力の判定．日本老年医学会雑誌，**55**（2）：202-207，2018．
9) 渡邉　修：認知機能と自動車運転．日本交通科学学会誌，**16**（2）：3-10，2017．
10) 加藤徳明・他：自動車運転シミュレーターを用いた運転再開評価手順．総合リハビリテーション，**45**（4）：309-315，2017．
11) Ramaekers JG：Drugs and Driving Research in Medicinal Drug Development. Trends Pharmacol Sci, **38**（4）：319-321, 2017.
12) 藤田佳男，三村　將：リハビリテーションと運転再開 運転に関する作業療法士の取り組み．精神科治療学，**35**（5）：511-516，2020．
13) Vrkljan BH et al：Practices used by occupational therapists and others in driving assessment centers for determining fitness-to-drive：a case-based approach. Phys Occup Ther Geriatr, **33**（2）：163-174, 2015.
14) 日本精神神経学会：患者の自動車運転に関する精神科医のためのガイドライン．2014．(https://www.jspn.or.jp/uploads/uploads/files/activity/20140625_guldeline.pdf)（2024 年 11 月閲覧）
15) 国土交通省：知的・発達・精神障害の人に対する公共交通機関の利用支援に関する検討業務 報告書，2021．(https://www.mlit.go.jp/sogoseisaku/barrierfree/content/001405597.pdf)（2024 年 11 月閲覧）
16) 西上忠臣：広汎性発達障害をもつ中学生への通学という外出支援を通して．作業療法ジャーナル，**40**（8）：865-867，2006．
17) 山口亞希子・他：向精神薬と自動車運転試験　運転技能評価手法と証左から導かれる注意点．精神科治療学，**35**（5）：457-462，2020．
18) 岩田麻里・他：統合失調症と自動車運転関連法規．最新医学別冊 統合失調症，pp190-196，最新医学社，2018．
19) Klemenjak W et al:Final programme report:IMMORTAL. 2005. (https://trid.trb.org/view/1156309)（2024 年 11 月閲覧）
20) Segmiller FM et al：Driving skills in unmedicated first-and recurrent-episode schizophrenic patients. Eur Arch Psychiatry Clin Neurosci, **267**（1）：83-88, 2017.
21) 岡田宏基・他：統合失調症者における自動車運転の現状および運転能力：PubMed および医学中央雑誌によるシステマティックレビュー．精神障害とリハビリテーション，**25**（1）：59-68，2021．
22) Unsworth CA et al：A systematic review of evidence for fitness-to-drive among people with the mental health conditions of schizophrenia, stress/anxiety disorder, depression, personality disorder and obsessive compulsive disorder. BMC Psychiatry, **17**（1）：318, 2017.
23) McNamara C, Buckley SE：The road to recovery：experiences of driving with bipolar disorder. Br J Occup Ther, **78**（6）：356-363, 2015.
24) Kastrup M et al：Traffic accidents involving psychiatric patients：characteristics of accidents involving drivers who have been admitted to Danish psychiatric departments. Acta Psychiatr Scand, **58**（1）：30-39, 1978.

【ICF における地域活動】
1) 吉川ひろみ：「作業」って何だろう？　作業科学入門 第 2 版．p31，医歯薬出版，2017．
2) 籔脇健司：高齢者のための包括的環境要因調査票　実施の手引き．2011．
3) 吉川ひろみ：「作業」って何だろう？　作業科学入門．pp35-41，医歯薬出版，2008．
4) 早坂友成：精神科作業療法の理論と技術．p159，メジカルビュー社，2018．
5) 清家庸佑・他：作業機能障害の種類に関するスクリーニングツール（STOD）　簡易使用マニュアル．2018．
6) 坂井郁恵，水野恵理子：地域で生活する精神障害者の生きがいの特徴．日本看護科学会誌，**31**（3）：32-41，2011．
7) 安西里実：統合的アプローチによる地域支援の実際：ささがわプロジェクト 100 人の生活支援の経過より．精神障害とリハビリテーション，**14**（1）：67-73，2010．

【ICF における教育と就労】
1) 尾崎紀夫・三村　將（監修）：標準精神医学　第 9 版．p273, 300, 322, 338, 342, 360, 388，医学書院，2024．
2) 独立行政法人高齢・求職・障害者雇用支援機構障害者職業総合センター：障害者の就業状況等に関する調査研究．調査研究報告書，**137**（22）：57-67，2017．

8 ICF（環境因子）

学習目標
- 人的環境とは何か説明できる．
- 人的環境を支援する際の基本的な考え方を説明できる．
- ICFにおける物的環境の位置付け，および物的環境の構成要素が説明できる．
- 代表的な精神疾患における物的環境の留意点や物的環境による二次障害について説明できる．
- 対象者に応じて活用できる公的な社会資源を列挙して説明することができる．
- 地域で行われる助け合いの社会資源について調べ，孤立支援について説明することができる．

Question
- 人的環境をシステムとして捉えることの利点は何か？
- ピアサポートはなぜ有効なのか？
- 精神疾患をもつ人の暮らしを支えるのに重要な物的環境は何か？
- 物的環境を用いた支援における作業療法の専門性とは何か？
- 精神障害者の支援を行ううえで重要となる社会資源は何か？
- 精神障害者が社会資源を利用することで得られる利点と注意事項は何か？

ICFにおける人的環境

1．人的環境とは

- 人的環境とは，家族や親族，友人やクラスメイト，近隣住民や職場組織など，誰かを取り巻く人々の存在を表す．それに加えて，人々が醸し出す雰囲気や価値観，関係性のありようも含まれる．
- 精神疾患をもつ対象者は，人的環境とのやりとりに支障をきたす．そこには安心してつながれない辛さ，よい交流をもてない辛さ，わかってもらえない辛さ，他人や以前の自分と比べてしまう辛さなどが存在する．
- ICFでは，人的環境は「支援と関係」「態度」で構成されている[1]．WHOの協力センターであるICF Research Branchは，統合失調症，双極症，うつ病について，ICFコアセットを提供している[2]．簡易版ICFコアセットは，統合失調症は25項目，双極症は19

表1　簡易版ICFコアセットに抽出された人的環境因子

環境因子	ICFコード		統合失調症	双極症	うつ病
支援と関係	e310	家族	○		○
	e320	友人		○	○
	e325	知人・仲間・同僚・隣人・コミュニティの成員			○
	e355	保健の専門職	○	○	○
態　度	e410	家族の態度	○	○	○
	e415	親族の態度			○
	e420	友人の態度			○
	e450	保健の専門職者の態度	○		○
	e460	社会的態度	○	○	

項目，うつ病は26項目のICFコードにより構成されている．

- **表1**は，その簡易版ICFコアセットから人的環境を抜き出したリストである．○印は各疾患の健康状態や生活機能を説明するための必須カデゴリであり，疾患によりどういった人的環境の影響を受けやすいのかがわかる．
- 抽出したリストに特徴的なのは「態度」の項目が多いことである．対象者とかかわる人々の態度が，精神疾患においていかに重要かを示している．また，特定の人の態度だけでなく，社会的態度が挙げられていることにも注目したい．態度は，習慣，慣行，イデオロギー，規範，信念などに影響を受けて現れる[3]．
- **スティグマ**は，精神の疾患を抱えて生きる人を恐れたり，無価値であると決め付けたりするような，ネガティブで好ましくないレッテル貼りである．1万人を超えるカナダ人を対象とした調査[4]によると，スティグマが作用する場として最も高頻度に挙げられたのが，「家族との関係」であった．
- 恋愛関係，職場や学校生活，経済活動などにも存在する偏見が対象者や家族に取り込まれ，内面化したものを**セルフスティグマ**とよぶ．家族や本人は「隠しておきたい」「秘密にしたい」と考えるようになり，苦しみは増し，相談や援助が受けにくくなる．

2.　作業療法の治療や支援に必要なこと

- 精神疾患を抱える対象者にとっては，人的環境が利点にも問題にもなる．
- 精神疾患への理解があり，尊重とほどよい親切のある環境は，リカバリーの大きな要因になる．このため，人的環境への働きかけは大切である．
- 作業療法は，対象者にとって目的や価値のある作業の実現を目指す．その際は，人的環境すなわち「誰とどのように行うのか」を念頭においてほしい．対象者の心の深いところには，「大切な誰かとつながりたい」「よい関係を構築したい」といった想いがあることも多い．

3．人的環境の基礎知識

1）人的環境を評価するうえでの基本

(1) 円環的に捉える

- 人的環境を評価する際には，そこにいる人々の相互作用や関係性のストーリーを捉えるとよい．家族，学校，職場，地域などにおける人間関係を**円環的視点**でみてみよう．

- 円環関係は，原因 A が結果 B を導き，一方で B は原因となり結果 A をもたらす，円のように循環するイメージである．単純な例では，親が優しい言葉をかければ（原因 A），子は笑顔を見せ（結果 B・原因 B），その反応を受けた親は安らぎ，さらに子に優しくかかわる（結果 A），といった具合である．こうした円環関係は，現実には複数の要因によって構成される．図 1 は，4 つのできごと（A から D まで）を円環に並べた例である．われわれは赤枠内の A と B だけを見て単純な因果関係を論じてしまいがちだが，全体の一部を切り取っているに過ぎない．

- 円環的な視点をもつことで，原因探しや悪者探しを避けることにもなる．未来や問題解決に目が向き，改善に向かいやすくなるだろう．

(2) 全体を評価する

- 人的環境のうち，初めに注目すべきは家族および家族の態度である．家族は同居家族だけでなく，別居家族や亡くなっている者も含め，上の世代から次世代にかけて，歴史的に評価する．誰かが病気になったり，早くに亡くなったりした影響など，世代を超えた伝達が見えてくる．

①ジェノグラム

- 家族関係図である．基本は男性を□，女性を○で表記し，対象者はその二重線で表す．中心には年齢を書き込む．夫婦を横線で結び，そこからきょうだいを同胞順位で左から右へ並べる．離婚した場合は二重斜線を加える．死亡している人は×を重ねる．離婚や死去は，その年を添えるとわかりやすい．同居家族は線で囲む．三世代以上の情報を含むと，多世代を超えて伝承される影響を理解しやすい．

②エコマップ（生態地図）

- 対象者を含む家族が，家族外の世界とどのような関係をもっているのかを可視化する方法である．学校，職場，地域の関係者などを円で囲み，関係する家族と線で結ぶ．ジェノグラム，エコマップともに，友好関係は実線，親密な関係は二重線，疎遠な関係は点線，敵対的関係はギザギザの線で示す方法がある．

- 図 2 のようにジェノグラムとエコマップを組み合わせると，関係性を含めた人的環境全体を理解しやすい[5, 6]．ジェノグラムやエコマップは，病院では作業療法士以外の他職種が作成することが多い．カルテ情報の理解や，点在した情報の整理に使うと便利である．

(3) システムとして捉える

- **システム論**に基づくアプローチは，問題を個人に依拠するものではなく，システムの

一部として捉える[7]．システム論に基づく家族療法では，「患者」という用語を用いず，IP（Identified Patient），すなわち「患者とみなされた人」という意味をもつ特有の用語を用いる[8]．

- 家族は家族員による**構造，役割やコミュニケーション機能**をもち，発達し変化していく．誰かの「問題」は家族の機能不全から生じており，相互に影響しながら維持されていると考える．
- たとえば，思春期に何らかの症状を訴え不登校となった子どものケースを考えてみる．両親間に葛藤が継続しているのなら，親は子どもの症状に注目することで夫婦の問題に目を向けずに済み，家族の崩壊を回避できているのかもしれない．
- 対象者や家族が支援を拒むこともある．家族が外部との接点を失うと閉じたシステムとなり，問題が慢性化しがちである．このような場合，誰かがいずれかの外部システムに関係すれば，家族システムにも変化が生じる可能性がある．家族と外部のシステム間に良好な相互作用が生じるように考える．

(4) さまざまな立場を考える

- **家族ライフサイクル**という考え方がある．家族も1人の人間と同様，いくつかの発達段階を経ながら変化する[9]．一般的には，家族の誕生前から順に，①新生の若い成人，②結婚，③幼い子どもがいる家族，④青年期の子どもがいる家族，⑤中年期における子どもの巣立ちとその後，⑥後期中年期の家族，⑦人生の終わりを迎える家族，となる．各段階には危機と発達課題がある．たとえば子離れの時期には，夫婦関係を再構築する課題がある．
- こうした一般的な危機や課題に加えて，予測不能で一部の家族が経験する，状況的危機も訪れる．早すぎる家族の死，病気や障害，自死，災害，失業などがある．離婚，ひとり親家庭，再婚，里親のもとや児童養護施設で生育した者などもおり，家族のかたちもさまざまである．
- また近年は，精神疾患があっても，結婚し子どもをもつことが珍しくはない時代になったようである[10]．

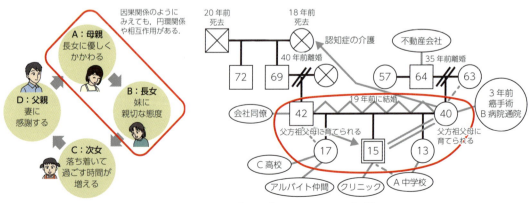

図1　円環的な視点　　　　図2　ジェノグラムとエコマップの例

ICF における人的環境

- 対象者の配偶者や子どもが世話役割を担っている場合には，親とは異なる支援が必要かもしれない．本来得られるはずだった注目や愛情，自分のための時間や休息が不足している可能性がある．また，きょうだいが対象者の世話を担う状況は，自分の生活を犠牲にし，さまざまな可能性を諦めたうえでの選択かもしれない．それぞれの家族メンバーの望む人生を慎重に捉える必要がある．

2）人的環境を支援するうえでの基本

(1) ピアで支援する

- 近年，さまざまな領域で**ピアサポート**が広まっている[11]．「ピア」とは仲間のことであり，ピアサポートは同様の経験をしている対等な仲間同士の支え合いを表す．
- 精神疾患の当事者や家族にとって，同じような境遇の人々との出会いは助けになる．「自分だけではない」「言いたいことが伝わった」「病気でも笑えるんだ」といった体験や気付きがリカバリーを促進する．
- ピアは専門職にはない力をもっている．ピアスタッフと一緒にプログラムを運営したり，当事者会や家族会などのサービスを紹介したりと，さまざまな活用の可能性がある．私的な会合やインターネット上のコミュニティなど，インフォーマルなピアサポートも活用できる．

(2) 多職種で支援する

- 人的環境を支援する際には，地域の多職種でかかわるのが基本である．関係者会議は精神保健福祉士（PSW）が調整することが多いが，作業療法士も積極的に参加したい．
- 作業療法士が観察して得た遂行機能や対人技能の特徴などには，他の職種が知らない情報もある．チームに情報を提供して連携を図ろう．
- つながりを支援することも有効である．家族や医療専門職以外にも，市区町村のソーシャルワーカー，ホームヘルパー，障害福祉サービスの職員や利用者，近隣の住人，親戚，友人など，さまざまな人的環境がある．地域のクラブ活動や趣味のコミュニティなどへ参加できれば，生活の潤いや楽しみ，生きがいにつながる．
- 多くの人的環境は，いざというときのセーフティーネットにもなり得る．

(3) 関係性を支援する

- 対象者と人的環境の間には，相手のことを思うがゆえのすれ違いが起こる．たとえば，家族は「問題解決のためにこそ思うように行動してほしい」と願い，対象者は「まずは病気を抱えた辛さをわかってほしい」と不満を溜める．また，親の気持ちが対象者に集中するあまり，きょうだいの気持ちに気付けないといったことも起こりがちである．
- 問題が生じている関係を，前向きな関係に変化するよう支援する．初めは家族ら主要な関係者との信頼関係を築くことが目標である．長年努力を継続してきた周囲の気持ちを想像し，ねぎらいや尊敬の気持ちをもつ．そして偏見を改善し，的確な情報が得られる学びの機会を設ける．
- 関係性の変化を期待する際には，性急にしすぎないように心がける．変化を望む介入は，それまでのその人なりのやり方を否定することと同じである．「これまでの自分が誤っていた」と感じさせ，勇気を挫いてはいけない．このため，上手くいっている点を認

める，上手くいっている状況からヒントを探すなど，相手を尊重する姿勢を基本にかかわるとよい．こうした姿勢は家族だけでなく，職場における環境調整も同様である．

3）精神科における留意事項，注意点や禁忌事項

- 対象者と人的環境の間で，ポジティブな雰囲気を作ることが最も大切である．信頼感や安心感をベースに，どんな考えも批判されることなく聴いてもらい，互いの思いを知ることができる時間をもてるのが理想である．
- 話し合いの場では，皆がまとまることや，結論を出すことを目指さなくともよい．意見の一致を急ぐのではなく，**多様な視点を引き出すこと**を心がける．権威のある人や主張の強い人の意見に偏らないように注意する．

4. 代表的な精神疾患の特徴・傾向

1）人的環境が障害される主な精神疾患とその対応

(1) 統合失調症

- 統合失調症治療における科学的根拠に基づく実践に，**家族心理教育**がある[12]．家族からの感情表出が一定レベル以上（**高EE状態**）では，対象者の再発率が高まることがわかっている．このため家族内のストレスを軽減するために，心理面に配慮しながら対象者や家族に疾患の知識や対処法を学んでもらう心理教育が有効である．
- 統合失調症は思春期から青年期にかけての発症が多い．親は「役割を果たせなかった」「子育てを失敗した」と考えることがある．親亡き後の生活を憂い，支配的になったり，過保護・過干渉になったりする．こうした状況は同じ当事者ならわかり合えるかもしれず，家族においても**ピアの活用**は有効である．たとえば，専門職でなく家族が中心となり運営する，家族学習会の取り組みも広がっている[13]．
- 当事者への作業療法実践は，個人活動から集団活動へと段階を踏んでいくのが一般的である[14]．対象者が退院後の人的環境にストレスを感じることが予想できるなら，入院中から対策をとることができる．本人および多職種によるミーティングを開催し，退院後を見据えて環境調整を進めていく．
- 当事者と家族との関係性が懸念される場合には，物理的距離や時間・頻度を調整する．入院中からデイケアなどの**日中通える場**について，見学や参加の機会を設け，参加への抵抗感を減らす．通所が継続すれば，家族とのほどよい距離感が生まれ，衝突も減るだろう．医療・生活・経済的な相談に対応できる**訪問サービス**は，心強い人的環境となる．

(2) 物質関連症

- アルコール使用症・薬物使用症は，家族など周囲を巻き込む．家族は依存物質をやめてもらおうと，説得や説教をしたり，懇願したり，ときに脅したりする．しかし状況は改善されず，生活の世話を焼いたり，発見した物質を捨てたり，問題の後始末をしたり，トラブルを防ぐために先回りしたりと神経を張り巡らす．常に依存症のことで頭がいっぱいになり，自身の人生を生きるのが難しくなる．
- 依存症患者は，虐待やいじめ被害に遭ったり，援助を求めて傷付いたりした経験をも

つ者も多い．誰かに助けを求められる環境で育ってこなかった者もいる．安心して人に依存することができないため[15]，苦痛を感じた際には物質を使い，他人に頼らずに対処しようということになる．

- 根深い孤立や孤独に苛まれている対象者には，**作業療法**が有効である．作業療法は運動や創作活動，ミーティング，心理教育，認知行動療法，マインドフルネスやアンガーマネジメントなどを含め，さまざまな集団プログラムを活用する．
- 退院後は**断酒会やアルコホーリクス・アノニマス（AA）などの自助グループ**へつなげていく[14]．似た境遇をもつ仲間とのかかわりの中で，自己の苦しみに気付き，共に支え合える体験が重要である．
- 家族などの人的環境をターゲットとしたプログラムにコミュニティ強化と家族訓練（CRAFT）があり，科学的な有効性が実証されている[16]．家族が対象者の依存行動を変えようとすることを止め，悪化した関係性を変えていく．対象者の治療導入率が向上し，問題行動が減少し，家族の QOL も向上することが報告されている[17]．

ICF における物的環境

1．物的環境とは

- 人は，土地を開拓し，作物や動物を育て，街を作り，社会の制度を整備するなど，人々の生活を維持発展するための「環境」を自ら作ってきた．
- 「物的環境」を含む環境は，人々の行動や生活機能にさまざまな影響を及ぼす．たとえば，住まいに関する「物的環境」として，近くに自然豊かな森林公園のある日当たりのよい住居は，朝の散歩など健康を促進する習慣につながり，疾患からの回復を助け，心豊かな生活を維持・促進するための要因として機能するかもしれない．
- また，人は自分の住まう場を清潔に保ち，花や絵画，写真などの鑑賞物を飾るなど，心豊かな生活を維持するための環境を自ら作る．つまり，人は，環境を作り，その環境に適応しながら，環境の影響を受けるという相互作用を繰り返す．

2．作業療法の治療や支援に必要なこと

- ICF において「活動」の制限や「参加」の制約は，単に病気や機能障害のみが原因ではなく，社会や人を含む「環境因子」が阻害している側面があることを理解してほしい．
- たとえば，疾患や障害が重度であることは入院が長期化してしまう原因の 1 つだが，住まう場や日中活動の場と，それを支える施設や人々，定期的な通院やアウトリーチ支援を提供する医療機関などの物的環境を整えることで，早期に退院が可能になるケー

▶アルコホーリクス・アノニマス：Alcoholics Anonymous（AA）
▶コミュニティ強化と家族訓練：Community Reinforcement and Family Training（CRAFT）

スもある.環境の支えによって生活が安定することは,精神症状の改善や,活動参加の促進につながり,その人らしく安定した地域生活を可能にする.

- したがって,作業療法の治療や支援のためには,人の生活に影響を与える「物的環境」にはどのようなものが含まれるかについて理解しておく必要がある.

- つまりICFの「物的環境」に含まれる項目について学習することは,**対象者の生活がどのような環境要因で支えられるかということの総合的な理解**につながり,環境因子と生活機能との相互作用を理解し,対象者の現在の生活環境の評価や,対象者の望む生活に向けた環境を支援する視点をもつことができる.

- 「物的環境」は,[製品と用具][自然環境と人間がもたらした環境変化]の2つの第1レベル(大分類)で構成される[1](表2).

表2 ICFにおける「物的環境」の分類

第1レベル	第2レベル		説 明
1 製品と用具	e110	個人消費用の製品や物質	身体に取り入れるために採集されたり,製造されたりした物体や物質(食品や薬など)
	e120	個人的な屋内外の移動と交通のための製品と用具	屋内外を移動するために用いる装置,製品,用具(車やバス,車椅子)
	e125	コミュニケーション用の製品と用具	情報の伝達活動に用いる装置,製品,用具(テレビやスマートフォン,補聴器)
	e135	仕事用の製品と用具	仕事上の活動を容易にするために用いる装置,製品,用具(PCや事務設備)
	e150	公共の建物の設計・建設用の製品と用具	公共の利用のために計画・設計・建設された人工的な環境の建物内外を形作る製品と用具(建物内の設備やスロープ)
2 自然環境と人間がもたらした環境変化	e210	自然地理	地形と水域の特徴(山,川,ダム)
	e215	人口・住民	ある環境に生活して,その環境に相応しい生活様式を共有している人々の集団(人口密度や人口統計的変化)
	e225	気候	気象上の特徴と現象(天候や気温)
	e240	光	日光や人工照明(ろうそくや電気など)により,物を見えるようにする電磁放射線
	e250	音	聞こえる,あるいは聞こえ得る現象(犬の吠える音や,周囲の雑音)

物的環境は人の生活を支える「環境因子」の1つであり,住居やインフラなど人々の生活を豊かにするために生産された製品と用具,そこに住む住民や自然環境,人間がもたらした環境の変化が含まれる.

(1) 製品と用具

- 住居や公共機関,交通インフラなどの人工的構造物や,PCやスマートフォンなど仕事や日常生活に必要な生産品など,人々の生活を便利で豊かにするために生産されたものなど,人工的な環境が含まれる.

- たとえば[製品と用具]の第2レベルの項目である(e120 個人的な屋内外の移動と交通のための製品と用具)には,一般的な移動や交通に関するものだけでなく,歩行補助具,車椅子,特殊車両などの移動に関する福祉用具なども含まれる.

(2) 自然環境と人間がもたらした環境変化

- 人口や動植物など自然環境における生物的な要素と,気候や自然地理などの無生物的な要素が含まれ,それらは自然に存在しているものと,それに人が手を加え変化をも

たらしたものが含まれる.

- たとえば［自然環境と人間がもたらした環境変化］の第2レベルの項目である（e215 人口・住民）には，ある環境に生活して，その環境に相応しい生活様式を共有している人々/住民が含まれる.また，（e225 気候）や（e240 光）など，人の気分の安定に影響を及ぼす自然環境の要素も含まれている.
- 表2のとおりICFの「物的環境」には，人々の生活を支える建物や交通インフラ，製品，自然環境などが幅広くコード化されており，人を支える「物的環境」を網羅的に理解することができる.

3. 物的環境の基礎知識

1）物的環境を評価するうえでの基本

- ICIDHからICFへの改定に伴い，「環境因子」を評価するという観点が加えられたことで，対象者を取り巻く「環境」を含めた生活の障害を理解するという考えがもたれるようになった.物的環境を評価するにあたって以下2つの理解が大切になる.

(1) 促進因子と阻害因子

- 表2のとおり，対象者の生活を取り巻く「物的環境」はさまざまである.ICFにおいて，生活機能に対して「環境因子」がプラスの影響をもたらしている場合は「促進因子」とよばれ，マイナスの影響をもたらしている場合は「阻害因子」とよばれる.
- 環境因子の評価点について，「促進因子」として機能する場合には，「促進因子なし：＋0」〜「完全な促進：＋4」の5段階で評価され，詳細不明の促進因子の場合には「＋8」で記載される.
- 「阻害因子」も同様に「阻害因子なし：0」〜「完全な阻害因子：4」の5段階で評価され，詳細不明の阻害因子の場合には「8」で記載される.

(2) 本人の視点からの評価

- 精神疾患を抱える人の場合には，「環境因子」と生活機能の相互作用は，個人因子の影響を受けることがあり，本人の視点からの評価が大切となる.たとえば，比較的高齢の人が多くを占める精神科デイケアに，若年の人が通所する場合，自分の本来の場所（学校や職場など）に通うことができていないと感じるかもしれない.それは自尊心が傷つけられる「環境」となり，生活機能に悪影響を及ぼす可能性がある.あるいは，同じく若年の方であっても，そのような環境に安心感をもち，同じ病を抱える方々の生活の知や経験に触れることで，自分の将来に希望を感じる場合もあるかもしれない.
- つまり，人的環境を含むその「物的環境」が与える影響は，個人因子や回復段階によって異なるため，対象者の主観的な側面に寄り添った評価を行うことが大切である.

2）物的環境を支援するうえでの基本（図3）

- 厚生労働省は，精神障害の有無や程度にかかわらず，誰もが安心して自分らしく暮らすことのできる地域作りを進めるため「精神障害にも対応した地域包括ケアシステム」の構築を目指している[3].

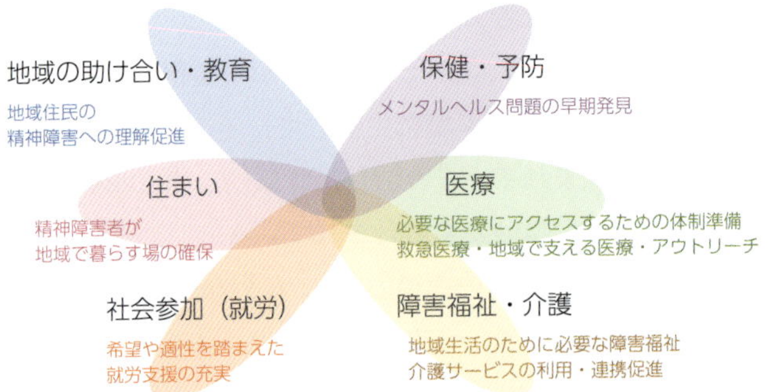

図3 精神障害にも対応した地域包括ケアシステムの構成要素

(厚生労働省, 2021[2] をもとに作成)

(1) 住まいや障害福祉・介護

- 入院している精神障害者の中には，家族との折り合いの問題などでもともと住んでいた自宅以外の環境に退院する場合がある．そのような場合，中等度〜重度の精神障害者においては，宿泊型生活訓練やグループホーム，単身生活に向けた自立生活援助など，障害者総合支援法に基づく「住まい」に関するさまざまな物的環境を提供することが可能である．

(2) 社会参加（就労）

- その人らしく日中に活動することのできる環境を支援することが大切である．
- 精神障害者にとって働くことの意義は非常に大きい．自分で収入を得るということは，自信や満足感，自分の役割や存在意義を感じることにつながる．また仕事を通じて生活リズムや体力が安定し，社会とのつながりの中でさまざまなことを学び，社会性や主体性がはぐくまれていく．
- 精神障害者の就労を支える社会資源（制度）には一般就労に向けた支援として「就労移行支援」や「就労定着支援」，福祉的就労に関する支援として「就労継続支援A型・B型」があり，地域にはそれらの制度に支えられた事業所が多数存在する．各事業所の特色や強みはさまざまであり，対象者の好みや希望に応じて事業所を選択できることが望ましい．

(3) 医　療

- 精神障害をもつ人が，地域で安心して生活するためには，再発や症状が悪化し，地域生活を維持することが困難となった際の「物的環境」として，精神科救急医療が担う役割は大きい．迅速な危機介入が可能となる環境があるからこそ，精神障害を抱える人やその家族が安心して地域生活を送ることができる．また，そのような環境があることで，たとえ症状が残存していても生活の場を病院から本来の地域に移すことができるのである．

(4) 地域の助け合い・教育

- 精神障害者が安心して自分らしく暮らせる地域は，一人ひとりに優しい地域と同義であり，それは障害のない人達にとっても暮らしやすい町である．精神疾患や障害につ

いての普及啓発は，誰もが安心して暮らすための環境作りとして大切である．

3）精神科における留意事項，注意点や禁忌事項

（1）精神障害者の症状と生活機能の波に留意する

- 精神障害者の生活機能には波があり，身体障害者のように障害が一貫していない．またそれは環境変化の影響を受けやすい特性をもつ．
- したがって，住まう場や日中活動の場を含む生活環境を支援する場合には，環境変化を最小限にとどめることや，調子を崩した際にも，生活を維持できるよう環境を整える必要があることを理解しておく．

（2）物的環境の地域差を理解する

- 対象者の住む物的環境の整備状況には，地域格差が存在することを理解する必要がある．たとえば，包括型地域生活支援プログラム（ACT）のような365日24時間体制の支援を可能とする事業所があれば，たとえ重度の精神障害をもつ人であっても，地域の中で，その人らしい暮らしを営むことができる可能性が高まる．しかし，ACTのようなアウトリーチ支援を展開する事業所は全国で数十か所であり，カバーできる地域に限りがあるのが現状である．
- また，地方と都市部の地域差も存在する．都市部にはクリニックなどの外来医療機関はいくつもあり，就労支援施設についても集中する傾向がある．
- 医療／福祉的インフラだけでなく，地方と都市部によって生活に必要な「物的環境」が異なる場合がある．都市部では交通インフラの発達により，自動車を所有していなくても生活が可能な一方で，地方ではどこへ行くにも自動車が必要である．しかし，精神障害者の中には障害により運転を制限されている方も存在する．
- このように，対象者の住む地域の物的環境の整備状況や，生活に必要な用品について，その地域の特性を理解しておくことが重要である．

4．代表的な精神疾患の特徴・傾向

1）物的環境の調整が必要な精神疾患とその対応

- 睡眠，食事，日中活動や人との健康的なかかわりなど，生活リズムの安定につながる環境調整は精神疾患全般において最も重要である．その他，疾患の特性や回復段階に応じた環境調整や配慮についていくつかの例を挙げる．

（1）統合失調症

- 統合失調症はストレスや環境の変化に弱いという特性を理解し，その特性や回復段階に配慮した環境調整を心がける．
- 特に刺激に対する敏感性が残存する亜急性の治療においては，作業療法室のレイアウトや物品の配置，人の密度などの「物的環境」の調整を行い，安全・安心を保障することが重要となる．また作業は，対象者を人の視線や刺激から護り，現実世界への移行を助ける物的環境となる[4]．

▶包括型地域生活支援プログラム：Assertive Community Treatment：（ACT）

- 回復期以降は，作業内容や作業環境を調整しながら徐々に負荷を高めることで，精神機能の安定や人との交流の促進へとつなげることができる．

(2) うつ病／双極症

- うつ病の治療においては，日光浴や光療法が効果的とされている．しかしながら，入院中の環境は十分な照度を確保できていない場合がある．作業療法の活動の一環として，日光浴や散歩など屋外環境での活動が有効である．
- また，退院後の住環境においても，部屋の方角や採光がどの程度あるかを確認し十分な照度を確保した環境で生活することが望ましい．
- 双極症においては，躁病相で睡眠欲求の減少や気分の高揚がみられる．
- ライフイベントや気分の波，睡眠についての記録表は，疾患自己管理ツールとして双極症をもつ患者のセルフモニタリングと自己対処を助け，安定した生活をもたらす．

(3) その他の障害

- その他にも，強迫症に伴う戸締りなどの不安を和らげるためのキーホルダー式チェッカーや，摂食症の方向けの食生活支援アプリなど疾患や障害に応じたさまざまな用品やアプリが開発されている．

2) 物的環境が障害されることによって生じる二次的影響

- 統合失調症の長期入院の例をもとに，物的環境の要因によってもたらされる二次的影響について説明する．

(1) 環境が与える心身機能への影響

- 急性期～亜急性期にかけての休息が必要な時期には，病院という保護的な環境が治療に適しているが，その環境での生活が長期化した場合は慢性的な運動不足により基礎体力や全身筋力の低下などさまざまな二次的問題を引き起こす．
- また，病院での生活は人としての役割や自己選択・自己決定の機会に乏しく，刺激量の制限により興味や関心の幅も狭くなる．そのような環境下での生活の長期化は，陰性症状のさらなる悪化をもたらし，患者の希望や主体性を奪うことにつながる．

(2) 環境が与える生活機能障害への影響

- 長期入院に伴い，二次的に引き起こされる障害として最も大きいのは，金銭管理や物品の管理，服薬の管理などの生活管理能力の低下，買い物や掃除など家事能力の低下である[4]．入院という保護的環境では，そのようなIADLは代理で行われる場合が多く，ADLよりも長期入院に伴う二次的な問題が生じやすい．
- 長期入院は，精神障害者の地域や社会での意味ある役割を奪い，最終的に「精神疾患をもつ患者」としての役割が残るケースもある．

ICFにおける社会資源

1. 社会資源とは

- 社会資源は社会福祉のために用いられる資源であり，主に国の社会保障制度によって支えられている公的な社会資源と，ボランティアや地域住民の私的活動などによって支えられる助け合いの社会資源の2つに大きく分けられる．
- 公的な社会資源は文化的で最低限度の生活を保障する生活保護や，障害者総合支援法に基づく障害福祉サービス，年金や医療・介護といった公的な費用負担と国民の相互扶助によって成り立っている社会保険などがある．
- 地域で行われる助け合いの社会資源は基本的に公費による負担がないもので，当事者団体やボランティア，地域住民によって自発的に運営される活動や，企業によって実施されている有償サービスなどがある．
- 社会資源は国や地方自治体だけでなく，地域社会との協力によって成り立っており，社会資源が豊かで選択肢が多いほど，精神疾患を抱える人の生活を支援しやすくなる．
- 近年は地域生活を送る精神障害者を支える枠組みとして，**精神障害者にも対応した地域包括支援（通称：にも包括）**の構築に向けた取り組みが全国で進められており，公的な社会資源を**公助・共助**，地域で行われる助け合いの社会資源を**互助・自助**としている（図4）．そこでは地域での自助や互助を基盤としながら，解決できない課題には共助や公助を活用していき，誰もが安心して暮らせる支援体制の構築を目指している．
- 具体的には，地域の相談窓口，住まい，社会参加・地域の助け合い・普及啓発，医療，障害福祉・介護という必要な社会資源を包括的に提供し，地域の中で誰もが安心して自分らしい生活をできるよう支援していく．

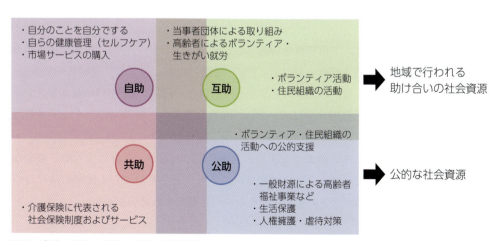

図4　自助・互助・共助・公助と社会資源

2. 作業療法の治療や支援に必要なこと

- 社会資源は環境因子の構成要素の1つであり，ICFの環境因子の下位分類上では**サービス・制度・政策**が該当する．
- 精神疾患を抱える人々は環境変化の影響を受けやすく，症状の再燃や増悪を助長してしまうこともある．そのため，対象者の状態に合わせて適切なサービスや支援制度の利用を勧めることで，他の生活機能や背景因子と相互に作用し，対象者の安定した生活につながることを理解する．
- 社会資源は公的なものから地域で私的活動として行われているものまでさまざまである．広く地域に存在する社会資源を知るとともに，多様な団体とつながりをもつことが有益となる．

1）ICFにおける代表的な社会資源分類

- ICFにおける社会資源は多岐にわたるが，精神障害者にとって特に重要となる項目について説明する．
- **社会保障サービス**：所得補填を目的としたものであり，健康状態や障害，貧困，失業などの理由によって公的な支援を必要とする人々の支援で，代表的なものには生活保護や障害年金がある．
- **一般的な社会的支援サービス**：セルフケア，買い物や家事，交通などに援助を必要としている人々の支援で，社会福祉サービスによる支援だけでなく，市町村で行っている支援制度や地域の助け合いなども含まれる．
- **保健サービス**：健康上の問題の予防や治療，リハビリテーション，健康の促進に関するもので，公的保健制度や医療機関で行われる支援の他，地域やコミュニティで行われている支援などさまざまある．
- **教育と訓練サービス**：知識の習得や，職業などの技能の習得にかかわるもので，教育機関で実施される教育プログラムや，就労に向けた職業訓練制度などがある．
- **労働と雇用サービス**：失業中や休職中の人々の職業生活の支援や，すでに雇用されている人々をサポートするもので，障害者雇用促進法における障害者雇用制度などが代表的である．
- 以上のように，所得補償を目的とした「社会保障サービス」，生活支援につながる「一般的な社会的支援サービス」，予防・治療・健康に関する「保健サービス」，知識や技能の習得につながる「教育と訓練サービス」，所得を得るだけでなく生きがいにもつながる「労働と雇用サービス」といった社会資源は，精神障害者を支援するうえで重要となる．
- 国の政策としてどのような法律が立法されているか，それによってどのような制度設計がなされているか，そして制度によるサービスだけでなく地域の助け合いとしてどのような活動がなされているかを総合的に理解する必要がある．

3. 社会資源の基礎知識

1) 社会資源を評価するうえでの基本

- 社会資源は幅広い領域を含んでいる一方で，抽象的でイメージがしにくいところもある．各コードを網羅的に評価するよりもあくまで参考にして，まずは対象者が現在どういった社会資源を利用しているかを評価していくことが望ましい．対象者にとってその社会資源のどのような部分が役立っているか，もしくは何が役立っていないか，ということを対象者と共有し，促進因子なのか阻害因子なのかをアセスメントしていくことが必要になる．

- 最終的には社会資源だけではなく ICF の全体像をまとめ，社会資源の利用状況が，「生活機能」や「背景因子」と相互に影響しているかを分析し，対象者を包括的に理解する．そして，新たに利用することで促進因子となる可能性のある社会資源についても検討して，対象者支援につながる推論を組み立てていくことが重要になる．

2) 社会資源の利用を支援するうえでの基本

- ここでは主に地域で生活する対象者の公的な社会資源の検討支援を中心に説明する．

- 社会資源は対象者の希望とする生活に必要な社会資源の利用を優先する．しかしながら，障害年金，生活保護，精神障害者保健福祉手帳などの利用や申請については，抵抗感をもっている場合が多く，対象者の言葉に耳を傾けながら，丁寧な説明やときに専門家としての助言を行い，双方向で対話していく姿勢が重要になる．

- 所得に関してはデリケートな問題であるが，収入の不安定さによって症状が増悪するなどの悪影響もみられる．その際には**障害年金**や**生活保護**の利用を検討する必要があり，収入の見通しが立つことで状態の安定に寄与することもある．

- 精神疾患の多くは慢性疾患であり，状態が変化しやすく継続的な治療が必要になる．安定した地域生活のためには，定期的な診察と薬物療法の他，デイケアなどのリハビリテーションや訪問看護による支援など，よりよい**医療サービス**を受けることが重要になる．

- 通院をしている場合は**自立支援医療（精神通院医療）制度**を利用することで，医療費が1割負担になるとともに，世帯収入に応じた医療費の自己負担限度額が決められて支出の抑制につながる場合がある．

- 障害者総合支援法に基づく**障害福祉サービス**は非常に多様で，大きく地域相談支援給付，訓練等給付，介護等給付のサービスに分けられる．相談支援を行う事業所を中心として，住まいの場や就労移行に向けた訓練，日中活動や訪問による生活支援など，対象者の希望する生活に合わせたサービスの利用を検討していく．同様のサービスでも事業所によって支援内容，活動内容，雰囲気が違うため，見学や体験を通して判断していくことが重要になる．なお，生活支援が中心となる介護等給付のサービスの利用には，区分1～6まである**障害支援区分**の認定申請も必要になる．

- **精神障害者保健福祉手帳**は一定程度の精神障害があり，日常生活や社会生活の制限がある場合に，申請により認定を受けることができる．1～3級まであり，公共料金な

どの割引や税金の控除や減免の他，一部の公共施設の利用料の免除や割引を受けることができる．

- **障害者雇用制度**は基本的に障害者手帳の所持を基準に定められている障害者のための雇用対策制度である．障害者雇用促進法では，障害者の法定雇用率が定められており，算定のためには疾患や障害があるだけでなく障害者手帳が必要になるが，障害特性や通院のための合理的な配慮や，ジョブコーチの支援を受けられるといったメリットがある．

3）精神科における留意事項，注意点や禁忌事項

- 社会資源の評価と利用については，対象者の視点から評価されなければならない[1]．また作業療法士だけで進めていくのではなく，医師や看護師，精神保健福祉士，相談支援専門員などチームで協力していく体制が望ましい．
- 公的な社会資源は申請主義であり，自主的な申請がない限りは利用することができない．また，サービス自体を知らないまま困難な状況で生活を送っている者もいる．適切な情報提供がされるとともに，対象者にとって必要な支援を結び付け，複雑な申請書を記載して申請するという，一連の流れを支援することが重要である．

4. 代表的な精神疾患の特徴・傾向

1）社会資源が障害される主な精神疾患

- 直接的に社会資源が障害されるということはないが，地域によっては障害福祉サービスの種類や選択肢が少ないこと，地域での助け合いの社会資源が少ないなどの地域格差が生じることがある．精神障害では，精神症状の影響や生きづらさの悩みなどから結果的に孤立してしまうというように，二次的に社会資源との関係やつながりが障害されてしまうことも少なくない．

(1) 統合失調症

- 意欲の低下や自閉といった陰性症状は活動性に影響を与えやすく，広い意味で社会参加が障害されることが多い．陽性症状としては，コミュニティ内でかかわる人への被害妄想の出現によって，社会資源とのつながりが途切れることがある．

(2) うつ病

- 憂うつさや気分の沈み込みがみられると，何かをしようとする意欲の低下や何をしても楽しくないと感じるようになる．その結果，人とのつながりが失われやすく，孤立しやすくなる．

(3) 社交不安症

- 他人の注目を浴びるような社交場面に対して著しい恐怖や不安を感じやすく，そのような機会を回避する様子がみられる．社会資源の利用だけでなく，人前での食事や発言をすることにまで影響する場合もある．

(4) アルコール使用症

- 共依存という特定の対象者との関係性に依存し，その関係に介入しようとする他者や社会資源による支援を拒否することがある．

- 稀な例ではあるが，災害などによって医療サービスや障害福祉サービスが利用できなくなることもある．災害時の**DPAT（災害派遣精神医療チーム）**などの支援も重要であるが，有事の際は地域の医療福祉職が身近な社会資源として，普段の支援の枠を超えた支援を行うことも必要になる．

2）社会資源が障害されることによって生じる二次的影響

(1) 社会資源が障害されることで起こる生活機能や背景因子への影響

- 社会資源自体や社会資源とのつながりが障害されることにより，多くの人は**社会的孤立**を引き起こしてしまう．社会的孤立は精神的健康や主観的健康感の低下に影響を及ぼすことが明らかになっている[2]．
- 孤立という状況は，当事者の孤独感を助長し，生活の昼夜逆転，精神症状の再燃や悪化，希死念慮や自殺企図といった悪循環に陥る場合もあり，地域で生活していた方でもときに入院加療が必要になる場合もある．
- その他，社会資源とのつながりが障害されることで，活動や参加にも影響し，新たな学びや技能の習得の機会，レジャーや楽しみ，就労などさまざまな機会の損失につながり，本来の自分らしい生活や自己実現が難しくなっていく．

(2) 社会資源とのつながりや孤立を防ぐ助け合い（表3）

- 社会資源とのつながりが脆弱であるほど，それが喪失した際に悪影響を受けやすいため孤立させない支援が重要となる．このような支援は公的な社会資源よりも地域で行われる助け合いの社会資源がより重要といえる．
- **ピアサポート**：仲間同士，当事者同士の支え合い，当事者同士による交流や困りごとの相談などを話し合うことで，地域では多様な団体がさまざまな活動を行っている．代表的なものはアルコール使用症当事者などで運営されるAA（Alcoholics Anonymous）や断酒会がある．ここではアルコールを断つことを目的に，当事者が自分の体験を語り，その語りを参加者が尊重し合いながら互いの回復を助け合う．自助グループやセルフヘルプグループともよばれる．その他にも，ギャンブル依存症のGA（Gamblers Anonymous）や発達障害当事者によるピアサポートグループ，退院した精神障害者が

表3　代表的な地域で行われる助け合いの社会資源

種類	内容
①ピアサポート	仲間同士，当事者同士の支え合い．当事者同士による交流や困りごとの相談などを話し合う場
② DARC	薬物依存からの回復を中心に支援する民間団体
③ WRAP クラス	自分自身の状態をチェックしながら，調子を崩したときに対処する元気回復行動プランについて学び合う集まり
④障がい者スポーツ	精神障害者バレーボール，ソーシャルフットボール，ソーシャルバスケットボール，その他のスポーツ団体
⑤家族会	当事者家族によって運営される団体．家族同士での交流や困りごと，当事者とのかかわり方などを話し合う場
⑥その他の地域コミュニティ	精神障害に縛られない地域に存在するコミュニティ

入院中の精神障害者を支援するピアサポートなど，幅広い助け合いが行われている．

- **DARC（Drug Addiction Rehabilitation Center）**：薬物依存からの回復を中心に支援する民間団体で，ピアサポートを含めたさまざまな当事者支援の他，薬物依存を中心とした教育啓発活動，家族相談などの支援を行っている．

- **WRAP クラス**：自分自身の状態をチェックしながら，調子を崩したときに対処する元気回復行動プラン（WRAP）を学び合う集まりで，2000 年代以降，当事者を中心に全国で取り組みが行われるようになっている．

- **障がい者スポーツ**：精神障害者のスポーツは医療機関を中心に精神障害者バレーボールが競技として行われてきた．近年は取り組みが地域に移行しつつあり，ソーシャルフットボールやソーシャルバスケットボールが広がりをみせている．

- **家族会**：精神障害当事者の家族を中心に運営されている．多くは精神障害者の親が中心で，家族同士での交流や困りごと，当事者とのかかわり方などを話し合う活動が行われている．近年は精神障害者の親をもつ方々の交流も始まりつつあり，取り組みが広がっている．

- 以上のように，地域や当事者を中心とした助け合いは，医療福祉の専門職の支援とは質の異なったサポートが行われている．こういった活動は孤立しがちな当事者にとって「私だけじゃない」という感覚や希望を見出す力となり，学び成長するエネルギー，互いに助け合う支援関係にもつながる．

- 誰もが参加できる地域のサークルやコミュニティも重要である．あくまで精神障害は対象者の一部であり，地域の中で一市民として参加できる場も対象者のリカバリーに寄与する．

- 作業療法士自身もこういった社会資源とつながり，連携することで対象者支援が行いやすくなる．連携は，連携する相手の顔が見える関係から，考え方や価値観，人となりが見える関係，さらには信頼感をもって一緒に仕事ができる関係へと構築していくことが重要になる[3]．

- このような地域社会における，相互の信頼関係，助け合いの関係，ネットワークや絆を**ソーシャル・キャピタル（Social Capital：社会関係資本）**といい，ソーシャル・キャピタルの醸成が地域課題の解決につながる．

▶元気回復行動プラン：Wellness Recovery Action Plan（WRAP）

臨床実習やOSCEにつながるヒント

【ICFにおける人的環境】
- 臨床実習では，作業療法学生が対象者の家族に直接かかわる機会は少ない．カルテからの情報収集や，対象者やチームスタッフからの情報収集が人的環境の主な評価手段となる．多世代の影響や，家族などシステムの働きに注目してみよう．
- 精神科作業療法では，多くの活動が集団形式で行われる．OSCEは集団場面を設定するとリアリティがある．人々の相互作用を観察し，作業療法学生自身も重要な人的環境の1つであることを意識しながら行動してみよう．

【ICFにおける物的環境】
- 統合失調症患者の退院後の生活の安定には，継続的な服薬が大切であるが，慢性期の患者の場合，認知機能障害の影響によりきちんと服薬を継続できないことがある．服薬忘れを防ぐための生産品や環境調整について調べてみよう．
- 精神障害者の就労では，合理的配慮とよばれる環境支援が重要となる．具体的にどのような環境支援が可能か考えてみよう．また実際にどのような配慮が行われているか調べてみよう．

【ICFにおける社会資源】
- 代表的な社会資源である障害福祉サービスのうち，訓練等給付のサービスと介護等給付のサービスの内容をまとめて，可能なら身近な事業所に連絡して足を運んでみよう．
- 対象者だけでなく，家族にとって家族会という社会資源が利用できることはどのようなメリットがあるか，家族の立場になりグループで意見交換をしよう．

文献

【ICFにおける人的環境】
1) 障害者福祉研究会（編）：ICF 国際生活機能分類　国際障害分類改定版．pp16-18, 中央法規出版，2002．
2) ICF Research Branch：ICF Core Sets.（https://www.icf-research-branch.org/icf-core-sets/category/9-mentalhealth）（2024年11月閲覧）
3) 障害者福祉研究会（編）：ICF 国際生活機能分類　国際障害分類改定版．pp185-187, 中央法規出版，2002．
4) ヒーザー・スチュアート・他／石丸昌彦（訳）：パラダイム・ロスト　心のスティグマ克服，その理論と実践．pp10-14, 中央法規出版，2015．
5) 上別府圭子：社会・環境面の評価　家族関係および社会とのつながり．小児内科，51（11）：1773-1777, 2019．
6) 田邊　薫：基本をおさらい　家族関係を"見える化"ジェノグラム＆エコマップ．月刊ケアマネジメント，23（11）：22-24, 2012．
7) 大西　勝：いろいろな精神療法の概説　家族療法．臨床精神医学，41（増）：197-202, 2012．
8) 中村伸一：Column IPについて／日本家族研究・家族療法学会（編）：家族療法テキストハンドブック．p119, 金剛出版，2013．
9) 野末武義：家族ライフサイクル／日本家族研究・家族療法学会（編）：家族療法テキストハンドブック．pp56-59, 金剛出版，2013．

10) 厚生労働省：平成 28 年生活のしづらさなどに関する調査（全国在宅障害児・者等実態調査）結果一覧．（https://www.mhlw.go.jp/toukei/list/dl/seikatsu_chousa_c_h28.pdf（2024 年 11 月閲覧）

11) 相川章子：ピアサポートの不思議な力．精神保健福祉，**53**（2）：150-156, 2022.

12) 伊藤順一郎：統合失調症患者の家族支援．精神保健研究，**28**：13-21, 2015.

13) NPO 法人地域精神保健福祉機構コンボ：家族による家族学習会ガイド 精神障害をもつ方の家族のために．pp5-17, NPO 法人地域精神保健福祉機構コンボ，2016.

14) 一般社団法人日本作業療法士協会：当事者が望む生活を実現するための精神科の作業療法のあり方検討委員会報告書（https://www.jaot.net/mm/当事者が望む生活を実現するための精神科の作業療法のあり方検討委員会報告書.pdf）（2024 年 11 月閲覧）

15) 松本俊彦：人はなぜ依存症になるのか．ストレス科学，**34**（3）：154-160, 2020.

16) ジェーン・エレン・スミス，ロバート・J・メイヤーズ／境泉 洋・他（監訳）：CRAFT 依存症患者への治療動機づけ 家族と治療者のためのプログラムとマニュアル．pp253-260, 金剛出版，2012.

17) 吉田精次：アルコール依存症家族に対する CRAFT の効果．Frontiers in Alcoholism, **8**（2）：71-75, 2020.

【ICF における物的環境】

1) 障害者福祉研究会（編）：国際生活機能分類（ICF）—国際障害分類改定版—．中央法規出版，2002.

2) 厚生労働省：精神障害にも対応した地域包括ケアシステム構築のための手引き．2021.

3) 厚生労働省：「精神障害にも対応した地域包括ケアシステムの構築に係る検討会」報告書 誰が安心して自分らしく暮らすことができる地域共生社会の実現を目指して（https://www.mhlw.go.jp/content/12201000/000755200.pdf）（2024 年 11 月閲覧）.

4) 山根 寛：精神障害と作業療法 病いを生きる，病いと生きる 精神認知系作業療法の理論と実践．三輪書店，2017.

【ICF における社会資源】

1) 障害者福祉研究会（編）：ICF 国際生活機能分類 国際障害分類改定版．p169, 中央法規出版，2002.

2) Fujiwara Y et al：Influence of "Face-to-Face Contact" and "Non-Face-to-Face Contact" on the Subsequent Decline in Self-Rated Health and Mental Health Status of Young, Middle-Aged, and Older Japanese Adults：A Two-Year Prospective Study. Int J Environ Res Public Health, **19**（4）：2218, 2022.

3) 野中 猛，野中ケアマネジメント研究会：多職種連携の技術（アート） 地域生活支援のための理論と実践．中央法規出版，2014.

⑨ ICF（個人因子）

> **学習目標**
> - 作業療法で生い立ちを評価する際のポイントを説明できる．
> - 生い立ちに伴う「生きづらさ」について説明できる．
> - 対象者の生活習慣に対する価値観を理解する．
> - 対象者の生活習慣に対する評価や支援に必要な要素を理解する．
> - 社会的経験の評価・支援について説明できる．
> - 代表的な精神疾患における社会的経験の障害とその二次的影響について説明できる．

> **Question**
> - 面接を通して生い立ちを評価する際の留意点は何か？
> - 生い立ちと関連する代表的な精神疾患は何か？
> - 対象者の生活習慣を評価する方法は何か？
> - 対象者の生活習慣を支援する方法は何か？
> - 社会的経験の評価・支援において大切な視点は何か？
> - 作業療法の治療における作業歴の活用方法は？

ICFにおける生い立ち

1. 生い立ちとは

- 生い立ちとは，人が今日に至るまでたどってきた生活史である．どのように育ち（成育歴），どのように学び（学歴），どのように働いてきたか（職歴），また家庭内や社会においてどのような役割や経験をしてきたか（生活歴）は，人それぞれに違いがあり，**個人の特徴**となる．
- ICFでは生いたちは「個人因子」に含まれ，個別性のある作業療法を実践するうえで重要な情報である．対象者の生い立ちが生活機能や環境因子と関連しながら現在の健康状態にどのように影響しているか（あるいはしていないか），**背景因子と各構成要素との関係性を考察する**ことが求められる．

2. 作業療法の治療や支援に必要なこと

- 対象者がどのような環境で育ち，どのように成長してきたのか，生い立ちや個人の生活に関する情報を得ながら，**1つのストーリーとして理解する姿勢**が求められる．
- そして，生活の場で生じたさまざまな社会的要因による「生きづらさ」を捉える．その中で**健康から病気へと移行したプロセスやきっかけ**を紐解いていく．特に，発症に至った要因は作業療法における課題や再発要因として重要な情報となる．
- 一方，近年では生活機能の評価の視点が「できないこと」から「できること」への評価に移行し，ストレングスモデルとして捉えられるようになった．対象者がもち合わせる素質や経験，関心や希望などの「強み」を活かして，**リカバリー※を支援する取り組み**が求められている．

3. 生い立ちの基礎知識

1) 生い立ちを評価するうえでの基本（視点）

(1) 性

- 精神疾患の性差にはホルモンバランスなどの生物学的要因に加えて，社会生活の中で受ける身体的・精神的負担などの心理社会的要因の影響も大きいことがわかっている．
- また，男性・女性という性別二元論（ジェンダーバイナリー）により生きづらさを感じている人や，LGBT⁺の人々に関係する健康課題についても知識をもち，対象者の性のあり方（セクシュアリティ）を適切に捉え支援する姿勢が求められる．

(2) 年齢

- 心理学者のErikson（エリクソン）は人の発達を段階的に捉え，それぞれの時期に重要な発達課題（達成することで成長につながる要素）と心理社会的危機（達成しないことで挫折感や希望を失うことにつながる要素）があると述べている（図1）．
- 対象者が現在の課題をクリアしているか，積み残された課題はあるか（過去），この先の課題を達成することが可能であるか（未来）を縦断的にみることで，**作業療法において促すべき経験や課題をみつける**ことができる．

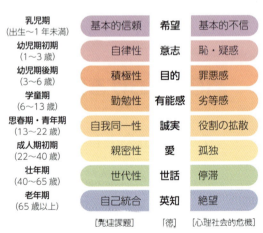

図1　Eriksonの心理社会的発達段階
Eriksonはライフサイクルを8つの段階に分け，それぞれの世代で獲得される人としての強さ（徳）と，心理社会的危機を乗り越えながら成長していく発達課題があると述べている．

※リカバリー：定義はいくつかあるが，Anthony（アンソニー）はリカバリーについて，「病気によりもたらされた制限があったとしても，満足のある，希望に満ちた，人の役に立つ人生を生きる道」であり，「精神疾患の破局的な影響を乗り越えて，人生の新しい意味と目的を創り出すことでもある」と述べている[3]．

ICF における生い立ち

(3) 病前性格（パーソナリティ）

- 病前性格とは，精神障害や心身症の発病に先行して認められる特有の性格特徴を指す[1].
- 体型と性格との関連を提唱した Kretschmer の気質類型論はその不確実性から否定的な見解も多いが，秩序指向性や徹底性といった性格傾向を示すメランコリー親和型性格とうつ病との関連性については，今日までその意義は失われていない[2].

(4) 成育歴

- **幼少期・学童期の発育状況や健診時に受けた指摘事項の有無**を調べることで，成長発達の過程における異常の有無を確認する.
- また，幼少期におけるいじめの経験や，養育者からどう育てられたかは，**その後のパーソナリティの形成やものごとの見方に大きく影響する**.

(5) 学　歴

- 学歴や職業などの社会的要因により健康格差が生まれることはよく知られている.
- 低学歴とうつ病の関連は世界的に報告されているが，これらは遺伝的要因によるものではなく，不安定な就労や低収入などの社会経済的基盤の脆さが影響している可能性がある[4]. また妄想体験などの精神病体験と低学歴との関連を示す報告[5]もあるが，わが国での調査では有意な関連は認められていない.
- 臨床的には**知的水準を推量する**，あるいは**患者本人に本来期待される社会的機能を推定する**ために学歴の把握は必要である. また，得意・不得意科目を知ることも，認知機能の偏りの推定に役立つ[6].

(6) 生活歴

- 対象者の生活歴を知ることで，**作業遂行や対人交流における課題や強みを推測する**ことができる. 特に，友人関係や対人交流のとり方，単身生活の経験の有無，家事遂行の状況，アルバイト・就労の経験，家庭や社会での役割などに着目する.
- また，**対象者を取り巻く人的環境**（家族，友人，上司・部下，恋人など）が対象者本人にどのような影響を与えてきたか，**家庭内や職場におけるライフイベント**（配偶者の死や不本意な退職など，ストレスを感じるようなできごと）の有無を知っておくと，対象者の特性を理解するうえで役立つ.
- 再発のきっかけ（怠薬の有無や対人関係の問題など）に関する情報は，心理教育や再発予防プログラムにおける介入のポイントとなる.

(7) 家族歴

- 家族歴はジェノグラム（家系図）と合わせて特徴を押さえておくことが望ましい.
- 精神疾患の中には**遺伝的素因（内因）が発症に関与する内因性精神病**が存在する. 統合失調症と双極症はこれまでの疫学調査において遺伝要因が強いことがわかっているが，実際には内因（遺伝要因，病気のなりやすさ：脆弱性）だけでなく，これに**環境要因が種々の程度に絡まり合って発病する**と考えられている[7].

2）生い立ちを評価するうえでのポイント

- 作業療法を導入する時期にはすでに医師や看護師，精神保健福祉士らの他職種のスタッフによって情報が収集されていることもあるため，作業療法のインテーク面接に先立っ

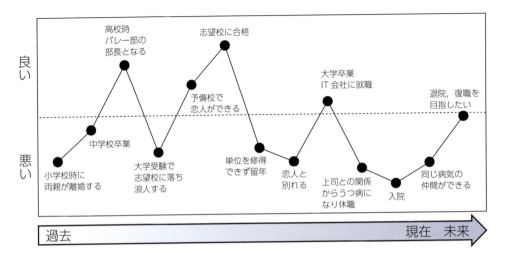

図2　ナラティブスロープの例
縦軸は対象者が考えるできごとへの解釈（良い／悪い）で，横軸は時間の経過（過去／現在／未来）を表している．

てカルテなどの記録物や他部門との意見交換を通して情報を入手しておくことが望ましい（間接的情報収集）．
- 作業療法で生い立ちを評価する際は，他部門による情報収集で不足している情報を聴取すること，また作業療法に関連した内容とするなど，評価の目的を明確にすることが重要である．
- また，対象者が自身の生い立ちをどのように自己評価しているか，状況をどう意味付けしているか，どのように変化していったのかを，**ナラティブ（物語，解釈の枠組み）に着目して理解する**（ナラティブリーズニング）．この際，人間作業モデルに基づいた評価法であるナラティブスロープ（図2）を用いて対象者に面接を実施することも有用である．

3）生い立ちを支援するうえでの基本

- 過去に戻ることはできないが，**対象者のライフステージや発達課題を意識しながら満たしていくかかわり**が重要となる．
- たとえば，自我同一性（アイデンティティ）の確立は青年期の課題ではあるが，定年退職や配偶者の喪失などのライフスタイルの変化に伴い，成人期以降もアイデンティティの基盤が揺らぐことがある（子どもの自立に伴う親としての役割の喪失が空虚感や喪失感につながる「空の巣症候群」などがこれに当たる）．これらが悲嘆・孤独感となり，抑うつを呈することは少なくない．
- アイデンティティの揺らぎに対して，自分の生き方やあり方を問い直す作業（アイデンティティの再構築）が必要となる．存在を見直すことは重い作業になることもあり，意識的，無意識的に避けて通る人もあるが，人格をより成熟させるための1つのプロセスである[8]．
- 作業療法では，対象者の生い立ちを知る中で捉えた「その人らしさ」や作業に対する

ICF における生い立ち

興味・関心の評価を行い，「意味のある作業」を通じて対象者が再び「自分らしく」生きることを支援する姿勢が求められる．

4）精神科における留意事項，注意点や禁忌事項

- 精神疾患の発症にはさまざまな交絡因子（影響を与える因子）が存在する．対象者を理解するために，治療者は因果関係を探索する（発症のきっかけとなった要因を探る）ことは重要ではあるが，精神疾患の原因を一概に生い立ちに求めるのは適切でない場合がある．

- しかしながら，精神障害の人が抱えるさまざまな生きづらさが存在するのも事実である．疾患やそれ自体の内的なものが生きづらさとなることもあれば，社会構造などの外的なものや，複合的・重複的に関与したものなど，その人の背景にあるストレスの結果としての生きづらさということもある[9]．対象者が抱えてきた生きづらさに寄り添いながらも，再び自分らしく生きていくことを支援する，リカバリーや well-being※の実現に向けた作業療法の実践を常に意識することが重要である．

- なお，対象者に直接聞きとりを行う際には，その聞き方にも注意が必要である．

- 開かれた質問（open question）で対象者が自身の生活や体験をどのように認識しているのかを知ることも大切ではあるが，対象者（特に混乱や緊張の強い場合）が答えやすい聞き方を考慮することが重要である．具体的な面接技法については「医療面接」「医療コミュニケーション」などの成書を参考にしてほしい．

- また，患者から語られる生活状況に関する認識は病期による影響を受けて大きく変化することから，得られた情報を随時見直すことも必要である．

4. 代表的な精神疾患の特徴・傾向

1）生い立ちと精神疾患の関係

- 成育歴と精神疾患の関連は多数報告されており，小児期に受けた虐待（精神的・身体的・性的）や家族の機能不全（薬物乱用，精神疾患，家庭内暴力，犯罪行動）などの有害な体験（ACE）がアルコール使用症およびうつ病のリスクを増加させることが，国外の大規模疫学調査で明らかとなっている[10, 11]．さらに，親が受けてきた養育の体験はその子に対しても影響し，児童虐待が世代連鎖することはよく知られている．

- また，強迫症では体質的な脆弱性に加えて，人生の不幸に見舞われたり，深刻な対人関係の葛藤が生じたり，解決の難しい問題に遭遇したとき，強迫観念や強迫行為が発現し，強い不安を伴い，日常生活が妨げられる[12]．

- これらより，今現在の問題だけに焦点を当てるのではなく，長きにわたる人生における問題と対象者への影響を探索する視点が重要となる．

※well-being：世界保健機関（WHO）の健康の定義において「病気でないとか，弱っていないということではなく，肉体的にも，精神的にも，そして社会的にも，すべてが満たされた状態（well-being）にあること」として説明された概念．

▶逆境的小児期体験：Adverse Childhood Experiences（ACE）

153

2）生い立ちの問題によって生じる二次的影響

- 個人因子が生活機能に影響を与えることから，**生い立ちに伴う生きづらさが二次的影響**として精神機能や活動・参加など生活全体に影響をもたらすことがある．
- たとえば，発達障害のある人がその特性を理解されず，学校でのいじめ体験や合わない環境での対人トラブルにつながることがある．それによる不安やストレス，自己肯定感の低下は精神症状（不安，うつ，緊張，興奮など）や，行動面の問題（不登校・ひきこもりなど）といった「二次障害」としてみられ，日常生活の支障となる．

ICF における生活習慣

1．生活習慣とは

- 習慣とは，同じ状況のもとで繰り返された行動が，状況に応じて安定化し，自動化されて遂行される場合をいう．
- 中でも，基本的生活習慣（食事，睡眠，排泄，着脱衣，清潔についての習慣）と，社会的習慣（挨拶，後片付け，ものを大切にする，生活のルールを守るなど）がある．また，習慣は個人的行動に限らず，社会的文化的行動についてもいわれ，「しきたり」「習わし」などという定型化した行動は習慣の一種である[1]．習慣は行動の反復により鋭敏化する場合と，慣れで低下する場合とがある[1]．
- 生活習慣は，基本的には 1 日をどのように過ごしているかという生活時間で構成されている．また，1 週間，1 か月，季節ごと，1 年を通じてどのように生活しているかも含まれる．
- 生活習慣は，その人が暮らしている地方によっても異なる．たとえば，豪雪地帯では冬になると雪かきなどが必要になる．都市部か農村部かなどの違いによっても異なる．また，季節に応じた行事（たとえば祭りなど）が生活に大きく影響を与える場合もある．
- 生活習慣は生まれ育った家庭での生活習慣による影響を強く受ける．食生活や生活パターンは家庭によって異なるため，友人と共に旅行に行ったり，他者と同居したり新たな家庭を築いたりしたときにその違いに気付くことも多い．進学や就職，その他の理由で 1 人暮らしになると，人は今までの生活習慣から新たな生活習慣を築くことになる．
- 疾患をもっているかどうかにかかわらず，人の生活習慣は個別性が高い．それは，人はそれぞれ生い立ちや生活環境，社会経験により人固有の生活習慣が作られるからである．
- 人それぞれにさまざまな生活習慣があり，多様性がある．たとえば生活習慣は，健康，食事，運動，仕事，休養などに対する個人の価値観や趣味，嗜好に影響を受ける．NHK 放送文化研究所「国民生活時間調査」も参考にすることができる．

2. 作業療法の治療や支援に必要なこと

- 人の生活習慣は個別性が高いため，生活環境（物理的・人的環境）や生い立ち，これからどのように生活していきたいのか，といったその人の価値観などと関係が深いことを理解して支援する必要がある．

- 健康な人であっても，過労やストレス，生活環境の変化により，生活習慣が崩れることで不健康な状態になり，精神疾患や生活習慣病などの疾患を引き起こす可能性がある．

- 精神疾患がある人は，ひきこもりなど生活習慣の乱れにより社会参加から遠のくケースが多くみられる．一方で，過活動，病的体験に左右された行動や，他者からすると奇妙にみえる行動をとることがあっても，自傷他害行為がなく，その人が望む社会生活を送ることを目指す必要がある．

3. 生活習慣の基礎知識

1）生活習慣を評価するうえでの基本

- まず，対象者の1日の生活時間を知る．社会生活を行っている場合は本人だけでなく，家族からも対象者が行っている生活行為やその時間，場所などを確認する．入院生活では生活時間が決まっている．決まった時間に自発的に行動できているか，声かけや介助の有無や程度を評価する．

- ADL，IADLに関しては，その人が十分に行えているか，自己評価とともに他者評価も必要である．評価の方法としては**本人からの聞きとり（半構造化面接）**や，**他部門からの情報収集**で得ることができる．**生活形態の調査**[2] や**在宅生活の評価（週間活動記録表）**[3] などがある．本人からの聞きとりでは，起床から就寝までどのように過ごしているかを質問し聞きとる．生活形態の調査や週間活動記録表はそれぞれの記録表があり，自記式で行う．

- 生活行為はADLやIADLだけでなく，日中活動（仕事や就学）や余暇時間をどう過ごしているのか，また，現在の生活習慣に対して対象者がどう思っているのか（満足しているのか，上手くできているのか，変えたいのか）なども知る必要がある．これは**カナダ作業遂行測定（COPM）**[4] でも評価が可能である．COPMは，セルフケア，生産的活動，余暇活動について，クライエントが重要と思う作業に関して，重要度と遂行度，満足度を10段階で評価する．半構造化面接にて行う．

- また，社会生活の評価として，**精神障害者社会生活評価尺度（LASMI）**[5] がある．LASMIは，統合失調症を主とする精神障害者の過去1か月の典型的な行動について，評価者自身が実際の生活場面を観察するか，実際の生活場面を観察している人から十分な情報を得て評価表にチェックする．

- 精神疾患の人の場合は，精神症状だけでなく，薬物療法も生活習慣に影響を与える場

▶カナダ作業遂行測定：Canadian Occupational Performance Measure（COPM）
▶精神障害者社会生活評価尺度：Life Assessmemt Scale for the Mentally Ill（LASMI）

合がある．たとえば，抗精神病薬の中には多飲水や糖尿病を発症しやすいものもあるので，対象者の薬に関しての作用・副作用を把握する必要がある．

- 入院生活中は，ある程度食事や摂取水分量，間食なども病棟スタッフによって管理されている．しかし，地域生活を送っている人の場合は，間食，嗜好品（お菓子やジュースなど）の摂取の自制が困難になり，肥満や脂肪肝，糖尿病などの生活習慣病に至ることもあるため[6]，食生活の習慣の把握と評価も必要である．

2) 生活習慣を支援するうえでの基本

- 対象者の回復状態に応じたリハビリテーションと作業療法をもとに支援を行う必要がある[7]．おおむねどのような精神疾患であっても，急性期のような状態が悪い時期は薬物療法が主体で安静に過ごすことが主となる．

(1) 急性期

- 入院中，特に急性期は病的体験による行動に支配されていたり，エネルギーや覚醒度が低下したりして，動けないくらい疲弊した状態である．よって，薬物療法などにより，まずは症状の安定が最優先される．
- 急性期の状態を脱すると，病棟の生活スケジュールに沿って生活することから生活習慣の再建が始まる．

(2) 亜急性期以降

- 亜急性期では，安心・安全の保障をしながら基本的生活リズムの回復などを図る．具体的には基礎体力をつけ，ADL や IADL の能力回復を目指す．
- 作業療法では，対象者の望む生活ができるように支援するために必要な作業活動を行う．また，作業療法に参加すること自体で日中の活動時間を作ることにもつながる．
- 生活習慣，生活時間を再建する場合は，対象者と作業療法士が一緒に現在の生活時間を退院後にどのような生活時間にしたいのかを考えることもできる．
- Skinner は，オペラント条件付けによって行動が形成されると考え，報酬に基づく強化によって行動が変容するされる，トークンエコノミー法[8]なども有効だとした．

(3) 退院，地域移行に向けた時期

- 退院，地域移行に向けてのかかわりでは，入院生活と大きく環境が変わるため，退院後に必要な生活技能が獲得できているかを，施設入所体験や外泊時に実際に行ってみて確認する必要がある．
- 精神疾患のある対象者の場合，病識の有無や服薬に対するアドヒアランス（対象者が治療や処方内容に対して十分に理解して納得し，決定した治療方針に従って服薬し治療継続すること）が得られているか，クライシスプラン（対象者自身が自分の行動パターンや症状の特徴に気付き，症状悪化のサインと対処法について計画することで，支援者と共に作成し共有する）が立てられているかなどが地域生活を継続していくうえで重要である．そのため，心理教育や利用できる社会資源の情報提供なども行う必要がある．このような支援を行う場合は対象者のストレングスの視点に着目する必要がある．
- また，地域生活の支援では，place-then-train の有効性が挙げられている．早く地域に

移行し，その生活の場で必要な生活技能獲得を支援するほうが効果的だといわれている[2]．病棟や作業療法室で練習した家事などの方法は，実際の生活の場で行う環境や道具（調理道具，洗濯機，掃除機など）が異なると再度練習が必要になるからである．

(4) 地域生活へ移行する時期

- 地域生活に移行すると，障害者総合支援法の制度やサービスを利用することができる．
- 障害支援区分の認定を受けるとホームヘルプなどのサービスを受けることができる．就労支援などの訓練等給付の場合は障害支援区分の認定を受ける必要はなく必要な訓練を受けることができる．
- 生活の場や家族や支援者の有無によっても生活習慣が異なる．たとえば，まずはグループホームで生活し，日中は精神科デイケアを利用して日常生活を整える．その後，日常生活が整うと，就労継続支援B型に通所する人，1人暮らしで訪問支援を受ける人もいる．
- 地域生活になると，できないことへの能力改善や獲得を図るよりも，できないことを「必要な支援」と考えて訪問作業療法や訪問介護などの制度を活用してその人が望む場所で生活できるように支援する．また，現在，精神障害者にも対応した地域包括ケアシステムが構築されており，地域共生社会の中で対象者を支えていく必要がある．

3）精神科における留意事項，注意点や禁忌事項

- 生活習慣は，対象者の生活環境によって異なる（病棟，地域，支援者の有無）．
- 入院生活は，病棟での生活スケジュールに則り生活時間が決められる．
- 対象者が今後，どのような生活を望んでいるのかを把握し，目標を共有してかかわることが重要である．対象者によっては，ADL，IADLなどが1人では不十分な場合も多いが，認知機能障害や陰性症状，生活環境などの影響もあることから，作業療法士が対象者に対して完璧を求めず，「ほどほどでよい」ことを知っておく必要がある．それは，対象者の価値観や優先度や能力が優先される．
- 地域生活では，対象者のストレングスを活かして本人が望む生活が優先される一方で，再燃や再発防止に対する支援や生活習慣病予防に関する支援も必要である．

4. 代表的な精神疾患の特徴・傾向

1）生活習慣が障害される主な精神疾患

(1) 物質関連症および嗜癖症群

- アルコール，薬物などの物質の使用が，対象者にとって最も優先度が高い行動になってしまう．それまでの生活習慣が破綻し，依存物質を摂取する行動に置き換わってしまう．身体依存や精神依存により，自らやめたいと思っても，その物質摂取行動を統制することが困難となる．
- 場合によっては依存物質による影響や依存物質を手に入れたいがために犯罪に至る例もある．飲酒運転は重大な事故につながったり，薬物においては摂取すること自体が犯罪となる．
- 近年では，ギャンブル依存なども注目されている．

(2) うつ病，双極症

- 抑うつ傾向や睡眠障害（不眠または過眠），精神運動焦燥または制止，疲労感，気力の減退，思考力や集中力の減退，または決定困難などが認められたりする．
- 急性期ではほとんど1日中じっと動けずにベッドで休んでいることもあれば，逆に休み方がわからず，そわそわして不安や焦燥感を訴え，日常生活をこれまでどおり行うことができなくなる様子がみられる．ほとんどすべての活動における興味または喜びが著しく減退した状態となる．

(3) 統合失調症

- 陽性症状が強い場合は，幻覚や妄想などにより睡眠障害（不眠）や拒食などが起こることがある．また，被害妄想に基づき加害者と認識した人に対して危害を加えることがあり，反社会的行動に及ぶこともある．陰性症状では，感情の鈍麻や意欲・自発性の欠如，社会的ひきこもりなどが起こり，社会生活から離れている場合もある．
- セルフケアにおいては外来通院の対象者でも，しばしば身だしなみや自己の清潔や衛生管理といったセルフケアでの制限や制約がみられる[6]．
- 統合失調症のある人の生活リズムに関して昼田[6]は，生活リズムが確立されにくく，いったん確立しても崩れやすいと述べており，継続的に支援が必要となる．
- 発症時期が若く社会経験が乏しいことが多いため，1人暮らしを希望する対象者であっても，入所型の生活訓練施設やグループホームなどで職員の支援を受けながら生活を始める場合が多い．

2）生活習慣が障害されることによって生じる二次的影響

- 二次的影響としては，生活時間，食生活が崩れることである．不眠になる，昼夜逆転することにより，定期的な服薬が困難となり，再発の可能性も出てくる．
- ADL，IADLへの関心や意欲が低下するため，セルフケアが十分にできない状態となり，自己への関心も薄くなっていく．
- 外出困難な状態になり，ひきこもることもあるため社会参加，地域生活ができなくなる．

ICFにおける社会的経験

1．社会的経験とは（図3）

- 個人因子は，個人の人生や生活の特別な背景であり，健康状態や健康状況以外のその人の特徴からなる[1]．個人因子の理解には2つの重要な視点がある．
- 1つ目は，**分類をもたないこと**である．個人因子は非常に多様であるため，分類は将来の課題とされ，例が挙げられているのみである[2]．例には性別，人種，年齢，ライフスタイル，成育歴，困難への対処方法，教育歴，職業，過去および現在の経験（過去や現在の人生のできごと）など[1]がある．
- 2つ目は**現在だけでなく過去の状況も含むこと**である．前述の例[1]を参照すると理解

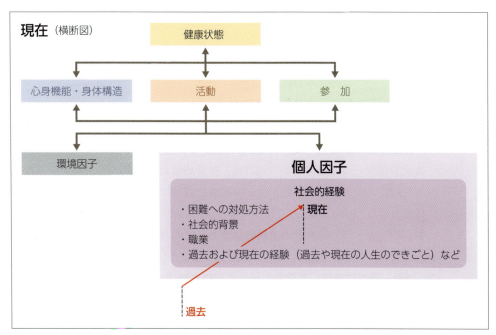

図3　ICFにおける個人因子の特徴
個人因子は現在だけではなく過去の状況も含む．

できる．ICFの構成要素のうち個人因子以外はある時点の健康状況の横断面，つまり現在の状況を示すため，過去の状況を含まない．

- 本章では生い立ち，生活習慣，社会的経験の3つの側面で個人因子を捉えている．前述の例[1]をもとに，ここでは**困難への対処方法，社会的背景，職業，過去および現在の経験（過去や現在の人生のできごと）**などが社会的経験に相当すると定義する．すなわち物的・人的環境，制度・サービス，社会構造のような幅広い範囲を指す社会における個人の経験である．また，本章では生い立ちを個人因子の1つの側面としているため，社会的経験については青年期後期（10歳代後半）以降を主に想定している．

2．作業療法の治療や支援に必要なこと

- 人は経験をもとに「これから何をしたいか」「どんな生活をしたいか」を考える．個性とニーズに沿った作業療法の実施には，社会的経験の評価と支援が重要である．
- 現在生じている障害の理由を考える際にも，社会的経験に着目することが重要である．たとえば，中学や高校で不登校になった場合，学業や学校生活に関する社会的経験が中断される．この期間に十分に経験できなかったことは，関連する技能の未熟さと将来における障害につながる可能性がある．このように，未経験であることが現在における障害の一因になる場合がある．また，過去に経験していないことが現在できないという状態は，精神疾患の有無にかかわらず誰にでも当てはまることを覚えておく必要がある．
- 統合失調症や摂食症の好発年齢は思春期～青年期である[3,4]．30歳代以降など，一定

の社会的経験を積んだ頃の発症に比べると，この時期の発症が将来に及ぼす影響は大きいだろう．

3. 社会的経験の基礎知識

1）社会的経験を評価するうえでの基本
- 社会的経験の評価には以下の 3 つの視点が大切である．

（1）客観的側面と主観的側面の両方を評価する
- 客観的側面とは，困難への対処方法，社会的背景，職業，過去および現在の経験（過去や現在の人生のできごと）などの**社会的経験についての事実**である．作業歴もこれに含まれる．ICF に含まれる情報の多くは，社会的経験の客観的側面として捉えられる．
- 主観的側面とは，対象者の**主観的体験としての社会的経験**である．経験は一人ひとりに固有のものであるため，客観的側面と主観的側面の両方で捉えることが重要である．

（2）活動・参加に着目して現在の社会的経験を評価する
- まずは，評価したい現在の社会的経験に関する活動・参加に着目し，次いで関連する他の ICF の情報と合わせると，現在の社会的経験の評価がしやすい．
- たとえば，うつ病の専業主婦の社会的経験評価では，家庭・家族の世話，近所づきあいなどの活動・参加にまず着目する．次いで，それらが関連する心身機能・身体構造など他の ICF 構成要素の情報と合わせる．このように，現在の社会的経験の評価には，それに関連する ICF の情報を集約することが含まれる．

（3）時系列で捉える
- 作業療法が処方された時点で生活歴と現病歴の表[5]を作成すると，**社会的経験を時系列として可視化**できる（表 1）．たとえば，短期間に転職を繰り返している場合は，その時期や在職期間が視覚的にわかりやすい．また，情報が不足している時期は空白によって可視化されるため，追加の情報収集に役立つ．なお，過去の自殺企図・自傷歴は自殺の危険因子であるため，社会的経験の情報として非常に重要である．

2）社会的経験を支援するうえでの基本
- ここでは，現在の社会的経験の支援について述べる．2 つの視点が大切である．

（1）必要な行動目標を立てる
- 現在の社会的経験の支援では，その経験に必要な活動・参加に着目し，行動目標を立てると効果判定がしやすい．たとえば，「他者に助けを求める」という困難への対処方法の習得を支援する場合には，「作業中に，わからないことを作業療法士に質問する」という目標が例として考えられる．

（2）過去の社会的経験を活用する
- 現在の社会的経験の支援には，対象者にとってポジティブ（肯定的に捉えている）な過去の社会的経験を活用できる．具体的には**作業歴**がイメージしやすいだろう．

3）精神科における留意事項，注意点や禁忌事項
- 社会的経験を対象者から聴きとる場合，精神的リスクの評価が事前に必要である．
- たとえば，主観的側面の評価において，病的体験が活発な統合失調症患者に主観を問

ICF における社会的経験

表1 生活歴と現病歴（20歳代前半の統合失調症をもつ入院患者の場合）　　　　（四本，2015[5]）をもとに筆者が作成）

時期	生活歴	現病歴
子どもの頃	2人同胞の長子として出生．会社員の父とパート勤めの母，弟の4人暮らし． 出生・発育に問題なし．真面目で成績は普通．	社会的経験に関する情報の例 ・職業
高校卒業後	菓子職人を目指し，A菓子屋に就職．同時に1人暮らしを開始．	・業務内容（過去の経験・できごと） ・困難への対処方法 ・職場の状況，収入（社会的背景）など
X-2年5月	2年勤めたA菓子屋を退職し，B菓子屋で働き始めた．	
X-2年12月	B菓子屋を退職．就職活動を始めた．	
X-1年4月	実家に戻り，就職活動を継続	・業務内容，退職の理由（過去の経験・できごと） ・困難への対処方法 ・職場の状況（社会的背景）など
X-1年8月	C菓子屋で働き始めた．	空白の期間について必要な情報から優先的に収集する
X-1年10月	「職場の人にいじめられる」と言い，欠勤し始めて退職．	・就職活動や生活の状況（過去の経験・できごと） ・困難への対処方法 ・経済・政治情勢（社会的背景）など
X-1年12月	就職活動が難航し，徐々に何もせず自宅で過ごすようになった．	
X年1月	自室にひきこもり始めた．	
X年2月	昼夜逆転の生活になり，家族が話しかけても視線が合わない状態であった．	「部屋に盗聴器がしかけられている」「命が狙われている」などと言い始めた．母が受診を勧めたが応じず，その後，夜間に「殺される！」と叫び，自宅を飛び出すことがあった．母に連れられ，D精神科病院を受診し，統合失調症の診断で入院した（医療保護）． 2週間後に作業療法開始．

発症時をX年とする

うと，さらに病的体験を助長する場合がある．過去のできごとのような客観的側面の評価では，その想起・表出が侵襲的な場合がある．そのため，社会的経験についての質問内容とそれを問うタイミングに注意が必要である．

4. 代表的な精神疾患の特徴・傾向

1) 社会的経験が障害される主な精神疾患と理由

- ここでいう社会的経験の障害は，障害や阻害因子によって特定の社会的経験ができない状態と定義する．ここでは，活動制限・参加制約が原因となって生じる現在の社会的経験の障害について述べる．

(1) 統合失調症

- 幻覚や妄想，無為，自閉などの症状は，ひきこもりなどの不活発な状態に関する活動制限・参加制約を生じやすい．これらは学業や仕事，対人関係などに関する社会的経験の障害に直結する．

- 認知機能障害や連合弛緩などの思考障害によって，学習と知識の応用に関する活動制限・参加制約が生じると，困難への対処方法を新たに習得できないという社会的経験の障害に直結する可能性がある．

(2) うつ病，双極症

- 抑うつ状態では，感情や意欲などの精神機能，睡眠や食欲などの身体機能における広範囲の症状を呈する．これらによる外出困難や労働効率の低下などの活動制限・参加制約は家庭や職場での社会的経験の障害に直結する．
- 双極症の躁状態における過剰なエネルギー，易刺激性や易怒性は他者への頻回な連絡・訪問，暴言のような活動制限・参加制約を生じやすく，対人関係や社会的立場に関する社会的経験の障害につながる可能性がある．

(3) その他の精神疾患

- 外出困難を活動制限・参加制約の例として挙げると，パニック症における予期不安，強迫症における戸締り確認などの強迫行為，摂食症による低体重と合併症などがその原因になる可能性がある．外出困難は，屋外でのさまざまな社会的経験の障害に直結する．

2) 社会的経験が障害されることによって生じる二次的影響

- ここでの二次的影響は，過去の社会的経験の障害が現在に及ぼす影響と定義する．

(1) 他の個人因子への影響

- 個人因子の例のうち，本章で社会的経験に相当すると定義したもの以外には，ライフスタイル[1, 2]，習慣[1]，価値観[2]などがある．
- たとえば，中学・高校で不登校を経験した統合失調症をもつ人を例に挙げる．現在，無職で友人づきあいがなく，ほとんどを自宅で過ごすライフスタイルであったとする．この場合，学業や集団生活，友人関係の維持などの経験が十分にできなかった過去の社会的経験の障害は，現在のライフスタイルへの影響の1つと考えられる．
- 次に，仕事の失敗を叱責される経験を繰り返したことで抑うつ状態になり，入院したうつ病患者を例に挙げる．その患者が創作活動中に失敗の有無を入念に確認し，作業効率が悪いとする．この場合，失敗の回避を重視する現在の価値観には，仕事に関する過去の社会的経験の障害が影響している可能性がある．

(2) 他の構成要素への影響

- 前述の統合失調症とうつ病の例をもとに，過去の社会的経験の障害が他の構成要素に及ぼす影響を述べる．
- 統合失調症の例における中学・高校時代の社会的経験の障害は，現在における論理的思考の困難などの機能障害，コミュニケーションの困難や無職であることなどの活動制限・参加制約，友人がいないという阻害因子などに影響している可能性がある．
- うつ病の例における仕事に関する社会的経験の障害は，ペース配分などの現在の課題遂行に関する活動制限・参加制約に影響している可能性がある．

臨床実習やOSCEにつながるヒント

【ICFにおける生いたち】
①自分自身のナラティブスロープを描いてみよう．できごとや経験をどのように自己評価しているか，グラフを見ながら考察してみよう．
②①ができるようになったら，学生間で以下のように演習を行ってみよう．
　1) 役割を決める．
　2) 作業療法士役は対象者役の学生にナラティブスロープを説明し作成してもらう．
　3) 作業療法士役は対象者がナラティブスロープを作成している様子も注意深く観察しておく．
　4) 作成したナラティブスロープについて対象者がどのような体験や意味付けをしているか面接を通して具体的に聞きとる．
　5) ナラティブスロープと対象者から聞きとった情報をまとめ，対象者の生いたちについて考察する．

【ICFにおける生活習慣】
①学生自身で1日，1週間のスケジュールを書いてみよう．そして，自分の生活パターンや大事にしていること，やりたくないけれどやらなければならないことなどについて，スケジュールを見ながら考察してみよう．
②①ができるようになったら，学生間で以下のように演習を行ってみよう．
　1) 質問者役と質問される役（対象者）を決める．
　2) 質問者は対象者に1日のスケジュールや1週間のスケジュールを作成してもらう．できれば質問者が聞きとる形で行ったほうが学びになる．
　3) 対象者から1日，1週間の生活の中で大事にしていることややらなければならないことなどを聞きとる．対象者が模擬患者の場合は，生活習慣について何が再発予防になるか，社会参加のきっかけ，あるいは阻害要因になっているかなどを考察する．

【ICFにおける社会的経験】
①精神疾患をもつ人の症例の生活歴・現病歴を表にしてみよう（表1）．表をもとに追加の情報収集が必要な社会的情報について，客観的側面と主観的側面に分類し，情報収集の方法を考えよう．
②①で挙がった不足している社会的経験について，対象者からの聴きとりによる情報収集のロールプレイをしよう．どのような聴き方や言葉遣いをすればよいか考え，実演してみよう．
③①と②について，診断名や回復段階の異なる人を症例にして実践してみよう．

文献

【ICF における生い立ち】
1) 最新医学大辞典編集委員会：最新医学大辞典　第3版．p1563，医歯薬出版，2005.
2) 染矢俊幸：人格（パーソナリティ），性格／尾崎紀夫・他（編）：標準精神医学　第8版．pp66-67，医学書院，2021.
3) Anthony WA：Recovery from Mental Illness: The Guiding Vision of the Mental Health Service System in the 1990s. Psychosocial Rehabilitation Journal, **16**（4）：11-23, 1993.
4) WJ Peyrot et al：The association between lower educational attainment and depression owing to shared genetic effects? Results in ∼ 25,000 subjects. Mol Psychiatry, **20**（6）：735-743, 2015.
5) McGrath JJ et al：Psychotic Experiences in the General Population. A Cross-National Analysis Based on 31, 261 Respondents From 18 Countries. JAMA Psychiatry, **72**（7）：697-705, 2015.
6) 伊賀淳一・他：II．うつ病（DSM-5）／大うつ病性障害／日本うつ病学会：日本うつ病学会治療ガイドライン．p12，2016.
7) 大熊輝雄：現代臨床精神医学　改訂第12版．pp20-21，金原出版，2013.
8) 服部祥子：生涯人間発達論　人間への深い理解と愛情を育むために　第3版．pp156-157，医学書院，2020.
9) 岩根達郎（編）：生きづらさ．主観的感覚と生きづらさに寄り添う　精神科作業療法士が伝えたい臨床思考ケースブック．pp20-21，メジカルビュー社，2021.
10) Felitti VJ et al：Relationship of childhood abuse and household dysfunction to many of the leading causes of death in adults：The Adverse Childhood Experiences（ACE）Study. Am J Prev Med, **14**（4）：245-258, 1998.
11) Anda RF et al：Adverse Childhood Experiences, Alcoholic Parents, and Later Risk of Alcoholism and Depression. Psychiatr Serv, **53**（8）：1001-1009, 2002.
12) 傳田健三：強迫性障害の発症機制　心理社会的要因と生物学的要因の関係．こころの科学，**104**：34-38，2002.

【ICF における生活習慣】
1) 日本大百科全書．小学館．
2) 香山明美・他（編）：生活を支援する精神障害作業療法急性期から地域実践まで　第2版．医歯薬出版，2014.
3) 早坂友成・他（編）：うつ病の作業療法．医歯薬出版，2013.
4) 吉川ひろみ（訳）：COPM カナダ作業遂行測定　第4版．大学教育出版，2014.
5) 岩崎晋也・他：精神障害者社会生活評価尺度の開発．精神医学，**36**（11）：1139-1151，1994.
6) 昼田源四郎：統合失調症患者の行動特性その支援と ICF．金剛出版，2007.
7) 山根　寛：精神障害と作業療法 新版 病いを生きる，病いと生きる　精神認知系作業療法の理論と実践．三輪書店，2017.
8) 奈良　勲・他（監）：標準理学療法学・作業療法学　専門基礎分野　臨床心理学．医学書院，2001.

【ICF における社会的経験】
1) 障害者福祉研究会（編）：ICF 国際生活機能分類　国際障害分類改定版．pp15-16，中央法規出版，2002.
2) 上田　敏：ICF（国際生活機能分類）の理解と活用　人が「生きること」「生きることの困難（障害）」をどうとらえるか．pp22-25，きょうされん，2005.
3) 日本精神神経薬理学会，日本臨床精神神経薬理学会：統合失調症薬物治療ガイドライン 2022．（https://www.jsnp-org.jp/csrinfo/img/togo_guideline2022.pdf）（2024 年 11 月閲覧）
4) 厚生労働省難治性疾患克服研究事業「中枢性摂食異常症に関する調査研究班」：神経性食欲不振症のプライマリケアのためのガイドライン（2007 年）．（https://www.edportal.jp/pdf/primary_care_2007.pdf）（2023 年 10 月閲覧）
5) 四本かやの：症例報告／田端幸枝・他（編）：臨床精神科作業療法入門．p258, 260，文光堂，2015.

10 向精神薬の主作用と副作用

- 抗精神病薬の主な副作用を理解し，副作用が出現した際の作業療法士としての対応について説明できる．
- 抗うつ薬，気分安定薬の主な副作用を理解し，副作用が出現した際の作業療法士としての対応について説明できる．
- 抗不安薬の主な副作用を理解し，副作用が出現した際の作業療法士としての対応について説明できる．
- 睡眠薬の主な副作用を理解し，副作用が出現した際の作業療法士としての対応について説明できる．
- 服薬アドヒアランスについて理解し，説明できる．

Question
- 作業療法士が理解しておくべき薬物療法の知識とは何か？
- 抗精神病薬の副作用とは？　また副作用がみられた場合に作業療法士が注意すべきことは何か？
- 抗不安薬の主な副作用と，副作用が出現した場合に作業療法士はどのように対応すればよいか？
- 睡眠薬の主な副作用を理解し，副作用がみられた場合に作業療法士が注意すべきことは何か？
- 服薬アドヒアランスを高めるための作業療法士の対応は？

薬物療法と向精神薬

- 感情，感覚，意識など人間の精神活動に影響を与える中枢神経系に作用する薬物のことを総称して向精神薬とよぶ（図1）．向精神薬は薬物のことを指すので，向精神薬には幻覚を催す大麻や覚せい剤といった薬物も含まれるが，通常は精神疾患の治療に使用する精神科治療薬を指す．
- 幻覚，妄想，不安，抑うつといった何らかの精神機能の変化は脳内の神経伝達物質（モノアミン）が関連している．幻覚，不安，抑うつなど治療が必要な精神症状がある場合には，その人の脳内の神経伝達物質が多すぎたり，少なすぎたりと何らかの異常が生じている．

- 神経伝達物質は，少なくとも数十種類あり，向精神薬はその種類に応じてさまざまな神経伝達物質に作用し，精神症状を改善する．
- 向精神薬を使用する治療のことを薬物療法とよび，作業療法のほとんどの対象者は，何らかの精神科治療薬を処方されているため，作業療法は通常，**薬物療法**と並行して実施することになる．
- つまり，作業療法中の対象者は，精神科治療薬から主作用，副作用を含め何らかの影響を受けた状態であることが考えられる．よって，向精神薬の種類とその主作用，副作用を熟知しておくことは，作業療法をより効果的に実施していくうえで必要なことである．

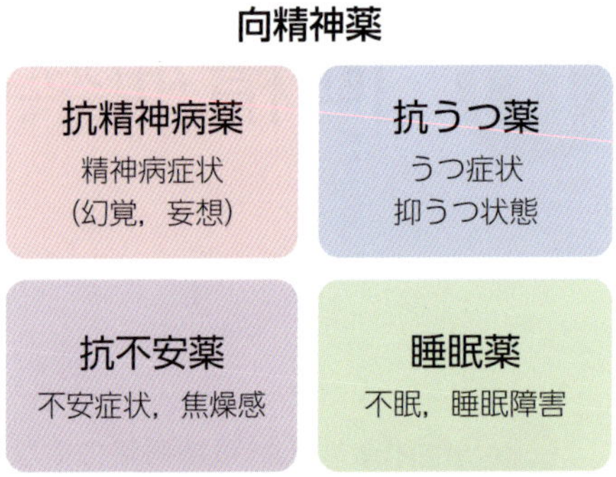

向精神薬

抗精神病薬	抗うつ薬
精神病症状 （幻覚，妄想）	うつ症状 抑うつ状態

抗不安薬	睡眠薬
不安症状，焦燥感	不眠，睡眠障害

図1　薬物療法における向精神薬の位置付け
向精神薬は，抗精神病薬，抗うつ薬など精神科治療薬の総称のことである．代表的な向精神薬と主な治療対象（主作用）についてまとめた．

抗精神病薬

1. 抗精神病薬とは

1）抗精神病薬の適応症とその主作用

- 抗精神病薬は神経伝達物質の中でもドーパミンに作用し，ドーパミンが過剰に放出されることで生じる統合失調症の陽性症状（幻覚や妄想）に対して効果を発揮する．
- 抗精神病薬には，抗幻覚，妄想作用の他，鎮静作用もあり，不安，焦燥，興奮を鎮める作用もある．主な適応症は統合失調症だが，双極症（DSM-5-TR）の躁状態，うつ病の焦燥感，老年期精神障害などによって生じるせん妄に対しても使用されることがある．

2）定型抗精神病薬と非定型抗精神病薬

- 1950年代，クロルプロマジンをはじめとした抗精神病薬が導入された当初から，抗精神病薬は幻覚や妄想といった精神病症状を改善するが，副作用として，錐体外路症状が出やすいことが指摘されていた．
- 一方，リスペリドン，アリピプラゾールなど1990年代から新しく導入されてきた抗精神病薬は錐体外路系の副作用が少ないことが知られている．
- 精神病症状の改善＋副作用として錐体外路症状が同じように出現するような薬物を従来型（**定型**）抗精神病薬とよび，新しく開発され副作用として錐体外路症状が出にくい抗精神病薬を第2世代（**非定型**）抗精神病薬とよんでいる．
- 現在，よく使用されている抗精神病薬を**表1**に示す．

3）抗精神病薬の剤形

- 抗精神病薬は，経口薬（飲み薬）以外に，LAI（持続性注射剤），舌下錠（急速に溶かして口腔粘膜から吸収させる），テープ製剤などがある．
- 代表的な注射剤にはリスペリドン（リスパダールコンスタ®），舌下錠にはアセナピンマレイン酸塩（シクレスト®），テープ製剤にはブロナンセリン（ロナセン®）などがある．飲み忘れを防ぐことや，錠剤や粉末より吸収が早いことから興奮や不安などの症状をより早く改善させたいときに処方される．

表1　代表的な抗精神病薬

定型抗精神病薬

- ・クロルプロマジン（コントミン®）
- ・レボメプロマジン（レボトミン®）
- ・ハロペリドール（セレネース®）
- ・スルピリド（ドグマチール®）
- ・ゾテピン（ロドピン®）

非定型抗精神病薬

- ・リスペリドン（リスパダール®）
- ・ペロスピロン（ルーラン®）
- ・オランザピン（ジプレキサ®）
- ・クエチアピン（セロクエル®）
- ・アリピプラゾール（エビリファイ®）

薬剤名左記，（　）内は代表的な商品名を示す．

2．抗精神病薬の副作用と作業療法士に求められる対応

1）錐体外路症状

- 錐体外路症状は代表的な定型抗精神病薬の副作用の1つである．筋固縮，振戦を伴う薬剤性パーキンソニズムは，筋緊張が亢進して，筋肉がなめらかに動かず，Parkinson病と同じ症状が出現する．前傾姿勢，小股歩行になり，手指の協調性が低下する．
- ジストニアは，投薬初期に起こりやすい．体幹，頸部，四肢の一部が，強直（つっぱり）したり，捻転（ねじれ）したりする．反対に，抗精神病薬を長期に服用することで生じるのが遅発性ジスキネジアである．主に口，舌，下顎にみられる不随意運動で，口を咀嚼のように動かす動きなどがみられる．その他にも，下肢のムズムズ感などの異常知覚が生じ，じっとしていられないアカシジアが挙げられる．
- これら錐体外路症状を含め副作用は当事者にとって不快なものであるため，作業療法中に副作用による不調について相談された場合，医師，薬剤師，看護師に報告することが重要である．また，対象者自ら不調を訴えることができないこともあるため，副作用の出現には十分に注意が必要である．

2）悪性症候群

- 悪性症候群は抗精神病薬の投与を開始して4週間以内に発症することが多い[1]．40℃以上の高熱，発汗，嚥下困難，頻脈など多様な自律神経症状や意識障害などが出現する．
- 自ら症状を伝えられない人もいるため，作業療法中このような症状がみられた場合，直ちに看護師，主治医に報告する必要がある．

3）口　渇

- 口渇は抗精神病薬と，抗精神病薬の副作用である錐体外路症状を緩和するための抗Parkinson病薬の副作用として起こる．
- 作業療法中に対象者が水を飲むことを希望した場合には通常許可をするが，大量の水を飲んだ結果，低ナトリウム血症を起こす水中毒に注意が必要である．

4）その他の副作用

- その他の副作用として無月経，高プロラクチン血症（男性でも乳汁が分泌する症状がみられる），便秘，性機能障害，起立性低血圧などが挙げられる．起立性低血圧は錐体外路症状同様，転倒の原因になるため，特に危険物周辺での転倒に注意する．
- また，肥満やメタボリックシンドロームも副作用の1つとして挙げられるため，多職種チームによる体重管理，栄養サポートなどが必要な場合がある．

抗うつ薬，気分安定薬

1．抗うつ薬と気分安定薬とは

1）抗うつ薬の適応症とその主作用

- 抗うつ薬はうつ病の治療に用いられる．抗うつ作用だけでなく抗不安作用もあるため，一部では，全般不安症を含む多くの神経症性疾患の第一選択薬になっている他，摂食症などにも用いられる．しかし，双極症のうつ病相に対しては，躁転や病相急速交代を起こし，かえって難治化させる可能性があるので原則として投与は避けられている[1]．
- 脳内の神経伝達物質の中でもセロトニンやノルアドレナリン量の減少がうつ症状を引き起こす．抗うつ薬は，セロトニンやノルアドレナリンの脳内での再取り込みを阻害し，脳内での濃度を増加させ，うつ症状を改善する．
- 抗うつ薬は選択的セロトニン再取り込み阻害薬（SSRI），セロトニン・ノルアドレナリン再取り込み阻害薬（SNRI），ノルアドレナリン作動性・特異的セロトニン作動性抗うつ薬（NaSSA）などそれぞれ化学的な特性で分類されている．
- 現在，一般的に処方されることが多いと思われる抗うつ薬を表2に挙げる．抗うつ薬の種類は，大きく2つに分けられる．50年以上前から使われていた「三環系」「四環系」抗うつ薬と，これらよりも後に開発された第2世代の抗うつ薬とよばれる「SSRI」「SNRI」「NaSSA」である．従来型の抗うつ薬と第2世代薬の大きな違いは，従来型のほうがさまざまな副作用が出現しやすいことである．現在のうつ病に対する薬物療法では，第2世代薬を第1選択薬に用いるのが主流である．

2）気分安定薬の適応症とその主作用

- 気分安定薬は双極症の躁病相の治療に有効であり，かつ安定後も継続して服薬することによって再発の予防にも有効である．双極症の

表2　代表的な抗うつ薬

SSRI
- フルボキサミン（デプロメール®，ルボックス®）
- パロキセチン（パキシル®）
- セルトラリン（ジェイゾロフト®）

SNRI
- ミルナシプラン（トレドミン®）
- デュロキセチン（サインバルタ®）

NaSSA
- ミルタザピン（リフレックス®）

三環系抗うつ薬
- イミプラミン（トフラニール®）
- アミトリプチリン（トリプタノール®）

四環系抗うつ薬
- マプロチリン（ルジオミール®）
- ミアンセリン（テトラミド®）

薬剤名左記，（　）内は代表的な商品名を示す．

うつ病相の治療でも使用され，躁とうつ病相を安定化させる．

- 日本で主に使われる気分安定薬は，炭酸リチウム（リーマス®），カルバマゼピン（テグレトール®），バルプロ酸ナトリウム（デパケン®）である．

3）抗うつ薬処方時の注意点

- 抗うつ薬は即効性はみられないため，当事者が自分自身の実感として効果を感じるまでに2週間～1か月程度かかる．一方で，後述する副作用は治療初期に出やすい．
- 副作用は大変苦痛なものである．薬物療法の効果が現れるまでに時間がかかる場合には，抑うつ症状やうつ病に特徴的な悲観的な思考のために「私の病気には，薬が効かないのだ」「薬を飲んでもよくならないのだ」と服薬を自ら中止してしまうことがある．そのため，作業療法士が抗うつ薬を飲み始めたばかりの対象者とかかわる際には，効果が出る前に薬物療法を中断してしまわないよう，上記のことを十分に理解してかかわることが重要である．

2. 抗うつ薬の副作用と作業療法士に求められる対応

1）便秘，下痢，吐き気，食欲不振などの消化器症状

- 消化器症状は従来型の抗うつ薬，第2世代薬ともにみられやすい副作用である．吐き気については，制吐薬を用いることで対処できることがあるが，症状が重い場合には看護師や主治医に相談するよう促す．

2）眠気，めまい，ふらつき，起立性低血圧，疲労感などの自律神経系の症状

- 自律神経系の症状は抗うつ薬の代表的な副作用である．作業療法中これらの症状がある場合には，危険物の扱いには十分注意し，活動時間の配慮も必要である．同様に，転倒にも注意を要する．

3）その他の副作用

- その他の副作用として口渇，頭痛，不眠，発汗などが挙げられる．当事者にとっては大変苦痛な症状であるが，口渇であればガムを噛んだりアメ（無糖）を舐めたりする，不眠であればカフェインを摂取しない，寝る前にストレッチをするなどの自己対処が可能な場合もある．副作用への対処を対象者と共有することも生活支援を行ううえで重要である[2, 3]．
- 一方で，性機能障害や疲労感といった症状は自己対処が困難である副作用とされており[2, 3]，主治医への相談を促す．

3. 気分安定薬の副作用と作業療法士に求められる対応

- 気分安定薬であるカルバマゼピン，リチウム，バルプロ酸ナトリウムの副作用は無視できるものではない．特に，リチウムの副作用の重症度は，その血中濃度により異なるため，定期的な血液検査が必要である．
- 副作用としては食欲低下や吐き気・胃痛などの消化器症状や運動失調，振戦，構音障害などの運動障害，せん妄，不穏などの精神症状が出現する．
- 消化器症状については，1日数回に小分けして食事をすることや，辛い食品・アルコー

ルなど消化不良を悪化させる可能性のある食品の摂取を控えることで対処が可能となる場合がある．振戦については，緊張や不安など心理的要因が症状を悪化させることがあるので，作業療法中に対象者が安心して活動や話ができるように十分配慮することが求められる．

- 吐き気，嘔吐，下痢，振戦の悪化など，リチウム中毒の症状を認める場合は，すみやかに医師・看護師に報告する．

抗不安薬

1. 抗不安薬とは

1) 抗不安薬の向精神薬内での位置付け

- 「抗不安薬」は，「抗精神病薬」に匹敵するような鎮静効果はないが，一定の鎮静作用があることから，「抗精神病薬」をメジャートランキライザー，「抗不安薬」をマイナートランキライザーとよんでいる．

2) 抗不安薬の適応症とその主作用

- 不安を主症状とする不安症群，強迫症及び関連症群の疾患，適応反応症，心身症などに広く用いられる他，うつ病や不安障害を SSRI で治療する際にも，抗不安薬が併用されることがある．作用が迅速であるため，頓服薬として使用されることが多い．

- 現在，ベンゾジアゼピン系の抗不安薬は，効果面での限界（一部の不安症群，強迫症及び関連症群の疾患には有効といえない）と，副作用の影響（長期使用による常用量依存，眠気，認知障害，自動車の運転など）から不安症群，強迫症及び関連症群の疾患の第一選択薬とはなっていない．

- 本項では，抗不安薬のほとんどがベンゾジアゼピン系抗不安薬であることから，ベンゾジアゼピン系の抗不安薬を中心に記述する．ベンゾジアゼピン系抗不安薬は，GABA の結合を促進し，脳内での神経細胞の興奮を抑制し，不安を軽減する役割をもつ．

- ベンゾジアゼピン系抗不安薬は，服用した薬の濃度が体内で薄まったことを示す「半減期」によって，短時間型，中間型，長時間型，超長時間型に分類される．半減期が短ければ短いほど，迅速に血中濃度がピークに達し，その後，すみやかに血中から除去されることになる．主な抗不安薬を表3に示す．

表3　代表的なベンゾジアゼピン系の抗不安薬

短時間型
・クロチアゼパム（リーゼ®）
・エチゾラム（デパス®）

中間型
・ロラゼパム（ワイパックス®）
・ブロマゼパム（レキソタン®，セニラン®）

長時間型
・ジアゼパム（セルシン®，ホリゾン®）
・クロキサゾラム（セパゾン®）
・フルジアゼパム（エリスパン®）

超長時間型
・ロフラゼプ酸エチル（メイラックス®）

※薬剤名左記，（　）内は代表的な商品名を示す．

抗不安薬

2. 抗不安薬の副作用と作業療法士に求められる対応

1) 筋弛緩作用

- ベンゾジアゼピン系の抗不安薬には，筋弛緩作用があるので，肩こりや筋緊張性頭痛にも用いられることがある．しかし，筋弛緩作用は全身の筋肉に作用するため，下肢や体幹の筋にも影響を及ぼし，転倒のリスクを上げる場合がある．特に，筋弛緩作用は高齢者に出現しやすく，転倒による骨折のリスクがあるため十分注意する．

2) 認知機能障害，眠気

- 集中力や記憶力の低下といった認知機能障害を引き起こすことがあるため作業療法中の危険物の取り扱いには十分に注意する．

3) 逆説反応

- 本来，ベンゾジアゼピン系の抗不安薬は神経細胞の興奮に対し抑制的に働く．しかし，その抑制がとれ，かえって不安を強めたり，眠れなくなったりするなど衝動性，攻撃性，易刺激性が顕著となる逆説反応を起こすこともある．高齢者の場合，せん妄につながる場合がある．

4) 依存形成

- 精神依存のみでなく身体依存も形成する．高用量でリスクが高いが，保険で適用されている処方量・用法を守っているにもかかわらず，長期使用により依存が形成されてしまうことがある．このような依存を「常用量依存」といい，原因疾患の症状は消失しているのに，薬物の減量・中止が困難となる．

5) 離脱症状

- 長期間使用後に急に中断をすると，不安の悪化，けいれん，発汗，嘔吐などが生じる．

3. カルテの見方

- 表4 に統合失調症への処方例，表5 にうつ病への処方例，表6 に全般不安症への処方例を示す．
- たとえばリスパダール® のようにカルテには，薬は商品名で記載してある．患者のお薬手帳や処方箋なども同様である．
- 「朝夕食後　分2」という記載については，「2×M, A n.d.E」とドイツ語で書かれてい

表4　統合失調症への処方例

1錠の中にリスペリドンが何 mg 含まれているか（この場合 2mg 含有）という意味である

T は tablet という意味で，「1 日に何錠飲むのか」を示している

リスパダール 2mg 入りの錠剤を朝夕食後 2 回に分けて 1 錠ずつ服薬すること

- リスパダール®（2）2T　朝夕食後　分2
- アキネトン®（1）4T　毎食後，就寝前　分4
- レボトミン®（5）2T　就寝前
- ピレチア®（5）2T　就寝前

（坂田，2006[4] より作成）

171

10章 向精神薬の主作用と副作用

表5 うつ病への処方例

・デプロメール® （25） 6T　朝夕食後　分2
・リスパダール® （1） 2T　朝夕食後　分2
・サイレース® （2） 1T　就寝前
・レンドルミン® （0.25） 1T　就寝前

(坂田, 2006[4] より作成)

表6 全般不安症への処方例

・ルボックス® （25） 4T　朝夕食後　分2
・ワイパックス® （0.5） 1T　不安時頓用 ────── 不安時に頓服薬として服薬すること

(大森, 2008[1] より作成)

ることがある．M （Mogen） は朝，T （Tag） は昼，A （Arbent） は夕のことで，n.d.E （nach dem Essen） は食後のことである．就寝前の代わりに v.d.S （vor dem Schlaf） と書かれていることもある．

- 頓用（とんよう）というのは，食前，食後，就寝前などのように定期的に内服するのではなく，症状に応じて服用することを指す．「ワイパックス® （0.5） 1T　不安時頓用」の場合，不安時に頓服薬として服薬することになる．

睡眠薬

1. 睡眠薬とは

1) 睡眠薬と抗不安薬との関係

- 現在処方される睡眠薬のほとんどは，抗不安薬と同様のベンゾジアゼピン系の薬物である．
- よって，ベンゾジアゼピン系睡眠薬の作用機序や副作用は抗不安薬とほぼ同様である．
- ベンゾジアゼピン系の薬物には，催眠作用の他にも，抗不安作用，筋弛緩作用がある．その3つの作用のうち，筋弛緩作用は他の2つの作用に比べて際立った効果として現れないため，抗不安作用と催眠作用のどちらか効果が強く出る作用を特徴として，［催眠作用＞抗不安作用］の場合は睡眠薬，抗不安作用が強いもの［抗不安作用＞催眠作用］は抗不安薬に分類される．
- 睡眠薬は，その作用時間の違いから超短時間型，短時間型，中時間型，長時間型に分けられる．ゾルピデム，ゾピクロン，エスゾピクロンの3剤のみが非ベンゾジアゼピン系の睡眠薬，他はベンゾジアゼピン系睡眠薬である．代表的な睡眠薬を表7に示す．

2) 睡眠薬の適応症とその主作用

- 睡眠薬は，疾患にかかわらず睡眠障害がある対象者に対して処方されるため，精神科領域の中でも最も処方頻度の高い薬物の1つだと考えられる．基本的には，①入眠困

172

難を訴える場合には，超短時間型，短時間型，②中途覚醒や早朝覚醒が認められる場合には，中時間型，長時間型が使用される．

- 睡眠薬では GABA を介した抑制性の神経ニューロン機能を賦活することにより，睡眠障害を改善する．睡眠障害を改善するといっても，基本的には，睡眠薬は，興奮した脳を鎮静させる効果しかないため，睡眠障害を含む不眠の治療に対しては，睡眠薬の服用とその不眠の原因に介入することが重要になる．
- たとえば，疾患に関連する何らかのストレスが原因である場合，睡眠障害の改善には，睡眠薬の服用に加えて，対処方法について考えることが重要である．また，日中臥床して過ごす時間が多い，夕方の昼寝が長すぎるといった生活習慣も不眠を誘発する要因の1つであるため，この場合，生活リズムの改善を優先する必要がある．また，「どうしても7時間眠らなくてはいけない」といった強迫的な思いから「6時間しか眠れない＝不眠」と考える認知的な要因が不眠の原因になっている場合もある．

表7 代表的な睡眠薬

超短時間型
・ゾルピデム（マイスリー®）
・トリアゾラム（ハルシオン®）
・ゾピクロン（アモバン®）
・エスゾピクロン（ルネスタ®）

短時間型
・ブロチゾラム（レンドルミン®）
・ロルメタゼパム（ロラメット®，エバミール®）
・リルマザホン（リスミー®）

中時間型
・フルニトラゼパム（サイレース®）
・エスタゾラム（ユーロジン®）
・メダゼパム（レスミット®）

長時間型
・クアゼパム（ドラール®）
・フルラゼパム（ダルメート®）
・ハロキサゾラム（ソメリン®）

※薬剤名左記，（　）内は代表的な商品名を示す．

2. 睡眠薬の副作用と作業療法士に求められる対応

1）持ち越し効果

- 持ち越し効果は代表的な睡眠薬の副作用であり，翌日に鎮静作用が残り，一度覚醒しても，眠気，ふらつき，脱力感，頭重感などの状態を呈することである．特に長時間型の睡眠薬に多く起こる現象である．短時間型でも，代謝能力が低下している高齢の精神障害者には長時間作用してしまうため，持ち越し効果が出現しやすい．
- 持ち越し効果がみられる場合，転倒に注意する他，作業能力も低下するおそれがあるため，危険物の取り扱いには十分に注意する．

2）記憶障害

- 睡眠薬内服から入眠までの間の一過性の前向健忘が多く，夜間の中途覚醒時にも生じることがある．

3）その他の副作用

- ベンゾジアゼピン系の抗不安薬同様，筋弛緩作用，依存，逆説反応などが睡眠薬の副作用として挙げられる．特に，反跳（リバウンド）性不眠のように，急に服薬を中止すると逆に不眠を誘発するため，減薬する際は必ず医師と相談するよう勧める．

3. 服薬アドヒアランスと作業療法

- 作業療法を含む精神科リハビリテーションの現場では，当事者の服薬行動の維持は重要なものと位置付けられている．なぜなら，ほとんどの場合，作業療法は薬物療法と併用することによって，十分な効果が発揮されるからである．しかし，外来に通院する50%前後の対象者が，何らかの理由で服薬や**薬物療法**を中断してしまうことが報告されている[5]．断薬や不規則で不十分な服薬は，再発や病状の再燃につながることもある．

- かつては，「服薬コンプライアンス（医師から処方された薬を，患者が用法・用量を遵守して服用する）」が重要視されてきたが，近年は，インフォームド・コンセントの考え方が浸透し，対象者が服薬の必要性，意義を含む治療方針の決定に参画し，主体的に服薬する**アドヒアランス**という考え方が主流になってきている．

- アドヒアランスを高めるためには，当事者に対する適切な薬物情報の提供や副作用，その対策についての説明も大変重要である．当事者と医療スタッフとの良好なコミュニケーション，関係性などによってもアドヒアランスを良好にしていくことができる[6]．

- **薬物療法**に対する対象者の理解度や受け止め方を把握し，対象者に応じた説明と支援を継続的に行う必要がある．そのため，普段の作業療法に加えて，薬物療法や服薬についての適切な知識と対応を身に付けるための心理教育，服薬の自己管理技能を高めるSST（社会生活スキルトレーニング）などの治療プログラムを組み合わせて実施する必要がある．

臨床実習やOSCEにつながるヒント

①実際の臨床のカルテでは，処方されている薬は商品名で書かれていることがほとんどである．抗精神病薬は表1に示した以外の種類も多数あるため，今後の臨床実習に備えて，抗精神病薬の種類と商品名を調べてみよう．

②①ができたら，統合失調症への処方例をみてみよう（表4）．抗精神病薬によっても副作用が多少違っているので，作業療法中どのような副作用が出現する可能性があるか，薬剤について調べて学生同士で話し合ってみよう．

- 抗うつ薬は，従来型の抗うつ薬，第2世代薬ともにさまざまな種類の副作用がある．副作用が作業療法中に現れた際にどのような対応をしたらよいか，抗うつ薬の副作用や抗精神病薬の副作用の項も参考に2，3名のグループで話し合ってみよう．その後，話し合った結果を教員に確認し，学習を深めよう．
- 臨床実習では，対象者の状態を正確に把握するうえで，服薬内容とその副作用を把握する必要がある．上記処方例をみて，いつ，どの薬剤を何錠飲むのかを整理し，学生同士で正解を確認してみよう．
- 作業療法中に，「薬を飲みたくない」と相談された際にどのような対応をしたらよいか2，3名のグループで役割を交換しながら話し合ってみよう．統合失調症の対象者をイメージし，①副作用で困っている設定，②服薬の知識に乏しく，服薬の必要性に疑問を感じているという設定で，薬物療法の項を参考に治療者と対象者の役割を交代しながら練習してみよう．

文献

1) 大森哲郎（編著）：よくわかる精神科治療薬の考え方，使い方．中外医学社，2008．
2) Kikuchi T, Suzuki T et al：Coping strategies for antidepressant side effects：an Internet survey. J Affect Disord, 143：89-94, 2012.
3) Mayo Clinic, 2010. Antidepressants：Get tips to cope with side effects（http://www.mayoclinic.org/diseases-conditions/depression/in-depth/antidepressants/art-20049305）（2024年11月閲覧）．
4) 坂田三充（総編集）：精神科薬物療法と看護．p47, 62, 中山書店，2006．
5) Morrison DP：Management of treatment refractory schizophrenia. Br J Psyciatry Suppl：15-20, 1996.
6) 池野 敬，伊藤弘人：服薬アドヒアランス．精神保健研究，60：49-54, 2014．

11 リスク管理と感染症対策

学習目標
- 作業療法における安全性の確保の必要性を説明できる．
- 作業療法における安全性の確保のための対応策を実施できる．
- 作業療法における安全性を向上させるための活動に参画できる．
- 自身の体調管理を行うとともに知識および技能を見極め，能力の範囲に応じて他者の支援を仰ぐことの重要性を理解できる．
- 感染と感染症の違いを説明できる．
- 適切な感染予防行動をとることができる．
- 感染予防の知識を意識した作業療法の環境設定ができる．

Question
- 精神科病院における医療事故で最も多いのは何か？
- 精神科作業療法室の事故はどうすれば防げるか？
- 精神科作業療法にて使用される道具について，自傷や他害のリスクを伴う形状のものを挙げ，その理由を述べよ．
- 感染経路として考えられるルートをすべて挙げよ．
- 標準予防策（スタンダードプリコーション）の対象はどれか．
  ①爪　②頭髪　③汗　④唾液　⑤血液
- 感染対策で誤っているのはどれか．
  ①発熱が下がったため出勤する　②ドアノブを消毒する　③手洗いは作業療法プログラム前後に行う　④物品を共有しない　⑤手指衛生の方法を患者に指導する

リスク管理

1. リスク管理とは

- 作業療法士の倫理綱領[1]の1番目に「作業療法士は，人々の健康を守るため，知識と良心を捧げる」とあり，2番目に「作業療法士は，知識と技術に関して，つねに最高の水準を保つ」とある．作業療法士は，専門職としての自覚をもち，人々の健康な生活の実現のために継続的かつ多面的な自己学習を行い，最高水準の知識と技術を保ち，

リスク管理

良心をもって公共に奉仕する，と提示してある.

- 作業療法士は，十分に気を付けていてもミスを生じてしまうものであることを意識して，臨床現場における対象者に対する安全への配慮を行い，業務を安全に遂行できるようにコントロールする.

- 作業療法部門のみならず病院・施設全体として，事故を未然に防止するための体制を整備し，システムとして組織的に取り組むことが求められる．リスクマネジメントに対する取り組みは，事故の減少，事故発生時の迅速かつ適切な組織的体制を整備することで，医療紛争に発展する可能性を減少させ，必要コストの抑制を可能にして，治療・援助・支援の質を高めることができる．そのためには，日々の臨床の中でのインシデント・アクシデントの報告および分析，事故防止マニュアルの作成の積み重ねが必要となる．専門職として，経過の記録・報告，対象者や家族に対する説明などを，率直かつ真摯に行う.

- つまり，現場に立つ作業療法士は最新の知識と技術を更新しながら，常に安全に配慮した治療・業務を行い，かつ，対象者の安全を守る役割がある．実習生であっても，自分のことで精一杯になるかもしれないが，最大限のリスクマネジメントを行う立場にある.

2. 精神科作業療法におけるリスク管理の難しさ

- 精神科作業療法では，病院の経営陣から，診療報酬制度で示されているように集団を一度にみることが期待されている．対象者一人ひとりと向き合うだけでもリスクは潜んでいるのに，対集団となると，そのリスクはさらに増すことが想像できるだろう.

- 上記の倫理要項や職業倫理指針を踏まえると，精神科作業療法士は，対象者の安全性を確保し，かつプログラム全体のマネジメントを行うことが求められている.

- すべてのリスクを回避することはできないが，リスクを最小限にとどめることはできる.

1）精神科病院のリスク管理

- 近年は精神科病院においても，医療安全管理体制が組織化され，良質で安全な医療の提供と医療事故などの防止に努めている.

- 医療安全を管理する委員会と対策を講じる部門（医療安全管理者）が設置されており，各職種，各スタッフが安全管理に関することを学び，日々の臨床に努めている.

- 作業療法部門は，おおもとの医療安全管理指針に基づき，自分達の臨床現場の安全管理を行っていることになる．そのため，作業療法室やデイケアに配置された場合は，その病院自体の医療安全管理体制を知る必要がある．医療事故のレベルにもよるが，インシデントやアクシデントに遭遇した際に適切な行動をとらなければならない．自己判断をすることは歓迎されない.

- 実習前に耳にするであろう「ほう・れん・そう（報告・連絡・相談）」は，万が一のための適切な行動を促してくれる．インシデント・アクシデントは，不確かな知識に基づく行動により発生するおそれがある.

2）リスク管理に関する用語の整理[2]

- **医療事故**：医療にかかわる場所で医療の全過程において発生する人身事故一切を包含し，医療従事者が被害者である場合や患者が廊下で転倒した場合も含む．
- **医療過誤**：医療事故の発生原因として，医療機関・医療従事者に過失がある場合．
- **インシデント（ヒヤリハット）**：患者に傷害が発生しなかった事例のみならず傷害が発生した事例や，過失のみられるものおよび不可抗力，プロセスの問題も含む．
- **インシデントレポート**：医療事故防止を目的に医療従事者が自主的に作成した報告文書である．無記名で，人事考課の対象にしない約束のもとに報告される．
- **アクシデント**：医療行為によって何らかの傷害が患者に発生した事例である．
- **ヒューマンエラー**（図1）：人間が引き起こすミスは4種類に分類される．「違反」は故意の逸脱行為であり，別対策が必要になる．「lapse（ラプス）」は計画段階でのうっかり忘れであり，「slip（スリップ）」は行動の段階における間違い（うっかり間違い）である．「mistake（ミステイク）」は計画自体がそもそも間違っていたということである．
- **ハインリッヒの法則**（図2）：アメリカの安全技術者 H. W. Heinrich が考案したモデルで，「1件の重大事故の背景には，29件の軽微な事故があり，さらにその背景には300件の傷害を伴わない事故（インシデント）が発生している」というものである．よって日々のインシデントレポートを軽視せずに，いずれ大事故につながる可能性を秘めているものだと考える必要がある．

3）精神科医療の誤り

- 筆者が臨床実習を行った病院は，高齢の長期入院患者がほとんどだった．プログラムで白玉ぜんざいを作った．参加者で食べようとしたときに，見守っていた看護師達が食用ハサミで有無を言わさず白玉だんごを切り刻んだ．
- これは，窒息のリスク管理を優先し，参加者達の気持ちを無視した非情な対応である．リスク管理は大事だが，医療者と患者が何に注意を払うか，医療者はどのようなルール設定を行い患者に守ってもらうか，そのような相互関係性のほうが，今後も続く治療関係において重要である．

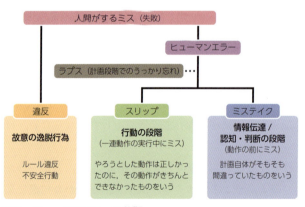

図1　ヒューマンエラーの分類

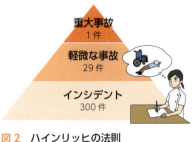

図2　ハインリッヒの法則

リスク管理

- 精神科医療の中では，「患者が理解しない」「ルールを守れない」となぜか判断しているようにみえる．作業療法士は，患者が社会で生きる視点をもって，「社会ではどのようなルールが存在しているのか」を伝える必要がある．

3. 精神科病院の事故

- 精神科入院患者も高齢化が進んでおり，転倒防止など高齢者医療・ケアにおける安全管理の観点が必要となる．
- 伊藤[3]がまとめた精神科医療の安全管理の領域は，「自殺・自傷行為」「不慮の事故（転倒，転落，誤嚥，窒息）」「他害行為（患者・患者間，患者・職員間）」「薬剤ミス」「離院・無断外出」に及び，自殺（未遂・自傷行為を含む）が全体の30.3％，不慮の事故（転倒，転落，誤嚥，窒息）が20.8％，患者間傷害・致死が16.1％と，全体の67.2％を占めている．
- このうち，精神科作業療法の中でも生じることが予測される事象としては，自傷行為，不慮の事故（転倒，転落，誤嚥，窒息），他害行為，離院である．
- 長沼ら[4]は，所属する病院の作業療法士が提出したインシデント・アクシデントレポートを分析した結果，事故は病棟ホールや作業療法室など，作業療法の活動場所で発生し，内容は転倒・転落が54.2％と多く，盗難・紛失20.0％，怪我5.7％であったと報告した．患者の精神状態に起因することが多く，事故防止目的でとった対策は他患者への応用が利かないという精神科作業療法の特徴を述べた．
- 精神科作業療法場面における事故分析を行った水野[5]は，作業療法士がかかわる作業療法場面の事故を，①予想していない突発的な事故，②作業療法士のケアレスミスであり，患者への関与視点が抜けている事故，③試合という作業形態をやめない限り付きまとう事故，の大きく3つに分析した．プログラム運営の人員不足や作業療法室内の混雑さが原因ではないとしている．突発的な事故は，作業を行う一連の流れから生じ，運動やスポーツはスタッフが細心の注意を払ってもすべてを網羅することは難しく，治療的な効果とリスク管理の両面を考える必要があると述べている．
- 以下に，精神科作業療法で生じやすい事故内容と，プラスαで筆者自身の経験を踏まえて，それぞれのリスク管理について説明する．

1）自傷行為

- 急性期病棟内でパラレルな作業療法を行っていたところ，保護室から一般室に移ったばかりの20歳代の統合失調症患者の男性が見学に来た．服薬の鎮静化によりぼんやりとした感じで，思考障害も残存した状態だと判断した．他患者が作業従事する隣で座っていたことを確認して，筆者が別患者の対応で目を離した隙にハサミを頸部に当てようとした．まだ動作緩慢だったので，直ちに筆者がハサミを持った手を止めて事なきを得た．その後，主治医や担当看護師，精神保健福祉士と作業療法士で情報を共有して，今後の自傷行為や希死念慮のリスク，開放時間についても検討した．

2）転 倒

- 長期入院の高齢者病棟を担当していた際に，作業療法で近隣の公園に外出したときの

できごとだった．歩行状態が危うい方が多くいたため，看護師にもプログラム補助を依頼して，複数体制で実施した．マンツーマン対応が必要な人，スタッフ2人対1人の対応が必要な人，自力歩行が可能な人など，看護師と共に判断して出発したが，歩行ペースがバラバラだったため，自然と速い集団と遅い集団に分かれた．そうなると，スタッフ間でも分断が起きてしまい，特に速い集団では「歩行ができる」という勘違い（slip）を引き起こしたため，目的地が見えて，早い到着を焦った患者が転倒した．幸い，車や自転車の通行がなく二次的事故には遭わず擦り傷程度ですんだ．

- アフターミーティングでは，事故の原因を振り返り，改めて「入院患者の歩行能力の程度」「外出を制限なく安全に実現できる方法」について病棟スタッフと検討した．

3）窒　息

- 病院の新年会で餅つきを行い，ぜんざいを振る舞ったとき，50〜60歳代の女性患者が急にうずくまりみるみるうちに顔色にチアノーゼ症状がみられた．その場に居合わせたスタッフで，ハイムリック法や背部叩打法（図3）を行い，一命を取り止めた．この後，食事や行事内で提供する飲食の内容，作業療法内の調理内容について，病院全体で見直しが行われた．作業療法内の調理における注意事項や事故が起こった際の対応についても検討した．

4）離　院

- 作業療法プログラムでの外出機会や閉鎖病棟内作業療法では，作業療法士が出入りする際に注意する．プログラムにおいて運動や公共交通機関の使用練習，買い物練習を行う際に外出は必須である．プログラム内容では1対1の個別，小集団（10名ほど）の場合がある．
- 1対1は常に一緒にいるとは限らない．たとえば，トイレで個室を使用する場合，性別が異なると対象者は1人になる．看護師と外出した際に看護師を振り切る，押し飛ばしてその場を立ち去ることは，アクシデントレポートでみられる．
- 筆者が経験した閉鎖病棟の入院患者による離院事故について述べる．筆者と看護師2名，

腹部突き上げ（ハイムリック）法　⚠ 妊婦や乳児には行わない

1. 患者の後ろに回り，ウエスト付近に手を回す．
2. 一方の手で「へそ」の位置を確認する．
3. もう一方の手で握りこぶしを作って，親指側を，患者の「へそ」の上方で，みぞおちより十分下方に当てる．
4. 「へそ」を確認した手で握りこぶしを握り，すばやく手前上方に向かって圧迫するように突き上げる．
5. 腹部突き上げ法を実施した場合は，腹部の内臓を傷める可能性があるため，救急隊にその旨を伝えるか，すみやかに医師の診察を受けさせる．

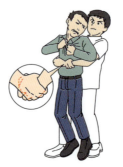

背部叩打法

- 患者の後ろから，手のひらの基部で，左右の肩甲骨の中間あたりを力強く何度も叩く．

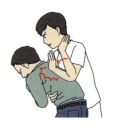

図3　腹部突き上げ法と背部叩打法
〔日本医師会：救急蘇生法　気道異物除去の手順（https://www.med.or.jp/99/kido.html）より〕

入院患者10名ほどとで，体力作りを目的とした散歩を行い，ファミリーレストランで休憩したときのことである．離席した男性患者は女子トイレに隠れたが，筆者は男性トイレしか探さなかったため，男性患者の居場所に気付かなかった．筆者と看護師がファミリーレストランを離れたタイミングで男性患者は脱出し，自宅に戻ってしまった．

- このケースでは，幸い家族に説得された男性患者がその日のうちに病棟に戻ってきた．離院リスクへの対策としては，患者の衣服や居場所を把握することが重要である．
- 措置入院患者は病棟外の作業療法には参加できない．病棟外の作業療法に参加できるのは，任意入院患者と医療保護入院患者の中でも医師の許可を得た者に限定される．
- 特に医療保護入院患者の動向には注意を配る必要がある．医療保護入院患者は，文字どおり保護者の意思のもとで預かっている．離院は行方不明や自殺に直結しやすく，病院の過失となり得る．先ほどのトイレに隠れた対象者の場合のように，作業療法を行う際の環境を把握することで，未然にリスク回避ができる．作業療法室で死角となるところを押さえ，スタッフの連携を図る．また，離院リスク者をあらかじめチェックして，できれば作業療法室に来た際の服装も記憶にとどめる．
- 各病院で無断離院が発生した際のフローチャートが示されているので，外出プログラムの打ち合わせの段階で確認しておく（図4）．離院リスク者および医療保護入院患者は誰かの確認，スタッフの誰が携帯電話を持つか，誰がトイレの見張り番をするなどの役割分担を決めておくことで，実際に発生した際に冷静に行動できる．
- 閉鎖病棟患者の作業療法室の往来や外出プログラムの様子を観察評価することは，対象者の今後の行動制限のゆるやかな解除や入院形態の切替え，開放病棟への転棟につながる指標となる．

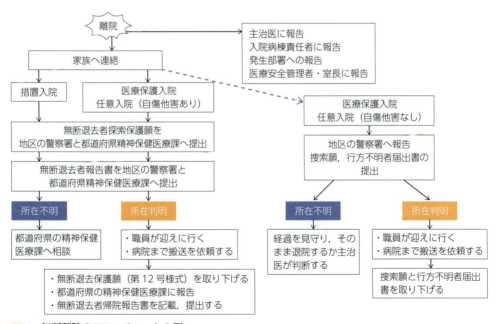

図4　無断離院のフローチャートの例

- 外出は離院リスクと表裏一体であるが，自由が与えられた中での対象者の安全管理やルールを守る様子を作業療法士として評価する姿勢が必要である．

4. 危険物管理

1）危険物と管理方法
- 作業療法室は患者が病的世界から離れて現実体験ができる場所で，活きた活動を体験できる．自由が保障され，責任をもって主体的に行動することが許されている．
- 作業療法プログラムでは刃物などの危険物を日常的に使用する機会がある．手工芸のハサミやカッター，調理の包丁，革細工のハンマー，木工のノコギリやノミなどの道具が増えると，管理も難しくなる．使用機会が減った道具は，管理も疎かになり得る．
- 多くの病院では，刃物類をはじめ，先に挙げた危険物は作業療法スタッフルームもしくは鍵のかかる倉庫に保管する．ビニール紐や塩素系洗剤は自傷行為に至らないように必ずスタッフルームや倉庫で保管する（図5）．
- プログラムごとに道具の確認を，1日の終了時に危険物の確認を行う．作業療法室には道具や物品が豊富にあるので，まずはその位置を把握し管理方法を学ぶ．そして，必ずどのように保管するべきかを聞いてほしい．その施設で行われていることを当然として単純に受け入れるより，疑問をもってどうしてその行動に至ったかを学ぶとよい．

2）危険物の紛失が起こった際の対応
- 病棟内作業療法で危険物の紛失が生じた際は，はじめに病棟責任者に報告する．その後，入院患者の持ち物をすべて点検する．
- 作業療法室内で紛失が生じた場合は，その時間帯に参加した全対象者の入院病棟スタッフに報告した後，対象者の持ち物を点検する．
- 状況をすみやかに病棟スタッフに報告し，大事故に至らないようにする．
- その後インシデントレポートを作成し，作業療法部門内で再発防止策を検討し，病棟スタッフとも共有する．作業療法では物品を使用することが多いため，病棟に持ち運ぶ物品自体を限定することや，物品使用者を把握することが重要である．

3）その他の危険と対策
- 近年は夏前後の気温上昇が激しいため，室内ではエアコンを使用する．同時に水分補給の機会を作業療法士側から促したほうがよい．
- 外出前には，環境省熱中症予防情報サイト[6]で暑さ指数を確認する．高齢者や長期入

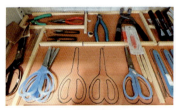 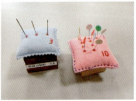 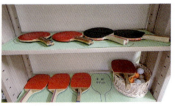

図5　危険物の物品管理

（国立精神・神経医療研究センター山元直道先生提供）

院患者は，代謝機能や皮膚感覚が衰え，身体に熱がこもり熱中症症状を起こしやすい．外出プログラムを予定していたとしても，暑さ指数によっては中止や延期が必要である．

- 精神科病院にも自動体外式除細動器（AED）が装備されている．作業療法中における体調変化時に対応して，意識レベルの確認，AED の在処と一次救命処置の手順[7]についても対応できるように準備しておきたい．

5. 危機管理に必要な姿勢

- 作業療法プログラムでは自由を与えられ，対象者は自分の意思で行動を決定できる．作業療法士は利用者が安心・安全を感じてパフォーマンスできるように作業療法室を開放している．しかし，自由にはルールが必要で，作業療法士は対象者が自律を学ぶように仕向ける．

- 筆者は精神科病院の火災を経験し，その際残念ながら 1 名が命を落とした．火災の原因は，入院患者がライターを服に忍ばせて火を付けたことであった．この件は作業療法室が直接関係したわけではないが，物品管理には最大の注意を払う必要がある．

- 危機管理には，リスク管理を一方的に徹底するのではなく，どうしてそれが必要かを説明して，対象者自身が学ぶ教育的側面がある．作業療法士は，ゆるやかな雰囲気を保ちながら相互関係の中で信頼関係を築き，一緒にリスクを回避する姿勢が必要である．

主な感染症

1. 日本における感染症対策

- 感染症を取り巻く激しい変化に対応するために，従来の「伝染病予防法」に替えて，1999 年 4 月 1 日から「感染症法（正式名称：感染症の予防及び感染症の患者に対する医療に関する法律）」が施行され，感染症予防のための諸施策と患者の人権への配慮を調和させた感染症対策がとられるようになった．

- 2002 年の SARS（重症急性呼吸器症候群）をはじめ，2012 年の MERS（中東呼吸器症候群）や鳥インフルエンザ（H5N1）や新型インフルエンザにおいても，再発生に備えておく必要がある（表1）[1]．

2. 感染症の基礎知識

1）感染と感染症について

- 人類の進化の過程において，哺乳類が生まれる以前より地球上には細菌や真菌，ウイ

▶自動体外式除細動器：Automated External Defibrillator（AED）

11章 リスク管理と感染症対策

表1 感染症法における感染症の分類

分類	危険度	感染症
一類感染症	きわめて危険性が高い	エボラ出血熱，クリミア・コンゴ出血熱，痘そう，南米出血熱，ペストなど
二類感染症	危険性が高い	急性灰白髄炎，結核，ジフテリア，重症急性呼吸器症候群，中東呼吸器症候群，鳥インフルエンザ（H5N1），鳥インフルエンザ（H7N9）
三類感染症	集団発生を起こし得る	コレラ，細菌性赤痢，腸管出血性大腸菌感染症，腸チフス，パラチフス
四類感染症	人から人への感染はほとんどない 動物，飲食物などを介して感染する	E型肝炎，A型肝炎，黄熱，オウム病，オムスク出血熱，Q熱，狂犬病，サル痘，ダニ媒介脳炎，つつが虫病，デング熱，鳥インフルエンザ〔鳥インフルエンザ（H5N1およびH7N9H5N1）を除く〕など
五類感染症	国が感染症発生動向調査を行う 国民や医療機関に必要な情報を提供して，発生と拡大を防止する	感染症胃腸炎，RSウイルス感染症，水痘，手足口病，梅毒，マイコプラズマ肺炎，黄色ブドウ球菌感染症，インフルエンザなど

〔大幸薬品健康情報局：日本における感染症対策―感染症法―．(https://www.seirogan.co.jp/fun/infection-control/infection/japan.html）をもとに作成〕

ルスなどさまざまな生物が存在しており，人類は感染症と闘ってきた．自然界には多くの微生物が存在するが，人間には外来微生物を排除する生体防御機構（免疫応答）が備わっているため，体内に微生物が侵入しても増殖することはない[2]．

- さまざまな感染経路を通じて，病原微生物が人体に侵入し，定着，増殖して寄生した状態を「感染した」という．宿主の生体防御機構より病原微生物の強さのほうが勝ったときに，人体は感染症の状態を示す．感染の成立には病原微生物，感染経路，宿主の3つの要因が必要となる．代表的な感染経路は接触感染，空気感染，飛沫感染と，動物や昆虫を媒介しての感染がある（図6）．
- 医療人として標準予防策（standard precaution）※を理解した行動が求められる．

2）感染対策のための組織作り

- 医療者が感染対策に取り組む理由は，自分や患者のことを守るだけでなく，地域住民を保護することも含まれる．感染対策の原則は「持ち込まない」「持ち出さない」「広げない」が基本である．作業療法士も一医療者であることを自覚して，感染対策を日々淡々と行うことが望まれる．
- 特に病院では，病院長をはじめとした各部門の代表者で構成される院内感染対策委員会が，病院の感染管理指針を担う．実行機関として，職種横断的に構成された感染制御チーム（ICT）や感染制御部がある．これは，自分達が臨床実習に行った際，臨床現

※標準予防策（standard precaution）：すべての患者の血液，汗を除く体液，分泌物，排泄物，粘膜，損傷した皮膚は「感染の恐れがある」とみなし，感染症の有無にかかわらず，すべての人に適応され，標準的に実施すべき感染対策を指す．

▶感染制御チーム：infection control team（ICT）

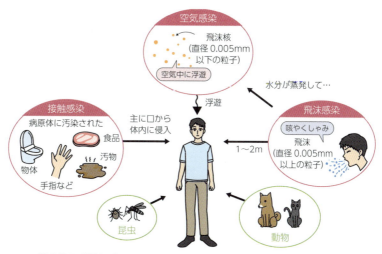

図6　代表的な感染経路
〔大幸薬品健康情報局：感染症とは何？（https://www.seirogan.co.jp/fun/infection-control/infection/disease.html）より〕

表2　手洗いの種類

手洗いの種類	手洗いの目的	使用する石けん・薬剤等
日常手洗い Social Hand Washing	通常の交差感染予防時	流水と液体石けん 又はアルコール製剤
衛生的手洗い Hygienic Hand Washing	無菌操作時等	流水と消毒剤スクラブ 又は残存する消毒成分含有のアルコール製剤
手術時手洗い Surgical Hand Washing	手術時等	流水と消毒剤スクラブ 又は残存する消毒成分含有のアルコール製剤

注意：
1，見た目に手が汚れているときは，流水と液体石けんで手を洗う．洗った手はペーパータオル等を用いて手を十分に乾燥させる．
2，流水を用いて手洗い後アルコール製剤を使用するときは，手を十分に乾燥させてから行う．
3，アルコール製剤は，消毒剤成分が皮膚に残存する，しないの2種類を使い分ける．
4，爪等に汚染がある場合や手術時手洗い・厨房等での手洗いでは状況に応じてネイルブラシ等を使用する．

〔ICHG研究会（編），2018[3]より〕

場に就いた際に，その部署の存在と感染対策指針を調べていただきたい．

3）医療者として

- われわれ医療者が取り組む感染対策の基本は，水平伝播防止，情報共有の徹底，職業感染防止である．
- 最も簡便かつ誰でもできる「手指衛生」「咳エチケット」を徹底する．手指衛生の目的は，病原体の手指を介した伝播を防ぐことであり，表2のように日常手洗いと衛生的手洗いに大きく分類される[3]．また，手指衛生のタイミングを病院内に掲示することで，手指衛生の意識を高める．具体的には，①患者に触れる前，②清潔／無菌操作の前，③体液に曝露された可能性のある場合，④患者に触れた後，⑤患者周辺の物品に触れた後である．

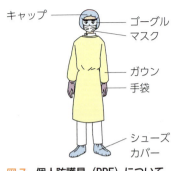

図7　個人防護具（PPE）について

表3　就業制限期間の例

疾患名	就業制限時間
インフルエンザ	解熱後48時間を経過するまで
感染性胃腸炎	症状消失後48時間を経過するまで
水痘	すべての発疹が痂皮化するまで
風疹	発疹が消失するまで
麻疹	解熱後3日を経過するまで
マイコプラズマ感染症	5日間の適正な抗菌治療が終了するまで
百日咳	5日間の適正な抗菌治療が終了するまで

〔一般社団法人日本臨床医学リスクマネイジメント学会（監修），日本臨床医学リスクマネジメント学会テキスト作成委員会（編）：医療安全管理実務者標準テキスト．p83，へるす出版，2016 より〕

- インフルエンザなどの咳やくしゃみによる飛沫感染を防ぐために，咳エチケットを守り，他者への感染を防ぐ．COVID-19感染拡大時には，個人防護具（PPE）（図7）を作業療法士も身に着けて臨床現場に立っていた．正しい着脱方法を学び，感染症を引き起こすおそれがある病原体から，患者と自分自身，医療従事者の安全を守ることが大切である．
- 臨床実習までには，自身の抗体価を知り，不足する抗体に対してはワクチンを接種する．日本環境感染学会発行の『医療関係者のためのワクチンガイドライン第3版』[4]で対象としているのは，医療関係者以外に実習生，パートタイム，指導教官を含む[5]．感染症に罹患した際は症状が消失した後も就業制限期間が設定されている（表3）．

3．精神科病院での感染症対策

- COVID-19が流行した当時は，多くの精神科病院ではクラスターが生じて，転院できず死亡に至る悲しいニュースを見聞きした[6]．これまでも，世の中と同じように，感染症は精神科病院においてもみられた[7〜9]．特殊な病院構造の精神科病院だからこそ，スタッフの感染症対策が重要となってくる．

1）精神科病院の特異的環境[10〜13]

- 精神科病院は下記の点で特異的である．
  - 閉鎖的環境が多い．
  - 接触，交差感染のもととなるドアが数多く存在する．
  - 集団で療養生活を営んでおり，トイレ，食事場所，風呂が共用である．
  - 作業療法室には複数の病棟から人が集まり，物品の共用や，会話が多い．
  - 内科医が不在で，身体合併症の診断に時間がかかる．
  - 入院患者の外出や外泊，面会者によって流行性疾患が持ち込まれる可能性がある．

▶個人防護具：Personal Protective Equipment（PPE）

主な感染症

- 特に作業療法室はさまざまな病棟から患者が集まるため，病院全体に感染拡大する可能性が高い．他にベッド柵，床頭台，ドアノブ，水道のコック，手すり，エレベーターの操作ボタン，自動販売機のボタン，共用の電話やテレビのリモコン，車椅子の手すりやハンドグリップは，不特定多数の人間が直接手を触れるため，感染伝播のリスクが高いポイントである．精神科病院特有の鍵も，洗浄が必要とされている[14]．
- 高齢で身体合併症を伴う患者は，多剤耐性緑膿菌（MDRP）や，メチシリン耐性黄色ブドウ球菌（MRSA）などに注意を払う．

2）精神疾患患者の特性 [15]

- 精神疾患患者の特性は下記のとおりである．
  - ・入浴，着替え，トイレ後の後始末，手洗いなど自己衛生管理が不十分．
  - ・精神症状の不調や自覚症状の認識が曖昧で，症状の申告が不十分．
  - ・スタッフによる衛生指導や診察，検査への協力が得にくい．
  - ・行動制限への協力を得にくい．
- アルコール使用症や低栄養状態の患者，長期入院患者は上記以外に体力や抵抗力の低下がみられ，院内感染しやすい．
- 精神科病院で考慮すべき感染症（表4）を挙げる．結核は集団発生報告の3分の1が精神科病院であり，また20歳代の罹患者のうち8%は医療従事者である．結核は自覚症状がないことが多く，咳をする患者には咳エチケットを守り接する必要がある．
- 疥癬にも気を付ける．疥癬はヒトヒゼンダニが原因で起こる皮膚感染症である．1970年代に性感染症として海外から持ち込まれ，流行した．精神科病院では角下型疥癬が流行することが多く，間接的接触によっても感染拡大する．裸足や靴下で床やヨガマットを共有したり，訪問作業療法の実習で患者宅に出入りしたりする際は十分に注意する．手指衛生だけでなくシューズカバーの装着（図7）を検討する．複数人で使用する作業療法室の道具や椅子，テーブルは環境除菌クロスで消毒作業を行うとよい．
- 作業療法では調理を行うこともある．包丁やまな板などの調理器具の消毒，ゴム手袋の装着，肉類や魚介類といった生ものの取扱いに注意し，食中毒の発生を防ぐ．

表4 精神科病院で考慮すべき感染症

急性期	慢性期（療養病棟を含む）
病歴・生活歴に関連するもの HRV，HCV，HIV，結核，疥癬	市中流行性のもの インフルエンザ，ノロウイルス，流行性結膜炎，食中毒関連（O-157など）
市中感染の持ち込み インフルエンザ，ノロウイルス，流行性結膜炎，食中毒関連（O-157など）	感染力の強いもの（結核） 易感染性に関連するもの（MDRP，MRSA）

（山内，2009[10] より）

▶多剤耐性緑膿菌：Multi-Drug Resistant Pseudomonas aeruginosa（MDRP）
▶メチシリン耐性黄色ブドウ球菌：Methicillin-Resistant Staphylococcus Aureus（MRSA）

> **臨床実習やOSCEにつながるヒント**
>
> ・作業療法室の環境（道具の在処，死角，対応可能な人数）を評価しよう．
> ・どの物品が危険物となるか，可能性を考えよう．
> ・事故が起こった際の報告先を理解しておこう．
> ・AEDの在処や，一次救命処置について確認しておこう．
> ・臨床実習に入る前に抗体価の確認とワクチン接種，日頃からの手指衛生を習慣化しよう．
> ・精神面以外に，体調や行動の観察評価や，基礎データ（生活歴，血液データ，合併症の有無など）の理解が，自らの判断（行動）につながる．

文献

【リスク管理】
1) 日本作業療法士協会：日本作業療法士協会倫理綱領．(https://www.jaot.or.jp/about/moral/)（2024年11月閲覧）．
2) 長谷川敏彦：医療安全管理辞典．朝倉書店，2006．
3) 伊藤弘人：医療安全の新たな展望 精神科医療における安全管理．保健医療科学，51（4）：222-225，2002．
4) 長沼陽子，伊東真理・他：当院［柏崎厚生病院］精神科作業療法におけるリスクマネジメント-SHELモデルを用いて．学術誌にいがた，2（1）：32-37，2007．
5) 水野 健：精神科作業療法室における事故分析．神奈川県立保健福祉大学誌，11（1）：77-85，2014．
6) 環境省：熱中症予防情報サイト．(https://www.wbgt.env.go.jp/wbgt_data.php)（2024年11月閲覧）．
7) 日本赤十字社：一次救命処置の手順．(https://www.jrc.or.jp/study/safety/process/)（2024年11月閲覧）．

【主な感染症】
1) 大幸薬品健康情報局：日本における感染症対策 感染症法．(https://www.seirogan.co.jp/fun/infection-control/infection/japan.html)（2024年11月閲覧）．
2) 河村伊久雄，藤村響男・編：図解ナースのための感染の話．pp2-3，学習研究社，2008．
3) ICHG研究会（編）：国際標準の感染予防対策 滅菌・消毒・洗浄ハンドブック．p75，医歯薬出版，2018．
4) 一般社団法人日本環境感染学会：医療関係者のためのワクチンガイドライン第3版．環境感染誌 35Supplement II，2020．
5) 一般社団法人日本臨床医学リスクマネジメント学会（監修）／日本臨床医学リスクマネジメント学会テキスト作成委員会（編）：医療安全管理実務者標準テキスト．pp80-85，へるす出版，2016．
6) NHKニュース：全国の精神科病院 コロナ患者 転院できず 235人死亡 (https://www3.nhk.or.jp/news/html/20210917/k10013263751000.html)（2024年11月閲覧）．
7) 佐原利幸，渡嘉敷智賀子，他：感染防止行動をとることが難しい患者への対応—精神科閉鎖病棟での新型インフルエンザアウトブレイクを経験して—．環境感染誌，26（1）：35-39，2011．
8) 長尾智ँ子，山本由紀：当院におけるインフルエンザの感染拡大を防止するための取り組み 症候群サーベイランスとフェーズ別感染対策の活用．精神科看護，46（2）：54-59，2019．
9) 金﨑美奈子：精神科慢性病棟におけるインフルエンザ集団発生からみえた感染対策上の困難．環境感染誌，34（1）：67-72，2019．
10) 山内勇人：松山記念病院発 院内感染対策のススメ② 精神科領域における院内感染対策の特殊性と戦略．精神科看護，36（9）：54-58，2009．
11) 山内勇人：松山記念病院発 院内感染対策のススメ⑤ 精神科病院における院内感染対策の要「環境整備」．精神科看護，36（12）：56-61，2009．
12) 山内勇人：松山記念病院発 院内感染対策のススメ⑥ 結核 その他の感染防止対策．精神科看護，37（1）：56-62，2010．
13) 山内勇人：精神科領域の感染対策からの情報発信—「フェーズ別（段階的）対策」のすすめ 精神科の特殊性を考慮したアウトブレイク対応．INFECTION CONTROL，25（3）：293-299，2016．
14) 山内勇人，久世由姫，他：精神科病院における「鍵」に対する清潔意識と取り扱いの現状—手指衛生厳守の観点から—．環境感染誌，22（3）：214-218，2007．
15) 志水祥介，三村 將：精神科病院における内科医の役割．臨床精神医学，43（3）：315-324，2014．

III

疾患別精神障害
作業療法

12 統合失調症

> **学習目標**
> ・各病期の臨床像を説明できる．
> ・各病期の作業療法の役割を踏まえて，作業療法プログラムを立案できる．
> ・症状・障害への対応を説明できる．
>
> **Question**
> ・回復期後期の臨床像の特徴は何か？
> ・急性期で身体感覚への気付きを促すのに有用なプログラムは何か？
> ・かつて「統合失調症患者からの妄想の訴えには対応しないほうがよい」とされていたのはなぜか？

統合失調症の概要

1. 疾患特性（表1）

- 統合失調症では，幻覚や妄想など"健常者では一般的でない体験が目立つ"**陽性症状**と，意欲・発動性の低下など"健常者では一般的である体験が乏しい"**陰性症状**が代表的な症状である．
- 陽性症状の1つとしても位置付けられる自我障害や，陰性症状の1つとして位置付けられる思考の障害（不統合）は，**解体症状**とよばれることもある．その他に，**認知機能障害**や**自己認識の障害**も特徴的である．
- 患者によって各症状や障害の有無，重症度は異なるが，上記のうち複数の症状や障害があることで自立生活を送るための能力や対人交流，就労や就学，家事，育児，介護などの役割の遂行（**社会機能**）にも支障をきたす．患者本人も"生活のしづらさ"を感じやすいことからリハビリテーションの対象となることが多く，作業療法場面でも出会うことの多い疾患である．

2. 疫学と発生要因

1）疫 学

- 統合失調症の有病率は人口の約1％，男女比はほぼ1：1といわれている．

統合失調症の概要

表1　統合失調症で特徴的な症状，障害

症状・障害群	主な分類	説　明
陽性症状	幻　覚 （主に幻聴）	本人を批判するような内容や行動を命令するような内容，本人の行動を見透かしているような内容が典型的である． ・対話性幻聴：自分以外の複数名が話し合っている． ・独語：幻聴に対応する形でひとりごとを言う． ・空笑：にやにや笑う．
	妄　想 （主に被害妄想）	・関係妄想：自分に関係ないことを関係があると感じる． ・迫害妄想：誰かに危害を加えられると感じる． ・注察妄想：他者から見られている，監視されていると感じる． ・血統妄想：皇族など偉大な人の血族であると確信している． ・恋愛妄想：特定の誰かに愛されているに違いないと確信する．
	自我障害	自己の主体感の喪失を指す．下記のような訴えを認める． ・考想化声：「自分の考えが声になって聞こえてくる」 ・作為体験：「自分の意思ではなく誰かに考えや行動が操られる」 ・思考伝播：「自分の考えが周囲に知れ渡っている」
陰性症状	思考の障害 （不統合）	会話や行動のまとまりのなさとして現れる． ・連合弛緩：考えている内容のつながりが悪くなる． ・滅裂思考：連合弛緩が進んで支離滅裂な考えになる．
	意欲・発動性の低下	整容・入浴・清掃など保清や整理整頓に関心が薄い様子がみられる． ・無為：意欲が湧かず何もしない時間が過ぎる． ・自閉：他者との交流意欲が乏しく，閉じこもった生活を送る．
	表出の貧困	・身の回りのものごとやできごとに対して適切な感情が湧きにくい． ・感情を上手く表せずに表情が硬い，または変化に乏しい．
認知機能障害	神経認知障害	主に"もの"を対象とする，神経心理検査の成績で評価されるような情報処理の障害 ・統合失調症では（主に言語性の）即時再生記憶，注意，処理速度，作業記憶や遂行機能の障害を特徴とする．
	社会認知障害	主に"ひと"を対象とする，他者の意図や性質を理解する対人関係のもととなる認知過程に障害を認める． ・表情・情動認知：他者の表情や仕草から情動を読みとることが難しい． ・心の理論：他者の意図や信念を読みとることが難しい． ・結論への飛躍：社会生活場面で結論を急ぐ． ・原因帰属バイアス：できごとの原因を特定の要因に帰属する．
自己認識の障害	病識の障害	自らの疾患についての理解や症状，それに対する対処の理解が困難
	メタ認知の障害	病識障害を含め，自身の思考，行動そのものやその特性についての認識が不正確である状態
社会生活を送るうえでの障害		・自立生活を送るための能力（身辺処理を含む ADL，APDL など），対人交流の能力，およびこれらの遂行度が低下する． ・就労・就学，役割の遂行およびこれらの継続が困難となる．

〔福田正人，藤平和吉：統合失調症について一般医・研究医に知ってほしいこと．医学のあゆみ，261（10），2017 をもとに筆者が作成〕

2）発生要因

- 明確な原因は判明していないが，単一ではなく複数の要因により発症に至ると考えられている．遺伝の影響については，一卵性双生児の1人が発症してももう1人の発症リスクは約50％であることから，遺伝子以外の要因の関与も大きいと考えられている．
- ドーパミンを中心にグルタミン酸やセロトニンなどの神経伝達物質のバランスの悪さ

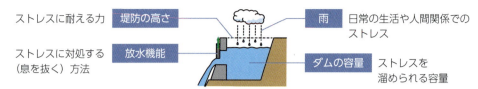

人は生きていく中でさまざまなストレス（雨）にさらされるが，ある程度はストレスを溜め込むことができる（ダムの容量）．ストレスに耐えることができる（ダムの堤防が高い），あるいは必要に応じてストレスに対処・発散できる（放水機能が正しく働く）場合は統合失調症を発症しにくい（ダムが決壊しにくい）．

統合失調症を発症しやすい（ダムが決壊する）要因

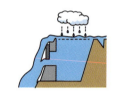
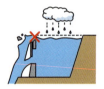
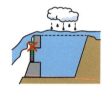

ストレスを溜めておけない
（ダムの容量が小さい）

ストレスに耐える力が弱い
（堤防が弱く少ない雨量にも耐えられない）

上手にストレスに対処できない・しない
（放水がうまくいかない）

図1　ストレス - 脆弱性モデルのイメージ

が発症に関与することが指摘されている．

- 発症のモデルとして，**ストレス - 脆弱性モデル**が有力視されている．このモデルを踏まえると，ストレスを溜められる容量が少ない，ストレスに耐えられる力が弱い，そしてストレスの発散をしない／できない（ダムにたとえると放水が上手くいかない）場合に発症すると考えられる（図1）．
- また，大きく目立つわけではないが，幼少期から運動のつたなさ，勉強についていくことや対人関係を築くことの難しさがあり，思春期以降の進学や就職などのライフイベントをきっかけに問題が大きくなり，発症に至るというモデルも示されている．
- 実際に統合失調症の好発年齢は10歳代後半〜30歳代であり，学校や職場での不適応から，抑うつ気分，集中力・意欲の低下，怒りっぽさ・イライラ感，疑い深さなどの**前駆症状**が現れた後に発症に至るケースは多い．また，不眠や不安，焦り，孤立については前駆症状としてのみでなく，再発の要因としても重視されている．

3）予後予測

- 発症後の予後の悪さを予測する要因として，症状が現れてから治療につながるまでの期間（未治療期間）の長さ，陰性症状や認知機能障害の重さ，経済的不利，人間関係の乏しさ，偏見や差別を受けていると感じていること，内科疾患の合併などが指摘されている[1,2]．

3．一般的な医学的治療と社会的支援

- 統合失調症の一般的な治療は，**生物学的治療と心理社会的治療・支援**が中心となる．

統合失調症の臨床像

1）生物学的治療

- 薬物療法と電気けいれん療法（ECT）がある．
- 薬物療法では，脳内の神経伝達物質のバランスを整えることで，脳神経系の機能回復を目指す[3]．主な薬理作用としてドーパミン D_2 受容体を介した神経伝達を調整することをねらう，抗精神病薬が中心的に用いられる．なお，抗精神病薬はセロトニン受容体やムスカリン受容体など広範囲の受容体への作用も併せもっており，作用する受容体の違いが各薬物の特徴となる．
- 抗精神病薬は，陽性症状を中心とした精神症状の軽減に効果を示し，長期の服用による再発予防効果も示されているが，用量が足りない場合は効果が乏しく，反対に多すぎると副作用が出現しやすくなる．単剤での使用が推奨されているが，統合失調症患者の3割程度は抗精神病薬による治療効果が乏しいことが示されている[4]．
- いわゆる「治りづらい」治療抵抗性の統合失調症には，2024年4月時点で唯一効果が認められている抗精神病薬であるクロザピンが用いられることがあるが，白血球減少や心筋炎といった重篤な副作用が出現する恐れがあるため，服用開始後の副作用のモニタリングが同時に求められる．
- また，治療抵抗性の統合失調症に対する他の選択肢にECTがある．ECTでは頭部に電極を当てて数秒間電気刺激を与えることで神経機能の回復を目指す．近年は，電気刺激を与えられることの苦痛やけいれんを考慮し，電気刺激の前に全身麻酔や筋弛緩剤を投与する修正型電気けいれん療法（m-ECT）が一般的となっている．

2）心理社会的治療・支援

- 言葉でのやりとりを通して考えや気持ちの整理を支援する**精神療法（心理療法）**や社会機能の改善を図る**リハビリテーションプログラム**を指す．
- アメリカ精神医学会（APA）のガイドライン[5]では，統合失調症への効果が示されている精神療法やリハビリテーションプログラムが複数示されている（表2）．心理社会的治療・支援の多くを作業療法士が実践していることも示されている[6]．

統合失調症の臨床像（図2）

1．急性期～亜急性期の臨床像

- 急性期とは，症状が現れて，あるいは再発して状態が安定しない時期を指す．
- 統合失調症の場合は，心身機能の障害として幻覚や妄想をはじめとした陽性症状が顕著に現れることが多い．全体的にエネルギーレベルが高く，思考や行動のまとまりのなさ，興奮や緊張，不安が目立つケースもある．幻覚（主に幻聴）や妄想にとらわれて独語や空笑がみられたり，自傷行為や他者への暴言・暴力がみられたりすることも

▶修正型電気けいれん療法：modified Electro Convulsive Therapy（m-ECT）

12章 統合失調症

表2 アメリカ精神医学会のガイドラインで示されている統合失調症に対する心理社会的治療・支援

示されている心理社会的治療・支援	内容
多職種による早期介入, ケアマネジメント	・発症後の早期の段階で, 多職種の支援チームと本人・家族が情報を共有しながら意思決定をして, 社会復帰を進める.
統合失調症の認知行動療法 (Cognitive Behavioral Therapy for Psychosis：CBTp)	・妄想や幻覚につながる偏った思考（認知）や行動の傾向に着目し, 協働的な話し合いを通してより現実的で健康的な認知や行動を検討する.
心理教育	・心理面への十分な配慮をしながら疾患の正しい知識や情報を伝えることで, 日常生活での問題や困難に対する対処法を習得し, 主体的に療養生活を営めることを支援する.
支援付き雇用	・雇用契約を結ぶ一般的な就労を目指し, 健康管理, 就労前訓練, 求職活動, 職場での支援を包括的・継続的に提供する.
包括型地域生活支援プログラム (Assertive Community Treatment：ACT)	・対象者の自宅, 職場・学校を含むあらゆる生活の場に出向いて, 多職種チームによるケースマネジメントを軸とした包括的なアウトリーチ型の治療・支援を展開する.
家族への介入	・家族や本人の生活に関与する人々に対して, 治療の選択肢やそのメリット・デメリット, 本人へのかかわり方や危機介入についての情報を提供し, 治療への関与や負担の軽減を促す.
リカバリーと自己管理を目指す介入	・対象者の自分らしい生活の実現に向けて再発のリスクやサインを学び, プランを立ててそのための対処技能の向上を目指す.
認知矯正療法 (認知機能リハビリテーション)	・集団／個別での認知課題の実践や話し合いを通して認知機能障害の改善を図ることで, 生活のしづらさの解消を目指す.
社会生活スキルトレーニング (Social Skills Training：SST)	・集団／個別でのロールプレイや観察学習, 話し合い, ホームワークを通して, 対人技能の向上を図る.
支持的精神療法	・支持的な面接技法を用いて, 対象者が症状に対処できる, 適応的な考え方や行動に気付く, 自尊心を高めることを目指す.

(American Psychiatric Association：Practice Guideline for the Treatment of Patients With Schizophrenia Third Edition, American Psychiatric Association Publishing, 2020 より抜粋し作成)

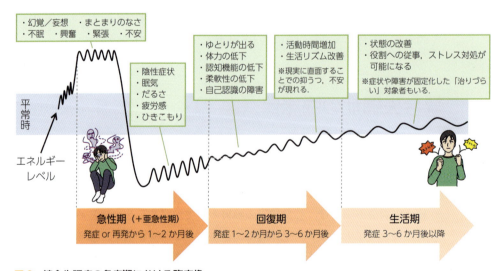

図2 統合失調症の各病期における臨床像

ある．その後は徐々にエネルギーレベルが下がるが，眠気やだるさ，疲労感が目立ち不安定な状態が続く．この時期が**亜急性期**といわれる．

- 亜急性期では，陰性症状が目立ち，意欲・発動性が低下し感情の表出が少なくなる．入院していても自室にひきこもり，治療者を含めた他者との交流を避けるようになる．陽性症状は急性期のはじめほど目立たないことも多いが，目に見える度合いが減っただけで本人は幻覚や妄想に苦しんでいることもある．

- 上記のような不安定な状態によって睡眠-覚醒リズムが崩れ，日々の生活行為を満足に営めないことから心身機能の障害が改善しないという悪循環がみられる．こういった悪循環から抜け出すことができない場合は「全然よくならない」という主観的体験が生まれ，治療への抵抗や拒否につながることもある．

- 統合失調症の急性期でみられる症状や障害には個人差があるが，上記のような不安定な状態の波に翻弄され「自分はおかしくなってしまった」「これからどうなるのだろうか」という恐怖や不安からくる焦り，自尊心の低下については多くの患者でみられる．

2. 回復期の臨床像

- 回復期とは，急性期（亜急性期）を乗り越えて，状態が安定してきた時期を指す．

- 睡眠-覚醒リズムが徐々に整ってきて，心身機能の障害はあるものの緊張や恐怖，不安，焦りがやわらいできてゆとりを感じるようになる．治療者視点でも，現実的な発言・行動や周囲への関心がみられるようになると**回復期前期**に入ったと考えてよい．

- 一方で，体力や認知機能は回復しておらず，作業療法場面を含む活動時に易疲労性がみられる．これにより，長時間活動を継続することや，大人数で一緒に時間を過ごすことが難しい．「前よりもよくなってきた」という主観的体験から身の回りのこと(ADL，IADL)や対人交流，作業療法プログラムなどさまざまな活動や参加に前向きに挑戦するが，病前と比較して上手くいかないことで自信をなくすこともある．

- 作業療法以外の場面でも，状況の変化や予定外のできごとに直面すると混乱する様子がみられる．他にも，緊張感の高さやこだわりから，柔軟性が低下しているようにみえることもある．急性期ほどではないものの，会話の際にまとまりがない，話の主語が抜ける，冗談が通じない，といった様子も観察される．

- また，病識が低下している対象者の中には「もう病気は治った」「薬を飲まなくてもよくなった」という思いから，この段階で治療を拒否するようになる者もいる．治療の拒否まではいかないものの，自己認識の障害から現実検討が上手くいかず「退院したら次の日から仕事に戻る」といった達成できる可能性が低い目標を抱くこともある．

- 徐々に活動時間が増えて体力や認知機能の回復を実感できるようになり，安心して人が集まる場で過ごすことが可能になると**回復期後期**に入ったと考える．病前の役割に戻ることを意識するようになると，より活動の幅や対人交流の範囲が広がる．その中で上手くいかないことに直面化することで，抑うつや不安が現れることもある．

- 活動を通して自分の能力や限界を知る体験を重ねていくと，現実的な思考や行動も増えてくる．そして，生活リズムが多少崩れても立て直すことができる，または状態や

状況の変化に応じて柔軟に対応できるようになると**生活期に近付いている**と考える.

3. 生活期の臨床像

- 生活期とは，症状や障害が改善し再発予防を目指す，あるいは症状や障害の改善が乏しくこれらを抱えながらの生活を構築していく時期を指す.
- 生活期に入ると，他覚的には症状や心身機能の障害がほとんど目立たない者もいる. また，症状や障害を抱えてはいるが，さまざまな工夫やサポートを駆使して日々のストレスに対処し，仕事や学業，家事，育児，介護などの役割を担っている社会機能の高いケースも多い. 実際に，統合失調症の初回入院，あるいは初回診断で1年以上追跡された者の約半数が比較的良好な転帰であったことも示されている[7].
- 一方で，統合失調症患者のうち症状と社会機能が改善し，さらにその状態を2年以上保っていた者は13.5%であったという報告[8]から，いわゆる「治りづらい」患者や地域での生活が定着した後に再発する患者が多いこともわかる.
- さらに，発症後の精神症状の推移を10年以上追跡した研究[9]では，特に陰性症状の「治りづらさ」が示されている（改善なし：27%，再燃：26%）. 陰性症状が重度なため，年単位（人によっては数十年単位）で入院している長期入院患者や，地域で生活しているが自宅や共同住居などで自閉的な生活を送っている者もいる.

統合失調症の作業療法

1. 作業療法の役割

- どの病期でも「**作業療法では，動くことや考えること，人とかかわることに慣らし，回復を目指していく**」ことを共有して導入する.
- 各病期における作業療法の役割を**表3**に示す.

1）急性期〜亜急性期

- 急性期はエネルギーレベルが高い時期であり，生命維持や鎮静，安静が治療の目標となるため，原則作業療法による介入は実施しない. 一方で，以下に示す亜急性期で果たす役割を期待して早期から介入する場合は，幻覚，妄想，自我の境界の不明瞭さなどによる苦しみに配慮して保護的，受容的な対応に努める.
- エネルギーレベルが下がり始めた**亜急性期**では，リラクセーションや受け身的な活動を通して「安らぐ」「落ち着く」という感覚を得る機会を提供する. また，目の前の作業に没頭することで，幻覚や妄想から意識を逸らすことにもつながる. さらに，負荷の低い身体運動や表現活動を通して苦痛や不快な衝動を発散することをねらう. 短時間の活動を通して，動くことによる身体感覚や現実感への気付きを促すことも重要である.

統合失調症の作業療法

表3　統合失調症の各病期における作業療法の役割

急性期（＋亜急性期） 発症 or 再発から1〜2か月後		回復期 発症1〜2か月から3〜6か月後		生活期 発症3〜6か月後以降
・原則介入はなし ・介入時は保護的,受容的態度で接する	・安らぐ,落ち着く,作業に没頭できる機会を提供する ・苦痛や衝動の発散 ・身体感覚や現実感のモニタリング	・身体感覚や現実感の回復 ・基礎体力の回復 ・認知機能の回復 ・生活リズムの回復 ・ADLの改善 ・楽しむ,受け入れられる機会を提供する	・自己理解の促進 ・IADLの改善 ・対人交流の改善 ・役割遂行能力の改善 ・ストレスの自覚と対処能力の改善	・役割従事の支援（就労支援など） ・生活・健康の自己管理 ・再発予防 ・趣味,余暇活動の充実化・拡大

2）回復期前期

- 活動量や負荷を徐々に上げていくことで,身体感覚や現実感,基礎体力の回復を図る.
- この時期には「頭を使う」作業を取り入れて,認知機能の賦活や改善もねらう.日常生活場面では基本的なADLの改善を図り,決められた時間に作業療法に参加することを通して生活リズムの回復を促す.
- 一方で,現実世界とのかかわりにエネルギーを要する時期でもあるので,「何かをすることで楽しめる」「周囲に受け入れられる」という体験を重視する.

3）回復期後期

- 活動時間が増えて**回復期後期**に入ると,作業療法場面で「今,できること」「難しいこと」を実感できるようにして,自己理解を進める.
- 日常生活場面では服薬や金銭管理を中心としたIADLの改善を図る.また,対人交流や就労,就学,家事,育児,介護などの対象者にとって重要な役割を遂行するために必要な能力を発揮できる作業を通してこれらの向上を図る.その中で,「何がストレスになるのか」「どんな対処ができそうか」を検討し,考えられる対処法を試していく.

4）生活期

- **生活期**では,対象者の自宅や職場,学校などの生活の場で求められる作業に焦点を当て,そこでの役割に従事するための支援を展開する.
- また,生活の状況や健康状態を維持し,さらなる改善につなげるための自己管理方法の確立を目指す.さらに,再発予防策の検討と練習の機会として,より健康的でいきいきと生活するために,趣味や余暇活動を充実させる・拡大するきっかけとして,作業療法を活用するとよい.

2.　検査・測定および評価尺度

- 統合失調症の精神症状の評価尺度としては,**簡易精神症状評価尺度（BPRS）**[10]や**陽性・陰性症状評価尺度（PANSS）**[11]がよく使われる.

表4 統合失調症の社会機能を評価できる尺度

評価尺度	含まれている下位尺度
リハビリテーションにおける行動評定尺度（Rehab）[16]	逸脱行動，全般的行動（社会的活動性，ことばの技能，ことばのわかりやすさ，セルフケア，社会生活の技能）
精神障害者社会生活評価尺度（LASMI）[17]	日常生活，対人関係，労働または課題の遂行，持続性・安定性，自己認識
生活技能プロフィール（LSP）[18]	セルフケア，問題行動，社会活動，コミュニケーション，自己管理能力
社会機能評価尺度（SFS）[19]	ひきこもり，対人関係，社会参加，娯楽，自立-能力，自立-実行，就労
WHO Disability Assessment Schedule 2.0（WHO-DAS2.0）[20]	認知，可動性，セルフケア，他者との交流，日常活動，社会への参加

- 急性期から回復期に向かう回復の指標で特に重要なのは，疲労や焦り，現実感などについての主観的な感覚である[12]．これらを理解・共有する評価尺度として，**気分と疲労のチェックリスト（SMSF）や入院生活チェックリスト（ISDA）を使用できる**[13]．急性期の面接では不用意に話題が広がり，深みに入り込んで侵害体験にもなり得るので，質問項目に沿って聞きとり，視覚的に共有できるツールとしてこれらが役立つ．

- 特に統合失調症で障害の度合いが大きいといわれる6つの認知領域（①言語性記憶，②ワーキングメモリ，③運動機能，④言語流暢性，⑤注意・情報処理速度，⑥遂行機能）の検査で構成される**統合失調症簡易認知機能評価尺度（BACS）**[14]は，健常者と統合失調症患者両方の標準データをもとに対象者の認知機能障害を評価できる．

- 対象者本人と主要介護者への聞きとりと行動観察を通して認知機能を評定する**統合失調症認知評価尺度（SCoRS）**[15]も活用できる．

- また，特に回復期以降で求められる活動・参加レベルの評価には，**リハビリテーションにおける行動評定尺度（Rehab）**[16]，**精神障害者社会生活評価尺度（LASMI）**[17]，**生活技能プロフィール（LSP）**[18]，**社会機能評価尺度（SFS）**[19]や**WHO Disability Assessment Schedule 2.0（WHO-DAS2.0）**[20]を活用できる．各尺度に含まれている下位尺度を確認し，対象者のどの領域を評価したいかによって使用尺度を選択するとよい（表4）．

▶簡易精神症状評価尺度：Brief Psychiatric Rating Scale（BPRS）
▶陽性・陰性症状評価尺度：Positive and Negative Syndrome Scale（PANSS）
▶気分と疲労のチェックリスト：Inventory Scale for Mood and Sense of Fatigue（SMSF）
▶入院生活チェックリスト：Inventory Scale of Daily Activities for Sub-acute In-patients（ISDA）
▶統合失調症簡易認知機能評価尺度：Brief Assessment of Cognition in Schizophrenia（BACS）
▶統合失調症認知評価尺度：Schizophrenia Cognition Rating Scale（SCoRS）
▶リハビリテーションにおける行動評定尺度：Rehabilitation Evaluation Hall and Baker（Rehab）
▶精神障害者社会生活評価尺度：Life Assessment Scale for the Mentally Ill（LASMI）
▶生活技能プロフィール：Life Skills Profile（LSP）
▶社会機能評価尺度：Social Functioning Scale（SFS）
▶World Health Organization Disability Assessment Schedule 2.0（WHO-DAS2.0）

3. 作業療法目標の考え方

1）リハビリテーションゴール

- リハビリテーションゴールとは，対象者本人と支援チーム全体で目指す到達可能な最終目標を指す．リハビリテーションでは，いわゆる「回復（リカバリー）」を目指すが，「何をもって回復というのか」についてはさまざまな視点がある．

- 最近では，病気そのものの改善とされる**臨床的リカバリー**や社会とのつながりの回復を指す**社会的リカバリー**に加えて，精神疾患を有する当事者自身の満足のある生活や希望の実現を指す**パーソナル・リカバリー**[21]が重視されるようになっている．

- 一方で，対象者によっては「幻聴の聞こえない生活に戻りたい」「病気のことを話し合える友達が欲しい」など，臨床的リカバリーや社会的リカバリーとパーソナル・リカバリーが関連することもある．つまり，パーソナル・リカバリーが重視されているからといって他のタイプのリカバリーを考慮しなくてよいわけではない．

- リハビリテーションゴールの考え方として重要なことは，医学的視点や社会的な視点のみで「○○を目指したほうがよい」と決めるのではなく，「本人のパーソナル・リカバリーにつながるゴールは何か」を，対象者本人や関連する多職種，関係者との連携の中で考えていくことである．

2）長期ゴール（作業療法の役割を踏まえた長期的な目標）

- 長期ゴールを設定する際は，本人が「やってみたいこと」「できるようになりたいこと」「できなくて困っていること」「できるようになる必要があること」「他者から期待されていること」といった視点で重要な作業を聴取し，本人の現状と作業療法の役割（表3）を照らし合わせて，「これから展開する作業療法では何を達成することを目指すか」という視点で考えていく．

- なお，病識や自己認識が乏しい，背景に誇大妄想がある対象者の場合，本人の状況・能力を考慮すると非現実的なゴール（例：外国の大統領になりたい，など）を希望することがある．こういう場合は，「どうしてそうなりたいのか」「そうなれた場合にどんなことをしたいのか」と尋ねて，作業療法では何ができそうかをすり合わせていく（例：なぜ大統領になりたい？→かっこいいから→かっこよくなるために何ができそうか→人から尊敬されること→何をすると尊敬されそうか，など）．

- また，亜急性期でエネルギーレベルが低い，あるいは陰性症状が重度の場合は，重要な作業について聴取できないこともある．その場合は，「どういう状態になったら重要な作業を見出せるようになるか」を評価し，当面はその状態を目指していく．

- 本人が「何かしたい」「できるようになりたい」というゴールを見出せるような土壌をはぐくみ，すみやかに介入を検討できるようかかわりを継続する必要がある．

3）短期ゴール（長期ゴールを達成するためのスモールステップ）

- 短期ゴールとは，数週間〜2か月ほどで達成可能な目標を指す．

- 長期ゴールを達成するためのスモールステップを分析し，具体的で対象者本人を主語にした目標（○○ができる，○○に取り組む，○○を継続する）をいくつか設定する．

- 作業療法プログラムや作業療法士のかかわりの中でよく観察できる，話し合いにより確認できる目標は，達成状況を即時的にフィードバックしやすく，動機付けを高めやすい．

4．作業療法プログラム

1）治療（心身機能レベル）

- 精神症状が重度である場合，薬物の作用で過鎮静となっている場合は，定期的な短い声かけと関与度の低い観察を心がける．この時期に安心できる関係を築いておくことで，その後の治療関係の構築に役立つ．

- 作業療法を開始する場合，音楽鑑賞や呼吸法，リラクセーションなどを，刺激の少ない・落ち着いた環境で実施することで，不安や緊張がやわらぐ体験を提供する．また，短時間で繰り返しの多い簡単な作業や，強度の低い体操やストレッチなどの軽運動から開始する．

- 陽性症状や不快な感情が顕著な時期は，目の前の作業に没頭することでこれらにとらわれない時間を過ごすことを目指す．緊張や対人不安がある時期には，作業療法士と1対1で，言葉を交わさなくてもできる作業を通して"誰かと共に過ごすことができる"体験を提供する．陰性症状や眠気，だるさがある中でできることに取り組みながら疲労感をモニタリングする．

- 身体感覚や現実感に働きかける介入としても，上述した呼吸法やリラクセーション，体操やストレッチを活用できる．このときは，「動かすと伸びる」「力が入る・抜ける」といった感覚に着目した声かけをすることで，「身体が楽」「気持ちよい」といった正の感情喚起を目指す．体力や身体の柔軟性の向上を図る段階になると徐々に強度や自動運動の度合いを上げ，正しい動作の指導を重視する．

- 認知機能の改善を図るためには，表2でも挙げられている認知機能リハビリテーションが有効であるが，構成的な作業活動（折り紙や塗り絵，プラモデル，編み物，ビーズ細工など）を戦略的に用いることで認知機能の向上を図ることもできる[22]．

- 思考障害や認知機能障害が顕著な場合は，わかりやすい説明書や治療者からのヒントを活用して成功体験を重ねて内発的動機付けを高め，認知機能の賦活につなげる．

- 心身機能レベルの介入においては，「こういう作業に取り組むときは，こういう身体・頭の使い方をする．これができると普段のこういう活動のしやすさにつながる」といった日常生活場面の活動との橋渡しになるような声かけができるとよい．声かけを通して，作業活動を用いた介入の意味・目的が伝わることで対象者がより前向きになり，活動量が向上することで心身機能の賦活につながる好循環をねらう．

2）ADL・IADL 指導（活動レベル）

- 統合失調症の場合，基本的なADLについては動作の問題よりも意志や発動性の問題で困難となる場合が多い．一方で，抗精神病薬の副作用である錐体外路症状，臥床傾向の影響による身体機能の低下によりADLの遂行に支障をきたす場合は，動作の工夫や自助具の導入・練習を検討する．

- 対象者が行いやすいやり方を検討することで自立を促すが，「服を変えない」「髭を剃らない」「入浴しない」といった背景にこだわりや幻聴，妄想がある場合もある．不衛生による健康上の重大な問題が起こっている場合は別であるが，拒否が強いときは無理強いするよりも，"きれいにすること"のメリットを伝える・見せる，あるいは周囲の人が行っている様子を見ることができるADLのプログラムの実施を検討する．
- IADLの中では服薬管理が特に重要である．飲み忘れにより自己管理が難しい場合は服薬カレンダーやスマートフォンのアラーム機能などを導入し練習する代償的アプローチを行うが，服薬への拒否感や不信感に対しては心理教育で扱うこともできる．健康自己管理ワークブック（WSM）[23]などの心理教育の服薬に関するセッションでは同じ薬を飲んでいる他者の経験を聴く機会があり，服薬への動機付けにつながる場合もある．
- 金銭管理についても課題となることが多い．プライバシーに配慮をしつつ，家計簿や手帳を活用する．作業療法のプログラムの中で家計簿を作成したり，市販のノートや手帳に手を加えて自分だけのものを作ったりすると動機付けにつながることもある．
- 他にも，買い物や調理，洗濯，掃除などの家事の練習も重要である．特に調理のように集団で取り組みやすい活動は他者と一緒に考えて完成の喜びを共有する体験として実施できるが，調理技能の向上を図る場合は，ある程度の工程を1人で担ってもらい"できること""難しいこと""できそうな工夫"を検討しながら取り組む．

3) 役割獲得・社会交流のための支援・援助（参加レベル）

- 参加レベルのアプローチとしては，作業を手段的に用いるよりも目的として活用することを意識する．手工芸を例に挙げると，認知機能を賦活したり成功体験を得たりする手段としてではなく，作業療法場面で行うこと自体を日常の余暇活動に組み込めるように支援する．そのために，作業に付随する活動（道具や材料の買い出しや地域での実践の場への外出など）の機会を提供する．
- 運動であれば，身体感覚を取り戻す手段というよりも健康管理のために近所の散歩に出かける，ジムで運動をするなど，対象者の今後の生活に役立つ内容を意識する．近年では，障害者を対象としたスポーツの機会が拡大しており，フットサルのように精神障害をもつ人の大会が開催されている種目もある[24]．
- 社会交流を目指して対人技能の向上を図る場合は，表2でも挙げられている社会生活スキルトレーニング（SST）が有用である．SSTでは「よい対人行動の見本を見る」「ロールプレイを通して上手くいったことをその場でフィードバックしてもらう」などの要素が技能と自信の向上につながることをねらう．作業療法の対人場面でも「見本となる対人行動に注目するよう促す」「作業を媒介に上手く他人とかかわっている場面で正のフィードバックをする」など，SSTの要素を意識するとよい．
- 役割獲得については，就労・就学，家事，育児，介護など獲得したい役割そのものに加えて，そこで何が求められるのかによって作業療法での支援内容も変わる．どのよ

▶健康自己管理ワークブック：Wellness Self Management（WSM）
▶社会生活スキルトレーニング：Social Skills Training（SST）

うな技能が求められるかをアセスメントしたうえで能力そのものを向上させるのか，あるいは環境整備や道具を活用して代償するやり方を練習するのかを検討し，模擬的な活動の場面を設定して練習を重ねる．さらに，可能な限り，外泊や外出，訪問の機会を利用して生活の場で一緒に取り組むようにする．

4）背景因子（環境因子，個人因子）

▪ 代表的な背景因子の介入として，家族への介入がある．家族への心理教育を通して本人を支えるために必要な知識・能力を獲得することも大事であるが，家族自身の健康を改善する介入や支援も求められている．最近では，「メリデン版訪問家族支援」のように，行動療法をベースに本人と家族をまるごと支援するアプローチも広がっている[25]．

▪ また，APA のガイドライン[5] で言及されている包括型地域生活支援プログラム（ACT）では，対象者の生活の場で支援を展開する"アウトリーチ"を行う[26]．

5. 禁忌事項

▪ 統合失調症をもつ対象者への作業療法では，作業を共に行う共有体験を通して働きかけるため，患者 - 治療者関係において作業療法士の知識や技術に加えて，作業療法士自身の個人的要素が大きく影響する[27]．

▪ 治療者自身が 1 人の生活者としてモデルになることで治療過程を促進する"自己の治療的利用"は，対象者に安心感や信頼感を与えることにつながるが，その過程で配慮すべき事項もいくつかある．まず，対象者が治療者と同年代で，特に同性である場合，「上手くいっていない自分」と比較することで落ち込みにつながったり，ときには治療者が妬みや攻撃の対象となったりすることがある．その場合に治療者が焦って無理に近付きすぎたり，あるいは困惑し距離をとりすぎたりすると，より関係性が悪化する．対象者が考えていることや感じていることを解釈して，それまでと変わらず落ち着いた対応を続けることが，対人場面での振る舞いのモデルを示すことにもなる．

▪ また，「信頼していた人に似ている」など対象者から親近感をもたれる特性が治療者自身にある場合，対象者から特別な感情（ときに恋愛感情）を抱かれることで一定の距離感を保つことが難しくなる．性別や年齢をはじめ，治療者自身が努力で変えられない特性もあるため，できる対応にも限界はあるが，ものごとにのめり込む没入性や思い込みの強さがある場合は妄想に発展する可能性もあるため要注意である．

▪ 特に，治療者として自信がなく作業療法の場でどう振る舞ってよいかわからない学生は，自分に親近感を示してくれる対象者に好印象を抱いたり，あるいは親しい援助関係を築けることを期待して近付きすぎたりすることがあるが，これは妄想や依存の対象になることに加え，他の患者に不公平感や不信感を抱かれるまで発展することもある．親しみをもたれることを活かして治療関係を構築すること自体は自己の治療的利用にあたるが，「（特に集団の場では）この関係は他者からどう見られているのか」"治療的利用"の範疇を超えていないか」を洞察することが求められる．

▶包括型地域生活支援プログラム：Assertive Community Treatment（ACT）

- この他に，幻覚や妄想がある者への対応を頭に入れておく必要がある．従来は「幻覚や妄想について話を続けると，事実ではない感覚（幻覚）や思考（妄想）への注目が強くなるので対応しないほうがよい」という意見もあったが，対象者が悩み苦しんでいる状況をそのままにすると不安や孤独感を高めることで，症状の悪化にもつながる．興味本位での深堀りは避ける必要があるが，訴えがあったときには対応する．

- 対応時は，幻覚や妄想の内容が事実かどうかを議論するのではなく，「どのように感じているか，考えているか」について，適切か不適切か判断することなく耳を傾けていく．そのうえで，その感覚や思考を肯定するのではなく，「その感覚や考えによって，苦しい気持ちになっているんですね」と辛い感情に理解を示す．

- また，病識の獲得や自己認識の改善を図る際も注意が必要である．実際に，対象者が治療や支援に前向きに取り組むために，達成可能な目標を見つけるためには，ある程度の病識や自己認識が必要かもしれない．しかし，「統合失調症という重度の疾患をもっていること」「自分のできていないことを振り返ったり目の当たりにしたりすることの辛さ」にも配慮する必要がある．実際に統合失調症の病識が高い者ほど QOL が低いという知見も示されている [28]．

- 対象者の病識や自己理解について話し合うときは丁寧に関係性を築きながら触れていく必要があるが，その前に「洞察や自己理解はストレス因である」ことを治療者が理解し，対象者がストレスの理解や対処を目指す回復段階にあるかを検討する．そのうえで，心理教育や作業の難易度や対人負荷を調整して自己理解を促す場合は「作業療法の場面でストレス負荷を高め対処法を検討していく」ことを本人や他職種に伝え，モニタリングしながら展開していく．

6. シームレスな作業療法提供のための連携のあり方

1）急性期・回復期・生活期がつながるための留意点

（1）急性期から回復期への移行時

- この時期は，疲労や焦りなどに対する主観的な感覚に注目する．

- 具体的には，「疲れている」「焦っている」感覚を自覚でき，「何に疲れているのか」「何に焦っているのか」に目が向くようになってくると，回復期に向かっていると考えることができる．

- また，回復過程ではエネルギーレベルや症状のゆらぎを伴いながら徐々に回復期に移行する．症状がよくなってきたときに過度に期待されていると感じることは焦りになるため，落ち着いた態度で「前に進んでいる」ことを保障する．

- 「今日は調子が悪い」と訴えるときは，どのように調子が悪いかに耳を傾け，活動に取り組むほうが有益か，休んだほうが有益かを検討する．そして，調子が悪くて辛い気持ちが伝わったことを示したうえで「この時期に調子の良し悪しがあるのは自然なことなので，少し動いて（休んで）様子をみていきましょう」と伝える．

（2）回復期から生活期への移行時

- この時期は，生活リズムとできごとへの柔軟な対応に注目する．

- 生活リズムについては，助言や援助がなくても安定してくる，あるいは多少乱れても立て直すことができるようになってくると次の段階がみえてくる．また，病院・施設内外で起こる予定外のできごとがあっても柔軟に対応できるようになるのも，生活期に移行していくときの1つのポイントである．
- 一方で，回復に伴い現実をみるようになることで，病気によって難しくなったことや失ったことに直面し，抑うつや不安が目立つこともある．特に，入院している対象者の場合，退院が現実的になり地域生活に移行する前に不安感が高まる，いわゆる"退院前不安"もみられる[29]．外来患者であっても，就労や就学，家事，育児，介護など病前の役割活動への復帰が現実的になると以前みられていた症状が再燃する例が散見される．
- このような抑うつや不安についても，その気持ちや考えていることを傾聴して受け止めたうえで「変わっていくことは誰にとってもストレスなので，気持ちが沈んだり不安に感じたりするのは決しておかしいことではない」と保障する．そのうえで，「こういうときこそストレスにどう対処するかを考えて実践するチャンスかもしれない」と捉えて介入を模索する．

2）持続可能な生活へつなげるための留意点

- 統合失調症を抱えながら持続可能な生活を送るためには，再発・再燃を予防することが重要である．
- 一方で，統合失調症の再発・再燃の要因であるストレスは，人が生活を送るうえで不可避のものでもある．そう考えると，特に回復期後期以降は作業療法場面でストレス因やそのもとになるトラブルを排除するのではなく，そのときやその後にどうするかを共に考え，対処行動を獲得していくことが持続可能な生活につながっていく．
- 統合失調症を有する者は一般人口と比較して平均寿命が約10年短いことが示されている[30]．この原因の1つとして，不規則な生活習慣による身体リスク（肥満，高血圧，高血糖，歯の問題など）が挙げられているが，臨床現場でもこういったリスクを抱えている者や心臓血管系疾患に罹患するケースが散見される．作業療法士もかかわりの中で身体リスクをモニタリングし，必要に応じてしかるべき医療機関への受診を勧奨したり，その後も連携を続けたりすることが求められる．
- さらに，平均寿命の短さのもう1つの原因は自殺である．統合失調症を有する患者の約5%が自殺していたことも示されている[31]．作業療法場面での気になる発言や兆候を見逃さず適切に対応するためにも，自殺予防のための介入についての知識を身に付けて実践できるようになることが求められる．
- 一方で，生活を持続させることに加えて，より満足のいく生活を模索することも重要である．生活期で，特に発症から年月が経っている者の中には，周囲からみると生活範囲が狭く固定化した生活パターンが持続しているようにみえるが本人は「困っていることはない」「今のままでよい」と話し，希望や目標を見出し辛い場合がある．
- 「今のままでよい」と言うのは，不満はないが満足はしていない，すでに諦めているといった背景によるもので，非活動的な生活を続けることで徐々に不健康に向かうこと

もある．対象者がさまざまな苦労を経て確立した"今のまま"を保障し支えることは大事だが，同時に「本当に今のままでよいのか？」という視点ももって，聞く場所や時間を工夫して，やってみたいことを尋ねてみるとよいだろう．そして普段のかかわりの中で希望につながる発言や行動を見逃さないことが大事になる．

 臨床実習やOSCEにつながるヒント

ヒント1
- "抗精神病薬"は統合失調症の治療薬であり，"向精神薬"は精神疾患の治療薬全般である（抗精神病薬だけでなく抗うつ薬，抗不安薬，抗てんかん薬，睡眠薬などを含む）ことを押さえておこう．
- 同じような間違いやすい表現として，統合失調症を規定する幻覚や妄想を指す"精神病症状（psychotic symptoms）"と精神疾患でみられるあらゆる症状を含む概念である"精神症状（psychiatric symptoms）"がある．
- 実習の記録やレポートの記載，OSCEでの発言時に間違えないようにしよう．

ヒント2
- 実習でかかわる患者が飲んでいる薬を確認して，どんな作用・副作用が現れやすいかを調べてみよう．
- 患者が抗精神病薬を飲んでいる場合は，薬の量を理解するためにクロルプロマジン換算値を計算してみよう．
- クロルプロマジン換算値の計算をして結果を解釈するうえで，地域精神保健福祉機構のホームページ「薬の量を計算しましょう」（URL：https://www.comhbo.net/?page_id=4370）が参考になる．

ヒント3
- 検査や評価尺度を検討するときは，実際にその検査や評価尺度を受けてみよう．
- 受け手の立場を経験したうえで，どのような説明や配慮が必要か考えよう．
- 検査や評価尺度を実施して得た結果を，他職種や患者に伝える練習をしよう．

ヒント4
- 精神疾患に対する認知機能リハビリテーションにはどんな種類のプログラムがあるか調べてみよう．
- 各プログラムの理論的背景や内容の勉強を通して，作業療法で認知課題（脳トレのプリントやゲームなど）を用いるときのかかわり方を考えてみよう．

※参考文献：松井三枝（編）：精神科臨床とリカバリー支援のための認知リハビリテーション：統合失調症を中心に．北大路書房，2020．

文献

1) Green MF et al：From perception to functional outcome in schizophrenia：modeling the role of ability and motivation. Arch Gen Psychiatry, **69** (12)：1216-1224, 2012.

2) Harvey PD et al：Predicting the severity of everyday functional disability in people with schizophrenia：cognitive deficits, functional capacity, symptoms, and health status. World Psychiatry, **11** (2)：73-79, 2012.

3) 日本神経精神薬理学会，日本臨床精神神経薬理学会：統合失調症薬物治療ガイドライン 2022．医学書院，2022．

4) Correll CU et al：Patient characteristics, burden and pharmacotherapy of treatment-resistant schizophrenia：results from a survey of 204 US psychiatrists. BMC Psychiatry, **19** (1)：362, 2019.

5) American Psychiatric Association：Practice guideline for the treatment of patients with schizophrenia, Third edition, American Psychiatric Association Publishing, 2020.

6) 森元隆文・他：統合失調症に対する作業療法士による介入の内容と効果：英語論文を対象とした文献レビュー．札幌保健科学雑誌，**10**：13-24, 2021．

7) van Os J, Kapur PS：Schizophrenia. Lancet, **374** (9690)：635-645, 2009.

8) Jääskeläinen E et al：A systematic review and meta-analysis of recovery in schizophrenia. Schizophr Bull, **39** (6)：1296-1306, 2013.

9) Austin SF et al：Long-term trajectories of positive and negative symptoms in first episode psychosis：A 10year follow-up study in the OPUS cohort. Schisophr Res, **168** (1-2)：84-91, 2015.

10) 宮田量治・他：Brief Psychiatric Rating Scale（BPRS）日本語版の信頼性の検討．臨床評価，**23** (2)：357-367, 1995．

11) 山田　寛・他（訳）：陽性・陰性症状評価尺度（PANSS）マニュアル．星和書店，1991．

12) 小林正義：疲労の回復モデル／香山明美・他（編）：生活を支援する精神障害作業療法 急性期から地域実践まで 第 2 版．pp91-92, 医歯薬出版，2014．

13) 小林正義：主観的体験と行動の広がりの評価　ISDA・SMSF／香山明美・他（編）：生活を支援する精神障害作業療法 急性期から地域実践まで　第 2 版．pp92-99, 医歯薬出版，2014．

14) 兼田康宏・他：統合失調症認知機能簡易評価尺度日本語版（BACS-J）標準化の試み．精神医学，**55** (2)：167-175, 2013．

15) 兼田康宏・他：統合失調症認知評価尺度日本語版（SCoRS-J）．精神医学，**52** (10)：1027-1030, 2010．

16) 山下俊幸・他：精神科リハビリテーションにおける行動評定尺度「REHAB」の有用性．精神医学，**37** (2)：199-205, 1995．

17) 岩崎晋也・他：精神障害者社会生活評価尺度の開発　信頼性の検討（第 1 報）．精神医学，**36** (11)：1139-1151, 1994．

18) 長谷川憲一・他：Life Skills Profile（LSP）日本版の作成とその信頼性・妥当性の検討．精神医学，**39** (5)：547-555, 1997．

19) 根本隆洋・他：社会機能評価尺度（Social Functioning Scale；SFS）日本語版の作成および信頼性と妥当性の検討．日本社会精神医学会雑誌，**17** (2)：188-195, 2008．

20) 田崎美弥子・他（訳）：健康および障害の評価 -WHO 障害評価面接基準マニュアル WHODAS2．日本レジリエンス医学研究所，2015．

21) 山口創生・他：重度精神疾患におけるパーソナル・リカバリーに関連する長期アウトカムとは何か？．精神保健研究，**29**：15-20, 2016．

22) 島田　岳・他：統合失調症の認知機能を改善する個別作業療法の実践．作業療法ジャーナル，**50** (1)：19-24, 2016．

23) 三品桂子（監訳）：Welness Self-Management　健康自己管理ワークブック．NPO 法人色，2015．

24) 坂井一也：精神科作業療法とスポーツ：効果と作業療法士の役割．臨床作業療法，**12** (2)：116-121, 2015．

25) 佐藤　純：メリデン版訪問家族支援とは何か　現場でどのように実践され，活きるものなのか．訪問看護と介護，**23** (11)：778-786, 2018．

26) 西尾雅明：包括的地域生活支援（ACT）．精神医学，**63** (10)：1473-1482, 2021．

27) 山根　寛：自己の治療的利用／山根　寛：精神障害と作業療法　第 3 版．pp99-101, 三輪書店，2010．

28) Davis BJ et al：The insight paradox in schizophrenia：A meta-analysis of the relationship between clinical insight and quality of life．Schizophr Res, **223**：9-17, 2020.

29) 植木健康，揚野祐紀子：精神科における退院前不安に対する援助の現状と課題　過去 5 年間の文献を通して．日本看護学会論文集精神看護，**44**：27-29, 2014．

30) Nielsen RE et al：Increasing mortality gap for patients diagnosed with schizophrenia over the last three decades--a Danish nationwide study from 1980 to 2010. Schizophr Res, **146** (1-3)：22-27, 2013.

31) Hor K, Taylor M：Suicide and schizophrenia：a systematic review of rates and risk factors. J Psychopharmacol, **24** (4 Suppl)：81-90, 2010.

演習課題

背景
▶年齢・性別　20歳代の男性
▶学歴　高校卒業後，大学（医学部）に進学するも中退
▶職歴　なし
▶家族構成　両親と同居，大学生の妹がいる．

医学的情報
▶診断名　統合失調症
▶現病歴　X年4月に大学に入学したが友人ができず，同年10月頃から「周囲からじろじろ見られている」感覚が強くなった．授業に集中できず年度末に学業成績の降下について父親に叱責されて落ち込み，家族との交流を避けて自宅の部屋にこもるようになった．心配した母親がX+1年4月から精神科受診を勧めるも拒否を続け，状況は改善せず2年次で退学した．X+2年5月に両親の強い説得で受診につながり統合失調症の診断を受けた後に通院と投薬治療を開始したが，デイケアの利用は拒否した．以降は自宅で小説を読む姿はみられるものの無為自閉的に過ごすことが多かった．X+3年3月に妹が大学に合格した頃から自分の部屋で大声を出すようになり，当院に医療保護入院となった．現在は入院して4か月が経過している．

▶入院後から現在までの様子　入院直後は「父親に殺される」といった妄想の他に「いろいろと我慢して頑張ってきたのに自分は負け組だ」といった発言が聞かれた．妄想は1か月ほどで改善したが作業療法では「他人の視線が気になる」「集中できない」と話し，参加意欲は低かった．最近は病棟で小説を読むようになった．作業療法士との会話は続かず，発話はまとまりに欠けるものの，質問への短い応答はあり「自分は精神病ではない」「他の患者とは違う」と話す．作業療法士による認知機能の検査（BACS）では注意と情報処理速度の「中等度の障害」はみられるが，その他の下位尺度得点は「異常なし～軽度障害」レベルであった．困りごとや退院後の希望や生活のイメージは語られないが「小説はもっと読めるようになりたい」と話している．

▶演習課題①「患者の訴え・症状」から，評価の仮説や生活の予後を推論しよう．
▶演習課題②「背景」「医学的情報」から，作業療法プログラムを立案しよう．

13 気分障害
－うつ病，双極症－

学習目標
- 気分障害の疾患特性（診断基準，疫学，一般的な治療）について説明できる．
- 気分障害の臨床症状と評価法について説明できる．
- ICFの枠組みから，うつ病の回復過程に沿った作業療法の支援について説明できる．
- ICFの枠組みから，双極症の病相に応じた作業療法の支援について説明できる．

Question
- うつ病と双極症の薬物療法の違いとは何か？
- 気分障害の治療で用いられる心理社会的治療法とは何か？
- 気分障害における症状，気分状態，日常生活活動，認知機能，社会機能の代表的な評価法（評価尺度）とは何か？
- うつ病の回復期の作業療法における目標とは何か？
- 双極症（躁病相）の作業療法導入期の目標とは何か？

気分障害の概要

- うつ病と双極症は気分や感情の症状を伴うことでは共通しているが，病態や治療の方向性には異なる部分が多いことから，本章では部分的に「うつ病」と「双極症」を分けて概説する．

1. うつ病の疾患特性

- 「うつ病」は，古くはKraepelin（クレペリン）による病因論に端を発し，わが国ではメランコリー親和型性格に代表される病前性格から発症状況や病像を捉えてきた歴史がある．
- 1980年代（DSM-Ⅲ以降）になると，操作的診断基準が主流となり，認知症初期症状としてのうつ，発達障害を背景とするうつにも着目されるようになっていた．また，わが国では「現代型うつ病」や「未熟型うつ病」など，DSMとは異なるうつ病の捉え方も提唱されている．
- うつ病は**感情，認知**，および**自律神経機能**の明確な変化を伴った，はっきり区別できる**2週間以上続くエピソード**と，エピソード間の寛解によって定義される．DSM-5-

気分障害の概要

TR では，「抑うつ気分」「興味または喜びの喪失」「体重変化」「睡眠障害」「焦燥または制止」「易疲労性または気力減退」「無価値観または罪責感」「思考力や集中力の減退」「自殺念慮」の 9 つの症状のうち，「抑うつ気分」と「興味または喜びの喪失」の少なくとも 1 つを含む 5 つ以上が，1 日中，毎日のように，2 週間以上続くことが診断根拠となる．ICD-11 では，「将来に関する希望のなさ」を加えた 10 項目としている．

- うつ病は**休養や薬物療法，環境調整**により数か月単位で回復し，社会適応も比較的良好である．しかし，米国の大規模研究である STAR*D では，うつ病は薬物療法などの治療を 1 年以上かけて行ったとしても，寛解率は約 67 %だった[1]．近年では難治性うつ病も増えており，真のリカバリーには心理社会的療法やリハビリテーションの重要性が認識されている．

2. うつ病の疫学と発生要因

1）疫　学

- うつ病の**生涯有病率は 5.7 %**，1 か月有病率は 2.7 %と報告され，重症 30.3 %，中等症 36.4 %，軽症 33.3 %に分類された[2]．20 歳代後半と中高年（40 〜 45 歳）が多い．

2）発生要因

- うつ病の遺伝要因に関しては，全ゲノム解析も行われてきたが，強い効果量をもつ頻度の高い遺伝子多型は存在しないと考えられており，今後さらなる解明が望まれる．
- 現段階では，うつ病は心身の負担となるような**ライフイベント**（経済的問題，仕事上の問題，家庭内不和，近親者との死別，身体の不調など）と**素因**（遺伝，性格・気質，生育など）の相互作用によって発症すると考えることが多い．
- また，最近 12 か月の既往，女性であること，高齢者でないこと，大学以上の高学歴，死別・別居・離婚がうつ病に関連する．
- 近年の病態生理研究では，**慢性的なストレス**によって内分泌系（視床下部－下垂体－副腎系）が持続的に亢進することで過剰なストレスホルモンの放出が起こり，それが海馬などの脳機能を傷害し，うつ病を引き起こすことが解明されてきた．
- PET を用いた分子イメージングにより，ミクログリアなど神経炎症のバイオマーカーが定量可能となっており，今後うつ病の成因研究はさらに発展していくものと思われる．

3）予後予測

- うつ病は**再発しやすい疾患**であり，再発リスクはがんや脳血管疾患といった身体疾患の約 3 倍である．
- うつ病患者の**自殺率は 5 %**と高く，一般人口と比較して自殺率は 27 倍にもなる．アルコールなどの物質使用症の併存が自殺のリスクを高める．
- うつ病により仕事を**休業**する勤労者が増加している．**再休業**は職場復帰後 1 年で 28.3 %，5 年で約半数の 47.1 %とされ[3]，わが国のうつ病による経済損失は 2 兆円以

▶ STAR*D：Sequenced Treatment Alternatives to Relieve Depression

上であり[4]，職場復帰支援の需要が高まっている．

3. うつ病の一般的な医学的治療と社会的支援

- うつ病治療は，多くは外来診療で行われ，急性期・増悪時には入院治療が選択される場合もある．入院治療には，十分な休息を保障するという意味合いもある．支持と共感的態度を基盤とし，良好な患者－治療者関係を築き，患者がうつ病について正しく理解し，好ましい対処行動がとれるように促していく心理教育的手法をとることが基本戦略となる．

1）薬物療法

- 中等症以上のうつ病であれば**抗うつ薬**による薬物療法が治療の第一選択となる〔「10章　抗うつ薬，気分安定薬」（p168）を参照〕．
- 抗うつ薬は，いずれも単剤の低用量から開始して漸増していくが，**効果が発現するのは服薬開始から2週間以上経過した後**になる．効果よりも先に副作用が出現し，作業療法場面でも患者の困りごととして語られる機会が多いため，留意する．

2）運動療法

- 運動療法は，運動の種類や強度，頻度，実施期間について一定の方法論は確立されておらず，効果量についてもさまざまな見解があるが，強度の高い運動を一定期間続けることがうつ症状の改善や予防に寄与すると考えられている．

3）精神療法

- うつ病に効果が確認されている代表的な精神療法としては，認知行動療法，心理教育，対人関係療法，マインドフルネス認知療法，認知リハビリテーションなどがあり，薬物療法と併用することにより治療効果が高まる場合が多い．中でも**認知行動療法**は多くの再発予防効果のエビデンスが蓄積されている．
- また，近年，うつ病により休業する勤労者に対するリハビリテーションの一形態として，医療機関で実施される**職場復帰支援（リワークプログラム）**が広く行われるようになっている．リワークプログラムは職場復帰の成否のみならず，職場復帰後の就労予後について良好な治療成績が実証されている[5]．

4）その他の治療法

- 焦燥感や強い不安感，昏迷状態，自殺のリスクが特に高いと判断される場合，修正型電気けいれん療法（m-ECT）を行うことがある．また，中等症以上で薬物療法の効果が認められない場合には，反復経頭蓋磁気刺激療法（rTMS）の適用も検討される．

4. 双極症の疾患特性

- 双極症という用語の使用は，1980年発行のDSM-Ⅲで「感情障害」を双極症と大うつ病性障害うつ病（単極性うつ病）に分けたことに端を発する．DSM-Ⅳ以降，双極症の

▶修正型電気けいれん療法：Modified-Electroconvulsive Therapy（m-ECT）
▶反復経頭蓋磁気刺激療法：repetitive transcranial magnetic stimulation（rTMS）

中でも躁病相が中等度以上であるものを**双極症Ⅰ型**，躁は軽度にとどまるが再発するうつ病相が生じるものを**双極症Ⅱ型**に分ける捉え方が一般的となった．

- 双極症は抑うつエピソードと躁病エピソードを診断することによって定義付けられる．抑うつエピソードについては「うつ病」の項を参照されたい．

- 躁病エピソードとは，**気分が高揚**し，**開放的**または**易怒的**となり，**気力・活動性の増加**がみられることをいう．患者本人としてはウキウキしており，誰に対しても親しげに話しかけたり，話し始めると周囲が口を挟めないほど延々と話し続けたりする．朝早くから起き出し，人に電話をしたり，身に着けるものが派手になったりする．自分が誰よりも優れた人間に思えてきたり，怒りっぽさが前面に出たりする場合もある．

- このような普段の気分状態とは異なる期間が，少なくとも1週間，ほぼ毎日，1日の大半において持続する．さらに，7つの項目（①自尊心の肥大や誇大的思考，②睡眠欲求の減少，③多弁，④観念奔逸，⑤注意散漫，⑥性的/職業的/宗教的/政治的な目的のある行動の高まり，⑦困った結果につながる可能性が高いことにも制御がきかない）のうち，3項目が顕著に，かつ持続的に存在することが診断根拠となる．双極症は患者本人の社会的または職業的機能を損なわせ，入院が必要となるほど重篤であったり，ときに妄想や幻覚などの精神病症状を伴ったりすることがある．患者は病識に乏しく，躁病相のときほど好調という自己認識のため，治療導入に難航することも多い．

- 躁とうつが混在する「**混合状態**」がある[6]．混合状態では，感情は沈んでいるのに行動は大胆になるため，双極症のあらゆる病相で最も自殺のリスクが高くなる．回復したようにみえる時期こそ細やかな配慮が必要となる．

5. 双極症の疫学と発生要因

1）疫　学

- 双極症の**生涯有病率はおよそ0.2％**との報告がある[2]．発症年齢は20歳前後が多く，**うつ病に比べると発症年齢が若い**．頻度の性差はないとされている．

- 精神疾患の中では**最も自殺リスクが高く**，全自殺既遂事例の1/4を占める．

- 双極症では50％以上という高い割合で，不安症，強迫症，心的外傷後ストレス症，物質使用症など他の精神疾患との合併を認める．

- 身体疾患（肥満，2型糖尿病）との合併率も高く，心血管系疾患や耐糖能異常による死亡が多い．

2）発生要因

- 全ゲノム解析では双極症に陽性を示す遺伝子多型が同定されており，双極症の発症には，**遺伝的要素が高い**比重で関連する．一卵性双生児や近親者に双極症をもつ人がいると発症率が高くなる．

3）予後予測

- 双極症は**反復性の疾患**であり，**90％以上は再発**を繰り返す．病相の回数は平均で9回程度とされており，中でも1年に4回以上の病相を繰り返す場合を急速交代型（ラピッドサイクラー）とよび，およそ10〜20％を占める．

13章　気分障害－うつ病，双極症－

- 治療を受けなかった場合，躁病エピソードは2〜3か月，軽躁エピソードや抑うつエピソードは6か月以上続くことも稀ではない．長期の経過をみると，**躁状態の期間よりも抑うつ状態の期間のほうが長く**，双極症Ⅰ型の場合で1/3，双極症Ⅱ型の場合で約半分の期間がうつ病相であることが知られている．

6. 双極症の一般的な医学的治療と社会的支援

- 支持と共感的態度を基盤とする治療態度はうつ病治療と同様に最も大切である．
- そのうえで，双極症で特に重要となるのは，本人および家族が病気に対する**正しい知識**を得られるようサポートし，再発予防について共通の対応を図ることである．よくあるのは，本人はうつ病相のみを治療対象と捉え，周囲は躁病相のみを治療対象と捉えていることであり，軽躁の場合は本人・家族とも調子がよいように捉え，受療が途絶えがちになる．しかし，再発率が90％以上であり，病相に関係なく維持療法が重要であることを申し合わせておく必要がある．

1) 薬物療法

- 治療の基本となるのは，**気分安定薬**を中心とする薬物療法である．
- 躁病相では炭酸リチウムとバルプロ酸ナトリウム，うつ病相には炭酸リチウムの効果が認められている．また気分安定薬は維持療法として再発予防効果が立証されている．また，幻覚・妄想，興奮といった精神病様症状に対して**新規抗精神病薬**を併用するのが一般的である．
- うつ病相や混合状態の時期に抗うつ効果を期待して抗うつ薬（特に三環系抗うつ薬）を用いることは，かえって躁転や再発のリスクを高めるとされる．この意味でも双極症のうつ病相とうつ病との鑑別はきわめて重要となる．

2) 心理社会的治療

- 薬物療法との併用という条件で心理社会的治療は有効である．
- 特に推奨されているのは**心理教育**であり，他にも認知行動療法，対人関係－社会リズム療法，家族焦点化療法があり，再発予防効果が報告されている．
- 治療の場としては，多くのケースでは外来治療が基本となるが，急性期・増悪期には入院治療を必要とすることがある．病識が乏しいため，非自発的入院（精神保健福祉法）となる場合も少なくない．

気分障害の臨床像

1. うつ病の臨床像

- うつ病は，ある特定の気分・感情面の症状が消失すれば治癒となるのではなく，回復段階によってさまざまな心理症状や身体症状が体験される．そしてこれらの症状が**良くなったり悪くなったりを繰り返しながら**（"揺り戻しながら"と表現することがある）

徐々に改善していく．
- 笠原[7]が提唱している「**心理症状の消えていく順序**」は臨床上とても有用な概念であり，作業療法場面の患者の行動や訴えと照合することで回復段階を捉えやすい（図1）．

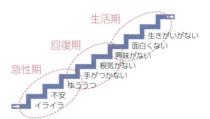

図1 うつ病の心理症状の消えていく順序
（笠原 嘉：軽症うつ病−「ゆううつ」の精神病理．p178, 講談社, 1996[7]を一部改変）

1）急性期

- うつ病エピソードが重度で，憂うつさよりも切迫したような**不安感**や**焦燥感**が前景に立ち，落ち着かずに動き回るだけでまとまった行動がとれなくなる．**希死念慮**が強かったり，焦燥感から周囲への暴力行為に及んだりするなど，衝動のコントロールが難しい場合には入院治療が必要となる．
- 思考面では考えが進まず（**思考制止**），判断や決断ができなくなる．たとえば，簡単な読書でも文字情報が頭に入ってこず，内容が把握できない．さらに，認知の面でも，罪業妄想，心気妄想，貧困妄想などの精神症状がみられることがある．
- 自律神経の乱れから**さまざまな身体症状**も出現し，頭や身体の痛み，消化器症状（吐き気，便秘など）を訴えることが多い．食欲も減退して，味わいがわからず，「砂を噛んでいるようだ」と表現されることもある．
- また，急性期に限らず，うつ病患者には**睡眠障害**を認める場合がほとんどである．うつ病の睡眠障害は入眠困難よりも持続困難や早朝覚醒が多い．
- 2〜3週間ほどで抗うつ薬の効果も現れ，居ても立っても居られないような焦燥感や不安感は徐々に緩和され，憂うつな気持ちもやわらいでいく．しかし，気力が低下した状態は続き，そのために横になって過ごすことも多い（患者は「寝ていたいのではなく，横にならずにはいられない」と表現する）．

2）回復期

- 回復期になると，気分的には少し楽になり，患者自身にも回復が実感され，「やっぱり病気だったんですね」という振り返りの言葉が聞かれることもある．
- もともとの勤勉な性格から早速復帰に向けた努力（たとえば職場の同僚に仕事のことで連絡をとろうとするなど）を始めようとすることもある．しかし，骨折にたとえるならば，ようやくギプスが外れて関節を動かせるようになったばかりの時期であり，体調は「**良い日もあれば悪い日もある**」のが普通である．
- 特に，回復期の前期には「手につかない」や「根気が出ない」というような**億劫感**が強く残っていることが多く，無理に何かに取り組んで気分転換を図ろうとすることは，かえって徒労感だけが蓄積されることになりやすい．
- 回復期の後期になると，億劫な感じは少しずつ薄れ，頭の働きも戻ってきて，いくらかであれば集中してものごとに取り組めるようになってくる．文字が読めるようになり，簡単な雑誌や短い新聞記事の内容が把握できるようになる．それでもまだ十分に**興味や関心**が回復しておらず，パフォーマンスも低下している状態であるため，以前

のような成果が出ず，**楽しめないことも多い**．「楽しさ」「喜び」「生きがい」などのいきいきとした感情が戻ってくる真のリカバリーにはさらに時間を要することが多い．

- 回復期前期～後期にかけては，希死念慮や自殺関連行動が顕著になりやすいことにも留意する必要がある．思考や認知が改善していくにつれ，自身の能力低下や現実的な課題に直面して不安や絶望感が増大するためと考えられる．

3）生活期（社会復帰準備期）

- 生活期（社会復帰準備期）になると，体調はさらに安定し，**ものごとに楽しんで取り組める**ことが増えてくる．大きな負荷のない状況下においては，日常生活を問題なく送ることができるようになっており，最終的には社会復帰に向けたさらなる取り組みが必要になる．具体的には，入院であれば外泊中に家事や家庭内での役割をこなしたり，仕事を休業している場合には職場側と復帰に向けた面談が開始されたりする．

- このような過程で，一時的にストレスが高まり，気分の変動を経験する場合も少なくないが，大きく体調を崩す手前で対処することができればそれでよい．重要なことは，**うつに陥りやすいものごとの捉え方や行動パターンを見直し**，試行錯誤しながらも現実との折り合いをつけ，自分に合ったペースや対処技能を獲得していくことである．

2. 双極症の臨床像

1）躁状態：急性期

- 双極症Ⅰ型で躁状態が最も顕著なこの時期は，外部からの刺激を抑え，安静を保つため閉鎖病棟や保護室での対応となっている場合が少なくない．作業療法はもう少し躁症状が治まってから導入される．

- しかし，入院中には病棟で行われるオープンな作業療法プログラムに参加してくるような状況もあるだろう．上機嫌で気前よく，何にでも手を出そうとすることもあれば，焦燥感でじっとしていられず，作業療法士や他患者に対して攻撃性を向けてくることもある．しかし，集中は長続きしないためまとまった行動はとれず，気が付けばその場からいなくなっていることも多い．

2）躁状態：回復期

- 激しい躁状態を脱した時期，あるいは双極症Ⅱ型の軽躁の時期にあたる．徐々に行動のコントロールが可能となってくる．意欲的に何かに取り組むというよりは，もて余す**エネルギーを発散**させるために作業療法を希望してくることがある．

- 軽躁的な状態は，プラスの意味で場を活性化させるような役割を果たしたり，エネルギーや創造性が独特な作品成果として表現されたりすることもある．

3）うつ状態

- うつ状態の臨床像は，うつ病に類似しているところもあるが異なる点もある．最もわかりやすいのはうつ状態からの回復パターンの違いである．うつ病では気分が改善しても行動が上向くまでに時間がかかるのに対し，双極症では**気分と連動してすぐに行動面の変化が起こる**．作業療法場面での言動と照らし合わせながら確認していく．

4）寛解期

- 安定して過ごすことができる時期であるが，病棟内ではまるで目立たなくなり，いつの間にか作業療法への参加が減るような患者もいる．訪室するとひっそり読書をしていたり，1人で院内を散歩していたりする姿を目にすることもある．
- そこには社交的にみえていた姿はなく，実は人づきあいが苦手といった印象を抱かせる患者が多い印象がある．このような姿が生来のものなのか，うつ状態に陥っているものなのか，前述した混合状態にも留意しながら見極める必要がある．

気分障害の作業療法

1．作業療法の役割

- 気分障害では回復段階や病態像に応じた支援が求められ，作業療法の役割や方法論も一様ではなく随時変化していくものである．しかし，共通していえることは，作業療法が「生活行為および具体的な作業活動を通して，そこで生じる気分や情動の変化について自覚を促し，新しい適応的な認知・行動パターンを身に付けさせ，結果としてその人の生き方の自由度を広げていくためのものである」ということである．
- そのために，目先の症状への対応だけでなく，**再発をいかに予防していくか**という視点に立ち，気分の変化に影響し得る背景因子や個人の認知パターンを点検し，安定して“そこそこ”満足に暮らしていけるような“新しい生活様式”を患者または家族と一緒に見つけていくことが重要となる．この「共同探索的なかかわり」により，問題を1人で抱え込まず，身近な人に相談して助けを求めることで「きっと大丈夫」「上手くいく」という感覚が育まれる．
- 作業療法士が患者にとっての“身近なサポーター役”として伴走しながら，作業のもつ**身体性**と具体性を活かし，**休息と活動の程よいエネルギー配分**を身に付けていけるよう練習・援助する．このことにより患者の**社会機能の低下を防ぎ**，長期的には**自尊感情やQOLを高める**ことにつながっていく．

2．検査・測定および評価尺度

1）うつ症状，重症度の評価

(1) HAM-D（Hamilton Depression Scale）

- 構造化面接や評価期間内における行動観察をもとに，うつの症状の程度と頻度について，0〜2の3件法または0〜4の5件法で評価する．17項目版と21項目版があり，通常は17項目版が用いられる．

(2) SDS（Self-rating Depression Scale）

- 全20項目で構成され，各設問は1〜4の4件法で回答する自己記入式評価尺度である．身体に関する項目が比較的多いのが特徴である．

(3) BDI-Ⅱ（Beck Depression Inventory-Second Edition）

- 全21項目で構成され，各設問は0〜3の4件法で回答する自己記入式評価尺度である．
- 気分および認知に重点がおかれており，身体症状に関する項目が少ないのが特徴である．
- うつ病の重症度を評価する尺度は他に，CES-D（Center for Epidemiologic Studies Depression Scale），QIDS-SR（Quick Inventory of Depressive Symptomatology-Self Report）などがある．

2) 躁病エピソードの評価

(1) YMRS（Young Mania Rating Scale）

- 躁病エピソードの重症度を評価するための面接に基づく評価尺度である．
- 躁病エピソードにみられる11の症状について5段階で評価するが，重度ゆえに面接に非協力となることを想定して，いくつかの項目には2倍の点数の重み付けがなされていることが特徴である．
- 躁症状を評価する尺度は，他にMDQ（Mood Disorder Questionnaire）などがある．

3) 日常生活の評価

- 日常生活活動の実行状況は気分の状態をよく反映する．憂うつな気分や不安感の増幅に先行して日常生活における諸活動が低下しやすい．日常生活活動における困難（たとえば，家事に時間がかかるようになった，趣味を楽しむ時間がなくなったなど）は，作業療法において患者との共通テーマとして扱いやすく，回復段階を評価する手がかりとなる．

(1) 生活記録表

- うつ病，双極症どちらも利用できる．
- 1日の過ごし方，1週間の過ごし方を可視化して表せるようにしたシートを用いる．睡眠，整容，食事，服薬，運動，趣味活動などの日常生活でのできごとを経験した時間軸に沿って記載していく．
- 急性期には作業療法士が患者から聴取して記載し，回復が進んでくるにつれ患者が自身で記載できるように移行していくことで，セルフモニタリングを高めることにもつながる．

(2) ISDA Ver.2 (Inventory Scale of Daily Activities for Sub-acute In-patients Version 2)

- 入院患者であれば障害の種別を問わずに適用できる．
- 睡眠3項目，食事3項目，整容2項目，現実感3項目，作業遂行8項目について，主観的体験の強さをVASで評価する．また，行動範囲，かかわりをもつ人，空き時間の過ごし方について選択肢から回答し，他に，気になっている・気がかりなことを自由記載してもらう．

(3) FAI（Frenchay Activities Index）

- 15項目で構成され，3か月または6か月の期間において，買い物や趣味などの実行頻度を0〜3の4件法で回答する自己記入式評価尺度である．もともとは脳卒中患者の地域生活におけるIADL評価として開発された評価尺度だが，うつ病でFAIの点数が

低下しやすいことが確認されており，外来治療のうつ病患者に使用することができる．双極症の使用に関しては検討されていない．

4）ライフヒストリーの評価

（1）ライフチャート

- 特定のフォーマットはないが病気に関連すると考えられる期間のライフヒストリーを振り返り，時間経過を横軸，そのときのできごとと気分状態を縦軸に曲線で書き表していく．どのようなできごとやストレスが生じたときに気分と行動の変化が起こってきたのか誘因を分析し，再発予防に役立てる．患者本人だけでなく，本人の状況をよく知る家族にも協力を仰げるとよい．

5）気分・疲労特性・回復感の評価

（1）SMSF Ver.2（Inventory Scale for Mood and Sense of Fatigue Version 2）

- 疾患や治療形態を問わずに使用できる．
- 緊張・不安，抑うつ・自信喪失，イライラ・ムシャクシャなどの気分状態に関する6項目，疲れやすさ，人疲れなど疲労感に関する4項目，体調，回復状態など回復感に関する3項目について，主観的体験の強さをVASで回答する自己記入式評価尺度である．

6）認知機能障害の評価

- うつ病では，注意，学習，記憶，遂行機能が低下しやすく，双極症では言語性記憶，視覚探索課題における反応速度が遅延するなどの所見が報告されている．これらの認知機能障害は気分障害の症状が改善した後も残存し，生活場面や仕事での困難感につながりやすく，社会的転帰やQOLにも影響する．
- 気分症状や意欲，睡眠状況による影響なども考慮した総合的な評価が求められる．

（1）BACS（Brief Assessment of Cognition in Schizophrenia）

- 一般的に神経心理検査が多大な時間を要するのに対し，BACSは40分程度で神経認知機能の代表的な6領域（①言語性記憶，②作動記憶，③運動機能，④言語流暢性，⑤注意と処理速度，⑥遂行機能）について数量化評価できる．

7）社会機能の評価

- うつ病の社会適応には社会機能の回復が影響する．社会機能はうつ症状よりも遅れて回復することが指摘されており，うつ症状が改善しても社会機能の障害が残存しやすい[8]．

（1）SASS（Social Adaptation Self-evaluation Scale）

- 家族や他人との人間関係，仕事や趣味，社会活動に対する興味や好奇心，自身や周囲に対する認識といった社会適応にかかわる20項目で構成され，各設問は0～3の4件法で回答する自己記入式評価尺度である．
- うつ病ではSASSの得点が就労継続を予測することがわかっており，職場復帰の判断材料ともなる．

8）職業関連の評価

- 休業している患者の場合，職業的な能力を評価したり，職場復帰に向けた準備状況を

確認したりして，今後の働き方や再発予防について自己理解を深めていく必要がある．

(1) PRRS（Psychiatric Rework Readiness Scale）

- 日本うつ病リワーク協会が作成している評価尺度で，「基本的な生活状況」「症状」「基本的社会性」「サポート状況」「職場との関係」「作業能力・業務関連」「準備状況」「健康管理の状態」を 1 ～ 4 の 4 件法で評価し，平均点から職場復帰の準備状況を確認することができる．
- PRRS の点数が就労継続を予測することがわかっている[9]．同協会のホームページで公表されているエクセルシートを使用できる[10]．

(2) GATB（General Aptitude Test Battery）

- 11 種の試筆検査と 4 種の器具検査により，9 つの適性能（①知的能力，②言語能力，③数理能力，④書記的知覚，⑤空間判断力，⑥形態知覚，⑦運動共応，⑧指先の器用さ，⑨手腕の器用さ）を測定する．
- 患者の主観によらず実務的な作業遂行能力の特徴や回復度合いを評価できる．

3. 作業療法目標の考え方

1）リハビリテーションゴール（多職種連携を軸にした設定）

- 気分障害におけるリハビリテーションゴールとは，**再発をせずに，本人が望む社会での役割（就労，就学，家庭内での仕事）を十分に果たしながら**，楽しみや生きがいをもって生活していけることである．

2）長期ゴール（作業療法の役割を踏まえた長期的な目標）

- 気分の波を生じやすくしているものごとの捉え方や行動様式を見直し，ストレス対処技能を高め，体調をセルフコントロールできるようにしていくことが目標となる．
- 作業療法において，社会生活や職業生活を想定して，心理的にも対人的にも多少の負荷がかかるような課題を設定し，そこでの体調の安定度を確かめていく．このような過程で，一時的にストレスが高まり，症状が再燃する可能性があるが，「無理はしない＝やめておく」という回避パターンをとるのではなく，「どのようなやり方であれば可能か＝やってみる」ことを大切にする．

3）短期ゴール（長期ゴールを達成するためのスモールステップ）

- うつ状態であれば，まずは**十分な休養**をもとに生体のエネルギー回復を待ち，**基本的な社会生活のリズムと体力を整え，活動と休息のバランスを工夫しながら安定して生活していけること**を目指す．その中で，集中してものごとに取り組めるような時間を徐々に増やしていき，**達成感や回復感が実感できる**ようにする．
- 軽躁状態であれば，**現実的な作業課題**に取り組むことにより，程よい**エネルギーの発散**を促し，思考と行動にまとまりをつけていく．
- また，うつ・躁のどちらの状態であっても，温かく**良質な対人交流の経験**が癒しにつながる．

気分障害の作業療法

4. うつ病の作業療法プログラム

▪ うつ病では心身機能，活動，参加，環境と個人因子という ICF のフレームが，回復の過程に沿った経時的作業療法[11] の形態と同期する．そのため，作業療法士のかかわりや作業療法のプログラムはうつ病の回復を経時的に捉えながら組み立てていく必要がある．

1）治療（心身機能レベル）

▪ うつ病エピソードが最も重度な時期は「脳の休息」と「睡眠の確保」が第一義であり，この時期に作業療法が開始されることは少ない．

▪ 作業療法は不安感や焦燥感が落ち着いた頃から導入されるが，まずは担当の作業療法士より，心身の健康を取り戻していくために作業療法を行っていくことを説明し，患者の同意を得る．

▪ うつ病患者は「自分が怠け者なのだ」「どうせよくならない」という否定的な認知となりやすいが，今起こっている"行き詰まり"がれっきとした病気から生じているということを明確に伝えるようにする．また，この時期の患者は気力が低下し，起きているだけでも辛く，1 日中横になっていることも多いが，「横になって休んでいる間にも消耗した神経は再生している」と説明すると休むことへの自責感が少しはやわらぐかもしれない．

▪ 最初は，1 対 1 で作業療法士がベッドサイドに出向き，短時間ストレッチや自分でできるマッサージを試したり，院内の廊下を歩いたりして，**個別的でゆるやかなかかわりから開始する**．病棟のオープン参加のストレッチや，自分のペースで参加ができるウォーキングの作業療法プログラムなどがあれば，無理をさせない範囲で参加を促してみるのもよい．

▪ 精神内界には触れないようにして，眠れない，だるい，体が重い，肩こりや頭痛などの身体にまつわる困りごとに目を向けさせることがコツである．あくまでも**"身体の疾患を扱うような"**対応をしていくことが，病気を治すことに専念するという"患者役割"を保障することになる．

2）ADL・IADL 指導（活動レベル）

▪ うつ病では「無理をさせない」「頑張らせない」ということがまことしやかにいわれるが，それはあくまで急性期の患者に対するキャッチフレーズであり，回復段階に応じて"小さな頑張り"を支援していくことが，患者の自尊心やレジリエンスを高めていくことを忘れてはならない．

▪ 具体的に許容される努力とは，自宅療養か入院かを問わず，目が覚めたら布団から出て寝間着から洋服に着替えること，歯磨き，髭剃り，化粧などで身だしなみを整えること，3 食決まった時間に食事をとること，できるだけ日中（特に午前中）は起きて過ごし，日光を浴び，短時間でも歩いたり軽く身体を動かしたりすることである．このごく当たり前の**生活リズムを整えていく**ことが，その後の回復を大きく左右する．

▪ 基本的な生活リズムが整ってくれば，**徐々に日中の活動量を増やしていき，基礎体力**

219

を向上させていくようにする．ウォーキングをしているのであれば距離や時間を増やす，ペースを速めるといった取り組み方の工夫について患者と話し合い，それを実行してみる．

- 週1〜2回の低頻度，短時間で，**パラレルな場での個人作業療法**も開始する．少しでも興味がもてそうなことがあれば実際にトライし，集中や思考力が回復していく感触を積み重ねていく．まだ興味が十分回復しておらず，何をしてよいかわからないという患者には，作業療法士から差しあたり取り組めそうな作業を提案するようにする．その際，**工程が単純明快**で，作業量や作業ペースが調整しやすく，**自由度が比較的低いながらも完成の見映えがよい作業**を選ぶとよい．

- 徐々にだが，頭の働きが戻ってきて，簡単な手順書や新聞記事がスムーズに理解できるようになる．しかし，真面目な患者ほど焦りが強く現れ，一極集中型のペースになったり，完璧を求めたりする傾向が強く，後になって疲弊しやすい．活動のペースについて客観的なフィードバックを与え，活動量と疲労感との関連についてセルフモニタリングを意識できるように援助する．作業療法室の一角に簡単なマッサージ用具を置いておき，折に触れて**息抜き**や**リラクセーション**を促すのもよいだろう．

- 従来，うつ病の作業療法では，馴染みの作業よりは新規の作業が推奨されてきた．慣れ親しんできた作業（昔取った杵柄）が，病前からの能力低下に直面化させ，かえって自己価値を歪めやすいという理由による．

- しかし，**興味や好奇心**は回復のバロメーターとなるため，患者が馴染みの作業を「やってみたい」と希望したならば応じるほうがよい場合もある．大切なことは，「十分な成果が出ない」「面白味を感じない」ことがあるかもしれないことをあらかじめ伝えておき，そのことで一喜一憂せずに，地道に続けることにより「必ずよくなっていく」という希望を伝えることである．大きな失敗にならない限りは患者自身がその経験から自分のペースを学んでいくことを重視する．

3）役割獲得・社会交流のための支援・援助（参加レベル）

- 作業療法の中で自然でゆるやかな**対人交流の機会**を提供することにより，うつ病によって狭小化しがちな社会交流を増やし，社会機能全般の回復を目指していく．

- 気分や体調の安定を確かめつつ，徐々に他者と協力して行う要素を含む活動を導入していくとよい．共同の製作活動，ゲームや軽スポーツ，園芸作業，集団療法などは作業療法プログラムに組み入れやすい．道具を一緒に用意したり，スポーツの合間に湯茶を他の参加者に配ってもらったりするなど，本人にとって無理なく担ってもらえそうな小さな役割を，作業療法士が意図的に“さりげなく”創出していくことがコツである．このような経験を通して社会の中での心理的な“身のおきどころ”を獲得し，自信や自尊感情が回復していく．

- さらに，社会復帰の段階では，**家庭内での役割**や**日中の過ごし方**に目を向け，病前のやり方に戻るのではなく，新たな生活様式を作業療法士と一緒に検討していく．仕事を休業し，**職場復帰**を間近に控えている患者の場合には，外来作業療法やデイケア（リワークプログラム）を積極的に活用していけるとよい．そこではより積極的なリハビ

リテーションとして，仕事に直接結び付くようなある程度**負荷のかかる作業**（業務関連の本を読む，パソコン操作を練習する，模擬的に企画書を作成したりプレゼンテーションを行ったりすることなど）に取り組んでもらうのがよい．

4）背景因子（環境因子，個人因子）

- うつ病は，その人にとって負担となるような心身のストレスが慢性的に持続する場合に発症すると考えられるため，回復のためには**ストレスとなる状況**（環境因子）を可能な限り軽減することを目指さねばならない．

- 一方，**ストレスを緩衝してくれる要因**にも目を向け，これを再発予防に活かしていく方法を作業療法士と共に考えていく．そのような環境因子には，物理的・制度的・金銭的な要因だけでなく，家族の協力や職場の理解など人的要因の比重がとても大きく，本人を取り巻くサポート体制を構築していく働きかけが重要となる．

- また，ストレスの中には，意図してなくしたり減らしたりすることのできないものも多い．職場での人間関係の悪化がストレスとなってうつ病を発症した場合を例にとると，休業すれば一時的にストレスから解放されるかもしれないが，それで職場での人間関係の問題が解決するわけではない．自身の裁量の及ばないストレス状況に対処していくためには，それを受け止める側の認知と行動を変化させていく必要がある．

- 作業療法では作業を実際に行い，他者交流を体験する中で，さまざまな情緒が誘発され，その人固有の認知や行動パターンが表面化しやすい．この作業と感情の関連性を振り返り，**うつに陥りやすいものごとの捉え方や行動パターン**を見直し，対処法を見出していくという認知行動療法的介入を行っていく．

5．うつ病の禁忌事項

- うつ病では非機能的認知の傾向が強く，他者の言動を通常の意図とは違ったものとして受けとったり，侵害的なものと感じたりすることがある．たとえば「休んでいていいですよ」と言われると「私は必要ないのだ」と飛躍した考えに及ぶことがある．

- 特に急性期には安易な励ましが自責感や焦りを誘発し，自殺のリスクを高めるため注意する必要がある．過度に気遣うような言葉がけや"腫れ物に触る"ような接し方をする必要はなく，一般的な温かさをもって，いつも患者の回復を願いながら傍らで見守る姿勢を表していくようにする．

6．双極症の作業療法プログラム

- 双極症の作業療法も基本的には症状の回復に沿いながら，心身機能，活動，参加，環境と個人因子にアプローチしていくが，必ずしもこれらが経時的な変化を反映するとは限らないことに留意する．

1）治療（心身機能レベル）

- 作業療法は激しい躁状態を脱した後から開始されるのが一般的である．

- まだ軽躁的で，思考も行動もまとまりのない時期だが，作業療法の目的と基本的な枠組みを説明し，参加方法やルールについての簡単な取り決めを交わしておく．**安定的**

な治療構造と作業そのものの自明性を活かして，拡散する注意や集中力をまとまった体験へと導いていく．

- 誇大的な思考から自由度や難易度が高い作業種目を好み，ときには独創的でクオリティの高い作品を生み出すこともあるが，正常気分に戻ったときに無用な羞恥心を抱かさずに済むよう**短時間の取り組み**でも進めることができ，かつ**一定水準の仕上がり**になるような種目選択と援助・介入を行っていく．**過活動にならない範囲**でウォーキングや園芸作業などの身体活動を取り入れていくことも**現実感の回復を助ける**．
- 逸脱行動や他患者への迷惑行為が顕著になれば参加を制限することが必要になるが，気分が安定してくれば目立たなくなってくるので，それ自体について反省やペナルティを課す必要はない．
- 筆者の経験的には，作業療法士が管理的視点ばかりを強くもちすぎると患者と対立的な関係性になりやすく，双極症にとって重要な直観的な"生きた感情"を取り扱うことが難しくなる（真面目で正義感の強い作業療法士ほどそのようになる）．教条的な指導はこれまで家族や友人，医療者から何度となく言われてきており，内実は傷付いていることが多いことにも想いを馳せるようにする．
- 筆者は，躁とうつの波は遺伝的な要因も含めて「**生来の体質のようなもの**」という説明をするようにしており，わかっていても自己コントロールが上手くいかない"やるせなさ"を共感的に理解していくように努めている．抽象的ではあるが，「波を止める努力をするのではなく，波に上手に乗れるようにしていくことが目標」という伝え方をすると，患者はとても腑に落ちるようである．患者の気分を無理に鎮めようとせず，むしろ患者の気分の波に少しだけ同調するように，患者の気分状態が＋3だとすれば，作業療法士はそれより少し低めの＋1くらいの対応を心がけると生きたコミュニケーションになりやすい．このような**窮屈にならない雰囲気**を大切にして，「船が転覆しそうなほどの大波には乗らない」ことを申し合わせておく．

2）ADL・IADL 指導（活動レベル）

- 双極症では気分の変動に続いて日常生活の遂行が変化しやすい．気分の変化に自ら気付き，コントロールしていくことは難しいことが多いが，日常生活における諸活動の変化（たとえば，歯を磨かなくなった，外出の時間が増えた，睡眠の時間が減っているなど）は自覚しやすい．評価の項に挙げた「生活記録表」などを用いれば，視覚的にも明確に把握することができる．
- 心理教育的配慮のもとに患者と一緒に振り返ることにより，自己認識を促し，**活動量を調整**していく．

3）役割獲得・社会交流のための支援・援助（参加レベル）

- 大筋ではうつ病の支援と同様のことがいえる．ただ，双極症の場合は，躁状態のときに周囲の人を巻き込んで迷惑をかけてきた過去があり，それが本人の社会的な立場を不利にし，自尊感情を低下させている可能性がある．またそれが課題場面や対人交流での過剰適応（気働きの精神）を助長していることにも留意する．

4）背景因子（環境因子，個人因子）

- うつ病の場合と同様，症状の悪化につながりやすい環境因子はできるだけ調整し，家族や仲間からの援助が得られやすいようにしていく．双極症は**回復した後も服薬を続け**，生涯にわたって症状を管理しながら生活していくことが必要なため，本人だけでなく**家族に対する疾病教育**がきわめて重要である．
- ストレスへの気付きや認知・行動面への働きかけは重要だが，双極症はより生物学的な要因が大きいともいえるため，内省的・心理的な働きかけはあまり過度にならないほうがよく，気分の波に上手く対応しながら暮らしていく**生活マネジメントの視点**（生活リズムを整える，服薬を続ける，意識的に休養を取り入れるなど）が適している．

7. 双極症の禁忌事項

- 作業療法中に他患者に対する暴言や攻撃的な態度がみられた場合には，すみやかに作業療法を中止する．しかし，作業療法士との関係性が十分にとれているのであれば，問題となる行動の背後にある患者の想い（不安感，いらだち，怒り）を受け止め，適応的なアクティングアウト（行動化）の方法を一緒に考えていく機会とすることができる．
- 指導的に反省を促すような働きかけはしないほうがよい．

8. 気分障害におけるシームレスな作業療法提供のための連携のあり方

- 作業療法の場と病棟，家庭，職場では，得られる情報が全く異なる．それぞれに把握している情報を統合し，患者の全体像を評価していく必要がある．そのため**関係者間の情報共有**はこまめに行い，作業療法士は積極的かつ簡潔に作業療法での評価や今後の計画について報告する．
- 特に作業能力や対人交流の特徴は，病棟生活や主治医との診察だけではわからないことが多く，社会復帰にあたって重要な情報になり得る．本人の同意を前提に，家族や職場の人事担当者や産業保健スタッフなどとも連絡をとり合い，関係者間で支援のあり方について方向性を定めておくことが，病院と自宅あるいは自宅と職場のシームレスな支援につながる．この調整役を誰が担うのかということもチームの中で検討していく．
- 気分障害の治療は，患者の長い人生の中のごく短い期間のできごとに過ぎず，回復して社会生活が送れるようになれば，いずれは医療的ケアが必要なくなることもある．作業療法は全人的な視点から人生を捉え，人が生きがいと楽しみ，そして満足な役割をもって生きていけることを支えるものでありたい．

臨床実習やOSCEにつながるヒント

①学生間で小グループを作り，うつ病の回復期によくみられる患者の特徴とその対応についてディスカッションしよう．

②小グループ内の1人は作業療法士役となり，もう1人は①で確認したうつ病の回復期の特徴に合わせて患者役（ケース）となる．これから作業療法がどのような支援を行っていくかについて患者に説明し，作業療法目標を合意する場面を実際に演じてみよう．作業療法士役になる人は，下記の対応ポイントを意識してみよう．役割はグループ内で交代しながら行い，終了後は互いに感想を伝え合おう．

【ケース情報】急性期にみられた不安感はやわらいできている．現在は「このまま休んでばかりいられない」と感じているが，億劫で何をするにもすぐに疲れてしまい，頭もうまく働かず，本当に仕事に戻れるのか焦りの気持ちが強くなっている．

【対応ポイント】1）患者が自覚している症状を確認する，2）患者の困りごとや辛さに共感的な理解を示す，3）回復していくプロセスについて説明する，4）差し当たり取り組んでみるとよい作業療法の内容について提案する．

③双極症の回復期（軽躁の状態）によくみられる患者の特徴とその対応についてディスカッションしよう．

文献

1) Rush A J et al：Acute and longer-term outcomes in depressed outpatients requiring one or several treatment steps：a STAR*D report. Am J Psychiatry, 163：1905-1917, 2006.
2) Ishikawa H et al：Prevalence, treatment, and the correlates of common mental disorders in the mid 2010's in Japan：The results of the world mental health Japan 2nd survey. J Affect Disord, 241：554-562, 2018.
3) Endo M, Muto T et al：Risk factors of recurrent sickness absence due to depression：a two-year cohort study among Japanese employees. Int Arch Occup Environ Health, 88：75-83, 2015.
4) 太田聰一：日本における休業・休職 ―公的統計による把握．労研, 60 (6)：4-18, 2018．
5) 大木洋子，五十嵐良雄：リワークプログラム利用者の復職後の就労継続性に関する効果研究．産業精神保健，20 (4)：335-345, 2012．
6) 日本うつ病学会双極性障害委員会（編）：双極性障害（躁うつ病）とつきあうために．(https://www.secretariat.ne.jp/jsmd/gakkai/shiryo/data/bd_kaisetsu_ver10-20210324.pdf) (2024年11月閲覧)．
7) 笠原　嘉：軽症うつ病―「ゆううつ」の精神病理．p178, 講談社，1996．
8) 中野英樹・他：うつ病患者の社会復帰に関するSocial Adaptation Self-evaluation Scale (SASS) 日本語版の臨床的有用性．精神医学，53 (2)：185-190, 2011．
9) 堀井清香・他：復職準備性評価スケール (Psychiatric Rework Readiness Scale) によるリワークプログラム参加者の就労継続の予測妥当性―就労継続に影響する要因―．精神経誌，121 (6)：445-456, 2019．
10) 日本うつ病リワーク協会（編）：復職準備性評価シート．(https://www.utsu-rework.org/info/tool/) (2024年11月閲覧)．
11) 早坂友成・他：精神科作業療法 疾患別の作業療法．気分障害と精神科作業療法．作業療法ジャーナル，54 (8)：812-817, 2020．

演習課題

背景

▶年齢・性別　40歳代後半の男性

▶学歴　自動車整備士の資格を取得できる専門学校を卒業した.

▶職歴　専門学校卒業後に自動車メーカーに就職. 40歳で製造ラインの現場リーダーを任された.

▶家族構成　妻, 娘2人の4人暮らし. 他県にいる実母の介護が必要な状況がある. また, 娘が2人とも受験時期で家庭内には緊張感がある.

医学的情報

▶診断名／合併症　うつ病／糖尿病, 脂質異常症

▶現病歴　仕事で現場リーダーになった頃より緊張感が高まり, 不眠が出現するようになった. 仕事中にボーッとしたり, 機械操作ミス・パーツの取り違えなどが増え, 上司から叱責された. また, X-2年前頃から母親の介護のため帰省することが増え, 疲労感が蓄積し, ストレスからアルコール摂取と喫煙が増えていた. X年6月, 出勤しようとしたが身体が動かず, 頭が真っ白になり, どうしてよいか判断できない状態になった. 見兼ねた妻が職場に休みの連絡をし, 産業医からの要請で初めて精神科医療機関を受診してうつ病と診断された.

▶初診時の状態　涙ぐんで「これ以上会社に迷惑をかけられない. もう辞めるしかない」「自分は役に立たない人間. 消えてしまいたい」と話した. 主治医から当面3か月間の休職と入院加療を提案されると, 少しだけほっとしたような表情となり, 入院を受け入れた. 抗うつ薬の服用も開始した.

▶作業療法経過　入院後2週間は臥床しており, 3週目から午後になると病棟ホールで行う自由参加のストレッチに時々参加するようになり「寝てばっかりではいけないと思って…」と話した. このときに担当作業療法士が初回の面接を実施し, SMSFを用いて気分と体調の回復度を確認すると「抑うつ・自信喪失」「イライラ・ムシャクシャ」は入院当初よりも感じなくなってきており, 現在は復職への「焦り」が強く, 「意欲・活力」は低値であることがわかった.

▶演習課題①「患者の訴え・症状」から, 評価の仮説や生活の予後を推論しよう.

▶演習課題②「背景」「医学的情報」から, 作業療法プログラムを立案しよう.

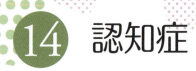

14 認知症

- Alzheimer 型認知症（AD）の疾患特性と予後を踏まえたうえで，作業療法の役割と目標設定について検討できる．
- AD に対する作業療法の評価や介入について概説できる．
- 前頭側頭型認知症（FTD）の疾患特性と予後を踏まえたうえで，作業療法の役割と目標設定について検討できる．
- FTD に対する作業療法の評価と介入について概説できる．
- Lewy 小体型認知症（DLB）の疾患特性と予後を踏まえたうえで，作業療法の役割と目標設定について検討できる．
- DLB に対する作業療法の評価と介入について概説できる．

Question
- AD における認知機能（記憶障害，見当識障害）はどのような順序で障害されるか？
- 認知症の行動・心理症状（Behavioral and Psychological Symptoms of Dementia：BPSD）の発現にはどのような要因が関与しているのか？
- FTD に対する集団プログラムにおいて配慮すべきことは何か？
- FTD の人が作業に集中できるのはどのような環境か？
- DLB の初期の支援で重要となる事項は何か？
- DLB の人に対して作業療法を導入する際に，配慮すべきことは何か？

Alzheimer 型認知症（AD）

1. Alzheimer 型認知症（AD）の概要

1）疾患特性

- Alzheimer 型認知症（Alzheimer's disease：AD）の原因疾患である Alzheimer 病は高齢者において最も頻度の高い神経変性疾患である．
- 特徴的な症状は，海馬・側頭葉内側面の障害による「もの忘れ」「記銘力障害」，側頭葉・頭頂葉・後頭葉の障害による「語健忘」「視空間認知障害」「失行」，側頭葉外側面の障害による「意味記憶障害」，前頭葉の障害による「病識・自発性低下」で，緩徐な進行

を示す.

- DSM-5-TR における認知症は，神経認知障害群に分類されており，その診断基準には，以前の行為水準から有意な認知機能の低下に加えて，「毎日の活動において，認知欠損が自立を阻害する」も含まれる[1].ADの診断は「記憶，学習および少なくとも1つの他の認知領域の低下」「着実に進行性で緩徐な認知機能障害」「他の疾患では説明困難」であり，家族歴や原因遺伝子変異も勘案される.

2) 疫学と発生要因

(1) 疫　学

- AD は認知症の原因疾患の中で最も多く 67.6% を占める[2].
- 出現率は 65 歳以上の約 1 〜 3% で，女性が男性より多く，年齢とともに発症は増加する.

(2) 発生要因

- 発症の原因は，神経細胞外にアミロイド β が凝集し老人斑が形成されること，神経細胞内にタウ蛋白が凝集し神経原線維変化が起こること，神経細胞が変性脱落することなどである.これらの原因により，神経ネットワークが崩壊し，発症する.
- 形態画像の特徴として，海馬を中心とする側頭葉内部の萎縮と側脳室下角の拡大が認められる.進行すると側頭頭頂連合野，さらには前頭連合野から大脳皮質全体へ萎縮が広がる.

(3) 予後予測

- 平均生存期間は発症後 10 年であり，死亡原因として AD は男性で第 10 位，女性で第 5 位である[3].

3) 一般的な医学的治療と社会的支援

- 薬物療法と非薬物療法を併用し，さまざまな社会的支援を積極的に活用する.

(1) 薬物療法

- 薬物療法は認知症の進行の抑制や症状の改善を目的としている.認知症治療薬は，コリンエステラーゼ阻害薬（ドネペジル，ガランタミン，リバスチグミン）および NMDA 受容体拮抗薬（メマンチン）があり，いずれも有効性を示す科学的根拠がある.
- これらの他に，2023 年に国内で初めて承認されたレカネマブがある.レカネマブは，抗アミロイド β プロトフィブリル抗体とよばれ，抗体の働きにより脳内のアミロイド β を減少させる作用をもつ点滴薬である.Alzheimer 病による軽度認知障害，および軽度認知症の進行抑制に効果があることが示されている[4].
- 認知症の行動・心理症状（Behavioral and Psychological Symptoms of Dementia：BPSD）の改善を目的に抗精神病薬を用いる場合があるが，非薬物療法が優先される.

(2) 非薬物療法

- 認知機能，ADL や BPSD の改善に向けて，作業療法以外にも，認知機能訓練，運動療法，音楽療法などを実施する.
- 認知症のケアとして，**パーソン・センタード・ケア**[※1][5]，バリデーション[※2][6]，ユマニチュード[※3][7] などがあり，「最後まで 1 人の人として認められ尊重されること」を

重視している.

- 本人の能力を最大限発揮し，家族の介護負担を軽減するために，初期より医療・介護・所得補償などの社会的支援を活用する．社会的支援は本人や家族の状態に応じて適宜見直される．

2. Alzheimer 型認知症（AD）の臨床像

- AD は重症度により症状の特徴が異なるため，順序性を把握することが重要である（表 1）．重症度の評価には，**臨床的認知症尺度（CDR）**[4]や Functional Assessment Staging（FAST）[5]を用いる．

1）軽度（CDR 1，FAST 4 が目安）

- 記憶障害として，**エピソード記憶**の障害がみられる．体験したこと自体を忘れてしまうため，「ものを置いた場所を忘れる」「約束したこと自体を忘れる」が起こり，再認は困難である．
- 時間的な側面としては，**近時記憶**（入力情報を一度消去し，数分・数時間～数日後に思い出す記憶）の障害がみられる．
- 見当識障害として，日付や曜日などの細かい**時間の失見当**が起こる．
- **遂行機能障害**として，目的をもって一連の行為を行うことが難しくなる．長年行ってきた慣れた仕事や家事でのミスが目立ち，自身でそのミスに気付くこともある．
- 失認として**構成障害**がみられ，ものの形の全体像がわからなくなり，模写や組み立てが困難になる．
- 言語障害として，**喚語困難**がみられ，「あれ」「それ」などの指示代名詞が増える．
- BPSD は，もの盗られ妄想をはじめとする被害妄想，不安や抑うつなどがみられる．

2）中等度（CDR 2，FAST 5 ～ 6 が目安）

- 記憶障害として，**意味記憶**の障害がみられる．

---

[1] パーソン・センタード・ケア：「その人を中心としたケア」と訳される．認知症をもつ人を社会の一員として尊重すること，それぞれ個性をもつ人として扱うこと，認知症をもつ人の視点に立って理解すること，すべての人の生活は人間関係に基づいていることを理念としている.

[2] バリデーション：認知症をもつ人とコミュニケーションを図るための援助法の 1 つである．認知症をもつ人の言動や行動の背景の意味を理解しながらかかわるために，「センタリング（精神統一，集中）する」「観察する」「適切な距離を見つける」「共感する」「言語的テクニックと非言語的テクニックを適切に使う」「肯定的な言葉で会話を終わる」といった方法を用いる.

[3] ユマニチュード：知覚・感情・言語による包括的コミュニケーションに基づいたケア技法である．「話す」「見る」「触れる」「立つ」の 4 つを"人間らしくある状況"とし，人間らしい存在であり続けることをサポートする.

[4] 臨床的認知症尺度（Clinical Dementia Rating：CDR）：認知症の重症度評価法であり，本人の日常の生活状況を十分に把握している家族や介護者の情報による観察法の評価である．記憶，見当識，判断力と問題解決などの 6 項目の評価項目について，それぞれ「健康（CDR 0）」「認知症の疑い（CDR 0.5）」「軽度認知症（CDR 1）」「中等度認知症（CDR 2）」「重度認知症（CDR 3）」の 5 段階で評価する.

[5] Functional Assessment Staging（FAST）：CDR と同様，観察式による Alzheimer 型認知症の重症度評価法である．認知機能の障害なし（FAST 1）～非常に高度の認知機能低下（FAST 7）の 7 段階で評価する.

Alzheimer 型認知症（AD）

表1 Alzheimer 型認知症の重症度別の中核症状と作業療法でのかかわり方の例

	軽度	中等度	重度
記憶障害（内容）	エピソード記憶の障害	意味記憶の障害	手続き記憶の障害
記憶障害（時間）	近時記憶の障害	即時記憶の障害	遠隔記憶の障害・完全健忘
	ノートやスマートフォンなどによる代償 →	回想法，メモリーブック →	
見当識障害	時間の失見当	場所の失見当	人物の失見当
	クラスルームリアリティ・オリエンテーション，24時間リアリティ・オリエンテーション，生活リズムの定着 →		
遂行機能障害	仕事や家事における要領の悪さ	IADL の障害	BADL の障害
	対象者が実施可能な活動と参加の継続，代償手段の導入，環境調整 →		
失認・失行	構成障害	着衣失行，観念失行，観念運動失行など	
	整理整頓，色のコントラストの利用による環境整備 →		
		普段の動作を始めるきっかけ作り，自動的な身体反応の誘発 →	
言語障害	喚語困難	自発語の減少や錯語	反響言語や語間代
	推測による手がかりの提示，背景にある感情への配慮，会話の機会の維持 →		

〔松村晃寛：認知症ハンドブック，第2版（中島健二・他編），医学書院，2020，pp525-529 をもとに筆者が作成〕

- 時間的な側面では，**即時記憶**（入力情報を常に意識に上げておく機能）の障害が起こり，直前のことを忘れ同じことを言う場合もある．
- 見当識障害として，**場所の失見当**がみられる．空間を正しく認識できず，外出先や建物の中で迷うことが増える．また，自分がどこにいるのかわからず，徘徊や混乱の原因となる．時間の失見当では，月や季節などの混乱がみられる．
- 遂行機能障害として，手段的日常生活動作（IADL）で全般的に援助を必要とし，独居の場合は日常生活が成り立たなくなる．基本的日常生活動作（BADL）も工程が複雑である入浴や更衣などから障害される．
- 失行として，道具が使えなくなる**観念失行**，動作や物品使用の模倣の障害である**観念運動失行**，衣服の着脱が困難となる**着衣失行**がみられる．
- 言語障害として，語彙数が減り具体性が損なわれるため，**自発語の減少や錯語**がみられる．
- BPSD は，記憶や見当識の問題から，最も顕著に出現する時期となる．その種類は，徘徊，不眠，拒絶，不安，易刺激性，攻撃的行動など多様である．

3）重度（CDR 3，FAST 6～7 が目安）

- 記憶障害として，**手続き記憶**（繰り返しの学習で身に付けた技術の記憶）や**遠隔記憶**（記銘から想起まで数日～年単位に及ぶ記憶）の障害がみられ，末期には**完全健忘**となる．
- 見当識障害として，**人物の失見当**がみられ，接触頻度の少ない相手から順に誰なのかわからなくなる．最終的には，日頃より接している支援者や家族のこともわからなくなる．
- 遂行機能障害や失行として，単純な動作の理解が困難になり ADL で介助を要する．
- 言語障害として，**反響言語や語間代**がみられるが，最終的に発語はほとんどなくなる．
- 身体機能の障害として，**失禁，歩行障害**が出現する．また，**嚥下反射の低下**もみられ，

229

最終的には経口摂取が困難になる．BPSD は失禁に伴う不潔行為がみられるが，しだいに頻度は減少し，最後には無為となる．

3．Alzheimer 型認知症（AD）の作業療法

1）作業療法の役割

- 対象者の病気や障害ではなく，対象者のその人らしさ（生活史，健康状態，価値観や意思，興味関心，習慣，対処スタイルなど）を尊重する．
- 重症度別の臨床症状の出現順序を参考に，中核症状と BPSD，そして活動と参加を評価し，対象者が生活の中で障害を代償し，残存能力を発揮できるように介入する．自ら作業を選択し遂行することを支援し，本人の希望を実現可能な形で達成する．

2）検査・測定および評価尺度

- 認知機能のスクリーニングとして，**ミニメンタルステート検査（MMSE）**や**改訂長谷川式認知症スケール（HDS-R）**が使用される．全体の得点だけではなく，「どのようなエラーが起きて失点したのか」「検査時の対象者の状態や振る舞いはどうだったのか」などの詳細な情報も評価として重要である．
- 認知機能の詳細な評価には **Alzheimer's Disease Assessment Scale-cognitive subscale（ADAS-cog）**が用いられる．検査時間は 40 分程度である．
- 軽度認知障害（MCI）や認知症が軽度の人に対しては，MMSE よりも難易度が高い **Japanese version of Montreal Cognitive Assessment（MoCA-J）**をスクリーニングに用いる．
- 重度認知症の人に対しては，MMSE よりも難易度が低く，挨拶への反応や自己の見当識などからも評価可能な **Cognitive Test for Severe Dementia（CTSD）**を用いる．
- BADL の評価は Barthel Index（BI）や機能的自立度評価法（FIM），IADL の評価は Frenchay Activities Index（FAI）や Lawton のスケールを主に用いる．
- また，日常の観察を主体に ADL の工程を分析する**生活行為工程分析表（PADA-D）**が有用である．PADA-D は，BADL（排泄，食事，更衣，整容，起居・移動，入浴），IADL〔電話，買い物，調理，家事（掃除など），洗濯，外出，服薬管理，金銭管理〕の項目で構成される．1 つの生活行為は，5 工程・3 動作に分割して，動作ごとに「している」「していない」を判断する[8, 9]．
- BPSD の評価は Neuropsychiatric Inventory（NPI）や DBD-13（Dementia Behavior Disturbance Scale）が主に用いられるが，BPSD の発現プロセスより，対象者の**心理状態**を考え，**発現要因**になり得る中核症状や個人要因・介護者要因・環境要因を検討することが重要である（図 1）．BPSD を通じて「対象者は何を伝えたいのか」「その

▶ミニメンタルステート検査：Mini Mental State Examination（MMSE）
▶改訂長谷川式認知症スケール：Hasegawa's Dementia Scale-Revised（HDS-R）
▶軽度認知障害：Mild Cognitive Impairment（MCI）
▶機能的自立度評価法：Functional Independence Measure（FIM）
▶生活行為工程分析表：Process Analysis of Daily Activity for Dementia（PADA-D）

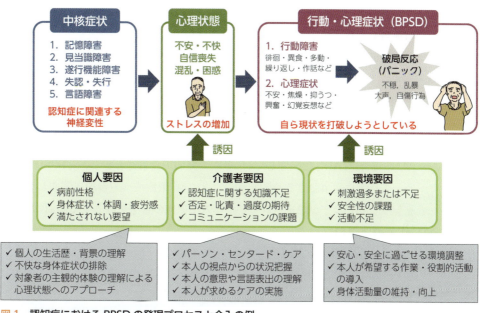

図1 認知症におけるBPSDの発現プロセスと介入の例

中核症状により生活の中で困難なことが増えると，本人の心理状態が不安定になりやすい．加えて，対象者の個人要因・介護者要因・環境要因のうち，不適切な状態のものが生じると，本人のストレスが増加し，心理状態が不安定になる．
結果，その状況を自ら打破するための手段として，BPSDが発現する．作業療法では，それぞれの要因を理解し，対象者が快適に感じる状況や環境は何かを検討したうえで，改善に向けた支援や環境調整を図る．
(Kales HC et al：Assessment and management of behavioral and psychological symptoms of dementia. BMJ, 350：h369, 2015 をもとに筆者が作成)

行為にどのような意味があるか」を考えることが評価として重要である．

- 対象者の日常生活場面や作業療法場面などの観察や面接による中核症状とBPSD，そして活動と参加の評価も重要である．ADの中核症状には表1のような典型的な順序があるので，対象者の障害されている機能と残存している機能を把握しやすい（たとえば，時間の見当識は障害されているが，場所の見当識は生活圏内であれば保持している可能性がある）．中核症状の把握によって対象者の心理状態を予測することが可能となり，BPSDへの対処に向けた手がかりになる．また，活動と参加は，生産的活動・余暇活動・セルフケアに分けて，どの程度なら可能であるのか，どのような環境やサポートがあると可能であるのかを評価することが重要となる．

3）作業療法目標の考え方

(1) リハビリテーションゴール

- 本人の意思表出に加え，多職種や家族などが協働して設定する．
- 認知症の進行の影響を考えながらも，本人の意思を最大限に尊重することが重要である．
- 高齢期は人生の統合の時期であるため，本人がこれまでの人生を肯定的に受け止めることができように，尊厳に配慮したゴールの設定が望まれる．

(2) 長期ゴール（作業療法の役割を踏まえた長期的な目標）

- 対象者にとっての意味のある作業を組み込んだ生活を再構築する．
- 心身機能に関すること（認知機能の維持，ADL自立など）や新たなステージに関する

こと（自宅への退院，グループホームへの入所など）を直接的なゴールとはしない．

- 対象者や家族の生活状態や意向，および利用可能な社会資源を考慮したうえで，対象者がどのような生活を送りたいかを評価し，「活動」や「参加」に結び付くゴールを設定する．

(3) 短期ゴール（長期ゴールを達成するためのスモールステップ）

- 長期ゴールを細分化し，段階的に達成できるような行動目標を短期ゴールとして挙げる．
- AD の場合は，ADL に関連して「最低限の介助で食事をとること」，BPSD に関連して「安心して作業に従事できる時間をもつこと」，作業療法への参加に関連して「園芸で役割を担うこと」などが想定されるが，本人や家族の希望を踏まえて個別に設定する．

4）作業療法プログラム

(1) 治療（心身機能レベル）

- AD の重症度別に中核症状を捉え，残存能力に見合った作業療法を導入する（表1）．
- 記憶障害に対しては，軽度の段階ではノートやスマートフォンなどによる代償が図られる．中等度以降は**回想法**や**メモリーブック**を用いて，残存する長期記憶や手続き記憶を活用することを検討する．過去のできごとの振り返りは，心理的な安定や自我の統合にも働きかける．
- 見当識障害に対しては，**リアリティ・オリエンテーション（RO）**や生活リズムへの介入が図られる．24 時間 RO では，日常の会話の中で対象者に場所・時間・人物などの情報を繰り返し伝え，現実を認識する機会を提供する．また，対象者の見えやすい場所に，カレンダーや時計，スタッフの顔写真と氏名を記した情報などを掲示する場合もある．クラスルーム RO では，集団プログラムの中で日付や時間，場所，天気，担当者の氏名などの情報が提供される．
- 遂行機能障害に対しては，ADL や余暇活動などの生活行為の実施を通した介入の中で，**残存能力**を発揮するために難易度や介助量などを調整することでアプローチする．
- 失認・失行では，構成障害に対して，整理整頓や色のコントラストの利用による**環境の調整**を図る．失行に対しては，意識的に動作や道具の操作を促すよりも，普段の動作を始めるきっかけを作り，自動的な**身体反応**を引き起こすことが有効である．たとえば，着衣失行では，袖に腕を通す際に袖の先が開くのを見ることで着衣動作を引き出せる場合がある．
- 言語障害に対しては，対象者が言葉に詰まったときに，推測による手がかりの提示をして**コミュニケーションを図る**．普段からコミュニケーションをとり，対人関係の維持に努める．
- BPSD は発現要因とそのプロセスを理解したうえで，誘因だと推測される 3 つの要因（図1 参照）の改善を目指す．その際には，本人の心理状態を評価したうえでの対応が求められる．

▶リアリティ・オリエンテーション：Reality Orientation（RO）

Alzheimer 型認知症（AD）

- 身体機能の維持に向けて，個別の運動療法の他に，**集団プログラム**において体操やストレッチなどが行われる．運動やスポーツが困難な場合には，園芸やレクリエーションなどを通して，**身体活動量を維持**する．

(2) ADL・IADL 指導（活動レベル）

- 個別での介入を基本とする．PADA-D[8, 9]で生活行為の工程分析をした後に，つまずきがある工程の介助量を評価し[10]，対象者が必要とするタイミングで**最低限の介助**を導入できるようにする．たとえば，衣類の収納場所を迷う際には「左のクローゼットはどうですか」など言語的な手がかりから始め，難しいようであったらジェスチャーで場所を示すことを検討する．

(3) 役割獲得・社会交流のための支援・援助（参加レベル）

- 認知症の人が大切にしている作業や馴染みの作業を現在の参加に結び付ける．
- **集団プログラム**では，回想法，音楽療法，園芸療法，レクリエーションなどが手段として使用される．その中で，プログラムが対象者に与える影響を考え，役割を意識できる作業，残存能力を発揮できる作業，生活歴に合わせた馴染みの作業を用いる．
- できあがった作品を他者に紹介する，他者と協働で作業を仕上げていく，他者と役割分担をして作業を仕上げていくなど，他者同士の良好なコミュニケーションを促す．

(4) 背景因子（環境因子，個人因子）

- 環境因子は BPSD の発現要因になりやすいため，対象者が**安心・安全に過ごせる環境**（物理的環境，人的環境，社会的環境など）を調整する必要がある．
- 個人因子として，対象者の**生活史**を把握し，思いや考え方を共有することは，パーソン・センタード・ケアにおいて重要である．対象者の生活史を多職種が短時間で把握できる共有ツールとして，**ライフヒストリーカルテ**[※6][11, 12]がある．その人らしさとは何か考える姿勢が重要である．

5）禁忌事項

- 対象者の行動を批判すること，対象者の生活や環境を突然変化させること，幼稚な作業や本人の能力を超える作業を導入することは，本人の尊厳を損う恐れがある．
- 対象者の大部分は高齢者であるため，幼児に使うような言葉や口調，砕けた口調での会話や支配的・命令的な言動などの使用は避ける．
- 認知症の症状が進行したとしても，「認知症だから○○できない」「言っても伝わらない」と決め付けることは，"その人らしさ"の排除につながることを念頭におく．

6）シームレスな作業療法提供のための連携のあり方

- 対象者が地域生活に戻るためには，地域生活を困難にした要因を解決する必要がある．そのためには，作業療法の評価以外に，他職種や家族からの情報収集が不可欠となる．対象者の"よい状態"とその要因については，家族だけはなく，介護・在宅系のサービスを提供する地域の支援者や介護者に伝達し，その要因を維持できるように調整する．

[※6]ライフヒストリーカルテ：パーソン・センタード・ケアの概念に基づき，対象者の生活史を簡便に把握できるツールである．作業療法士が重要と考えているナラティブな視点について他医療・介護職への理解を促進させることが期待できる．

- 対象者が地域生活を安心して送るためには，きめ細かな見守りとサポート機能を担う地域住民やボランティアなどのインフォーマルサポートとの連携も重要となる．

前頭側頭型認知症（FTD）

1. 前頭側頭型認知症（FTD）の概要

1）疾患特性
- 前頭側頭型認知症（Frontotemporal Dmentia：FTD）は DSM-5-TR では行動障害型と言語障害型に分類されるが，臨床的には行動異常型前頭側頭型認知症（bvFTD），意味性認知症（SD），進行性非流暢性失語（PNFA）の 3 つに分類される（図 2）[2, 13]．
- 神経病理学や分子生物学では，上記の 3 分類を前頭側頭葉変性症とよぶことがある．

2）疫学と発生要因
（1）疫 学
- 認知症の原因疾患のうち FTD は 1.0％と少ないが[3]，若年性認知症の原因疾患では 3.7％を占める[14]．
- 有病者数は全人口 10 万人当たり 11.2 人であり，男女差はおおむねないとされる[15]．

（2）発生要因
- 前頭葉や側頭葉に限局した神経細胞の脱落がみられ，残存する神経細胞にはタウ蛋白や TDP-43，FUS などの異常蛋白が蓄積される．その原因は不明である．家族性の場合には，タウ遺伝子，TDP-43 遺伝子などに変異が見つかっている．
- 以前は FTD の原因は Pick 球だと考えられ，Pick 病とよばれていたが，Pick 球がなくても前頭葉や側頭葉に萎縮がみられる場合があり，Pick 病は FTD の 1 つとみなされた．

（3）予後予測
- 発症からの平均寿命は，bvFTD で 8.7 年，SD で 11.9 年，PNFA で 9.4 年とされる[16, 17]．

3）一般的な医学的治療と社会的支援
- FTD は進行性であり，病態そのものに働きかける根本的な治療方法はない．
- BPSD に対する対症療法として，抗精神病薬を使用することがあるが，原則は非薬物療法が主体である．対象者の症状や残存機能を評価し，それまでの生活パターンを利用することで，行動障害や介護負担を減らすことができる．
- 2015 年に bvFTD と SD は指定難病に認定され，公的支援を受けやすくなった．

▶行動異常型前頭側頭型認知症：behavioral variant FTD（bvFTD）
▶意味性認知症：Semantic Dementia（SD）
▶進行性非流暢性失語：Progressive Non-Fluent Aphasia（PNFA）
▶認知症の行動・心理症状：Behavioral and Psychological Symptoms of Dementia（BPSD）

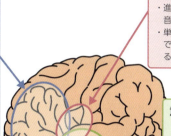

図2 前頭側頭型認知症の3つの分類とその特徴
前頭側頭型認知症は，前頭葉を中心に病変がみられる行動異常型前頭側頭型認知症（bvFTD），側頭葉前方部を中心に病変がみられる意味性認知症（SD），左前頭葉後部～島（側頭葉と頭頂葉下部を分ける外側溝の中）にかけて病変がみられる進行性非流暢性失語（PNFA）に分類される．

（日本神経学会，2017[2]；池田，2012[13]）をもとに筆者が作成）

2．前頭側頭型認知症（FTD）の臨床像

1）行動異常型前頭側頭型認知症（bvFTD）の臨床像

- bvFTDでは前頭葉機能の低下に伴い，前頭葉障害そのものによる症状，前頭葉障害に基づく後方連合野・辺縁系・大脳基底核への抑制障害が出現する[18]．これらの症状発現のメカニズムから臨床像を捉えることが重要である．
- bvFTDでは病状の進行に伴いさまざまな症状が出現し，重症度はその症状の種類や程度によって変化する．そのため本項では初期・中期・後期という表現を用いて症状を説明する．

（1）前頭葉障害そのものによる症状

- 初期から，**病識の欠如**が報告される．自身の病気への気付きと理解が失われるため，受診をはじめリハビリテーションや介護サービスの利用が困難になる．
- 初期から，**無関心**がみられ，自身の行為や身だしなみ，周囲の反応や社会のルールを気にしなくなる．また，自発性が低下し，趣味活動への興味が薄れ，外出も少なくなる．意欲や動機付けが低下する**アパシー**とよばれる状態が続き，活動や参加の幅が狭くなりやすい．
- 中期以降は，食欲や発語が失われ，後期では全身の筋力が低下し，最後に寝たきりとなる．

（2）前頭葉障害に基づく後方連合野への抑制障害

- 中期より，**被影響性の亢進**がみられる．物音や視野に入った人やものなど，外部刺激に影響されやすくなり，刺激で短絡的・反射的・無反省な行動をとってしまう．また，**注意の転導性の亢進**および**注意の維持困難**もみられ，外部の刺激に反応し，作業を持

続して行うことが困難となる.

- 集中力がなくなり，周囲の状況を考えずに突然立ち去ることがある．話の最中にその場から離れる，作業療法においても突然席を立ち，戻らないなどの行動がみられる.

(3) 前頭葉障害に基づく辺縁系への抑制障害

- 初期では**脱抑制**がみられ，欲しいものがあると，周囲を気にせずに手に入れようとする．他人が過ちを指摘しても，反省はしない．社会的な関係や周囲への配慮に欠けた行動を「我が道を行く（going my way）」という.
- 脱抑制は，中期から後期にかけて，徐々に目立たなくなる.

(4) 前頭葉障害に基づく大脳基底核への抑制障害

- 初期より，**常同行動**がみられ，まとまりのある系統立った行為を繰り返す．毎日同じ時間に散歩し，決まったものを購入するなど，その行動は制止をしても続く．中期〜後期になると，気になる部分を指でなぞり続けるなど，単純な行動のみが残存する.
- また，**食行動異常**として，特定の食べ物を毎日多量に食べる，濃い味付けを好む，アルコールやたばこの消費量が増加するなどがみられる.
- 初期では，記憶，見当識，視空間認知などの認知機能は保たれていることが多く，ADLの障害が顕著に生じるのは中期以降である.

2）意味性認知症（SD）の臨床像

- 初期から**喚語困難**が生じ，言いたい言葉が出てこなくなる．その後に，**語義失語**が生じ，ものの名前を聞いてもその物品を指し示すことができなくなる．また，**意味性錯語**として，「お風呂に行く」と行ってトイレに行くなどの行動の誤りが起こる.
- 会話の流暢性は保たれるが，内容がわからない場合は「あれ」「それ」と補い話をする.
- 後期では，有名な人物や建物などの既知感が喪失し，言葉による指示が通らなくなる.

3）進行性非流暢性失語（PNFA）の臨床像

- 言語症状は進行性である．初期から，助詞や助動詞などが脱落し文の構造化ができなくなる**失文法**，努力性のたどたどしい発話で発語の誤りや歪みが生じる**発語失行**を伴う．その他の認知機能は比較的良好な状態で経過する.

3. 前頭側頭型認知症（FTD）の作業療法

1）作業療法の役割

- FTDの疾患特性と生活障害を把握したうえで，維持されている機能や役割を活かす.
- 対象者が安心して過ごすための要因を検討し，個別性を尊重したかかわりをもつ.
- 初期より，意味のある作業に従事する時間を作り，本人の日課の中に組み込む.
- 中期〜後期にかけては，活動性を維持し，廃用症候群を防ぐ．人生の質につながり得る作業や個人の役割をできるだけ最期まで継続できるように支援を継続する.
- 家族や介護者の負担感につながることを把握し，その軽減に向けた援助を展開する.

2）検査・測定および評価尺度

- FTDの疾患の特性上，時間を要する検査・測定ならびに自記式質問紙などは，自発性の低下や立ち去り行動につながる場合があるため，主に**観察式評価**を実施するとよい[19].

前頭側頭型認知症（FTD）

- 認知機能障害の評価として，ミニメンタルステート検査（MMSE），改訂長谷川式認知症スケール（HDS-R）が使用されるが，初期の段階では得点の低下は目立たない．
- FTD は性格変化や行動障害を特徴とするので，日常生活場面の行動を観察し，支障をきたす行動を見極める必要がある．
- BPSD の評価として，Neuropsychiatric Inventory（NPI）が用いられる．
- FTD に特徴的な常同行動を詳しく評価するために，**常同行動評価尺度（SRI）**がしばしば併用される．常同行動評価尺度では，食行動，周遊，言語，動作・行動，生活リズムの5項目を頻度と重症度より評価することができる．
- BADL の評価は Barthel Index（BI）や機能的自立度評価法（FIM），IADL の評価は Frenchay Activities Index（FAI）や Lawton のスケールを主に用いる．環境変化やセッティングによって，できる ADL に変化が生じる場合もあるため，評価結果と合わせた日常生活の観察を重要とする．
- FTD は特徴的な精神症状や行動障害が生じるため，家族介護者の介護負担感は強い．介護者の負担感の量と質を把握するために **Zarit 介護負担尺度（J-ZBI）**が用いられる．

3）作業療法目標の考え方

前項「Alzheimer 型認知症」とおおよそ同様であるため（pp231-232 参照），ここでは FTD に特徴的な考え方を記載する．

（1）リハビリテーションゴール

- 対象者が目標設定に関与できる場合は，対象者の主観的側面が重視される．特に，SD や PNFA は言語機能を代償することにより，本人の希望を表出できる場合がある．

（2）長期ゴール（作業療法の役割を踏まえた長期的な目標）

- AD と同様である（pp231-232 参照）が，FTD の臨床像と本人・家族のニーズに合わせて柔軟に決める．

（3）短期ゴール（長期ゴールを達成するためのスモールステップ）

- FTD の場合は「決まった時間・場所における作業への従事」「注意を維持しやすい環境におけるプログラムへの参加」「家族の介護負担感の把握」などが想定される．

4）作業療法プログラム

- bvFTD では，進行期別に症状を捉え，「活動と参加」の促進に向けた作業療法を実施する（表2）．

（1）治療（心身機能レベル）

- 身体機能は後期まで維持できるように，**身体活動量を落とさないこと**が重要となる．
- 認知機能の中でも，手続き記憶，視空間認知は維持されやすい．**残存機能**を日常的に発揮できるように作業の難易度を調整する．
- BPSD の直接的な改善は難渋するため，個人要因・介護者要因・環境要因を検討し，それらの症状がありながらも対象者が安全かつ適応的に過ごせるように**環境調整**を工

▶常同行動評価尺度：Stereotypy Rating Inventory（SRI）
▶Zarit 介護負担尺度：Japanese version of the Zarit Caregiver Burden Interview（J-ZBI）

14章 認知症

表2　bvFTD の進行期別の症状と「活動と参加」の促進に向けた作業療法における介入例

	初　期	中　期	後　期
1）前頭葉障害そのものによる症状	・病識の欠如：自身の変化に気付かない 家族への心理教育を通して，FTD の特性やその対応の理解を促す		
	・無関心：他者に無関心になり，相手を理解できない 経験のある作業や得意な作業などを導入し，活動と参加を促す		
	・自発性の低下：決まった行動以外は無為に過ごす 初期の段階より日課表を作り，ADL や適応的な作業を習慣化する		
2）前頭葉障害に基づく後方連合野への抑制障害		・被影響性の亢進：外部刺激に影響されやすくなる 適応的な行動に取りかかれる環境を準備する	
		・注意の転導性の亢進：1 つの行為を持続できない 感覚刺激を少なくし，集中できる環境を調整する	
3）前頭葉障害に基づく辺縁系への抑制障害		・脱抑制：社会のルールを気にしなくなる 不適切な行動を適応的な行動に置き換え常同化する	
4）前頭葉障害に基づく大脳基底核への抑制障害	・常同行動：同じ時間に同じことを繰り返す 生活パターンに適応的な行動・意味ある作業への参加を組み込む		

対象者の活動と参加を促進するためには，残存機能を活かすだけではなく，bvFTD の疾患特性を応用していく視点が重要となる.

夫する．静かな環境で興味・関心の高い作業に取り組むことが，無関心や自発性の低下，被影響性の亢進，注意の転導性の亢進といった症状を一時的に軽減させることがある.

- SD で言葉の意味が理解できない場合は，実物を見せる，文字で書くなどの代替案の導入を図る．また，日常的によく使用する物品を使った訓練を常同行動に組み込む.
- PNFA で言葉が上手に使用できない場合は，絵カードを利用する，字で書いたものを指してもらう，短文・単語レベルの会話をする，などの方法を取り入れる.

(2) ADL・IADL 指導（活動レベル）

- ADL は障害されにくいが，自発性の低下の影響を受けて，できることをやらなくなる場合もある．時刻表のような**生活パターン**を行う傾向があるため，初期の段階より日課表を作り，ADL や適応的な作業などを自分で実施できるように誘導し，生活の中に組み込む．「決まったスタッフ」が「決まった時間」に「決まった場所」で活動を促すことが効果的に働く場合がある.
- 脱抑制の影響を受け，万引きや信号無視など，社会的なルールを気にしなくなることがある．**ルーティン化療法**として，不適切な行動を適応的な行動に置き換え常同化を目指す（図3）.

(3) 役割獲得・社会交流のための支援・援助（参加レベル）

- 無関心や自発性の低下に伴い，作業に取りかからないこともあるため，**経験のある作業**や**得意な作業**を手がかりに参加を進めることが原則となる．また，材料がすでに準備してありすぐに取りかかれる状況，他患と同じ作業を同じタイミングで始める状況など，対象者のもつ被影響性を利用し，適応的な行動に取りかかれる環境を準備する.
- 残存する認知機能を活用し，手工芸や園芸などのプログラムへの参加を促す．**集団プ**

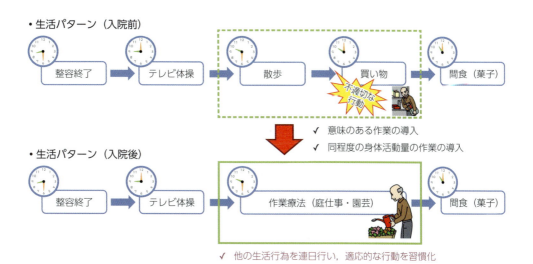

図3 ルーティン化療法による生活パターンの形成の例
不適切な行動を適応的な行動に置き換える．対象者が病前より庭仕事を意味のある作業として実施していた場合には，散歩や買い物に行く時間帯に作業療法プログラムとして庭仕事を実施する．これを連日続けることによって，適応的な行動にかかわる生活パターンを形成する．

ログラムにおいては，他者とトラブルにならないように留意しつつ，経験のある作業や得意な作業を通じて，対象者が活躍できる機会をもつ．
- 認知機能の中でも遂行機能障害がみられる場合は，作業の工程を細かく区切って提示する，抽象的な表現を避けるなど，個別の評価に合わせた対応をとる．
- 被影響性や注意の転導性が強い場合は，静かな環境に移動する，物品や道具の数を減らすなど，**感覚刺激**を制御し，集中できる環境に調整することを検討する．

(4) 背景因子（環境因子，個人因子）
- 対象者の生活範囲が安全な環境であるか確認し，危険な環境を回避できるように**環境の調整**を図る．特に，常同行動で屋外に出向く場合は，注意が必要である．
- 初期より病識が欠如し，対象者は自身の変化に気付かないため，家族とのコミュニケーションが難しくなる．家族が**家族心理教育**に参加し，FTDの特性やその対応を理解することが，介護負担感の軽減につながる．それらのプログラムや**家族会**において，家族が自分と同じ立場にいる他者と交流する機会をもつこと，すなわち**ピアサポートの活用**も重要となる．
- 利用可能な社会資源（**フォーマルサービス，インフォーマルサポート**）を検討し，対象者のリハビリテーションゴールを達成できるための環境を整える．
- 個人因子では，ADと同様の視点（p233参照）が重要である．

5) 禁忌事項
- プログラムにおいて対応困難であることを理由に，参加の機会を制限することは避けるべきである．どうすれば本人が参加することができるか検討する姿勢が重要である．
- 対象者の行動や心理状態のすべてを認知症の症状によるものと決め付けてはならない．

同じ返答や行動が続く，言語指示が入らないなどの背景には，症状以外の要因も関与し得る．対象者の心理状態を予測したうえで，その要因を一つひとつ丁寧に検討し，1人の人として自尊感情に配慮した対応をしていく姿勢が求められる．

- 前述したが，感覚刺激が多い環境では，本人が混乱する恐れがある．

6）シームレスな作業療法提供のための連携のあり方

- 生活パターンに意味のある作業を組み込む．その際には，多職種や家族にその意義を説明し，目標の達成に向けて協働する姿勢が求められる．

- また，対象者の以前の生活パターンや意味のある作業を評価することが，介入のポイントとなるため，対象者にかかわる多職種や家族からの情報収集が不可欠となる．

- 作業療法を含む多職種のかかわりを経て形成された適応的な生活パターンを在宅でも取り入れられるように，他職種・他機関と連携をする必要がある．

- 上記は，対象者の後方支援をするスタッフに対しても同様である．切れ目のない一貫した支援を提供するために，医療機関と通所系サービス・訪問系サービス・入所系サービス，さらには地域のインフォーマルサポートなどが連携体制を構築することが重要である．

Lewy 小体型認知症（DLB）

1．Lewy 小体型認知症（DLB）の概要

1）疾患特性

- Lewy 小体型認知症（Dementia with Lewy Bodies：DLB）は，1976 年以降に小坂らが報告したびまん性 Lewy 小体病をもとに，1995 年の国際ワークショップで提唱された疾患概念である[2]．

- DSM-5-TR では，認知症または軽度認知障害の基準に加え，「認知の動揺性とともに著しく変動する注意及び覚醒度」「繰り返し出現する幻視」「認知機能低下の進展に続いて起こる自然発生的なパーキンソニズム」が中核的な診断的特徴とされる．

2）疫学と発生要因

（1）疫 学

- 認知症の原因疾患のうち DLB は 4.3％と報告されているが[2]，神経病理診断では 20％前後という報告もある．

- DLB は，初老期〜老年期に発症し，男女比は 2：1 で男性が多い．

（2）発生要因

- Lewy 小体病はαシヌクレインという蛋白を主構成分とする Lewy 小体の蓄積によって発症する疾患の総称である．

- αシヌクレインが大脳皮質・辺縁系・脳幹などに蓄積し認知症の症状が先行する場合は DLB，脳幹を中心に蓄積し錐体外路症状が先行する場合は Parkinson 病，全身の自律神経細胞に蓄積する場合は純粋自律神経不全症に分類される．

(3) 予後予測

- Alzheimer 型認知症（AD）と比較し，認知機能障害の進行に差はないが，発症からの生存期間は 7.3 年，診断時からの生存期間は 4.1 年とされ，予後は不良である[20]．

3）一般的な医学的治療と社会的支援

- DLB は進行性であり，病態そのものに働きかける根本的な治療方法はないが，薬物療法と非薬物療法を併用することにより，症状の進行を抑制することは可能である．
- 薬物療法としてコリンエステラーゼ阻害薬のうちドネペジルが保険適用となっている．加えて，パーキンソニズムなどの身体症状も合併するため，その治療も必要となる．
- DLB は抗精神病薬に過敏性を示し，重篤な錐体外路症状や意識障害などの副作用が現れることがある．そのため，作業療法を含む非薬物療法が重要となる．
- 本人の能力を最大限発揮し，家族の介護負担を軽減するために，初期より医療・介護・所得補償などの社会的支援を活用する．社会的支援は本人や家族の状態に応じて適宜見直される．

2．Lewy 小体型認知症（DLB）の臨床像

- DLB の臨床症状は，一般的に記憶障害に先行し，便秘，嗅覚障害，抑うつ症状，REM 睡眠行動障害，立ちくらみ／起立性低血圧などの症状が出現する（図 4）．記憶障害が発現した後は，幻視，パーキンソニズムが 8 割以上で出現する[21]．

1）軽　度

- 認知機能障害は**視空間認知**や**遂行機能**で特徴的であり，図形模写や時計描画などに現れる．日常生活でも，記憶は保たれているが，自分と椅子の距離や食器と食器との位

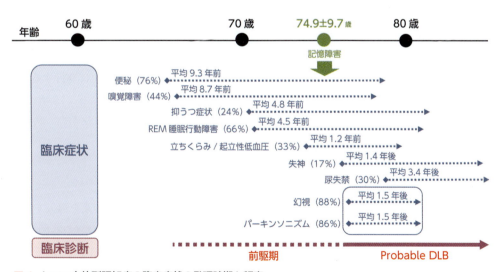

図 4　Lewy 小体型認知症の臨床症状の発現時期と頻度
DLB の臨床症状は，初期から多彩な症状が生じることが特徴である．記憶障害が発現する平均年齢 74.9 歳を基準にすると，便秘は平均 9.3 年前，嗅覚障害は平均 8.7 年前，抑うつ症状は平均 4.8 年前，REM 睡眠行動障害は平均 4.5 年前，立ちくらみ／起立性低血圧は平均 1.2 年前に発現する．一方で，失神は平均 1.4 年後，幻視やパーキンソニズムは平均 1.5 年後，尿失禁は平均 3.4 年後に発現する．

(Fujishiro et al, 2013[4] を引用・改変)

置関係の把握，ものごとの計画やとっさの問題解決が困難になる．

- 記憶障害は AD と比較して軽度であり，近時記憶が保たれている．記憶障害の中でも，記銘や保持と比較して，再生の障害が目立つことが多い．
- 注意・覚醒レベルが変動し，**認知機能の動揺**が起こる．周期は，数分〜数時間のこともあれば，数週間〜数か月のこともある．覚醒が低い状態では，日中の傾眠や覚醒時の混乱など，日常生活にさまざまな支障をきたす．
- 尿失禁，便秘，起立性低血圧などの**自律神経症状**が認められる．
- **幻視や錯視**は記憶障害の出現よりやや遅れて出現する．具体的な内容としては，「カーテンや洋服の影が人に見える」「虫が這っているように感じる」などが挙げられ，その内容は鮮明であることが多い．

2）中等度

- 記憶障害や見当識障害が AD と同様に顕在化し，日常生活上の介助や支援が必要な状況になる．
- 初期でもみられる視空間認知障害がさらに進行し，起立性低血圧などの自律神経症状も生じるため，**転倒のリスクが高くなる**．
- **被害妄想や嫉妬妄想**を中心とした二次妄想が，認知機能動揺，抑うつ，幻視，ならびに誤認などに起因して起こる．特徴的な妄想として，「知っている人が偽者と入れ替わっている」と訴えるカプグラ妄想，同じ人が多数いると思い込むフレゴリ妄想などがある．
- 身体症状も出現し始め，**パーキンソニズム**の悪化による寡動，筋固縮，および歩行障害が顕著となり，ADL 障害がみられる．
- **REM 睡眠行動障害**が出現しやすい．夜間に睡眠が十分にとれないと，日中の活動性が低下し，ふらつきや転倒などのリスクが高くなる．

3）重　度

- 認知機能障害が高度となり，意思疎通が困難となる場合がある．これまでにみられていた幻視や認知機能の動揺はほとんどなくなる．
- パーキンソニズムがさらに悪化し，四肢や体幹の筋固縮が急速に進行する．その結果，拘縮を起こし，歩行が困難となる．
- **免疫や嚥下の機能低下**により頻繁に感染症を起こし，死亡リスクが高い状態となる．

3．Lewy 小体型認知症（DLB）の作業療法

1）作業療法の役割

- 認知機能の変動のパターンを理解し，対象者の状態に応じた作業を導入する．
- パーキンソニズムや自律神経障害などの身体症状によるふらつきや転倒のリスクを評価したうえで，安全性の高い環境を整備し，身体機能の維持・向上を図る．
- BPSD の発現要因を検討し，対象者が安心して過ごすための環境を調整する．
- 中期〜後期にかけては，日中の活動性を維持し，廃用症候群を防ぐ．意味のある作業に従事すること，これまでに重要としていた役割を最期まで担うことが，人生の質そのものにつながるため，作業療法の中で継続して支援する．

2）検査・測定および評価尺度

- **認知機能の動揺の影響**を踏まえて検査・測定の結果を解釈する.
- 初期は記憶障害よりも視空間認知障害や遂行機能障害が主にみられるため，認知機能のスクリーニングとして**ミニメンタルステート検査（MMSE），軽度の場合は Japanese version of Montreal Cognitive Assessment（MoCA-J）**が使用される.
- 記憶障害や見当識障害がみられ始めた場合には，改訂長谷川式認知症スケール（HDS-R）も有用である.
- BADL の評価は Barthel Index（BI）や機能的自立度評価法（FIM），IADL の評価は Frenchay Activities Index（FAI）や Lawton のスケールを主に用いる.
- 認知症の行動・心理症状（BPSD）の評価では主に Neuropsychiatric Inventory（NPI）が用いられるが，BPSD の発現要因を探る必要がある．BPSD の発現機序とその要因については図1を参考にされたい.
- 上記の評価尺度はそれぞれの機能の一部の評価に過ぎない．対象者の日常生活場面，もしくは作業療法場面などの観察や面接による評価も重要である.

3）作業療法目標の考え方

「Alzheimer 型認知症」とおおよそ同様であるため（pp231-232 参照），ここでは DLB に特徴的な考え方を記載する.

(1) リハビリテーションゴール

- 対象者が目標設定に関与できる場合は，対象者の主観的側面が重視される．DLB の場合は記憶障害が顕著になる前に，対象者とリハビリテーションゴールを話し合い，どのような目標をもち，リハビリテーションを進めていくのか，検討することが可能である.

(2) 長期ゴール（作業療法の役割を踏まえた長期的な目標）

- AD と同様である（pp231-232 参照）が，DLB の臨床像と家族・本人のニーズに合わせて柔軟に決める.

(3) 短期ゴール（長期ゴールを達成するためのスモールステップ）

- DLB の場合は，「活動や参加を通した身体活動量の維持」「認知機能の変動に合わせた活動や参加の定着」などが想定されるが，本人の希望を踏まえて個別に設定する.

4）作業療法プログラム

- DLB の進行期別の作業療法では，対象者の活動と参加を促進し，安心・安全に過ごすことができる環境を調整する（表3）.

(1) 治療（心身機能レベル）

- 幻視や錯視に対しては，本人と一緒に問題に向き合い，**不安や恐怖感の軽減**を図る．たとえば，「虫が這っている」という訴えに対しては，本人の主観的体験を受け止め，該当する位置を叩く，殺虫に効くと伝えスプレーをまくなどの対応をとる.
- DLB は進行に伴いパーキンソニズムなどの身体症状が出現するため，身体機能の維持，廃用の予防に向けた**身体機能訓練**を実施する．また，早い段階から，散歩，ストレッチ，園芸や外出など，活動や参加を通して**身体活動量の維持**に努める.

表3　Lewy 小体型認知症の進行期別の作業療法における介入例

	軽度	中等度	重度
心身機能	BPSD の改善に向けた環境の調整および活動と参加への介入		
	パーキンソニズムなどの症状に応じた身体機能訓練	廃用予防のための身体機能訓練	
活動と参加	認知機能の変動に合わせた活動と参加への介入		
		代償動作獲得に向けた ADL 練習	
	抑うつや不安の軽減に向けたサポート関係の構築		
	意味のある作業・目標に向けた作業の継続		
環境因子	安心・安全に過ごすための環境の調整		
個人因子	生活史や経験を活かした介入		

作業療法の実施にあたり，DLB の症状や生活障害を理解し，対象者が安心・安全に過ごすことのできる環境を調整する必要がある．また，対象者の残存機能や個人のストレングスを活かし，活動や参加に介入していくことが重要である．

(2) ADL・IADL 指導（活動レベル）

- REM 睡眠行動障害や認知機能の変動の影響を受けて，生活リズムが乱れることが多いため，**変動に合わせた活動・参加**を促す（図5）．本人の認知機能が発揮できる時間帯に本人にとって意味のある作業や目標に向けた作業を実施する．一方で，調子が悪いときは「できていたことができなくなった」という失敗体験につながりやすいため，休息やリラックスできる作業を提案する．

- 軽度の段階では，服薬管理や料理などの IADL が保たれているので，自らでできることを継続する．ADL に障害が出現し始めた場合は，服薬カレンダーの使用，座って調理できる環境の調整など，本人の能力を**代償**する方法を取り入れる．中等度以降も，代償手段を検討し，最低限の介助で実施できるように介入することが，**廃用予防や介護負担の軽減**に関連する．

(3) 役割獲得・社会交流のための支援・援助（参加レベル）

- 軽度の段階では，記憶障害の影響が少なく，病識が保たれるため，抑うつや不安を呈しやすい．その場合には，同じ疾患をもつ当事者と交流する**ピアサポート**の場に参加することが重要である．自身の経験や感情を他者と相互的に共有することで，支え合う関係性が構築され，それが役割獲得や社会交流につながる．

- 本人にとって**意味のある作業の継続**は，身体機能や認知機能によい影響をもたらす．ADL と同様に，残存機能を活かすこと，代償手段や環境調整を検討することを通して，安全・安心な環境で本人が好きなことをより長く継続できるように介入する．

- 集団プログラムとして，身体活動やレクリエーションに参加することも，他者との**コミュニケーション**の機会や自身の**役割の獲得**につながり得る．得意とする作業や役割に従事することは，他者から認められ**自尊心を保つ**うえで重要となる．

(4) 背景因子（環境因子，個人因子）

- 幻視や錯視の内容や出現頻度は対象者の心身状態に影響する．その環境因子を特定し，環境調整の工夫を図ることが重要である．家具や建具の影，カーテンや壁の模様など

Lewy 小体型認知症（DLB）

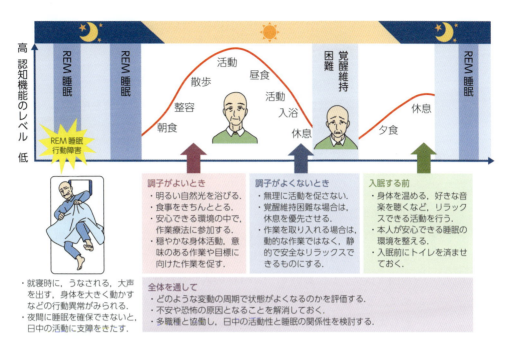

図5　認知機能の変動に合わせた活動・参加への介入例

が引き金になることが多い．これらの引き金になるものをできるだけ排除し，対象者が安全・安心に過ごせるような環境を設定する．

- 身体症状に伴う転倒を防止するために，小さい段差の解消や歩行時につかまることができる場所の設定などの環境を調整する．また，スリッパを履かないこと，絨毯やマットを重ねて敷かないこと，電気コードを動線上に出さないことも必要である．
- 個人因子を踏まえた介入は AD と同様である（p233 参照）．

5）禁忌事項

- 対象者にとって，幻視や錯視は現実に起こっていることであり，不安や苦痛を伴うことが多い．そのため，セラピストがそれを無視や否定するのは禁忌である．
- 認知機能の変動を伴うので，対象者の調子がよくないときに完成度が求められる作業や難易度の高い作業を行うことは，失敗体験につながり得るため避ける．
- 認知機能の変動は，検査や測定の結果にも影響するので，一度の検査や測定の結果を生活全般に当てはめて考えることも避ける必要がある．

6）シームレスな作業療法提供のための連携のあり方

- 対象者の生活機能および個人因子や環境因子を捉えるためには，作業療法の評価だけではなく，他職種や家族からの情報収集が不可欠となる．また，認知機能の変動を捉え，そのときその瞬間による介入が必要となることからも，多職種で協働する姿勢が求められる．

> 臨床実習やOSCEにつながる**ヒント**

【Alzheimer型認知症】
- ADにおける症状の重症度や認知機能，ADLの評価方法を確認し，日常生活のどのような場面から評価可能かを予測しよう．
- 認知症の人の立場に立ち，その心理状態を予測しよう．
- 認知症の人の尊厳に配慮するために，作業療法でどのようなことが可能か検討しよう．

【前頭側頭型認知症】
- 手工芸の作業に集中できないbvFTDの人に対して，どのように声かけ，対応する必要があるか，具体的に場面を想定したうえで検討しよう．
- 集団プログラムにおいて，bvFTDの人が残存機能を発揮し安心して過ごすために，どのような環境を整備し，どのようにかかわっていくことができるか検討しよう．
- FTDをもつ人の家族の介護負担を減らすために，どのようなことができるか検討しよう．

【Lewy小体型認知症】
- 対象者の幻視や錯視の訴えに対して，どのように対応する必要があるか，具体的に場面を想定したうえで検討しよう．
- DLBの初期段階に対する作業療法では，どのようなことに留意すべきか検討しよう．
- DLBをもつ人々の生活リズムや認知機能変動を評価するための手段を検討しよう．

文献

1) 髙橋三郎，大野 裕（監訳）：DSM-5-TR精神疾患の診断・統計マニュアル．医学書院，2023．
2) 日本神経学会（監修）：認知症疾患診療ガイドライン2017．pp204-205, 237-265, 医学書院，2017．
3) 厚生労働科学研究費補助金認知症対策総合研究事業：都市部における認知症有病率と認知症の生活機能障害への対応．平成23年度〜平成24年度総合研究報告書，2013．
4) van Dyck CH et al：Lecanemab in Early Alzheimer's Disease. N Engl J Med, 388 (1)：9-21, 2023.
5) 水野 裕：実践パーソン・センタード・ケア 認知症をもつ人たちの支援のために．ワールドプランニング，2008．
6) Vicki de Klerk-Rubin：Validation Techniques for Dementia Care. The family Guide to Improving Communication. Health Professions Press, Baltimore, 2008.
7) 本田美和子，イヴ・ジネスト，ロゼット・マレスコッティ：ユマニチュード入門．医学書院，2014．
8) 田平隆行・他：地域在住認知症患者に対する生活行為工程分析表（PADA-D）の開発．老年精神医学雑誌，30 (8)：923-932, 2019．
9) 田平隆行・他：アルツハイマー病患者に対する生活行為工程分析に基づいたリハビリテーション介入の標準化に関する研究．2019．
10) Tappen RM et al：Development of the refined ADL Assessment Scale for patients with Alzheimer's and related disorders. J Gerontol Nurs, 20 (6)：36-42, 1994.
11) 田中寛之・他：ライフヒストリーカルテの作成：生活史を多職種で共有する意義．老年精神医学雑誌，25 (7)：801-808, 2014．
12) 田中寛之・他：ライフヒストリーカルテの導入が医療介護職員の患者・利用者理解度に与えた影響．作業療法，

38（4）：405-415, 2019.
13）池田　学：認知症　臨床の最前線．p57, 医歯薬出版, 2012.
14）朝田　隆：若年性認知症の実態と対応の基盤整備に関する研究．平成20年度総括・分担研究報告書．2009.
15）和田健二・他：前頭側頭葉変性症とは　我が国と諸外国の疫学／祖父江元・他（監修）：前頭側頭葉変性症の療養の手引き．pp5-6, 2017.
16）中島健二：神経変性疾患領域における基盤的調査研究．平成28年度厚生労働科学研究費補助金研究報告書．2016.
17）土井　宏・他：前頭側頭葉変性症の経過／祖父江　元・他（監修）：前頭側頭葉変性症の療養の手引き．pp39-42, 2017.
18）池田　学：前頭側頭型認知症の症候学．臨床神経, **48**（11）：1002-1004, 2008.
19）堀田　牧・他：前頭側頭型認知症（FTD）の症候学と非薬物療法．作業療法ジャーナル, **49**（7）：603-609, 2015.
20）Mueller C：Survival time and differences between dementia with Lewy bodies and Alzheimer's disease following diagnosis：A meta-analysis of longitudinal studies. Ageing Res Rev, **50**：72-80, 2019.
21）Fujishiro H et al：Dementia with Lewy bodies：early diagnostic challenges. Psychogeriatrics, **13**（2）：128-138, 2013.

演習課題

背景

▶**年齢・性別**　70歳代後半の女性

▶**学歴**　高校卒業

▶**職歴**　衣服の修理・補修に従事していたが結婚を機に退職．50歳から高齢者の療養施設で介護の業務に従事．

▶**家族構成**　夫とは死別，150kmほど離れた都市部に居住している娘が1人．

医学的情報

▶**診断名**　Alzheimer型認知症

▶**現病歴**　X-7年，仕事を退職した後に他者とのつながりが希薄となり，抑うつ症状が出現し，徐々に外出や食事が困難となった．X-6年，栄養状態が不良となり，一時的に内科病棟に入院となる．その後，主治医より独居生活が困難だと判断され，有料老人ホームに入居する．入居後は無為に過ごすことが多かったが，X-2年にきょうだいが相次いで亡くなったのを契機に，職員にきょうだいの所在を何度も確認する，他の入居者への過干渉やもの盗られ妄想などが増え，対応が困難となった．エピソード記憶の低下が顕著になってきたため，娘と共に精神科病院を受診し，認知症治療病棟に医療保護入院となった．現在，入院して1か月が経過している．

▶**初診時の状態**　入院の理由や必要性を理解できず，検査入院であると思い込んでいた．初期評価では，MMSEは14点，CDRは2（記憶：2, 見当識：2, 判断力と問題解決：2, 地域社会生活：2, 家庭状況および趣味・関心：1, パーソナルケア：2），BIは90点（整容と着替えで失点）であった．病棟職員に対して「家に帰りたい」と強い口調で訴える，身体疾患を抱えている他患の介助をしようとするなど，落ち着かずに過ごした．集団作業療法に参加するが，場からすぐに離れ，自室に戻ってしまう状況が続いた．

▶**演習課題①**「患者の訴え・症状」から，評価の仮説や生活の予後を推論しよう．

▶**演習課題②**「背景」「医学的情報」から，作業療法プログラムを立案しよう．

15 不安症群および強迫症

学習目標
- 全般不安症に対して精神科で一般に行われる治療法について作業療法士の観点から説明できる．
- 全般不安症のある対象者への作業療法の進め方を説明できる．
- パニック症に対して精神科で一般に行われる治療法について作業療法士の観点から説明できる．
- パニック症のある対象者への作業療法の進め方について説明できる．
- 強迫症に対して精神科で一般に行われる治療法について作業療法士の観点から説明できる．
- 強迫症のある対象者への作業療法の進め方について説明できる．

Question
- 全般不安症をもつ対象者へのかかわりの基本姿勢は？
- 全般不安症またはパニック症をもつ対象者への作業療法における留意事項には何があるか？
- パニック症には，一般的にどのような治療が行われるか？
- 作業療法中に強迫行為が発現した場合にどのような対応が基本となるか？
- 強迫症をもつ対象者への作業活動では，「気軽に取り組める自由度の高い活動」と「明確なルールなどにより構造化された枠組みの活動」のどちらが適切か？

全般不安症

1．全般不安症の概要

1）疾患特性（表1）

- 全般不安症（Generalized Anxiety Disorder：GAD）は，日常でのできごとや活動に対して，過剰な不安と心配（予期憂慮）が起こり，それが少なくとも6か月間にわたり日常生活に影響している状態である[1]．
- 不安とは，「緊迫感を伴う不快な心身状態」と定義され，「未知で不確定な未来を前にした緊張状態」といわれている[2]．すなわち，対象者がコントロールできないと感じ

表1　全般不安症の疾患特性

定　義	（仕事や学業などの）多数のできごとまたは活動について，抑制することが難しいと感じている過剰の不安と心配（予期憂慮）が続き，また下記の症状が起こる日のほうが起こらない日より多い状態
症　状	落ち着きのなさ・緊張感・神経の高ぶり，疲労しやすいこと，集中困難・心が空白になること，易怒性，筋肉の緊張，睡眠障害 上記のうち，3つ（またはそれ以上）を伴っている
期　間	6か月以上
条　件	・その不安，心配，または身体症状が，臨床的に意味のある苦痛，または社会的，職業的，または他の重要な領域における機能の障害を引き起こしている ・その障害は，物質（例：乱用薬物，医薬品）または他の医学的状態（例：甲状腺機能亢進症）の生理学的作用によるものではない
鑑別疾患	パニック発作が起こることへの不安または心配（パニック症），否定的評価（社交不安症），汚染または他の強迫観念（強迫症），愛着対象からの分離（分離不安症），外傷的できごとを思い出させるもの（PTSD），体重増加すること（神経性やせ症），身体的訴え（身体症状症），想像上の外見上の欠点の知覚（身体醜形症），深刻な病気をもつこと（病気不安症），妄想的信念の内容（統合失調症，妄想症）

〔日本精神神経学会（日本語版用語監修），髙橋三郎，大野　裕（監訳）：DSM-5-TR 精神疾患の診断・統計マニュアル．pp242-243，医学書院，2023をもとに筆者が作成〕

ている状況において，身構えている状態であると理解できよう．

- この身構えた状態が過度になっている（ならなければならないと感じている）ことにより，本人が苦痛を感じるまたは生活に支障がある状態がこの疾患の特徴である．
- GADなど不安症は，自殺念慮や自殺未遂との関連の高さが示唆されており，高ストレス環境を調整した後も自殺のリスクに注意が必要である[3]．

2）疫学と発生要因

(1) 疫　学

- 米国の報告[4]によると，GADの生涯有病率は5.7%，12か月有病率は2.7%とされており，女性（7.1%）の発症者が男性（4.2%）より2倍近く多くなっている．日本における生涯有病率は1.6%で，12か月有病率は0.6%となっており，女性（2.2%）が男性（0.9%）の約2倍の発症となっている[5]．
- GADは，約90%が他の精神障害と併存するといわれており，特にうつ病や双極症などの気分障害や他の不安症との併存が多いことがわかっている[6]．

(2) 発生要因

- 発生要因は，遺伝の影響[7]や環境の影響（家族環境，個人特異的環境）[8]が関連するとされており，性差の影響は受けない．
- 環境因子による影響は，特に小児期の虐待などのトラウマ的な体験や，高ストレスな環境下にいることなどが挙げられている．

(3) 予後予測

　先行研究によるとGADの12年後の回復率は58%であり，再発率は45%と報告されている[9]．

3）一般的な医学的治療と社会的支援

- 治療では，精神療法や薬物療法，心理教育，環境調整が基本となる．
- 薬物療法では，SSRIやSNRIを第一選択とし，必要に応じてベンゾジアゼピン系抗不安薬を短期間に限り使用する．
- 精神療法は，支持的精神療法や認知行動療法，アクセプタンス＆コミットメントセラピー[※1]を中心に，リラクセーション，瞑想，ヨガ，運動などが選択されることもある．特に認知行動療法では，心理教育，セルフモニタリング，認知療法（過剰な心配の修正），不安管理訓練，リラクセーション，エクスポージャー法などが実施される[10]．加えて森田療法が用いられることもある．
- GADの対象者は，一般的に意思疎通や現実検討などの認知機能は保たれていることが多いため，一般就労をしているケースも多くみられる．そのため，職場環境の調整などの支援が必要である．また，心配にとらわれることでQOLの低下がみられるため，日常生活における対象者のしたいこと，するべきことの支援が重要となる．

2. 全般不安症の臨床像

1）急性期の臨床像

- 心配・不安なことが頭から離れない，落ち着きのなさ，緊張感・神経の高ぶり，集中困難，心が空白になる，易怒性，筋肉の緊張，睡眠障害などの症状の影響により，活動や参加が制限される時期である．
- 周囲の人から「そこまで心配しなくても…」「そんな小さなことまで心配するの！？」と言われることもあるくらい，さまざまなことが気になってしまう．本人の主観的な体験が共感されないまま「そんなことまで考えなくていいから，気持ちを切り替えて」などと説得を受ける経験があることが多く，孤立を感じ，傷付くことが増える．
- 身体症状については「しんどさ」を感じ負担としていることが多いため，対象者の主観的体験を共有するうえで意識することが重要である．

2）回復期の臨床像

- 治療の進展とともに，自身の偏った認知の特徴や発症の原因となる自身の抱える神経質な性格特徴・成育環境に洞察が深まる時期である．
- また，不安に曝露される機会も増えるため，精神的にも体力的にも対象者の負担が増加する時期でもある．症状や体調も変わりやすく，その変化に対象者が動揺することも起こりやすい．こういった背景から，対人関係での不安定さや衝動的な行動化が発生しやすくなるので注意が必要である．
- 多くのケースで併存するうつ病や他の不安症などの精神疾患の影響も残ることが多いため留意する．

[※1] アクセプタンス＆コミットメントセラピー（acceptance and commitment therapy：ACT）：行動主義から派生した心理療法で，6つのコアプロセスを通して心理的柔軟性を高める．マインドフルネスと密接に関係しており，ACTは第3世代の認知行動療法の1つに位置付けられる．

全般不安症

3）生活期の臨床像

- ある程度症状が落ち着き，症状やその誘因となるストレスに対するコーピング（対処）技能や戦略が獲得されることから，復職や復学など，ストレスフルな日常生活へ戻っていく時期である．しかし，まだ自信は確立されておらず，新たなステージや環境の変化により不安が増大しやすくなる．
- 対象者の半数程度は症状が残存する可能性や再発の危険性があることから注意が必要である．生活期に入って症状がコントロールできるようになっても自殺のリスクは残るため，注意が必要である．

3. 全般不安症の作業療法（表2）

1）作業療法の役割

- 作業療法では，作業を用いて介入することと環境調整の2つの働きかけを行う．

(1) 手段としての作業の利用

- 直接的介入による治療手段としての役割と，他の治療法の補完手段としての役割が挙げられる．
- 直接的介入による治療手段としての役割は，精神療法的作業療法（投影的作業などを用いて無意識への洞察やカタルシスをもたらすことを目的とする）が伝統的に行われてきたが，近年では認知行動療法などエビデンスが認められた治療法が実施されることが多くなってきたため，他の治療（介入）法の補完手段としての作業の利用が中心となっている（「4) 作業療法プログラム」p253参照）．
- 作業療法の本流である目的としての作業の利用は，対象者が「したい」「する必要がある」「することを期待されている」作業の可能化を目指す．このとき，作業療法の時間で実際の作業を実施する方法（作業基盤型実践）や作業療法の時間に生活の場での作業の実践について話し合う方法（作業に焦点化した実践）を行うこととなる．

(2) 環境調整

- 医学モデル的な視点であるストレスから距離をおくための環境調整，生活モデル的な視点である作業の可能化のための環境調整（人，物理的空間，経済的負担，道具，時間，工程など）が必要になる．加えて，作業不公正（作業不均衡，作業剥奪，作業疎外，作業周縁化）を是正するために本人，コミュニティ，社会に対するアプローチが重要となる．

2）検査・測定および評価尺度

- 不安を評価する尺度には，5つの性格因子（①自己統制力，②自我の弱さ，③疑い深さ，④罪悪感，⑤感情性）で不安傾向を測定するCAS不安測定検査（CAS），精神的および身体的な徴候として表出される顕在性不安を測定する顕在性不安尺度（MAS），性格に起因する特性不安およびそのときに感じている不安である状態不安について測定する状態—特性不安尺度（STAI）などがある．このうちSTAIは，特性不安20項目，状

▶ CAS不安測定検査：Cattle Anxiety Scale（CAS）
▶ 顕在性不安尺度：Manifest Anxiety Scale（MAS）
▶ 状態—特性不安尺度：State-Trait Anxiety Inventory（STAI）

表2　全般不安症とパニック症の作業療法

役　割		名　称	目　的	効　果	例	時期別のエフォート
手段としての作業の利用	直接的介入としての治療手段	精神療法的作業療法	・無意識への洞察 ・カタルシス	・自己への気付き ・カタルシス	・投影的作業 ・アート ・ダンス ・演劇（即興劇）　など	急性期
		マインドフルネス作業療法	ただ，今，ここで感じたものを感じる	・自己の思考に対して客観視および適切な距離をとることの可能化 ・対象者の抱える生きづらさなど生き方への問題への対処	・一般的な作業療法種目（芸術，創作，身体活動など） ・家事活動など	手段 医療　回復期
	他の介入法の補完としての手段	リラクセーション作業療法	・心理的・身体的緊張の緩和 ・自己の思考へのこだわり（思考優位）から離れる	・病気と距離をおく（思考からいったん離れられる） ・緊張の緩和により，刺激への閾値が高くなり余裕ができる	・リラクセーション ・ボディワーク（軽運動，ストレッチ，ヨガ） ・アロマ，マッサージ ・温浴・足湯 ・集中・没頭する活動（瞑想，陶芸，革細工，コラージュ，ウォーキング，筋トレなど）	
		リアルな場としての作業療法	・日常に準ずる場での課題練習 ・課題（対処技能など）に気付くための経験の場の提供 ・診断に資する情報の収集	・他の介入で学んだ内容を作業療法で実施することで身に付く ・作業療法の経験を通じて治療の課題となるテーマがみつかる ・診断の参考となる情報をカンファレンスなどで提供できる	・グループ活動 ・時間などの枠組みのあるプログラム	
目的としての作業の利用	日常生活で作業の実現	生活モデルによる作業療法	したいこと，するべきこと，することを期待されていることの実現	・作業の可能化 ・対象者にとって意味のある作業の実現	・作業基盤型作業療法 →作業療法の時間に実際に取り組む ・作業に焦点を当てたマネジメント →作業療法の時間に意味のある作業について話し合う	目的 生活　生活期
作業を実現する場の設定	環境調整	環境調整	・作業を実現しやすい環境を作る ・ストレッサーから距離をとる ・作業不公正の解消	・対象者にとって大切な作業のサポート体制の確立 ・症状の緩和，治療の促進 ・「生きづらさ」の解消の一助，社会の変化	・医療チームによるカンファレンス，チーム医療の実践 ・本人を取り巻く地域の人々によるケア会議 ・社会啓発活動，コミュニティへ知識の提供などのサポート	随　時

態不安 20 項目の計 40 項目について 5 件法で回答する尺度となっている．

3）作業療法目標の考え方

- 予防から再発までの全期間において，作業不公正を打開するための取り組みは重要となる．

（1）急性期

- 急性期では，治療（作業療法）契約と症状の安定を優先する．一般的に作業療法は薬物療法など他の治療が開始された後に処方されることが多いため，対象者とその家族および治療チームで目標を共有する．
- この時期は不安やそれに伴う症状が絶えず気になり余裕がないことが多いため，まず環境調整を行い，没頭する作業によりストレスと距離をとることで睡眠の改善や作業療法による時間の構造化などを図り生活リズムを安定させる．山根[11]が提唱する「やってみたいことがあれば教える程度の距離」で対象者の苦しみに共感し，主体性を邪魔

全般不安症

しないかかわりが重要である.

(2) 回復期

▪ 回復期になると，他の治療が展開されその補完としての作業療法の役割が求められる.

▪ リアルな生活の場に準ずるものとして経験の場を提供する作業療法では，他の治療法の目標を参考に作業療法での目標を検討する.

▪ また，この時期には生活モデルによる作業療法（OBP）を実施することができるようになる．対象者の「したいこと」「するべきこと」「することを期待されていること」を実現するための具体的な目標設定が面接を通じて行われるとよい．その際には，COPM や ADOC[※2] などを用いて実施すると効果的である.

(3) 生活期

▪ 生活期になると，症状などは安定してきていることが多いため，状態の維持や再発防止のための手段としての作業を実施したうえで，OBP を促進させる.

▪ OBP では，初期には院内や身の回りのことについてなどの作業療法の時間内に実施できる作業が選ばれることが多いが，その後の展開により日常生活の中で行われるより幅広い作業がターゲットとなる.

▪ 最終的には，作業療法は生活の中で実施される作業について，その作業遂行や満足度を高めるためのマネジメントを行う時間となっていく．この頃には，作業の可能化を促進することや作業の実現性を高めるためのサポートを増やすことを目的とした環境調整などが望まれる.

4）作業療法プログラム

(1) 手段としての作業の利用

▪ 手段としての作業の利用では，作業活動という言葉のとおり，「何かをする」という活動の要素に主眼がおかれたプログラム展開が中心となる.

▪ 没頭する作業として，瞑想，陶芸や革細工やコラージュなどの芸術・創作活動，ウォーキングや筋トレなどの身体活動が挙げられる．ウォーキングでは，心拍数 120/ 分程度を意識し，同じテンポでリズムを刻むようにただ歩いていく．そうすることで，歩くことだけに没頭し，思考をいったん停止することができる.

(2) マインドフルネス作業療法（MBOT）や他の介入法の補完としての作業

▪ MBOT や他の介入法の補完としての作業については，作業活動の成果（作成された作品，運動の結果など）よりも実施している際のプロセスに注目する．すなわち，「実施中」に「何」を「どのくらい」「どのように」「どこで」感じたのかについて，取り組んでいる途中の主観的体験やその経験を通しての対象者自身のストーリーをリフレクションし，それを共有する．リラクセーションや通常の精神科作業療法で実施されることが多い課題遂行グループ，MBOT では，その点を重視する.

▶生活モデルによる作業療法：Occupation Based Practice Occupation Focused Practice（OBP）
[※2] ADOC：Aid for Decision-making in Occupation Choice の略で，iPad のアプリである．対象者と作業療法士のそれぞれがやりたい作業についてアプリ中のイラストより選択し，話し合うことで目標を決定していくプロセスを可視化できる．また合意した目標に基づく支援計画書は PDF で共有できる.

- MBOT は専用のグループで実施することはもちろん，通常の精神科作業療法のグループで行われている作業活動の中で実施することも可能である．

(3) 作業療法プログラムの選択

- リアルな場としての作業療法では，対人交流がありさまざまな活動が実施されている精神科作業療法として通常実施しているグループを利用するとよい．
- 手段としての作業の利用におけるプログラムの選択は，「あたまならし（認知機能＝神経認知＋メタ認知／社会認知）」「からだならし（体力＝行動体力＋防衛体力＋生活体力）」「こころならし（心の余裕＝知識＋リラクセーション）」「ひとならし（対人交流＝対人交流技能＋対人交流経験）」のバランスを考慮するとよい．
- 加えて，時間や空間，作業種目などの枠組みを明確に設定することで，作業療法の時間を評価に必要な情報収集ができる定点観測の場として活用できるようになる．
- 目的としての作業の利用では，個別，パラレル，クローズド，セミクローズド，オープンなどの形態を意識して，対象者にとって大切な作業の可能化を目指す．

5）留意事項

- GAD の対象者に対して，作業療法では基本的に病理への直接的な洞察を促すようなかかわりは行わない．
- 対象者自身の自発性や自主性を重視するため，介入しすぎること・教えすぎることで主体性を邪魔しないよう留意する必要がある．不安の強い対象者に対する過度な介入は，本人の作業療法士に対する依存を強め，結果として他の依存先を狭めてしまうことになるため，作業療法士は自らのかかわりについて振り返る必要がある．
- 没頭できる作業を実施した際には，交感神経が賦活されるためクールダウンをしっかり行う．これが不十分だと，睡眠に影響するなどの望まない反応が起こる危険性がある．

6）シームレスな作業療法提供のための連携のあり方

- 不安が強い対象者は，周囲と主観的体験を共有できず孤立し，それがさらに不安を増長させるような悪循環へ陥ることが多い．また，作業療法士など親身にかかわる医療者に対して，安心・安全の欲求から過度な適応や依存となることがある．
- したがって，対象者にとって適切な依存先を増やし，状況に応じて選択できるようにしておく必要がある．これを実現するために，対象者本人を中心に医療スタッフや福祉スタッフ，病院スタッフ，家族，職場（学校）関係者，対象者の所属するコミュニティの方などと協働して，チームとしてケア会議などを通じてサポートしていくことが望ましい．会議の場は病院に限らず，職場（学校）や地域，本人の住居など必要な場で行われることが望まれる．

パニック症

1. パニック症の概要

1）疾患特性（表3）

- DSM-5-TR によると，パニック症は日常生活において繰り返される予期しないパニック発作が起こる．それにより，予期不安（さらなるパニック発作またはその結果について持続的な懸念か心配が起こること）や，発作に関連した行動の意味のある不適応的変化があり，それが日常生活に影響している状態である[1]．パニック発作とは，突然，激しい恐怖または強烈な不快感の高まりが数分以内でピークに達する状態のことである[1]．

- また，パニック症は，広場恐怖（交通公共機関の利用，広い場所にいること，囲まれた場所にいること，列に並ぶまたは群衆の中にいること，家の外に1人でいることのうち2つ以上について著明な恐怖や不安がある）[1]，うつ病や双極症，他の不安症との併存が多いことが知られている．

- 自殺念慮や自殺未遂との関連が高いことが示唆されており注意が必要である[3]．

2）疫学と発生要因

（1）疫 学

- 米国の報告[4] によると，生涯有病率は 4.7％，12か月有病率は 2.7％とされており，

表3　パニック症の疾患特性

定 義	・繰り返される予期しないパニック発作が起こる．それにより，さらなるパニック発作またはその結果について持続的な懸念か心配がある（予期不安），または発作に関連した行動の意味のある不適応的変化がある． ・パニック発作では，突然，激しい恐怖または強烈な不快感の高まりが数分以内でピークに達ししだいに落ち着く．
症 状	動悸・心悸亢進・または心拍数の増加，発汗，身震いまたは震え，息切れ感または息苦しさ，窒息感，胸痛または腹部の不快感，嘔気または腹部の不快感，めまい感・ふらつく感じ・頭が軽くなる感じ・または気が遠くなる感じ，寒気または熱感，異常感覚（感覚麻痺またはうずき感），現実消失感または離人感，抑制力を失うまたは"どうにかなってしまう"ことに対する恐怖，死ぬことに対する恐怖 上記のうち，4つ以上を伴っている
期 間	1か月以上
条 件	・その不安，心配，または身体症状が，臨床的に意味のある苦痛，または社会的，職業的，または他の重要な領域における機能の障害を引き起こす． ・その障害は，物質の生理学的作用または他の医学的状態によるものではない（例：乱用薬物，医薬品，甲状腺機能亢進症，心肺疾患）．
鑑別疾患	恐怖する社交状況（社交不安症），限定された恐怖対象や状況（限局性恐怖症），強迫観念への反応（強迫症），外傷的できごとの想起（心的外傷後ストレス症），愛着対象からの分離（分離不安症）

〔日本精神神経学会（日本語版用語監修），髙橋三郎，大野　裕（監訳）：DSM-5-TR 精神疾患の診断・統計マニュアル．pp227-229，医学書院，2023 をもとに筆者が作成〕

女性（6.2%）の発症者が男性（3.1%）より2倍近く多くなっている．日本における生涯有病率は0.6%で，12か月有病率は0.5%となっており，差は小さいながら米国の報告と同じように女性（0.5%）のほうが男性（0.3%）より多い傾向がみられる[5]．

(2) 発生要因

▪ パニック症は，不安神経症を提唱したS.Freudによる伝統的な神経症的葛藤による病態ではなく，自律神経機構によるものであると考えられるようになった．現在では，パニック症の情報処理バイアスが注目されている[12]．

(3) 予後予測

▪ 先行研究によると，広場恐怖を伴わないパニック症と広場恐怖を伴うパニック症の12年後の回復率はそれぞれ82%，48%，再発率はそれぞれ56%，58%であり，回復には大きな差があるものの再発ではそれほど差がないことが報告されている[9]．

3）一般的な医学的治療と社会的支援

▪ 治療では，精神療法や薬物療法，心理教育，環境調整が基本となる．

▪ 薬物療法では，SSRIやSNRIを第一選択とし，必要に応じてベンゾジアゼピン系抗不安薬を短期間に限り，またはイミプラミンなどの三環系抗うつ薬などを使用する．

▪ 精神療法は，支持的精神療法や認知行動療法，曝露療法を中心に実施される[13]．また，心理教育は対象者自身が疾患と上手くつきあい，また積極的な治療参加をするうえでも重要である．

▪ 対象者は，就労や就学をしているケースが多いことから，職場や就学環境の調整などの支援が必要である．

2. パニック症の臨床像

1）急性期の臨床像

▪ パニック症は，ある日突然パニック発作が起こり発症する．パニック発作は，予期しないときに起こり，睡眠中に起こることもある．対象者は，パニック発作を経験することで，「またそのような発作が起こるのではないか」という不安（予期不安）が頭から離れないことや，自律神経症状を中心とした症状による影響から回避のパターンが出現しやすくなり，活動や参加が制限される．

▪ 発作時には，動悸や息切れ，窒息感，めまい，離人感など多彩な症状を呈するが，それに対する身体的（内科的）な原因は見つからない．そのため，周囲からも対象者の抱える苦しさへの共感が得られにくくなり，環境との軋轢が生まれる機会が増える．

2）回復期の臨床像

▪ 治療の進展とともに，広場恐怖を伴わないパニック症は回復することが多いが，広場恐怖やうつ病などを併発したパニック症は回復が遅れることが多い．特に，パニック発作を経験することで，予期不安をもち広場恐怖を伴ってくるケースがあるため注意が必要である．

▪ 心理教育により，自身の生活スタイルの見直しやストレスマネジメントおよびパニック発作時のコーピングなどを検討することで治療が進む．また自殺のリスクもあるた

め，注意を要する．

3）生活期の臨床像

- 症状の有無にかかわらず，症状やその誘因の 1 つと考えられるストレスに対するコーピング（対処）技能や戦略を獲得し，日常の場での生活を充実させる時期である．
- 回避のパターンを選択しがちな自身の思考に気付き，日常生活において対象者にとって大切な作業についてしっかりと話し合う必要がある．
- また，広場恐怖を伴うか否かにかかわらず，対象者は症状が残存する可能性や再発の危険性をもつことを念頭におく．さらに，生活期に入って症状がコントロールできるようになっても自殺のリスクは残るため，注意が必要である．

3. パニック症の作業療法

1）作業療法の役割

- 作業療法で行うパニック症への対応は，前出の GAD と基本は同じである〔前項「全般不安症」表 2（p252）参照〕．すなわち，作業を用いて介入することと環境調整の 2 つの働きかけを行う．特に，他の治療法の補完手段としての役割が中心となるだろう．他の介入法の補完として作業療法が実施される場合には，作業療法において「直接病理に触れないかかわり」[11] を意識する．
- 一方で，MBOT はパニック症の対象者に直接介入したという報告はないものの，マインドフルネス介入の効果は期待されるため，原理的には実施するとよいだろう．
- パニック発作への不安から回避のパターンをとりやすい対象者への目的としての作業の利用は困難である可能性が高い．しかし，薬物療法によるパニック発作抑制や認知行動療法や曝露療法，リラクセーションによる特徴的な認知への働きかけ，反応のコントロール能力の向上などに併せて，日常生活における対象者にとって大切な作業についての検討は重要となる．このとき，GAD と同じように，作業療法の時間で実際の作業を実施する方法（作業基盤型実践）の後に，作業療法の時間に生活の場での作業の実践について話し合う方法（作業に焦点化した実践）に移行することが想定される．
- 環境調整については，全般不安症と同様である（p251 参照）．

2）検査・測定および評価尺度

- パニック症を評価する尺度には，パニック症重症度評価尺度（PDSS）[14] や，簡便に施行が可能な自己記入式パニック症重症度評価スケール日本語版（PDSS-SR-J）[15] などがある．このうち，PDSS は 7 項目について 0 ～ 4 の 5 件法で回答する質問紙法であり，所要時間は 10 ～ 15 分である．

3）作業療法目標の考え方

- どのような時期においても環境調整は行うべきであり，特に予防も加えた全期間において，作業不公正に対する取り組みは行っておきたい．

▶パニック症重症度評価尺度：Panic Disorder Severity Scale（PDSS）
▶自己記入式パニック症重症度評価スケール日本語版：The Self-report Version of the Panic Disorder Severity Scale（PDSS-SR-J）

(1) 急性期

- 急性期では，全般不安症と同様に治療（作業療法）契約と症状の安定が優先される．
- 症状に対する不安から，作業療法に参加することをためらう（回避する）傾向が強くなる対象者に対して，その心情を共感的に受け止め，十分に配慮しながら作業療法について説明する．そのうえで，少し現実から離れる意味も込めて，まず環境調整や没頭する作業によりストレスと距離をとることを提案する．
- 作業によって，睡眠の改善や作業療法による時間の構造化などが図られ生活リズムを安定させる効果が期待できることも説明し，「やってみたいことがあれば教える程度の距離」[11] で対象者とかかわるようにする．その際には，対象者の主体性や自発性を尊重し，その発揮を邪魔しないように留意する．

(2) 回復期

- 回復期では，パニック発作など対応が困難と思われる事態にも対応が可能であることを知識として理解する．また，過去の発作時の体験による恐怖などから高まっている緊張をほぐすことで，心に余裕が生まれ，適切な対応を検討することにつなげていく．それらにより，他の介入の効果も高めることが期待されるため，他の介入との目標の共有や連携もポイントとなる．
- 対象者自身が「何かやってみよう」という気持ちになったときに OBP を実践する．その際には，作業基盤型の実践から作業焦点型への実践へと移行しながら，現実生活の中で，対象者にとって大切な作業を実践していくことが重要である．

4) 作業療法プログラム

- パニック発作への対応として，疾病教育などを含めた心理教育プログラムやリラクセーションプログラムが優先して実施される．
- 没頭につながる作業として，陶芸，革細工，コラージュなどの芸術・創作活動や瞑想，ヨガ，MBOT などが挙げられる．
- なお，心拍数や呼吸数の増加など生理的反応がパニック発作のきっかけとなることもあるため，生理的変化がある身体活動や緊張感を伴う活動には注意が必要である．作業の導入には，主治医や対象者自身の意見を尊重するように心がける．
- その他は，前項「全般不安症 （3）作業療法プログラムの選択」（p254）を参照．

5) 留意事項

- 基本的には前項の GAD と同様に，病理への直接的な洞察を促すようなかかわりは行わない．ただし，チームでの役割分担により，対象者の意向や治療ガイドライン，クリニカルパスに基づくチームの方針，さらに作業療法士の力量を考慮したうえで，対象者に十分な説明を実施し治療契約を交わした後に必要な介入を行うことはある．

6) シームレスな作業療法提供のための連携のあり方

- パニック発作を経験したことで強い不安を抱える対象者は，パニック発作を繰り返すことで周囲とそれにまつわる主観的体験を共有できず孤立し，そのストレスがまた不安やパニック発作につながるというような悪循環へ陥る．
- 不安への対処として，安心・安全の欲求から作業療法士など親身にかかわる医療者に

対して過度な適応や依存的態度となることがある．したがって，対象者の理解者を増やし，状況に応じて対象者が助けを求める先を選択できるようにしておく．

- この実現のために，GAD と同様に対象者本人を中心に医療スタッフや福祉スタッフ，病院スタッフ，家族，職場（学校）関係者，対象者の所属するコミュニティの方などが連携し，協働していくことが望ましい．作業療法士には，他の医療スタッフと共にその連携を呼びかける役割やコーディネートする役割が期待される．

強迫症

1．強迫症の概要

1）疾患特性

- 表4 は DSM-5-TR で示された強迫症群の分類である．これまで不安症群に位置していた強迫症群が，別カテゴリーとして分類されていた身体醜形症や抜毛症を取り込み，さらにためこみ症などを加えて，DSM-5 から独立したカテゴリーとして設定された．
- 最近では，チック症や自閉スペクトラム症などとの関連なども指摘されており，より包括的で生物学的な観点を取り入れ，強迫スペクトラム症として理解されるようになっている[16]．
- 強迫症（Obsessive-Compulsive Disorder：OCD）は，強迫観念，強迫行為またはその両方で構成される．典型例では，以前から指摘されるように強迫観念自体やそれによって増大された不安を緩和あるいは中和するために，苦痛回避の手段として強迫行為が起こる[1]．そして，しだいにその強迫行為の時間や回数が増加しつつ，恐怖や嫌悪の対象や状況に対する回避行動を拡大し重症化するとされている[17]．
- 一方で，典型例とは異なり，チック症や自閉スペクトラム症など強迫観念を伴わない衝動的な強迫行為の存在も指摘されている[1]．このように，強迫観念や不安の増大に伴う「認知強迫症」から，自我親和的で洞察に乏しく，衝動的な「運動性強迫症」まで強迫症がスペクトラムで存在することが指摘されている[18, 19]．

表4 強迫症および関連疾患群一覧

- ・強迫症
- ・身体醜形症
- ・ためこみ症
- ・抜毛症
- ・皮膚むしり症
- ・物質・医薬品誘発性強迫症および関連症
- ・他の医学的疾患による強迫症および関連症
- ・他の特定される強迫症および関連症
- ・特定不能の強迫症および関連症

〔日本精神神経学会（日本語版用語監修），髙橋三郎，大野　裕（監訳）：DSM-5-TR 精神疾患の診断・統計マニュアル．pp256-284，医学書院，2023 をもとに筆者が作成〕

- さらに，自殺傾向と OCD に中程度～高い有意な関連が明らかにされており，共存する他の疾患や抑うつ症状と不安症状および強迫観念の重症度の増加，絶望感，過去の自殺未遂歴は，OCD の自殺傾向のレベル悪化と関連することが指摘されている[20].

2）疫学と発生要因

（1）疫　学

- 米国の報告[4] によると，生涯有病率は2.3%，12か月有病率は1.2%とされており，生涯有病率は女性（3.1%）の発症者が男性（1.6%）より多い．日本における生涯有病率などのデータは報告されていない．

（2）発生要因

- OCD は，約20～30%がうつ病を併存するとされており，その生涯有病率は半数を超えることが示唆されている[16].
- その他にも，物質関連症をはじめ，他の不安症，摂食症，パーソナリティ症，チック症，トゥレット症候群，自閉スペクトラム症など多彩な疾患が併存することが指摘されている[16].

（3）予後予測

- 先行研究から，1年後の寛解率が16%，5年で25%，10年で31%，15年で42%であり，再発率は1年で7%，3年で15%，5年で25%，15年では25%のままだった[21].
- 寛解に関連する因子として，既婚，うつ病を併存しないことが挙げられている[21].

3）一般的な医学的治療と社会的支援

- 治療では，薬物療法および認知行動療法が基本となる．
- 薬物療法では，SSRI が第1選択となる．しかし，SSRI への反応性が悪い難治性の OCD には，非定型抗精神病薬の付加投与がされることもある．
- 認知行動療法では，心理教育や行動分析，動機付けを加えながら，主技法として嫌悪や恐怖対象への曝露とその反応として起こる強迫行為ができないように妨害する曝露反応妨害法が実施される[22].
- チック症を併存する OCD（チック関連性[23]）には，適応される認知行動療法の技法もモデリングやペーシング（対象者に合った適切なペースで行動することを促す），プロンプティング〔望ましい行動が生起されるような手がかり（プロンプト）を提示する行動療法の技法〕，ハビットリバーサル（チックの前駆症状に気付く意識化練習とチックができなくなるような拮抗反応の学習を行う．リラクセーションや環境調整も行うとより効果的とされる）などを用いた包括的な方法となる[24].

2. 強迫症の臨床像

1）急性期の臨床像

- OCD をもつ対象者は，違和感がありながらもやめられない強迫観念や強迫行為に苦しむ．
- 強迫観念としては，不潔恐怖（汚れや細菌汚染を気にする），加害恐怖（火の始末や戸締りができていない，誰かを傷つけた）などが挙げられる．不潔恐怖に対して手を洗

い続ける，戸締りや火の始末を確認し続ける，加害恐怖に対して警察に確認するなどの行動が起こる．他にも，自分の決めた行動をそのとおりに行う儀式行為や不吉（幸運）な数字など数字への度を越したこだわり，ものの配置や対称性へのこだわりなどがみられることもある．

- 一般的に発症年齢は20歳前後といわれているが，初診に至る年齢は30歳頃とされている．発症後に長い期間，症状と葛藤し抵抗を繰り返すことで疲労困憊したり，社会機能や生活上の支障が出たりすることが指摘されている[23]．

- また，対象者自身のそのような状況は，家族など周囲の人へも影響を及ぼし，QOLが低下することが指摘されている．特に，家族は過度な責任感や罪悪感を抱くケースが多く，対象者の要求に応えようとする傾向がある．しかし，対象者の要求が徐々にエスカレートし対応できなくなることで，対象者の不安や怒りが増幅するといった悪循環に陥ること（まきこみ）につながる．

2）回復期の臨床像

- OCDは，先にも述べたように，1年後の寛解率が15％であったのに比べ15年後で42％と長い時間をかけて回復することが報告されている[21]．なかなか治まらない症状にイライラしたり，すべてを投げ出したくなったりすることが予測される．

- 併存する可能性が高い他の疾患の症状の変化や抑うつ状態・強迫観念の重症化などに留意しながら，対象者の自殺企図についてもケアする必要がある．

3）生活期の臨床像

- 症状が比較的落ち着き，日常の場での生活を送ることができる時期である．

- 回避のパターンを選択しがちな自身の思考に気付き，日常生活において対象者にとって大切な作業についてしっかりと話し合う必要がある．また，対象者は症状が残存する可能性や再発の危険性をもつことから注意が必要である．

- 自殺企図を経験した対象者の場合，自殺のリスクが高まるという報告もあるため注意が必要である[21]．

3．強迫症の作業療法

1）作業療法の役割

- OCDをもつ対象者への作業療法では，手段としての作業の利用による症状へのアプローチと，目的としての作業の利用であるOBPを実施する．

- 手段としての作業を実施する際には，作業活動として実施することで，対象者のもつ「とらわれ」から少しでも離れられる機会になることを目的とする．その際には，「直接病理に触れないかかわり」[11]を意識してかかわることが重要である．

- MBOTはOCDの対象者に直接介入したという報告はないものの，マインドフルネス介入の効果は期待できるため，実施するとよいだろう．

- 目的としての作業の利用では，時期にかかわらず対象者の興味関心に基づいて実施するとよい．

- 特に，薬物療法や認知行動療法（曝露反応妨害法），リラクセーションなどにより

OCDの症状が軽快した後は，日常生活における対象者にとって大切な作業についての検討は重要となるだろう．このとき，作業療法の時間で実際の作業を実施する方法（作業基盤型実践）を実践してもよいし，対象者が生活の場での作業の実践についての話し合いを希望する場合には，作業療法の時間にそのことについて話し合い（作業に焦点化した実践）を行うとよい．

- 環境調整については，不安症群と同様に，ストレスから距離をおくための環境調整，生活と結び付くことにつながる作業の遂行のための環境調整（人，物理的空間，経済的負担，道具，時間，工程など），作業不公正を是正するコミュニティ社会へのアプローチなどを意識する．

2）検査・測定および評価尺度

- 強迫症を評価する尺度は，YALE-BROWN 強迫観念・強迫行為評価スケール（Y-BOCS）が使用される．尺度は以下の項目で構成されている．

□ 症状チェックリスト
- **強迫観念**
  攻撃的な強迫観念（7項目），病的な疑念（2項目），汚染に関する強迫観念（8項目），性的な強迫観念（4項目），保存や節約に関する強迫観念（1項目），宗教的な強迫観念（2項目），対称性や正確さを求める強迫観念（1項目），その他の強迫観念（10項目），身体に関する強迫観念（2項目）
- **強迫行為**
  清潔を保つための強迫行為（4項目），確認を行う強迫行為（5項目），儀式行為の繰り返し（2項目），数える強迫行為（1項目），整理整頓に関する強迫行為（1項目），物をためたり集めたりする強迫行為（1項目），その他の強迫行為（7項目）

□ 重症度チェックリスト
「強迫観念」および「強迫行為」各5項目の計10項目で構成され，各項目0～4点の5件法で回答しその合計点で評価する．

3）作業療法目標の考え方

- 作業療法では，急性期～回復期にかけて治療（作業療法）契約が優先される．
- 不合理だとわかっていてもやめられない対象者の苦しみや葛藤に十分配慮し，その心情を共感的に受け止めながら作業療法について説明することが重要である．そのうえで，少し現実から離れる意味も込めて，まず環境調整や没頭する作業によりストレスと距離をとることについて様子をみながら提案する．
- 一方的な提案は，熱心な治療者に対する対象者の過度な依存を生む可能性もあるため，「やってみたいことがあれば教える程度の距離」[11]で，対象者の主体性や自発性を尊重し，その発揮を邪魔しないようにしながら対象者とかかわるようにする．同時に，対象者自身が，「何かやってみよう」という気持ちになったときにOBPを実践する．その際には，作業基盤型の実践または作業焦点型の実践を対象者との協業により実施する．基本的には，今まで強迫観念や強迫行為で費やしてきた時間が空白になるので，

▶ YALE-BROWN 強迫観念・強迫行為評価スケール：Yale-Brown Obsessive-Compulsive Scale（Y-BOCS）

その時間をどう過ごすかということが取りかかりになる．さらに，どのような時期においても環境調整をすることは重要であり，特に予防も加えた全期間において，作業不公正に対する取り組みは行っておきたい．

- 対象者からのまきこみを受けやすい家族への情報提供などのサポートも環境への働きかけとして重要である．

4）作業療法プログラム

- 疾病教育などを含めた心理教育プログラムや散歩や軽運動などの自由度の高い作業，瞑想，ヨガ，MBOT などが挙げられる．
- 手順やルールが明確に構造化されたものは，OCD の確認行為などの強迫性を助長する可能性があるので留意する．また，心理教育で学んだことを実践するリアルな場としての作業療法では，個人作業療法または通常精神科で実施されている対人交流があり，さまざまな活動が実施されている出入りが自由なオープングループから導入する．
- プログラムの選択は，「あたまならし」「からだならし」「こころならし」「ひとならし」の 4 つのならしの観点から検討する．
- 目的として作業を利用して OBP を実践するうえでは，対象者の想いを十分に傾聴し希望を共有したうえで，対象者にとって大切な作業の可能化を目指して，個別を中心に必要に応じてグループも選択していく．

5）留意事項

- 基本的なポイントは全般不安症と同様である．
- 病理への直接的な洞察を促すようなかかわりは行わない．治療の中では専門教育を受けたスタッフが，曝露反応妨害法などの専門治療を実施することがあるが，作業療法中に対象者の強迫行為が起こった際には，強迫行為を中断させず（妨害せず）に，対象者本人が感じている「わかっているのにやめられない」苦しさや辛さを追体験しながら受容することが重要となる．
- 対人関係の不安定さもあるため距離が近くなりすぎないように注意が必要である．

6）シームレスな作業療法提供のための連携のあり方

- OCD をもつ対象者とのかかわりは長期化する傾向が多い．したがって，本人を取り巻く人々の理解を得て，過ごしやすい環境を作ることが重要である．
- 一方で，まきこみの影響により家族が疲弊したり，困惑したりすることがあるため，情報提供や制度の手続きなど家族のサポートも重要となる．対象者の理解者を増やすことや家族のサポートを行い，孤立させないことが重要である．いつでも困ったときに，対象者や家族が助けを求める先を自ら選択できるようにしておくとよい．これを実現するためには，誰か 1 人が頑張るのではなく対象者を中心とした関係者チームが協働していくことが望ましい．
- 作業療法士は，チームの役割分担や関係者の状況に配慮し，チームの力が効果的に発揮できるようチーム（というグループ）の状態にも気を配ることができるとよいだろう．

> **臨床実習やOSCEにつながるヒント**
>
> - 症状など疾病の部分にとらわれがちな対象者のストレングスに目を向けて現実的な対応について考えてみよう．
> - 対象者の「したいこと」を引き出し，尊重するかかわり方について考えてみよう．
> - 対象者の希望が言語化されないときには，提案して興味をもつものを一緒に探すなど対象者の主体性を尊重したかかわりを意識してみよう．
> - 対象者の抱える生きづらさやこれまでの苦労（苦悩）について追体験しつつ，適切な距離を保つかかわりを考えよう．

文献

1) 高橋三郎・大野　裕（監訳）：DSM-5-TR 精神疾患の診断・統計マニュアル．医学書院，2023．
2) 野間俊一：不安．精神科シンプトマトロジー　症状学入門　心の形をどう捉え，どう理解するか／内海　健，兼本浩祐（編）．pp166-167, 医学書院，2021．
3) Boden JM, Fergusson DM et al：Anxiety disorders and suicidal behaviours in adolescence and young adulthood: findings from a longitudinal study. Psychol Med, 37 (3)：431-440, 2007.
4) National Comorbidity Survey (NCS)：Lifetime and 12 Months Prevalence Estimates from the NCS-R and NCS-A. (https://www.hcp.med.harvard.edu/ncs/index.php)（2024年11月閲覧）
5) 川上憲人：精神疾患の有病率等に関する大規模疫学調査研究：世界精神保健日本調査セカンド　総合研究報告書．2016．
6) Wittchen HU, Zhao S et al：DSM-III-R generalized anxiety disorder in the National Comorbidity Survey. Arch Gen Psychiatry, 51 (5)：355-364, 1994.
7) Smoller JW, Block SR et al：Genetics of anxiety disorders: the complex road from DSM to DNA. Depress Anxiety, 26 (11)：965-975, 2009.
8) Kendler KS, Walters EE et al：The structure of the genetic and environmental risk factors for six major psychiatric disorders in women: Phobia, generalized anxiety disorder, panic disorder, bulimia, major depression, and alcoholism. Arch Gen Psychiatry, 52 (5)：374-383, 1995.
9) Bruce SE, Yonkers KA et al：Influence of psychiatric comorbidity on recovery and recurrence in generalized anxiety disorder, social phobia, and panic disorder：a 12-year prospective study. Am J Psychiatry, 162 (6)：1179-1187, 2005.
10) 坂野雄二：不安障害に対する認知行動療法．精神神経学雑誌，114 (9)：1077-1084, 2012．
11) 山根　寛：「ふれない」ことの治療的意味—汚言に葛藤する患者の対処行動と自己治癒過程により．作業療法，16：360-367, 1997．
12) McNally RJ：Psychological approaches to panic disorder: a review. Psychol Bull, 108 (3)：403-419, 1990.
13) Gould RA, Ott MW et al：A meta-analysis of treatment outcome for panic disorder. Clin Psychol Rev, 15 (8)：819-844, 1995.
14) Shear MK, Brown TA et al：Multicenter collaborative panic disorder severity scale. Am J Psychiatry, 154 (11)：1571-1575, 1997.
15) 片上素久：自己記入式パニック障害重症度評価スケール：-The Self-report Version of the Panic Disorder Severity Scale 日本語版-その信頼性および妥当性の検討．心身医学，47 (5)：331-338, 2007．
16) 松永寿人：強迫性障害の臨床像・治療・予後：難治例の判定，特徴，そして対応．精神神経学雑誌，115 (9)：967-974, 2013．
17) 松永寿人，三戸宏典・他：強迫性障害の典型例．精神科治療学，27：929-934, 2012．
18) 松永寿人：強迫症の診断概念，そして中核病理に関するパラダイムシフト—神経症，あるいは不安障害から強迫スペクトラムへ—．不安症研究，6 (2)：86-99, 2015．
19) 岡田　俊：強迫，常同，反復：強迫症と自閉スペクトラム症．精神科治療学，32 (1)：103-106, 2017．
20) Angelakis I, Gooding P et al：Suicidality in obsessive compulsive disorder (OCD)：a systematic review

and meta-analysis. Clin Psychol Rev, **39**：1-15, 2015.

21) Marcks BA, Weisberg RB et al：Longitudinal course of obsessive-compulsive disorder in patients with anxiety disorders：a 15-year prospective follow-up study. Compr Psychiatry, **52**（6）：670-677, 2011.

22) 中谷江利子, 加藤奈子・他：強迫性障害（強迫症）の認知行動療法マニュアル. 不安症研究, **7**（Special_issue）：2-41, 2016.

23) 松永寿人：強迫性障害の現在とこれから：DSM-5 に向けた今後の動向をふまえて. 精神神経学雑誌, **114**（9）：1023-1030, 2012.

24) 金生由紀子：チック障害との関連による OCD の検討. 精神神経学雑誌, **111**（7）：810-815, 2009.

演習課題

背景

▶年齢・性別　30 歳代の男性

▶学歴　大学（文学部）卒業. 中学～高校ではハンドボール部に所属.

▶職歴　大学卒業後, 国語の教員として中学校に勤務している.

▶家族構成　両親, 3 歳年下の妹の 4 人家族. キーパーソンは父.

医学的情報

▶診断名　全般不安症

▶現病歴　幼少期より心配なことにとらわれることはあったが, その度に「大丈夫」と言い聞かせてやり過ごしてきた. 厳格な父から厳しく躾けられ, また優秀な妹と常に比べられて傷付いてきた. 母は, 日常生活では過干渉なくらい口を出すが, 進路などは父の意見に従っていた. 父に認められたいと猛勉強して教師になったが, 20 歳代後半から徐々に心配が強くなってきた. たとえば, 本症例は同僚の評価も高く, 生徒からも人気の教師だったが, 同僚や生徒・保護者からの評判や学級運営についての不安などがいつも付きまとっていた. また, 安定した収入があるにもかかわらず,「破産するのではないか」という心配が常にあった. そんなときは「心配しすぎだ」と自分に言い聞かせるが, やはり不安が続いていた. 同時に, 緊張やイライラや焦りを感じることが増え, 心配から気をそらすことが困難になった. さらに時折, 胃痛や頭痛が出現, 痛み止めの薬で対応していたが徐々に量が増え, 緊張や落ち着かなさも増し入眠困難感も出現したため, 心配した母の説得もあり受診した.

▶初診時の状態　1 人で受診. 身なりは清潔で整っているが, 表情は硬く緊張しソワソワしていた. 主治医には「心配と不安が強く, 緊張や疲労感, 焦燥感, イライラ, 胃痛などを感じている」と話す. 胃痛などの身体症状はストレスによるものだと本人は考えていた. 不安そうに治療者の反応を確かめながら話すも, 話の内容は理路整然としており十分に理解できる. この不安は, 自分で何とかして乗り越えないといけないと主治医に宣言していた. 一方で, 趣味のサッカー観戦やゲームはできていることから「父は怠けているだけだと思っているだろう」と話した.

▶演習課題①「患者の訴え・症状」から, 評価の仮説や生活の予後を推論しよう.

▶演習課題②「背景」「医学的情報」から, 作業療法プログラムを立案しよう.

演習課題

背景

▶年齢・性別　20歳代の女性

▶学歴　中学校卒業（高校中退）

▶職歴　両親の促しにより，コンビニエンスストアでアルバイトをしたことがある．商品を触れず1日で退職した．

▶家族構成　両親と妹の4人家族．両親は共働きで，妹は大学生．

医学的情報

▶診断名　強迫症

▶現病歴　中学3年生の夏頃から勉強時に参考書の同じページを何度も繰り返し読み確認する行為が増え，試験勉強の効率が低下した．その後，成績が低下しはじめ，成績不良となった結果を受け入れられず，抑うつ症状が顕著となった．日常生活においてもすべての行為に3倍以上の時間を要するようになった．冬以降は不登校となったが，これまでの良好な成績もあり，中学校は卒業することができた．しかし高校受験に失敗し，希望していた学校には入学できず，合格した学校には一度も登校することなく中退した．自室に閉じこもる生活となったことを心配した両親が，知り合いのコンビニエンスストアでアルバイトできるように取り付けたが，商品を触ることができず，1日で退職した．その後，両親が大学病院を受診させ，本人同意のもと任意入院となった．

▶初診時の状態　主訴は「無駄なことだとわかっているが，確認行為を止めることができない．苦しい」であった．抑うつ症状が顕著であり，自殺念慮も認められた．常に流涙している．食事はできているが，両親のサポートが必要である．

▶演習課題①「患者の訴え・症状」から，評価の仮説や生活の予後を推論しよう．

▶演習課題②「背景」「医学的情報」から，作業療法プログラムを立案しよう．

16 物質関連症および嗜癖症群

- 物質使用症患者の状態像に応じた作業療法目標を理解できる．
- 物質使用症患者の病期に応じた作業療法介入プログラムを理解できる．
- アルコール使用症の疾患の概要を理解できる．
- アルコール使用症患者の病期に応じた作業療法目標と作業療法介入プログラムを理解できる．
- ギャンブル行動症の疾患概要を理解できる．
- ギャンブル行動症の評価方法，治療方法を理解できる．

Question
- 薬物による依存の傾向とそれに伴う問題は何か？
- 薬物使用症患者への作業療法の役割は？
- アルコール使用症の離脱症状である小離脱と大離脱の特徴は何か？
- アルコール使用症患者への作業療法の役割はどのようなものか？
- ギャンブル行動症に代表される嗜癖行動障害とはどのようなものか？
- ギャンブル行動症に特徴的な症状は何か？

物質使用症

1. 物質使用症の概要

1）疾患特性

- 精神作用物質を繰り返し使用（乱用）することにより「その薬物の使用をやめようとしても，容易にやめることができない生体の状態」を**薬物依存**という．薬物使用症に至る薬物と主な作用の特徴を表1に示す．薬物依存は精神作用物質を使用したいという渇望であり，その欲求は抵抗できないほど強いものである．
- DSM-5-TRの物質使用症の診断基準は過去12か月以内における状態で，軽度は2～3項目，中等度は4～5項目，重度は6項目以上が該当する[2]．
- 薬物依存には精神依存と身体依存がある．
- **精神依存**は，ある薬物を繰り返し摂取し習慣的に使用しているうちに，しだいに「ないともの足りない」「その薬物なしではいられない」と薬物を渇望する状態をいい，そ

267

表1 薬物の依存状態と症状

薬　物	精神依存	身体依存	乱用時の主な症状
ヘロイン，モルヒネ	＋＋＋	＋＋＋	鎮痛，縮瞳，便秘，呼吸抑制，血圧低下
コカイン，合成麻薬（MDMA）	＋＋＋	－	瞳孔散大，血圧上昇，興奮，不眠，食欲低下
覚せい剤　アンフェタミン類	＋＋＋	－	瞳孔散大，血圧上昇，興奮，不眠，食欲低下
大麻	＋	±	眼球充血，感覚変容，情動の変化
有機溶剤	＋	±	酩酊，運動失調
ニコチン	＋＋	±	発揚，食欲低下
指定薬物（違法ドラッグ）	＋	±	幻覚，筋弛緩，運動失調

(内閣府[1] より)

こから薬物探索行動が発生する．この渇望から薬物探索行動に至る精神依存が障害像の本質である．

- **身体依存**は，薬物の効果が減弱，消失すると渇望が生じるのと同時に，手のふるえや下痢などの離脱症状が発現する．離脱症状などの苦痛および不快な状態から逃れるために，薬物摂取の渇望が増強される．薬物依存の病態を**図1**に示す[1]．

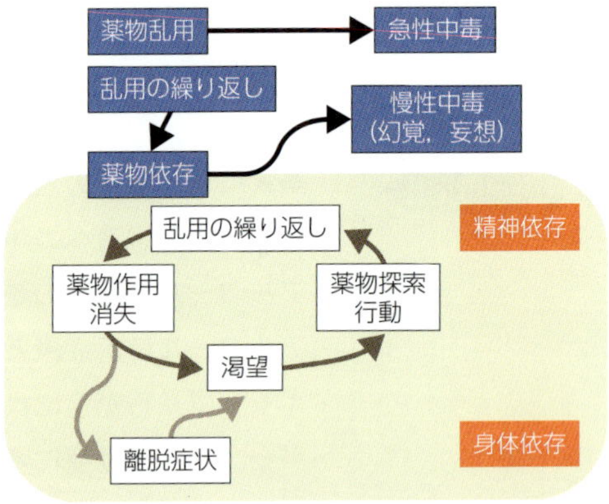

図1 薬物乱用から薬物依存（精神依存・身体依存）の形成
(内閣府[1] より)

2）疫学と発生要因

- 物質乱用やその他の物質関連症は，脳の報酬系を直接活性化する薬物によってもたらされる快感を求めて使用することで発生する．わが国の薬物生涯経験率は諸外国と比較すると低いものの，大麻1.4％（使用者人口133万人），有機溶剤1.1％（使用者人口104万人），覚せい剤0.5％（使用者人口50万人），コカイン0.3％（使用者人口26万人），違法ドラッグ0.2％（使用者人口22万人），MDMA 0.2％（使用者人口15万人）と報告されている[3]．

3）一般的な医学的治療と社会的支援

- 薬物による離脱症状が顕著な場合は，医療機関で薬物中毒・離脱症状の治療または，依存症と関連する精神疾患および身体疾患などの治療が必要となる．これらの症状が治まってから，薬物使用症の治療が始まる．薬物への渇望を抑制する治療薬はないため，薬物を摂取しない生活を継続することが重要である．そのため薬物使用症からの回復プログラムに参加することが重要である．その後，地域の回復支援機関（精神保健福祉センター，リハビリテーション施設，自助グループ，民間相談機関，福祉事務所など）も利用して，薬物に依存しない生活へとつなげていく．
- 薬物使用症からの回復には，依存症に対する正しい知識を習得したうえで，薬物使用

物質使用症

での健康の問題（性格の変化），家族の問題（家庭崩壊），対人関係の問題（友人知人からの孤立），社会生活上での問題（職務能力の低下），社会全体の問題（治安の悪化）などの再発防止に向けたホリスティックアプローチが重要である．

- 医療機関によって依存症治療のプログラム内容やその充実度は異なるが，これらのすべてを医療の枠組みの中で行うのは困難なため，長期的な回復を支える地域資源として，下記5つがある．
- **精神保健福祉センター**：主な役割は，依存症・治療機関に関する情報提供およびケースワーク，家族のための教育プログラム，依存症者本人や家族に対する個別相談，依存症に関連する研修や勉強会などの開催である．
- **リハビリテーション施設**：依存症者本人のための回復施設（入所・通所）であり，当事者（依存症の経験をもつ仲間）がスタッフとして後続の仲間の回復を支援している．プログラムの中心は「12ステップ」[4]を用いたグループ・ミーティングである．
- **自助グループ**：当事者による自助組織であり，ナルコティクス・アノニマス（NA）などがある．全国各地で「12ステップ」を用いたグループ・ミーティングを実施している場合が多い．依存症者の家族を対象にしたグループとしてNar-Anon（ナラノン）などが活動している．
- **民間相談機関**：依存症・治療機関に関する情報提供，ケースワークならびに依存症者本人および家族を対象とした個別相談，各種集団療法などが行われている．
- **福祉事務所**：生活保護に関する相談を行っている[5]．

2. 物質使用症の臨床像

1）急性期の臨床像

- 依存行動を止めようとすると，アドレナリンが放出され，不安感が高まり，行動を止めることが難しくなる．依存行動が止まらない原因は，依存を引き起こす薬物を摂取した際にドーパミンが異常に放出されるためである．長期間かけて形成されたこれらの依存行動に対し，急性期では，薬物が心身機能に与えたダメージを回復させることが重要である．まずは薬物の離脱症状からの回復に努めるが，それに伴い脳内物質が低下することで自律神経の過活動や不眠，焦燥感，不安感が顕著になる．健康的な生活習慣の維持とともに，栄養を十分に摂取し生活リズムを整えることが重要である．

2）回復期の臨床像

- 心身機能の回復が進み，薬物摂取をやめて半年以上が経過すると，薬物への渇望が軽減し，生活の中で余裕をもって行動できるようになる．この段階から患者自身が入院前の依存行動を振り返ることが重要になる．依存行動のプロセスでは「人」「場所」「もの」「時間」，そして「ストレス（退屈，不安，怒りなど）」が引き金となり，その後，依存行動でメリットを感じることで行動が正当化されていく．そのためストレスへの対処法として薬物を使用していることを患者自身が理解し，行動のプロセスに介入し

▶ナルコティクス・アノニマス：Narcotics Anonymous（NA）

ていくことが重要である.

3）生活期の臨床像

- 規則正しい生活を送り，学校や仕事，自助グループなどを通じて，健全な社会生活を実現する時期である．さまざまな経験を通じて自分の限界を知り，自身が病気であることを受け入れる．また，これまでの価値観を見直し，生きる目標や希望をもつことが重要である．ときに薬物を再摂取してしまうこと（スリップ）もあるが，その都度，経験を振り返り，断薬を目指した取り組みについて支援者と共に考え，実践することが大切である．

3. 物質使用症の作業療法

1）作業療法の役割

- 作業療法の役割は，さまざまなプログラムを勧め，活動や集団の性質に応じた非言語的な作業活動を通じて対象者の特性を伝えることである．作業療法は健康的な側面を含め幅広く評価することができる．患者が楽しんだり，リラックスしたりする中で自分自身をみつける機会となる．作業活動を通じて非言語で人とつながる体験をもつことで，孤独からの解放，他者を介しての自己の客観化，人間関係の習得に役立てることができる．これは作業療法が多様なアプローチを行える利点といえる．
- 一方で，作業活動を通じて自己承認を得るために，過剰に取り組んでしまうこともある．自己承認のための努力や気遣いではなく，薬物使用に至る自身の行動を振り返る機会としたい．
- 作業活動は，相互の役割を明確にし，行動を具現化するため，言語を主媒介とする手段より相互の心理的距離が維持しやすい[6]．その特徴を活かし，これまで言語ベースでの介入が難しかった対象者ともつながることができるプログラムを重視する．
- 作業は時間を構成し，生活を構造化するもので人生に意味をもたらす個人特有のものである．依存行動を作業として捉え理解する必要がある．作業の形態を分析し，作業が心身機能に及ぼす影響，行っている作業の価値を検討することが重要である．特に薬物使用症支援でのポイントは両価性（相反する思い：やめたいけどやめたくない，相談したいけど相談したくない）を理解することであり，依存行動を1つの作業として捉えかかわることが重要である．

（1）薬物使用症患者とのかかわり方

- 薬物使用症患者は対人関係で問題を抱えることが多い．たとえば「自己評価が低く，自信がもてない」「人を信じられない」「本音を言えない」「見捨てられる不安が強い」「孤独で寂しい」「自分を大切にできない」などの特徴をもつことが多い．
- 人に安心して相談したり正直な思いを話したりすることができないため，薬物によって気分を変え続けた結果，依存症となる．そのため，依存症患者には「人に癒されず生きにくさを抱えた人の孤独な自己治療」という視点が重要である．
- 薬物使用症患者への望ましい対応を表2に示す．これはあらゆる精神疾患の患者に対して心がけることであるが，依存症患者はトラブルを起こしやすく，指示に従わない

物質使用症

ことがしばしば認められる．よって，依存症の特徴を知り，対象者に苦手意識や陰性感情をもたずに信頼関係を築くことが重要である．

- 作業療法士に求められるスキルとしては，薬物使用症患者への共感，提案すること，叱責ではなく懸念が伝えられることが基本になる．信頼関係が築けて，人から癒されるようになった場合，対象者は薬物を必要としなくなる[6]．

(2) 薬物使用症患者の家族とのかかわり方

- 薬物使用症患者の家族への支援も重要である．その目的は，①患者自身が治療につながり回復する，②患者の問題行動が軽減する，③家族が健康を取り戻すことを達成することである．家族は本人の回復のための最も重要な資源である．
- 周りが引き金にならないようにアイメッセージ（相手の行動を指摘する前に自身の気持ちを伝える）や，できていることを伝える．家族は患者の依存行動を何としてでも変えようとするのではなく，自身をいたわり生活をないがしろにしないことで，家族の生活が安定することが大切である．

2）検査・測定および評価尺度

(1) DAST（Drug Abuse Screening Test）-20

- Skinner（スキナー）らによって開発された薬物乱用のスクリーニングツールである．面接・自記式のどちらでも測定可能な評価尺度であり，測定に要する時間は5分程度と簡便である．
- 使用薬物の種類，使用期間，使用頻度を問わず評価することができ，精神依存のみならず，多剤乱用，社会的問題，医学的問題，治療歴など患者が抱える問題を多角的に評価する．わが国では2003年に鈴木らがDAST-20日本語版を発表し，嶋根ら[7]が信頼性と妥当性を報告している．
- DAST-20は全20項目の質問に対して，過去12か月間に経験があれば「はい」，経験がなければ「いいえ」に〇を付ける．注意事項には薬物使用が定義されており「①覚せい剤や大麻などの違法薬物を使うこと，②ハーブなどの違法ドラッグを使うこと，③乱用目的で処方薬や市販薬を使うことを薬物使用」と定義している．ただし飲酒は薬物使用に含めない．

3）作業療法目標の考え方

- 作業療法を含む集団精神療法が好まれる背景には，防衛機制（否認）の打破，自己を洞察し回復の動機付けを得られる（同じ病気の仲間の発言や助言が共感を得やすく，治療の中で主体的になることが期待できる）ことがある．作業療法プログラムでは運動療法やストレスマネジメント，手工芸，生活習慣への介入が行われている．これらは薬物依存の治療目標を達成するために実施される．

表2　薬物使用症患者への望ましい対応

- 患者一人ひとりに敬意をもって接する
- 患者と対等の立場にあることを常に自覚する
- 患者の自尊感情を傷つけない
- 患者を選ばない
- 患者をコントロールしようとしない
- 患者にルールを守らせることにとらわれすぎない
- 患者との1対1の信頼関係づくりを大切にする
- 患者に過大な期待をさせず，長い目で回復を見守る
- 患者に明るく安心できる場を提供する
- 患者の自立を促すかかわりを心がける

（成瀬，2009[6] より）

4）作業療法プログラム

- 米国薬物乱用研究所は依存症治療の原則を，①長く継続すること（長く治療を継続することで良好な転帰が得られる），②頻繁に実施すること（週2回以上，理想は週4回の外来治療が有効），③否認や抵抗と闘わないこと（治療を受けたい気持ち，治療を受けたくない気持ちの両価的感情に共感する態度が重要），④主体的な治療意欲は絶対条件ではない（治療意欲が不十分であっても一定の効果を認める），としている．

- 上記の原則を参照して松本らが開発したのがSerigaya Methamphetamine Relapse Prevention Program（SMARPP）で，8週間，全21回行うプログラムである．週3回の外来治療として2回は認知行動療法を採用した再乱用防止スキルトレーニング，1回はグループミーティング，週1回の尿検査の実施を基本としている．セッションを無断欠席した参加者には，「次回の参加を待っている」と連絡をする．さらに，「薬物を使わないこと」よりも「治療を続けていること」を支持し，治療の継続率を高めるために和やかで気楽な雰囲気を重要視する．このプログラムは治療の脱落率，期間中の断薬率が高いとの結果が得られ，全国の依存症治療を行っている病院でのプログラムとして普及している．

- 作業療法のプログラムではセルフケア，遊び，仕事，休息のバランスが健康な生活につながる．薬物使用症患者はこのバランスが乱れていると考え，セルフケアを中心とした作業を通じた体験から自身の回復を実感できるようなプログラムも試行されている[8]．

- その他に精神科作業療法でよく用いられているプログラムとして，運動，調理，手工芸などの取り組みがある．

5）禁忌事項

- 物質使用症の治療目標は継続した断酒・断薬であり，非合法薬物に関しては唯一の治療目標となる（表3）．合法物質使用症の場合は，使用量低減も目標になり得る．また，より安全性が高く依存性が低い物質への代替えも考慮するとよい．

6）シームレスな作業療法提供のための連携のあり方

- 厚生労働省は薬物使用症を含む依存症対策について，各地域における医療体制や相談体制の整備を推進するとともに，地域支援ネットワークの構築，依存症全国拠点機関による人材育成・情報発信や，依存症の正しい理解の普及啓発などを総合的に推進している．さらに薬物使用症は違法行為による刑事施設収容とかかわることから，法務省および厚生労働省は，2015（平成27）年に策定された「薬物依存のある刑務所出所者等の支援に関する地域連携ガイドライン」に基づき，保護観察所と地方公共団体や保健所，精神保健福祉センター，医療機関その他関係機関とが定期的に連絡会議を開催するなどして，地域における支援体制の構築を図っている．

- 作業療法は薬物使用症患者への支援の流れの中の一部分（医療機関における治療）を担っており，作業療法場面で見せる行動特性を評価し，情報提供していくことが重要な役割といえる．

アルコール使用症

表3　物質使用症および使用症の治療目標に関する一般的推奨事項

・物質使用症の治療目標は，継続した断酒・断薬であり，これが最も安全な目標である.
・特に非合法薬物に対する依存症や有害な使用の場合には，断薬が唯一の治療目標である. もし合法であっても，法的に摂取禁止が推奨されている場合（たとえばアルコール依存症に伴い飲酒運転を繰り返す）には，それに従う.
・アルコールや処方薬など合法物質使用症については，使用量低減も治療目標になり得る. また，後者については，より安全性の高いまたは依存性の低い物質への代替えも考慮する.
・治療目標設定に関しては，物質使用を続けた場合，止めた場合，減らした場合のメリットや問題点を患者に十分に説明し，同意を得て設定する.
・依存症では治療の継続が重要である. したがって，目標をめぐって治療からドロップアウトする事態は避けなければならない. たとえば，患者が物質使用低減を主張するのであれば，それを目標にしてドロップアウトを避ける選択肢もある. その場合，当面の目標を低減にして，上手くいかなければ断酒・断薬に切り替える方法もある.
・依存症まで至っていない合法物質の有害な使用ケースについては，患者本人が断酒・断薬を望む場合，またはその他特別な事情がない限り，使用量低減を治療目標にする.
・治療目標は，単に断酒・断薬や物質使用の低減にとどまらず，それによってもたらされる身体的・精神的健康状態や社会的機能の改善にあることも患者に理解してもらう.

（新アルコール・薬物使用障害の診断治療ガイドライン作成委員会（監修），樋口　進・齋藤利和・湯本洋介（編）：新アルコール・薬物使用障害の診断治療ガイドライン. p18，新興医学出版社，2018 より）

アルコール使用症

- アルコール使用症でポイントとなる用語を以下に示す.
- **依存**：身体依存を伴うもしくは伴わない，物質の反復的使用を指す. 身体依存とは，反復的に投与された薬物によって引き起こされた変化した生理状態で，物質の使用を中断すると特殊な症候群を起こす.
- **耐性**：反復使用するうちに物質の効果が減弱する現象や，その結果以前と同等の効果を得るために使用量が増える現象.
- **離脱**：長期間定期的に使用した薬物・物質の使用中断もしくは使用量の減少で発生する物質特異的な症候群. 思考，感情，および行動に障害をきたすような心理的変化に加え，生理的な徴候や症状を呈する症候群で，離脱症症候群，離脱症候群，もしくは中断症候群とよばれる.
- **共依存**：依存症者の行動に影響を与えるまたは与えられる家族員を意味する用語（例：酒を購入する現金を提供する）. 乱用者の嗜癖行動を助長するような人を表すイネイブラー（enabler）という用語にも関連する. また，家族が嗜癖を身体的・精神医学的疾患として受容することを回避することや，物質を乱用していることもイネイブリングに含まれる.

1. アルコール使用症の概要

1）疾患特性

- アルコール使用症は，アルコールを摂取することで離脱，耐性，渇望といった一群の

16章 物質関連症および嗜癖症群

表4 **アルコール使用症の診断基準**

アルコールの問題となる使用様式で，臨床的に意味のある障害や苦痛が生じ，以下のうち少なくとも2つが，12か月以内に起こることにより示される．
- (1) アルコールを意図していたよりもしばしば大量に，または長期間にわたって使用する．
- (2) アルコールの使用を減量または制限することに対する，持続的な欲求または努力の不成功がある．
- (3) アルコールを得るために必要な活動，その使用，またはその作用から回復するのに多くの時間が費やされる．
- (4) 渇望，つまりアルコール使用への強い欲求，または衝動
- (5) アルコールの反復的な使用の結果，職場，学校，または家庭における重要な役割の責任を果たすことができなくなる．
- (6) アルコールの作用により，持続的，または反復的に社会的，対人的問題が起こり，悪化しているにもかかわらず，その使用を続ける．
- (7) アルコールの使用のために，重要な社会的，職業的，または娯楽的活動を放棄，または縮小している．
- (8) 身体的に危険な状況においてもアルコールの使用を反復する．
- (9) 身体的または精神的問題が，持続的または反復的に起こり，悪化しているらしいと知っているにもかかわらず，アルコールの使用を続ける．
- (10) 耐性，以下のいずれかによって定義されるもの：
  - (a) 中毒または期待する効果に達するために，著しく増大した量のアルコールが必要
  - (b) 同じ量のアルコールの持続使用で効果が著しく減弱
- (11) 離脱，以下のいずれかによって明らかになるもの：
  - (a) 特徴的なアルコール離脱症候群がある．
  - (b) 離脱症状を軽減または回避するために，アルコール（またはベンゾジアゼピンのような密接に関連した物質）を摂取する．

〔日本精神神経学会（日本語版用語監修），髙橋三郎，大野　裕（監訳）：DSM-5-TR精神疾患の診断・統計マニュアル．pp535-536，医学書院，2023より〕

行動的，身体的症状が生じる．診断基準を**表4**に示す．

- アルコール使用症の中心となる特徴は「アルコールを使用したい」という，しばしば強く，ときに抵抗できない強い欲望（渇望）であるとされる．つまり，依存症候群の中核は渇望であり，それに伴う依存を理解するうえで身体依存，精神依存，耐性を理解する必要がある．耐性はp273を参照．
- **身体依存**とはアルコールをやめたときに身体的障害が起こることで，この身体症状を禁断症状，あるいは離脱症状という．
- **精神依存**とは不快を避けたり，快楽を求めたりするために物質の使用を求める精神衝動．
- アルコール依存に関連する問題はアルコール関連問題として捉えられる．アルコール使用症は長年のアルコール摂取によって生じる健康面の障害である．アルコール使用症による中核症状として身体面の変化，行動面の変化，精神面の変化が起こる．
- アルコールの飲酒停止から起こる離脱症状は早期症候群（小離脱）と後期症候群（大離脱）に分類される（**表5**）．早期症候群（小離脱）は飲酒停止から48時間以内に認める症状で軽い焦燥，不安，手指振戦，不眠，嘔気・嘔吐などがある．後期症候群（大離脱）は飲酒停止後72～96時間にピークを認める症状で自律神経系過活動，精神運動興奮，失見当識，意識障害，感覚・知覚障害などがある．

2）疫学と発生要因

(1) 疫　学

- 厚生労働省の患者調査では，現在継続的に医療を受けているアルコール使用症の患者

アルコール使用症

表5 アルコール離脱症状 早期症候群（小離脱）と後期症候群（大離脱）

臨床像	早期症候群（小離脱）	後期症候群（大離脱）
症状または徴候	軽い焦燥，不安，手指振戦，不眠，嘔気・嘔吐	自律神経系過活動，精神運動興奮，失見当識，意識障害，感覚・知覚障害
飲酒停止後から発現までの時間	0〜48時間	24〜150時間
症状のピーク	24〜36時間	72〜96時間
重症度	軽度	生命の危険にさらされることもある
けいれん発作	あり，6〜48時間	なし

数の推計値は1999年が4.4万人であったのに対し2014年には6.0万人となっており，増加傾向にある．なお，医療機関で治療を受けていないアルコール使用症患者もいることが推定されている．

(2) 発生要因と予後予測

- アルコール依存の発生には①精神依存，身体依存，耐性形成，②人格要因，③環境要因が関係する．
- 慢性的な多量飲酒によって合併する臓器障害に注意が必要である．特に消化管病変は，食道や胃・十二指腸にとどまらず，小腸にまで出血性びらんや潰瘍などの病変を直接惹起する．また，下痢や吸収障害などが臨床上しばしば経験される．肝障害については，アルコール過飲によりまず脂肪肝が惹起され，その後連続多量飲酒を繰り返すと，約10〜20%にアルコール性肝炎が発症する．肝炎が重症化せずに長期に多量飲酒をすると緩徐に肝の線維化が進み，アルコール性肝線維症からアルコール性肝硬変に至る．急性膵炎の34%，慢性膵炎の約70%の原因を多量飲酒が占める．
- 習慣的な多量飲酒は高血圧症の原因となり，虚血性心疾患，心筋症，不整脈，脳血管障害などの危険因子にもなる．

3) 一般的な医学的治療と社会的支援

- 『新アルコール・薬物使用障害の診断治療ガイドライン』ではアルコール依存症※の治療目標の原則は「断酒」としながらも，重度のアルコール依存症※であっても断酒に同意しない場合は，まずは「飲酒量低減」を治療目標にすることも考慮することが推奨事項として示された（表6）．

2. アルコール使用症の臨床像

1) 急性期の臨床像

- アルコールを断った後の離脱症状とその症状遷延には注意が必要である．軽い自律神経障害の状態が長く続き，作業遂行時には睡眠障害，イライラ感，易怒性などが作業能力を低下させ，対人トラブルになる．また，集中力・判断力の低下などの認知機能障害を把握し，行動変容が重要である．

※『新アルコール・薬物使用障害の診断治療ガイドライン』での表記にそろえた（ICD-10での呼称）．

表6　アルコール依存症の治療目標に関する推奨事項

・アルコール依存症の治療目標は，原則的に断酒の達成とその継続である.
・重症のアルコール使用症や，明確な身体的・精神的合併症を有する場合，または，深刻な家族・社会的問題を有する場合には治療目標は断酒とすべきである.
・上記のようなケースであっても，患者が断酒に応じない場合には，まず説得を試みる. もし，説得が上手くいかない場合でも，そのために治療からドロップアウトする事態は避ける. 1つの選択肢として，まず飲酒量低減を目標として，上手くいかなければ断酒に切り替える方法もある.
・軽度の依存症[*1]で明確な合併症を有しないケースでは，患者が断酒を望む場合や断酒を必要とするその他の事情がない限り，飲酒量低減も目標になり得る.
・理想的には，男性では1日平均40g以下の飲酒，女性では平均20g以下の飲酒が飲酒量低減の目安になる. [*2]
・上記目安にかかわらず，飲酒量の低下は，飲酒に関係した健康障害や社会・家族問題の軽減につながる.

[*1]　依存症の重症度に関する統一的見解はない. ICD-10の診断項目を満たした数やAUDIT（Alcohol Use Disorders Identification Test）の点数などが参考になる.

[*2]　この目安は，厚生労働省による第二次健康日本21の「生活習慣病のリスクを上げる飲酒」の基準をもとに作成した.

(新アルコール・薬物使用障害の診断治療ガイドライン作成委員会（監修），樋口　進・齋藤利和・湯本洋介（編）：新アルコール・薬物使用障害の診断治療ガイドライン. p18，新興医学出版社，2018 より)

2）回復期の臨床像

（1）回復期前期

- 回復期前期は基礎体力を含む身体機能回復が治療の中心となる.
- 作業療法導入時に，離脱症状が消退していても，睡眠障害・自律神経障害・筋症状などが遷延している. 作業療法時は怪我の防止に十分配慮が必要である. 心身のストレスに対する耐性が低く，些細なことで対人関係のトラブルを起こしやすい.

（2）回復期後期

- 退院後の生活のため社会的治療を行う時期となる.
- 身体機能回復が進むと「自分はアルコール使用症ではない」といった第1の否認に伴って過剰な頑張りや作業療法士に対する従順さが認められる. さらに「自分はアルコールさえ飲まなければ，何の問題もない」といった第2の否認に伴い，他患者の作業活動を指導するなどの行動が認められる. 第1の否認，第2の否認とその対処について表7に示す. この時期のアルコール使用症患者への態度は作業療法でのルールを示して一定の距離をもち観察することが重要である.
- 特にアルコール使用症は心身機能障害による本人の問題にとどまらず，対人関係の問題が大きく，特に本人を取り巻くネットワークの問題が大きいと指摘されている[9]. そのため，作業療法ではアルコール使用症患者の活動制限と参加制約に注目することが重要である.

3）生活期の臨床像

- アルコール使用症患者は，飲酒による繰り返しの失敗から，本人はもとより家族や治療者を含めた周囲の人々が治療意欲を喪失している. 退院し，地域生活を送り仕事をする中でのストレスが再飲酒につながることを念頭においたかかわりが重要である.

アルコール使用症

表7 アルコール使用症の否認とその対処

種　類	説　明	対　処
第1の否認 （治療初期に出現）	飲酒問題が存在することを否認する.	教育的・啓発的アプローチにより「①アルコール使用症であること」「②断酒の必要性」の認識を促し断酒の動機付けとする.
第2の否認 （ある程度，断酒が継続できた時期に出現）	飲酒問題以外の問題を否認する（対人関係や不適応は飲酒のせいで，断酒すればすべての問題は解決されると考える）.	①治療者・患者関係の中で明確になるので，適切な心的距離を保つ. ②転移・逆転移に配慮し，抱え込んだり，突き放したりしないで安定した情緒ケアを行う. ③自律と依存という発達の課題を理解する. 〈失敗を招きやすい態度〉 　①もたれかかりの過度の受容 　〔しがみつき，試し行動，アクティングアウト（行動化）など〕 　②治療者のひきこもり 　（無理な頑張り，つっぱり，再飲酒など）

3. アルコール使用症の作業療法

1）作業療法の役割

- アルコール使用症の治療は，作業療法だけで完結するのではなく，アルコールリハビリテーションプログラム（ARP）などのプログラムを医療メンバーとして担当する.

- 急性期の心身機能を回復させることのみにとどまらず，社会生活機能の状態を作業活動において認められる言動と行動から評価し，飲酒行動の修正を目的とする情報提供を行う.また作業活動から現実検討を促し，断酒に対する動機付けを高める役割がある.

- 小砂らはARPの作業療法について対象者の視点からアンケート調査を行い，患者は作業療法が①定期的な実施，②他者との交流，③気分転換といった入院生活継続の助けとなる側面，④心身機能への気付きという現実に向き合う機会と捉えていることを報告している[10].

2）検査・測定および評価尺度

(1) CAGE（Cut down, Annoyed by criticism, Guilty feeling, Eye-opener）（表8）

- CAGEはアルコール使用症をスクリーニングする検査であり，4項目中の2項目に該当した場合にアルコール使用症が疑われる.

- プライマリ・ケアでCAGEを用いて多量飲酒者を同定することを目的とした場合，2項目以上を陽性とすると，敏感度は21～94％，特異度は77～97％と報告されている[11].

(2) AUDIT（The Alcohol Use Disorders Identification Test）

- AUDITは世界保健機関（WHO）が作成したアルコール関連問題の評価で，最もよく用いられているスクリーニングテストである.

- 過去1年間の飲酒に関する10の質問で構成されており，3つの領域について評価する.

▶アルコールリハビリテーションプログラム：Alcohol Rehabilitation Program（ARP）

表8　CAGE（Cut down，Annoyed by criticism，Guilty feeling，Eye-opener）

1	飲酒量を減らさなければならないと感じたことがありますか
2	他人があなたの飲酒を批判するので気に障ったことがありますか
3	自分の飲酒について悪いとか申し訳ないと感じたことがありますか
4	神経を落ち着かせたり，二日酔いを治すために「迎え酒」をしたことがありますか

表9　アルコール使用症の回復段階（断酒からの時間）に応じた目標

	急性期 （1週間以内）	回復期前期 （1週間～1か月以内）	回復期後期 （1～2か月）	社会生活維持期
作業療法の目的	・基礎体力の維持・回復 ・認知機能障害の回復 ・感覚運動機能の回復 ・廃用症候群の防止	・疾病や生活機能における強みの理解と教育 ・ものの操作能力や体力回復 ・セルフケアの自立 ・活動と休息のバランスなど生活リズムの獲得 ・知識の応用能力の回復 ・課題遂行能力の回復（課題や日課の遂行，ストレスへの対処など）	・家事などのIADL ・良好な対人関係の回復（集団内での人間関係，場面適応，役割行動の獲得） ・就労など経済的自立の獲得 ・自助グループなど社会資源の利用の獲得 ・レクリエーション・レジャーの獲得	・社会・日常生活の維持と不安の軽減に相談・支援 ・家族関係など対人関係の必要に応じた相談・支援

各項目の回答に従って0～4点の点数が付与されており，日本では15点以上だとアルコール使用症の疑いがあると考えられている．

3）作業療法目標の考え方

- ARPなどのプログラムやクリニカルパスの進行に準じて介入目標を設定する．作業療法の目標を表9に示す．

4）作業療法プログラム

- アルコール使用症の作業療法プログラムの流れを表10に示す．
- 導入時には体力向上を目指した身体運動，創作的作業を中心に行い，徐々に対人交流を増やし，心理教育的なかかわりにつなげ，社会生活維持期には相談を中心に日常生活と対人関係上の不安を把握していくことが作業療法プログラムの流れである．

（1）急性期

- 急性期は作業療法のオリエンテーションで作業療法で行う治療の説明と理解を得る．
- 身体機能と認知機能の回復を目指した作業活動を導入する．身体機能へのアプローチは散歩，軽スポーツ，体力測定などを行い，作業活動は構成的な活動の革細工，木工，創造的な作業活動である陶芸，絵画，身体運動を伴う園芸などを行う．

（2）回復期前期～回復期後期

- 急性期から継続した作業活動を通じたアプローチ，心理教育的アプローチは疾病教育，

アルコール使用症

表10　アルコール使用症の作業療法の支援内容

急性期 （1週間以内）	回復期前期 （1週間～1か月以内）	回復期後期 （1～2か月）	社会生活維持期
・作業療法のオリエンテーション ・身体機能と認知機能の回復を目指した作業活動の導入	・心理教育的アプローチ ・作業活動を通じたアプローチ ・対人関係改善に向けたアプローチ	・生活障害に対するアプローチ ・断酒へのアプローチ ・断酒優先の就労へのアプローチ ・家族へのアプローチ	・日常生活の把握と相談支援（買い物，調理状況，金銭管理など） ・就労状況の把握と相談支援 ・対人関係上の不安の把握と相談支援（家族，友人，職場の人間関係など）

断酒教育，ミーティングを実施する.
- 対人関係改善に向けたアプローチは，コミュニケーション能力を高める社会生活スキルトレーニング（SST），集団活動を用いた仲間作りを実施する.

（3）社会生活維持期
- 飲酒のきっかけになる日常生活・就労状況・対人関係上の不安などのストレスと対処方法の確認を行い，断酒継続を支援する.

5）留意事項
- アルコール使用症の治療目標は断酒であるが，患者が断酒に応じない場合がある．そのような場合でも治療自体からドロップアウトしてしまうことを避けるために，1つの選択肢としてアルコール摂取量の低減を目標とする場合がある.

（1）離脱症状治療後
- 離脱症状治療後は精神的に不安定で，易怒的傾向，不安，イライラ，落ち着きのなさを示すことが多い．これらを理解して受容的な対応を要する.
- 長期の飲酒生活による栄養障害，体力低下，運動機能障害，廃用症候群などのため，足がもつれたり，骨折したりしやすい．加えて集中力の低下や知的機能の低下がみられ，運動を用いた作業療法やレクリエーション，スポーツの場面で事故を起こしやすい．十分に準備体操をしたうえで無理のない活動から始めることが望ましい.
- 身体機能に対するイメージは健全な頃のままで，気持ちは張り切っていても運動機能はそれに応じられないので，評価は十分に行い，活動種目の選択や導入には配慮する.

（2）回復期前期
- 回復期前期は病識が乏しいことが多く，治療や集団活動に対する不満や感情的行動を表出するが，そのときには断酒への動機付けのために本人なりの気付きを生じさせるように対応する.

6）シームレスな作業療法提供のための連携のあり方
- アルコール使用症の支援における連携は医療を中心としたネットワークと地域での各機関のネットワークを構築して行う（図2）．これによりアルコール問題だけでなく，

▶社会生活スキルトレーニング：Social Skills Training（SST）

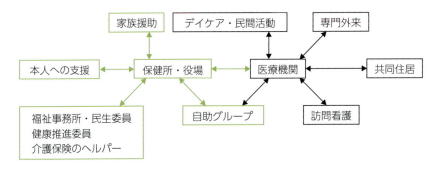

黒色の枠：医療を中心としたネットワーク
緑色の枠：地域の各機関を中心としたネットワーク
図2 アルコール使用症の地域ネットワーク

- アルコール依存の問題に起因する活動制限・参加制約，環境因子に働きかけ，幅広く当事者の生活を支援していくことができる．
- クライエント・家族レベルとの連携，専門職間レベルの連携，組織レベルの連携，組織レベルの連携，環境レベルの連携に分けて連携の促進要因と阻害要因を理解する必要がある．

ギャンブル行動症

1. ギャンブル行動症の概要

1）疾患特性
- 近年，ギャンブル行動症（Gambling Disorder：GD）は物質使用症の特徴である**渇望，離脱，耐性**といった臨床症状を認め，DSM-5-TR では嗜癖症群として分類されている（表11）[2]．
- 物質依存と共通した項目以外にもギャンブル依存は**深追い**という特徴的な症状を認める．

2）疫学と発生要因
- わが国の GD に関する調査によると，2017 年度に実施された全国調査で SOGS（The South Oaks Gambling Screen）が 5 点以上となり生涯で GD が疑われたのは，約320 万人〔3.6％（男性 6.7％，女性 0.6％）〕であり，男性で多い[12]．また，2017 年の時点で日本国内に約 70 万人の GD 患者がいたと推定された．なお，米国の生涯有病率は 0.4〜0.6％，イギリスで 0.6〜0.9％，香港で 1.8％となっており，各国と比較しても日本の有病率の高さが目立つ[13]．
- GD は精神疾患の併存率が **74.8％**との報告もあり，**物質使用症，うつ病，不安症**が多いことが報告されている[14]．
- さらに GD は家族関係の悪化，破産や物件の差し押さえ，クレジットカードの不履行など生活するうえでの環境が悪化し，高血圧，不眠，抑うつ，自殺などの心身機能の

ギャンブル行動症

表11　DSM-5-TR によるギャンブル行動症の診断基準

A. 臨床的に意味のある機能障害または苦痛を引き起こすに至る持続的かつ反復性の問題賭博行動で，その人が過去 12 か月間に以下のうち 4 つ（またはそれ以上）を示している.

(1) 興奮を得たいがために，掛け金の額を増やして賭博をする必要.

(2) 賭博をするのを中断したり，または中止したりすると落ち着かなくなる，またはいらだつ.

(3) 賭博をするのを制限する，減らす，または中止するなどの努力を繰り返し成功しなかったことがある.

(4) しばしば賭博に心を奪われている（例：過去の賭博体験を再体験すること，ハンディをつけること，または次の賭けの計画を立てること，賭博をするための金銭を得る方法を考えること，を絶えず考えている）.

(5) 苦痛の気分（例：無気力，罪悪感，不安，抑うつ）のときに，賭博をすることが多い.

(6) 賭博で金をすった後，別の日にそれを取り戻しに帰ってくることが多い（失った金を"深追い"する）.

(7) 賭博へののめり込みを隠すために，嘘をつく.

(8) 賭博のために，重要な人間関係，仕事，教育，または職業上の機会を危険にさらし，または失ったことがある.

(9) 賭博によって引き起こされた絶望的な経済状況を免れるために，他人に金を出してくれるよう頼む.

B. その賭博行為は，躁病エピソードでは上手く説明されない.

重症度　軽度：4 〜 5 項目の基準に当てはまる，中等度：6 〜 7 項の基準に当てはまる，重度：8 〜 9 項目の基準に当てはまる.

〔日本精神神経学会（日本語版用語監修），髙橋三郎，大野　裕（監訳）：DSM-5-TR 精神疾患の診断・統計マニュアル．pp642-643，医学書院，2023 より〕

低下を認める．総じて生活の質（QOL）は低下する傾向にある [15].

3）一般的な医学的治療と社会的支援

- GD は治療を求めて医療機関を受診する者は数％であるといわれ，トリートメントギャップ（本来治療が必要であるにもかかわらず，治療にかかわっていないこと）が生じやすい疾患であることが指摘されている [12]．受診の阻害要因は自分で解決したいという希望，自分で解決できるという信念であり，ギャンブルへの欲求を制御できているという認識（制御妄想）を抱いている患者が非常に多い.

- GD は慢性化する傾向があり，以下に示すような 4 段階の経過を辿る [16].

- **第 1 段階**：勝利期．勝ちで終わり，患者をギャンブルにつなぎとめる．通常，女性は問題からの逃避行動としてギャンブルを行う.

- **第 2 段階**：進行型の損失期．ここでは，患者はギャンブルを中心として自分の人生を構築する．大きなリスクを背負い，有価証券を現金化し，優れたギャンブラーから金銭を借り，仕事を無断欠勤する．そして失職するようなギャンブラーに移行する.

- **第 3 段階**：自暴自棄の時期．患者は気が狂わんばかりに大金をかけてギャンブルを行い，借金を返済せず闇金融に手を出すようになり，不渡小切手を書くなどして使い込みを行うことさえある.

- **第 4 段階**：失望期．負けが決して戻ってこないことを受け入れるが，ギャンブルによって刺激あるいは興奮が得られるのでギャンブルは続ける．GD が最終段階に到達するまで最大で 15 年程度を要するが，この段階に入ると 1 〜 2 年以内に患者は完全に堕落してしまう.

2. ギャンブル行動症の臨床像

1）物質使用症との共通点

- GD は物質使用症との共通点が指摘されている．神経基盤の共通点として衝動性の抑制系の障害として反応抑制課題の際の前頭前野の活動低下，報酬と罰への感受性として線条体や前頭前野の活動性の低下が報告されている[17]．さらに物質依存と同様にギャンブル行動にかかわる手がかり刺激で辺縁系の活動上昇が報告されている．

- 臨床像ではギャンブル以外の事柄には無関心で，いざギャンブルをやめようとしても移行対象の設定が難しく，結局は再開してしまうという悪循環に陥ることが多い．

2）ギャンブル行動症の特徴

- GD の特徴的な症状として**深追い**がある．これは負けを取り返そうと，ときに借金までしてよりいっそうギャンブルにのめり込むことである．ギャンブルでの損は少額の負けで終わらせることができず，必要以上にリスクをとり続けてしまう傾向にある．GD はリスクをとる必要がない状況でも，ハイリスクな選択をすることが報告されており，その背景には背外側前頭前野の活動性低下が推定されている[18]．

3. ギャンブル行動症の作業療法

1）作業療法の役割

- GD 患者への作業療法の役割は 3 つある．
- ①現在および過去の役割，習慣，興味，余暇活動，仕事，家事など，ライフスタイル全般の評価．患者の心理状態を見極め，生活リズムの安定を目指す．
- ②患者の変化を促進するために特定の活動を利用すること．これは，ギャンブルが人生に占める位置を理解したり，回復を促進するための特定の活動（例：ストレス管理としてヨガや運動を行うなど）を考えたりすることに関連する．
- ③技能開発．社会的スキル，セルフケア，コミュニケーションスキルなど，特定の欠陥領域を対象に獲得を促す[19]．

2）検査・測定および評価尺度

- GD をスクリーニングする尺度として Lesieur & Blume が開発した South Oaks Gambling Screen（SOGS）がある．GD が疑われる基準点（カットオフ点）は 5 点以上とされている[20]．
- また木戸らは修正日本語版 SOGS（SOGS-J）の信頼性と妥当性を報告している[21]．SOGS-J の得点範囲は 0〜53 点であり，カットオフ点は 13 点である[22]．

3）作業療法目標の考え方

- わが国で GD に特化した作業療法の報告は認められない．物質使用症の治療目標と同様と考えられる．
- GD はしばしば自信過剰であり，どことなくイライラし，活力に満ちていて，金遣いが荒いようである．彼らはしばしば個人的ストレスや不安，抑うつの明らかな徴候を示す[16]．作業療法を含む集団療法では，他者理解と自己理解の相互作用のプロセスで

のギャンブルをコントロールできるという否認の心理が治療標的になる．

4）作業療法プログラム
- GDに対する特別な作業療法プログラムは報告されていない．物質使用症と同様に自助グループ，認知行動療法，家族療法，薬物療法が治療として用いられている．
- GDの自助グループはギャンブラーズ・アノニマスとよばれ，アルコホーリクス・アノニマスと同様の当事者ミーティングで，疾患や自身の脆弱性に気付くことにつなげる．
- 認知行動療法はGDに対するエビデンスが確認されている治療法である．認知行動療法で，いつ，どこで，どれくらい頻繁にギャンブル行動をとっているかを振り返り，ギャンブル行動をする自分自身を客観的に振り返ることができるように促す．しかし，脱落率が高いことが課題である[23]．
- 家族療法は依存症治療において重要な治療法である．ギャンブルで繰り返される借金と家族関係の悪化が深刻になり，受診につながることが多い．家族がGDを疾患として理解し家族関係を修復できることが重要になる．GDを支える家族の患者への接し方を含め指導することが重要である．
- GDを治療する薬物は存在しない．中脳辺縁系のドーパミンを調整するオピオイド作動薬がギャンブルへの欲求を減弱させて，ギャンブル行為を減らす効果が示されているが，あくまで研究段階である．その他，抗うつ薬（SSRI），気分安定剤が処方されることがあるが，GDの中核的な症状に作用するものではない[24]．

5）禁忌事項
- ギャンブルにかかわる手がかり刺激になり得る課題・環境は禁忌である．そのためギャンブルに関連する手がかり刺激になるレクリエーションやギャンブルにかかわる場所に行くことは避ける．

6）シームレスな作業療法提供のための連携のあり方
- 物質依存と同様に医療を中心としたネットワークと地域での各機関でのネットワークを構築して介入・援助することが有効である．特にGDによる多額の借金や家族関係により起こる抑うつや否認に対して，作業療法の場での自己表現や問題解決の機会での本人の特徴を把握し，他職種・他機関へ情報提供することは重要な役割といえる．

臨床実習やOSCEにつながるヒント

- 薬物使用症への作業療法は前述した依存症プロセスとのかかわり方が重要視される．作業療法場面では欲求に対する反応の評価，引き金となる人，もの，時間などの評価が重要である．それを踏まえたうえでアルコール使用症患者と同様に依存行動の行動変容を促す動機付け面接の技法が有用と考えられる．
- 動機付け面接法のプロセスは，Gaging（かかわる），Focusing（焦点化する），Evoking（引き出す），Planning（計画する）という流れで進めていく[9]．動

機付け面接法は来談者中心的要素に方向指向的要素が加わった面接スタイルであり，依存症患者の治療に効果が報告されている[12]．

- 図は Prochaska と DiClemente が提唱する行動変化への動機付けを理論化したものである．アルコール使用症は「酒をやめられない人」ではなく「回復途上にある人」と捉えている．行動変化が無関心期→関心期→準備期→実行期→維持期と 5 つの段階で起こるという仮説に基づいている．アルコール使用症の行動変化を促すうえで参考にされたい．

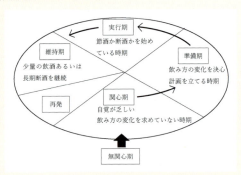

図　Prochaska と DiClemente が提唱する行動変化のステージモデル

- 臨床実習にて GD 患者を担当する機会は少ないことが推測される．他の依存症と同様にギャンブルへの欲求をコントロールできるという否認が中心的な課題になる．自ら進んで治療を受けることが少ない疾患であるため，治療への動機付けや作業活動への振り返りで自身の特徴を理解できるようなフィードバックの機会をもつことが望ましい．

文献

1) 内閣府：ユースアドバイザー養成プログラム：https://warp.da.ndl.go.jp/info:ndljp/pid/12927443/www8.cao.go.jp/youth/kenkyu/h19-2/html/3_2_3.html（2024 年 11 月閲覧）
2) 米国精神医学会（著）高橋三郎，大野　裕（監訳）：DSM-5-TR　精神疾患の診断・統計マニュアル．医学書院，2023．
3) 薬物使用に関する全国住民調査 2022：https://www.ncnp.go.jp/nimh/yakubutsu/report/pdf/J_NGPS_2021.pdf（2024 年 11 月閲覧）
4) 佐藤嘉孝：依存症分野で作業療法士ができること　岡山県精神科医療センターでの取り組み．大阪作業療法ジャーナル，35（2）：87-92, 2022.
5) 江藤節代：薬物依存リハビリテーション施設利用者の回復過程．日精保健看会誌，12（1）：1-10, 2003．
6) 成瀬暢也：薬物患者をアルコール病棟で治療するために必要なこと．日アルコール・薬物医会誌，44：66-77, 2009．
7) 嶋根卓也・他：DAST-20 日本語版の信頼性・妥当性の検討．日アルコール・薬物医会誌，50（6）：310-324, 2006．
8) ウィリアム・R・ミラー，ステファン・ロルニック（著），原井宏明（監訳）：動機づけ面接　第 3 版．pp36-47, 星和書店，2019．
9) 小砂哲太郎・他：コメディカルがアルコール依存症者の自助グループへ参加することの効果と課題．日本アルコール関連問題会誌，20（2）：2018．
10) 小砂哲太郎・他：アルコール依存症入院患者の作業療法に対する満足度調査―初回入院者群と再入院者群の比較―．日本アルコール関連問題会誌，18（1）：2016．
11) Fiellin DA, Reid PG：Screening for alcohol problems in primary care：a systematic review. Arch Intern Med, 160（13）：1977-1989, 2000.
12) 松下幸生：ギャンブル依存とストレス．ストレス科学研究，33：3-9, 2018．
13) Potenza MN, Balodis IM, et al：Gambling disorder. Nat Rev Dis Primers, 5：51, 2019.
14) 森山成彬：ギャンブル症者 100 人の臨床的実態（続報）．臨床精神医学，45：517-522, 2016．
15) 田村赳紘，小林七彩，他：ギャンブル障害．臨床精神医学，49（11）：1813-1819, 2020．
16) 井上令一　監修，四宮滋子・田宮聡　監訳：カプラン精神医学テキスト　DSM-5 診断基準の臨床への展開　日

本語版第 3 版．pp775-779，メディカル・サイエンス・インターナショナル，2016．
17) 高橋英彦：依存症の脳画像解析：ギャンブル依存を中心に．分子精神医学，18：2-7, 2018．
18) Fujimoto A, Tsurumi K, et al：Imbalance in the Sensitivity to Different Types of Rewards in Pathological Gambling. Brain, 136：2527-2538, 2013.
19) Tan R, Wurtzburg S：Problem Gambling：A New Zealand Perspective on Treatment. Steele Roberts in association with Pacific Education Resources Trust：114-123, 2004.
20) Leisur HR, Blume SB：The South Oak Gambling Screen (SOGS)：A new instrument for the identification of pathological gamblers. Am J psychiatry, 144 (9)：1184-1188, 1987.
21) 木戸盛年，嶋崎恒雄：修正日本語版 South Oak Gambling Screen（SOGS）の信頼性・妥当性の検討．心理学研究，77 (6)：547-552, 2007．
22) 木戸盛年，高橋伸彰，野田龍也，嶋崎恒雄：修正日本語版 South Oak Gambling Screen（SOGS-J）のカットオフ点の検討および短縮版 SOGS-J の作成．関西学院大学心理科学研究，45：73-81, 2019．
23) Di Nicola M, De Crescenzo F, D'Alò GL, et al：Pharmacological and Psychosocial Treatment of Adults With Gambling Disorder：A Meta-Review. J Addict Med, 14 (4)：e15-e23, 2020.
24) 松下幸生：ギャンブル障害（ギャンブル依存症）〜本邦における現状と回復への取り組み〜．新薬と臨床，70 (6)：76-82, 2021．

演習課題

背景
- ▶年齢・性別　60 歳代後半の男性
- ▶学歴　大学卒業．在学中の友人関係は良好であったが，学業は振るわず 1 年留年．
- ▶職歴　大学卒業後に地方銀行の銀行員として勤務し，65 歳で定年退職．
- ▶生活歴　57 歳のときに一人娘が反対を押し切って結婚し，自宅を出て同県内で生活するが疎遠になる．妻が胃がんになり 60 歳で亡くなる．献身的に看病していた．
- ▶家族構成　キーパーソン：娘（疎遠）

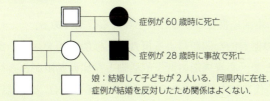

医学的情報
- ▶診断名　アルコール使用症
- ▶現病歴　30 歳代より晩酌の習慣があり，60 歳で妻が胃がんになり亡くなるまで献身的に看病．その後，深酒が多くなり，65 歳での定年退職後はさらに飲酒量が増える．飲酒時には近所の住民に大声で苦情を言うなどの行動がみられた．この度，連続飲酒により居室から動けなくなり，救急搬送されて当院に入院．入院から 2 か月が経過している．
- ▶初診時の状態　離脱症状が目立ち，幻視と手指の振戦が顕著．入院 1 か月後には症状が安定し，穏やかに話ができるようになる．
- ▶現在の状態　入院から 2 か月経過．性格は几帳面で，看護者と穏やかに話したり，他患の世話をしたりして病棟で過ごしている．医療スタッフに対しては過剰に従順な態度を示し，「もう二度と酒は飲みません」と話している．

- ▶演習課題①「患者の訴え・症状」から，評価の仮説や生活の予後を推論しよう．
- ▶演習課題②「背景」「医学的情報」から，作業療法プログラムを立案しよう．

17 摂食症
―神経性やせ症，神経性過食症―

- 摂食症患者の状態像を理解できる．
- 摂食症治療における作業療法の役割を理解できる．
- 摂食症患者の状態像に適応的な作業活動とかかわり方を理解できる．

Question
- 摂食症治療において，体重増加を含む身体状態を安定させることだけが目的とはならないのはなぜか？
- 摂食症患者の作業療法において，導入初期に適切な作業活動とは何か？
- 摂食症患者が作業療法を拒否したり，作業療法士に対して陰性感情を抱いたりした場合，どのような対応が適切か？

摂食症の概要

- 食べることは，本来生命を維持し生活に喜びとうるおいを与える行為である．
- 摂食症とは，脳卒中や加齢などの器質的な問題による摂食嚥下機能障害を除き，食べることに何らかの問題があることで，心身機能の低下や活動と参加の制限がみられる精神疾患である．本項では，その代表的な疾患である神経性やせ症（AN）と神経性過食症（BN）について述べる．

1．疾患特性

1）神経性やせ症（AN）と神経性過食症（BN）に共通する所見

- 客観的な指標では決してそうではないにもかかわらず「自分は太っている」と認識するボディイメージの障害／やせ願望もしくは肥満恐怖／食べない（患者は食欲がない，もしくはちゃんと食べていると述べる），もしくは食べたものを吐くという食行動異常／盗み食いや食べ物を万引きするなど，食物への関心の高さ／食欲という本能機能の障害と本能行動を調整する情動機能の障害という側面もあり，自分の思いや感じていることを認識し表現することが困難．

▶神経性やせ症：Anorexia Nervosa（AN）
▶神経性過食症：Bulimia Nervosa（BN）

摂食症の概要

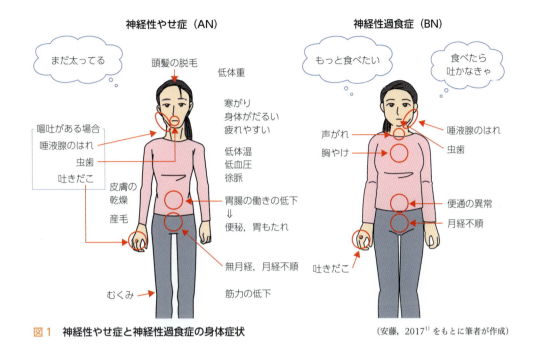

図1 神経性やせ症と神経性過食症の身体症状

(安藤，2017[1]) をもとに筆者が作成)

2) 神経性やせ症（AN）もしくは神経性過食症（BN）特有の所見
- **病識・病感**：AN では欠如もしくは否認し，BN では病感があり罪悪感を伴う．
- **活動性**：AN では完璧主義的な過活動がみられるが，BN ではそれほど目立たない．
- **体重**：AN では著明なやせとなり，BN では標準体重を維持している人が多い．

3) 身体的問題（図1）
- 数値化できる（体重や血液など各種検査），目に見える・実感できる（無月経もしくは月経異常，浮腫など）事項が多く，他者が発見しやすいことから，医療につながるきっかけになることが多い．

4) 心理的問題
- 患者は「自分には治療が必要ない」と否認することが多いため，丁寧なかかわりが求められる．摂食症患者は，「生きるために摂食症を手に入れた」という側面があることを理解する必要がある．また，他者評価に敏感で自己肯定感が低く「ありのままの自分でいい」と思えない．
- 頑張り続けることに自分の存在価値があると思い込んでおり，そこに自我同一性を見出すため，食べない（患者は食欲がない，もしくはちゃんと食べていると述べる）ことや，やせる努力を続けることを手放すことができない．

5) パーソナリティ症の併存[2]
- 特に回避性・強迫性パーソナリティ症の併存が最も多い．続いて，ボーダーライン・演技性パーソナリティ症が多い．
- パーソナリティ症の診断に至らずとも，パーソナリティの傾向をその行動特徴から推察し，生き辛さを患者と共有することは，摂食症の心理的問題にチームがかかわるチャ

287

ンスを生み出すために重要である.

6) 認知機能低下

- 摂食症には認知機能低下がみられることも一般的に知られている. 認知機能低下は就学や就労の困難など社会機能の低下にも結び付きやすいため, どのような特性があるのかを把握することは, 患者のパーソナル・リカバリーを支援するうえで重要である.

- AN にみられる完璧主義的な傾向は, 柔軟性の欠如としての側面もあり, それは「状況に応じて必要な行動を選択して行う」というセットシフティング能力の低下や,「細部にこだわってしまうことで全体をみることができない」というセントラル・コヒアランスの低下ともいえる[3].

- 認知機能低下は, 低栄養状態による脳の実質的な変化に基づく側面もあるが, 摂食症回復群でも同様の結果が得られていることから, 生まれながらの特性である可能性もある. 同様の認知機能低下がみられる疾患に自閉スペクトラム症があり, 小児摂食症における併存は 1 ～ 2 割であることが知られている[4].

2. 疫学と発生要因

1) 疫 学

- **発症時期**：思春期頃が多いものの, 児童期や大人になってから発症するケースもあり, 近年は特に多様化してきている. AN は 10 ～ 19 歳（中学生・高校生）, BN は 20 ～ 29 歳（大学生, 就業者, 主婦）に多くみられる.

- **性別**：男性よりも女性に多く, 90％以上は女性が占める.

- **病型**：日本では AN よりも BN が多い. 再発時には病型が移行する例は多い.

- **回復過程**：7 ～ 8 割が回復, 2 割前後が慢性化する. 身体や食行動の回復（1 年以内）に遅れて心理面が回復する（2 年近くかかる）.

2) 発生要因

- **生物学的発生要因**：遺伝的側面（家族内有病率や双生児での一致率が高い）やセロトニンなどの神経伝達物質の関与が想定されている.

- **社会的発生要因**：ダイエット文化（モデル体型への称賛・憧れ）が想定されているが, 特に小児期ではやせ願望が明確ではない例もある.

- **予後不良要因**：AN は入院期間の長さとパーソナリティ症や精神疾患の併存[5]. BN は回避性パーソナリティ症や精神疾患の併存, アルコール乱用の家族歴[6]が予後不良要因である.

3) 予後予測

- 半数近くが平均 8 年前後で再発を経験しており, 再発経験者は再発未経験者よりもパーソナリティ症の併存が多く, 過食・嘔吐型に変化する可能性が示されている[7].

- 死亡率は 6 ～ 20％程度である.

3. 一般的な医学的治療と社会的支援 （図 2）

- 病型を問わず一般的に用いられるのは, 行動制限を用いた入院療法, 支持的精神療法,

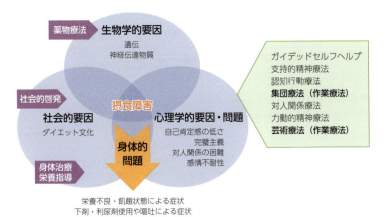

図2 摂食症の発生要因と治療上の問題，関連した治療法

身体治療，栄養指導，薬物療法，芸術療法，生活支援，自助（ピアサポート）グループである．
- BNにおいては，海外の治療ガイドラインにも採用されているエビデンスレベルの高い治療として，ガイデッドセルフヘルプ，摂食症の認知行動療法改良版（CBT-E），対人関係療法がある．ANにおいては，研究によってデータのばらつきが大きく，有効性が確立されたものは見当たらない．

摂食症の臨床像

- 本項では，精神科勤務の作業療法士がかかわることを想定して，身体的緊急性（AN）もしくは精神的緊急性（BN）により入院加療が必要になり，退院後も外来治療を継続する例として臨床像を記載する．近年は病型を特定できない摂食症の増加傾向があるため，臨床像は一人ひとり個別性が高く多様であることに留意する．

1. 急性期の臨床像

1）神経性やせ症（AN）
- 身体的緊急時には指針に基づいて入院適応となる（表1）[8]．生命の危機状態にあるにもかかわらず患者がどうしても入院を希望しない場合は，医療保護入院となる場合もある．
- 入院時には主治医と患者とで，安静を保つことや栄養補給のスケジュール，食事の場所，入院期間の見通しなどについて話し合う．この話し合いに，看護師などコメディカルスタッフが入る場合もある．患者との約束ごとは他スタッフとも共有される．
- 入院初期はるい痩著明で，点滴や経鼻経管栄養が施され，ベッドに臥床している．絶

▶摂食症の認知行動療法改良版：Enhanced Cognitive Behavior Therapy（CBT-E）

17章 摂食症－神経性やせ症，神経性過食症－

表1　神経性やせ症（AN）の入院適応指針

以下の項目のうち1つでも当てはまる場合（＊特に緊急入院を検討すべき項目）

① 年齢・性別・身長を考慮に入れたうえでのBMI中央値≦75％（＊BMI＜12 or BMI中央値＜55％）
② 低血糖（＊低血糖昏睡）
③ 電解質異常（＊K値＜2.5mEq/L，＊P値＜2mg/dl）
④ 心電図異常〔QT延長，徐脈（＊HR＜40bpm），＊不整脈〕
⑤ 血行動態の不安定〔＊徐脈，低血圧（＊＜90/60mmHg）〕，低体温（＊＜35℃，＊重度脱水）
⑥ 起立性めまい（＊歩行障害）
⑦ ＊栄養不良による重篤な内科的合併症（肝障害，腎障害，失神，心不全，膵炎，けいれん発作）
⑧ 適切な外来加療を不可能にしたり困難にする併存症（重篤なうつ病，希死念慮，強迫症，1型糖尿病）
⑨ 摂食症の診断が不確定

〔日本医療研究開発機構（AMED）「摂食障害の治療支援ネットワーク指針と簡易治療プログラムの開発」（研究開発代表者：安藤哲也）（課題番号JP17dk0307067）：神経性やせ症（AN）初期診療の手引き．平成29年度～令和元年度（http://www.jsed.org/wp-content/uploads/2021/05/tebiki.pdf）より〕

対安静を約束していても，自室内でスクワットをしたり背中を強くベッドに押し付けて腹筋運動を行ったりする人もいる．患者が活動を自制できない場合は，身体拘束を避けるためにその都度話し合いが設けられる．

- 食事の場所はデイルームなどスタッフの目の届くところに指定され，30分以内に食べきりしばらくその場にとどまる必要がある．摂食症によってようやく自己効力感を手に入れたANの患者にとっては，入院加療による栄養状態の改善は自己否定に近い感覚を得るものと思われ，その辛さは計り知れない．涙ながらにその辛さを訴える患者もいれば，「家でも食事はとれる．何もしないなら退院する！」と怒りを表現する患者もいる．

- 輸液療法が終了するまでの期間は1週間程度で，10日目を目安に1,200kcal摂取を目指す．安心して経口摂取ができるよう，管理栄養士もかかわることがある．

- 輸液療法の期間を終えると，亜急性期の段階となる．体重増加を目安として，これまで行われていた行動制限を減らし，精神科作業療法の処方が出されるタイミングでもある．

- 摂取カロリー量は少しずつ増え続けるため，患者の葛藤は消えない．体重は微量ながら増加し，心理的ストレスも増大する．この時点までに，主治医や看護師に対して辛さや怒り，葛藤などを吐露できていると，患者は実年齢よりもやや子どもっぽくみえる．

- 一方で，具体的な作業を提供される作業療法の場面では，甘えは示さず完璧主義が前景に出る．難しい作品に取り組もうとする，1つの工程にこだわりすぎて先に進めないなどの行動特徴がみられる．

2）神経性過食症（BN）

- 入院直後は非常に自己肯定感が低下している．食行動異常が止まらず，隠れて過食からの自己誘発嘔吐，盗食がみられる人もいる．

- 自身の食行動に対する罪悪感から抑うつ状態に陥りやすく，症状の強さや食行動異常

摂食症の臨床像

に対する患者の辛さが入院加療の判断となる場合が多い．任意入院がほとんどである．
- 食べる場所や時間，体重計測などの約束ごとの取り決めは，AN ほど厳密になることはあまりない．希死念慮や自傷行為歴のある場合は，それをしないこと，したくなったらスタッフに相談することを取り決め，スタッフ間で共有する．
- ボーダーラインパーソナリティ症が併存する場合は，ボールペンなど所持を許可されている物品で身体を傷付けたり，液体せっけんを飲んだりするなど自己破壊的行動がみられるときもある．医療者はその都度取り決めを確認しつつ，患者が頑張って治療に取り組もうとしている姿勢を評価する．
- AN とは異なり，輸液療法をはじめとする栄養療法が入ることはほとんどない．食事の時間と場所の構造化が主な治療的介入となる．そのため，精神科作業療法も早期から処方されることが多い．

2．回復期の臨床像

1）神経性やせ症（AN）
- 体重が徐々に増加して，自己効力感の取り戻しが少しずつ始まる．しかし，食べることや体重が増加することへの恐怖はなかなか消えることはなく，新しい身体を受け入れることは難しい．
- 目標とした体重に到達すれば退院となるため，ルールで縛られた生活から解放される喜びと，もとの生活に戻る不安が入り混じる時期である．家族を含めた面談が開始され，心理的課題がここで一気に前景化する場合がある．
- 退院後の生活に穏やかに適応するため，集団作業療法が提供される．他患者とはしゃぐなど過剰適応で乗り切ろうとする人もいれば，集団とはかかわらずに済む場所に座り黙々と作業に没頭する人もいる．集団だからこそみられる行動特徴は，退院後の職場や学校生活でも出現する可能性があるため，適宜患者と確認し共有する．

2）神経性過食症（BN）
- 抑うつ状態など患者の辛さが改善されればすみやかに外来治療に移行する例が多い．
- 病棟内でグループを作り，デイルームなどで談笑したり，他患者と共に棟外に出かけたりする人もいる．外見は楽しそうにみえても，内面は穏やかでない場合が多い．退院後の不安や治療継続への葛藤は AN 同様にもっており，医師との面談の際や看護師に対して吐露するようになる．
- 集団作業療法へは他患者を誘って楽しげに参加する人もいれば，他患者を誘って欠席する人もいる．後者の場合，作業療法士とのやりとりは表面的で「行けたら行きますね」などとやり過ごすことが多く，医師や看護師に対して作業療法士の存在の疎ましさを訴える．このような態度は決して治療上不利になることはなく，患者の社会生活での対人態度が再現されている可能性があるため，医師が面談の際に心理的課題として取り上げる機会を提供し得る．

3. 生活期の臨床像

- AN も BN も治療の主体は外来に移動し，生活場面で課題に取り組む時期である．
- 学校や職場では，他者と食事を共にすることもあれば，お土産でお菓子をもらうこともある．部活や新しいプロジェクトへの参加など，元来の頑張り屋や上手く振る舞わなければならぬという思いが賦活される場面も出てくる．患者は葛藤し，その場面を回避するためにひきこもる場合もある．ボディイメージの障害はしぶとく残っているため，セルフケアがままならなくなってくる場合もある．
- 自分 1 人の力ではコントロール不能な社会生活は，自己効力感を満たす摂食症再発のリスクが非常に高い環境である．入院治療での取り組みをゼロに戻さないためにも，学校の保健室や担任，職場の産業保健職種との連携が重要となる．
- 外来作業療法やデイケアにつながった場合，集団の中では模範的な振る舞いがみられることが多いが，入院中にみられた集団操作が出現する場合もある．集団内での行動は対処行動の枠内に収まっているのか，患者の心理的課題が行動化しているのかの評価は，再発を防止するための作業療法士の役割の 1 つとなる．
- 入院治療を経ずに外来治療のままで経過する患者は多い．この場合は，入院治療時に受ける多職種による支持的かかわりを経験できておらず，治療関係を構築するのに苦労する．患者は容易に自分や他者を信頼できず，医療者を試すような行動に出るときもある．

摂食症の作業療法

1. 作業療法の役割

- 摂食症の経過の中で作業療法士の関与が期待されているのは，低体重〜正常体重，入院〜外来治療の時期である[9]．AN であれば身体緊急時を脱した後，BN であれば比較的早期にかかわることとなる．
- 担当作業療法士が身をおく領域や患者の状態によって具体的な役割は変動すると考えられるが，共通しているのは，「情動機能回復へ向けた非言語的な治療」[10] を展開するための適切な作業活動の提供である．その際，患者の身体状況に応じた負荷量であるか，国立健康・栄養研究所が公開している METs 表を参考に確認してほしい．

1) 身体感覚を共有しやすい作業活動

- 摂食症をもつ人は，「今，自分がどのような感じなのか」を認識しにくい状態にある．ストレッチやリラクセーション，ゆったりとした散歩などを作業療法士と共に行い，作業療法士が「あぁ，身体がゆったりあったかい感じがします．気持ちいいですね」などと，作業療法士自身が感じている身体と感情の状態を言語化することで，患者の気付きを促しやすくなる．

2) 自己肯定感と自己効力感を向上させ得る作業活動

- 摂食症患者は，もともと自己肯定感が非常に低く，治療開始によってさらに自己効力感が低下している状態である．ようやく治療につながった摂食症患者を，あらゆる職種で治療脱落しないよう支援する必要がある．
- 適切な作業活動は，患者の健康的な側面を賦活する．摂食症をモンスターとして自我と切り離し，摂食症の状態になくとも何かを成し遂げることができる自分を実感できることは，治療継続のモチベーション維持のために重要である．
- 完成度が高く患者が自発的に大切にしたいと思える作品作りを提供する．このような作業活動の提供は，あらゆる回復段階において考慮する．

3) 心理的課題や認知特性を明らかにしやすい作業活動

- 特に AN の場合は，「どこも悪くない」と現状を否認しやすい他，身体的問題の優先度が高くなりやすいことから，心理的課題に向き合うことに苦慮することが多い．
- 適切な作業活動では，対人距離をとりやすいため不用意に病理に触れることなく，患者の生き辛さや無意識下の思いについて気付きを促す[11]．これは患者に直面化を促す側面もあるため，継続期が好ましい．
- 難易度の高い作品に挑戦しようとする，作業療法の時間が終了してもそのまま続けようとする，納得のいくまで何度も同じ工程を繰り返すなど，一見摂食症とは関係ないようにみえる行動特徴は，患者に摂食症を獲得させた認知の偏りや，疲労感など身体的不調を感じにくいというセルフモニタリング機能の低下が外在化したものともいえる．そのような場合は，「これまでも頑張りすぎて周りに心配されたことがあったのでは？」「向上心が高すぎてできない自分にがっかりするようなことがあったのでは？」と言葉を添えることが重要である．

2. 検査・測定および評価尺度

- 心理検査は，医師，看護師，臨床心理士・公認心理師によっても行われる．同じ検査を他職種で繰り返さないよう注意する．作業を用いた行動観察から得られる情報は多いため，作業療法の特殊性と役割を踏まえた評価計画立案が求められる．

1) 摂食症簡易スクリーニング検査（SCOFF）[12]

- 評価者は 5 つの簡便な質問を行い，患者は「はい・いいえ」で答える．2 つ以上該当する場合は摂食症の可能性があるとされ，さらに詳しい評価が必要となる．SCOFF は，5 つの質問内で用いられる重要な言葉の頭文字を並べたものである（表 2）．

2) 摂食症診断のための面接評価方法（EDE）日本語版 [13]

- 評価者間信頼性，内部一貫性，識別妥当性が確認されている．スクリーニングに用いられるが，質問項目が多く所要時間は 45 分程度である．自記式の EDE-Q もあるが，原著によれば BN において，食行動異常の頻度を自記式では過小評価する可能性が示されている [14]．

▶摂食症診断のための面接評価方法：Eating Disorder Examination（EDE）

表2 摂食症簡易スクリーニング検査（SCOFF）

- あなたは，心地よい満腹感を超えて食べてしまい，吐いたりすることはありますか？（**S**ick）
- あなたは，食べる量についてコントロールできていないと心配になりますか？（**C**ontrol）
- 最近3か月間で6.3キロ以上体重減少がありましたか？（**O**ne stone）
- あなたは，他の人にやせすぎだと言われるが，自分が太っていると思っていますか？（**F**at）
- 食べ物があなたの生活を支配していると言えるでしょうか？（**F**ood）

下線と（ ）内は筆者が改変

〔日本摂食障害学会：AEDレポート 2016｜第3版〈日本語版〉摂食障害：医学的ケアのためのガイド　第3版．p16, 2016.（http://www.jsed.org/wp-content/uploads/2019/03/AEDGuide_JP.pdf）より一部改変〕

3）Eating Attitude Test with 26 items（EAT-26）

- 信頼性と妥当性が示されておりANの一次スクリーニングに有効とされる自記式調査票である．「太ることがこわい」といった26項目の質問に対し，「いつも（3点）」「非常にひんぱん（2点）」「しばしば（1点）」「ときどき」以下を0点とし，合計得点を算出する．カットオフ得点は20点で，得点が高いほど摂食症傾向が強いと判断される[15]．

4）摂食症評価用質問票 成人用（EDE-Q）[16]

- 摂食症に対する認知行動療法（CBT-E）で用いられる．体形と体重（12項目），食事量コントロール（6項目），食行動（3項目），自己認知とボディイメージ（7項目）について，最近1か月のことを振り返り28項目を自記式で答える．項目ごとに尺度は異なり，体形と体重，食行動については該当日数に応じた7件法（なし；0，毎日；6），食事量コントロールについては実数，自己認知とボディイメージについては「全くない」〜「非常に」までを段階付けする7件法を用いている．

5）臨床的機能障害評価質問票（CIA）[16]

- CBT-Eにて，EDE-Qと同じタイミングで用いられる．4週間を振り返り，食習慣，運動，食事，体型，体重についての感じ方が生活に与える影響について，16項目の質問に「全くない」〜「非常に」までを段階付けする4件法を用いている．

3. 作業療法目標の考え方

1）リハビリテーションゴール

- 治療脱落をしないもしくは適切なセルフヘルプが可能となる／暦年齢に応じた発達課題（就学，就労，結婚，子育てなど）に対処できる／自尊感情が涵養される．

2）長期ゴール（作業療法の役割を踏まえた長期的な目標）

- 治療のモチベーションを維持できる／安心して思い・考え・感情を表出できるようになる／自己効力感が向上する／自助（ピアサポート）グループへの参加ができる．

3）短期ゴール（長期ゴールを達成するためのスモールステップ）

- 治療アドヒアランス（主体的に取り組む姿勢）が向上する／見栄えがよく患者が大切にしたいと思える作品を完成させる／活動と休憩をコントロールでき，集団への対応

▶摂食症評価用質問票 成人用：Eating Disorder Examination Questionnaire（EDE-Q）
▶臨床的機能障害評価質問票：Clinical Impairment Assessment（CIA）

ができる／自分の思い・考え・感情や認知行動特徴に気付く.

4. 作業療法プログラム

1）治療（心身機能レベル）

▪ 身体状況を確認し，適切な負荷量の作業活動を選択する．開始時は自室内座位で行い，1工程ずつ短時間（20分程度）で完結できるよう調整する.

▪ 構成的で段階付けしやすい作業活動から始めて，徐々に自由度の高い作業活動に移行する．患者がやってみたいと思える作業活動であることが肝心である．そのため，患者が選択した作業活動を素早く作業分析し，適切な身体活動量となるよう調整・段階付けできるよう，作業療法士は研鑽を重ねておく（表3）.

▪ まずは1対1の個別作業療法から開始し，集団へと移行させる．その際，個人作業療法で実施した作業活動が患者の居場所になるよう愛着をはぐくみ，他者がいても作業活動があれば安心であることを患者が実感できるようにする．作業や自身の行動に対しての思いが自然と吐露され，それを受け止めてもらえるという体験ができるよう支持的にかかわる.

2）ADL・IADL指導（活動レベル）

▪ 精神科作業療法では，活動と休息のバランスの指導が主体となる．患者に自由に作業を行わせると必ず過活動に傾くため，まずはその傾向を患者と共有する．過活動になりやすいという認識をもったうえで，セルフヘルプにつながるよう，休憩のタイミングなどを患者と相談しながら決定できるとよい.

▪ 重症者では，入浴や歯磨きなどのセルフケアが困難となる場合もある．セルフケアは単なる保清行為ではなく，鏡に向かい自分と向き合う行為でもある．身体機能としては「できる」が，心理的状態により「できない」「していない」状態となる.

▪ ボディイメージの歪みによって，鏡に映った自分の身体はより太って見えるかもしれない．それを確認するために，頻回に脇腹をつまんだり体重計に乗ったりするはめになるかもしれない（body checking）．これらに疲れ果てれば，鏡の前に立つのをやめることになる（body image avoidance）.

▪ 生活の注意点として「体重測定はしない」「鏡には背を向けて」「着替えは短時間で」「身体には触れない」「洋服はゆるく」「やせているときに着ていた服は捨てる」などが指導された場合，まずは作業療法士と一緒に指導内容どおりに練習してみるのもよいだろう.

▪ 食行動や食事量の指導は他職種が主体となって実施しているため，作業療法士は生活全般を見渡してセルフヘルプにつながる対処行動を検討し，作業療法の場を練習場所として提供する.

3）役割獲得・社会交流のための支援・援助（参加レベル）

▪ 集団に安心して身をおけるよう，作業活動を介したかかわりが重要となる．集団を得意にする必要はなく，やり過ごせるところを目標として共有する.

▪ 年齢や性別，疾患に準拠せず作業活動単位で集団を形成する場合は，患者は安心しや

表3　治療に用いる作業活動の例

活動名	内容・方法・段階付け
ちぎり絵	・原画を選択する，色を決める，紙をちぎる，色紙を貼る，と低強度での活動を段階付けることが可能である．紙の種類（折り紙，和紙など）を選択することで，適応的発散の強度と完成度の調整も可能． ・慣れてきたら，原画を創作するという工程を加え，自己表現の機会を提供することもできる．
交互色彩分割法[17]	・医療者に対する不信感が強い場合，治療関係の構築を図るのに使用しやすい． ・1枚の紙を本人と作業療法士の間に置き，交互に1本の線を引いて紙面を分割し，よさそうなところで交互に着色していく． ・本人の状況に応じて，①全く言語を介さずに行う，②言語を介さずに完成させ完成した段階で感想を述べ合う，③言語を介しながら作業を進める，という段階付けが可能である．
コラージュ	・雑誌を選択する，写真・絵を選択する，写真・絵を切り取る，全体の構成を検討する，貼り付ける，と低強度での活動を段階付けることが可能である． ・作業療法士と並行して実施することで，会話の広がりを期待できる． ・応用として，ティッシュケースなどのデコパージュがあり，実用品として使用することができる．
切り絵	・原画の種類と使用する道具により，強度と難易度の段階付けが可能である． ・認知特性が前景に出やすく，直面化が促されやすいため回復期以降を推奨する． ・切り取る紙の種類（コピー用紙，画用紙，和紙など）や道具（ハサミ，カッター）を適切に選択することで，適応的発散の強度と完成度を調整可能である． ・額装したり，カードにしたりして他者の目に触れるようにし，作品が褒められるという経験を通して自己愛の涵養を図る．
粘土細工	・粘土の種類と何を作るかによって難易度の設定が可能である． ・完成を環境任せにする必要がある陶芸が最も難易度と治療上のリスクは高いものの，治療効果も高い． ・粘土を練る・こねるという工程で強迫性が前景に出やすく，認知行動特性の直面化を促しやすい． ・まずは，本人が意図したとおりに完成する樹脂粘土から開始し，紙粘土，陶土へと段階付けができるのが理想的である． ・アクセサリーや食器など実用的な作品の作成が可能である．
散歩	・眺めるものがあり自然と速度がゆっくりとなるような場所で，休憩場所がある道程を選択する． ・下肢の粗大な運動であるため，思いがけず高負荷となりやすいため注意を要する． ・作業療法士と一緒に花を眺める，一緒に暑がる・寒がるという体験は本人に安心感をもたらすため，自己表現の下地作りとして用いる． ・自然と本人のペースになりやすいため，歩行速度が上がってきたときにはすぐさま気付きを促す．
ストレッチ・リラクセーション	・座位で行う．作業療法セッション内だけでなく，病棟生活や退院後の社会生活でも行えるよう，一連の動きを図などで示したものを渡せるとよい．まずは作業療法士と一緒に行いながら，動作ペースをつかんでもらう． ・事前事後で気持ちの変化がわかるように工夫できるとよい（例：今の気持ちは何点？　などと事前事後で確認する）．

すく健康的な側面を賦活させやすい．お互いの違いが明確で，そもそも同じでありようがないからである．そのため，患者同士ではなく「同じ作業活動をする仲間」として，交流が生まれるよう支援する．

■ 疾患単位で集団を形成する場合は，患者の病期により慎重な対応が必要である．同じような年齢，性別，体形の人を集めることになるため，競争意識が芽生えやすく好ま

しくない方向で共鳴することがある．強固に構造化しルールを明確にして行う．回復期後期の外来作業療法や自助グループなどを活用できるとよい．

- 作業療法の治療構造を活用して，患者の役割などを設定する（例：作業療法終了時の物品確認で，ハサミを数えてもらう）．まずは作業療法士と実施し，徐々に他患者と共に実施するよう促す．導入時に，役割実施の目的をしっかりと伝えておくことが必要である．患者の自由意思に任せるとすべての物品を数えようとするなど過剰な反応がみられる可能性がある．

4）背景因子（環境因子，個人因子）

- BN の場合は，禁止されている食物を鍵のかかる棚にしまうなど環境を整えることが治療に含まれることがある．

- 環境因子が強く働くのは，患者が戻るべき場所に戻った際である．学校や職場で，他者と食事をとる機会が増える，お土産でお菓子をもらう，体形など容姿の話題が頻繁に出るなど，その場所のもつ文化や習慣に患者がさらされることになる．それを回避するためにひきこもりになる人もいる．

- 作業療法では，具体的な対処方法（現在の自分の状態を他者に伝えるかどうかも含めて）を患者と相談しながら検討し，作業療法場面で練習することが重要である．

- 摂食症において最も強力な環境因子は家族である．小児期の虐待など逆境的体験をもつと重症化しやすい．AN では過干渉，BN では情緒的かかわりの希薄さが古くから指摘されている．外来作業療法で家族会を結成し，医師や看護師などとの多職種で家族心理教育を検討するのも有効である．

5. 禁忌事項

1）患者の身体状況を考慮せずに身体負荷の高い活動を提供してはいけない

- 行動制限が徐々に減少してくると，「体力をつけたい」「やることがなくて暇」などと言って，病棟階段の昇降を何往復もしたりする．患者のモチベーションに任せて身体活動を行うことは，ようやく軌道に乗り始めた治療を後戻りさせるだけでなく，患者の生命の危機を招きかねない行為であることを忘れてはいけない．ルールを患者と再確認するとともに，どのような対処行動が適応的か一緒に吟味する．

2）患者が作品を捨てようとしたとき，そのまま捨てさせてはいけない

- 作品は患者そのものである．作品を捨てるということは，自分を大切にできていない状態と判断する．「不調の状態でここまで仕上げられた記念的作品」などとして預かるようにする．退院が近くなってきたところで，捨てようとした作品を眺めながら治療を振り返れるとよい．他覚的に回復状態を確認することができる．

3）「褒め殺し」をしてはいけない

- 患者が治療へのモチベーションを維持し，主体的に治療に取り組むことができるよう，患者の健康的な部分を強化することは作業療法の重要な役割である．しかし，摂食症になる人は，元来の頑張り屋であることが多い．褒められれば褒められるほど，さらに頑張ろうとする．事前に，頑張るには休息が必要であることと，「頑張りすぎている

なと思ったらブレーキをかけますね」と伝えておく．患者は消化不良になることが多いが，「頑張って休めていますね」と治療に臨む態度を褒めるなど工夫する．

4）過剰適応か否かを見極める

- 担当作業療法士や実習生が患者と同性同年代であった場合，会話がはずみ一見良好な関係が築けているようにみえたとしても，患者の過剰適応状態である可能性もあることを忘れない．患者は容易に比較しやすい作業療法士や実習生に対して，劣等感を内在化させるかもしれないし，競争心を掻き立てられるかもしれない．患者が摂食症になるに至った背景を十分に理解し，他愛のない話題や目の前にある作業活動の話題に終始するなど工夫できるとよい．

- 患者の劣等感や競争心を感じとった際には，医師や看護師などチームで情報を共有し，その状況を他職種が患者から聴取する．患者の生き辛さが前景に出た瞬間を逃さないようにする．

- 担当作業療法士が患者よりも年上でかつ親と同年代程度であった場合，関係性に家族関係が再現される可能性があることを考慮する．作業療法士が男性であれば父親，女性であれば母親のアイコンとして患者に映るとき，激しい抵抗に遭うかもしれない．反対に従順なよい子として振る舞うかもしれない．

- 患者の心身エネルギーの状態を慎重に評価したうえで，作業療法士に向ける感情や態度がどのような意味をもつのか，患者と共に評価を進めていくことができれば，非常に治療的意義がある．

6．シームレスな作業療法提供のための連携のあり方

- 摂食症は精神疾患ではあるものの，発症年齢により小児科，体重低下を主訴として内科，身体的緊急性により救急科など初診の場所もさまざまであり，学校の保健室も含めて連携が求められる疾患である．むしろ，医療につながることができる患者のほうが稀なため，治療脱落しないようチームでかかわる必要があり，発達期・身体・精神の各領域に職域を広げる作業療法士が重要な役割を担っている．具体的には，サマリーを活用する．作業療法で実施した作業活動は患者のセルフヘルプ行動に役立つ可能性が高い．

- 入院期間は可能な限り短期間に設定されるため，心理的問題に触れることが難しい場合がある．そのうえ，外来治療に移ると支援の数が圧倒的に減少する．そのため，入院中の作業療法への適応が良好であった際には，外来作業療法やデイケア・ショートケアにつなげられるとよい．

- 入院中に心理的問題にかかわることができた場合は，入院中から自助グループへの参加が促される．外来作業療法やデイケア・ショートケアにつながった場合でも，セッションのない日に自助グループへの参加を促し，参加してみた感想や葛藤を受け止め，徐々に自助グループへの参加回数が増えるよう支援する．

- 外来作業療法やデイケア・ショートケアが終了となった場合でも，外来診療後に短時間の作業療法士との面談を設けられるとよい．自転車操作の学習のように，少しずつ支援を減らしていくイメージをもつ．

臨床実習やOSCEにつながるヒント

- 努力の積み重ねでようやく手に入れたものを，治療という名のもとに手放さなければならないと宣言されたとき，自分ならどのような気持ちになるか，そしてどのような支援があれば安心して手放せるのか考えてみよう．
- ちぎり絵や切り絵において，素材や道具を変えるとどの程度負荷量が変わるのか，どの工程で難易度が変わるのか，実際に試してみよう．
- 患者役と学生役に分かれて，患者役は自分の作品を丸めて捨てようとし，学生役はそれを適切な言葉と態度で止めてみよう．その後，それぞれどのような気持ちになったか話し合ってみよう．

文献

1) 安藤哲也：摂食障害について．養護教諭のための摂食障害ゲートキーパー研修会資料，pp15-16，2017（https://edcenter.ncnp.go.jp/edportal_pro/pdf/about_comment.pdf）（2024年11月閲覧）．
2) 永田利彦：人格の病理としての摂食障害 痩せすぎモデル規制に向けて．精神経雑誌，121（6）：492-500，2019．
3) 三村 悠：摂食障害と神経心理学的所見．神経心理学，35：207-214，2019．
4) 井口敏之・他：多施設共同研究による摂食障害症例131例．子の心とからだ，29（1）：2-7，2020．
5) Hjern A et al：Outcome and prognostic factors for adolescent female inpatients with anorexia nervosa：9- to 14-year follow-up. Br J Psychiatry, 189：428-432, 2006.
6) Keel PK et al：Update on course and outcome in eating disorders. Int J Eat Disord, 43：195-204, 2010.
7) 鈴木健二，武田 綾：摂食障害の再発についての研究．Jpn J Psychosom, 58：174-182, 2018.
8) 日本医療研究開発機構（AMED）「摂食障害の治療支援ネットワーク指針と簡易治療プログラムの開発」（研究開発代表者：安藤哲也）（課題番号JP17dk0307067）：神経性やせ症（AN）初期診療の手引き．平成29年度～令和元年度（http://www.jsed.org/wp-content/uploads/2021/05/tebiki.pdf）（2024年11月閲覧）
9) 中井義勝：A．はじめに 1本ガイドラインについて／日本摂食障害学会（監修）：摂食障害治療ガイドライン．p10，医学書院，2012．
10) 石川俊男：C．治療導入から終結まで 7-2支持的精神療法／日本摂食障害学会（監修）：摂食障害治療ガイドライン．p87，医学書院，2012．
11) 腰原菊恵，山根 寛：神経性無食欲症に対する作業療法の役割．作業療法，24（5）：484-492，2005．
12) 日本摂食障害学会：AEDレポート2016｜第3版〈日本語版〉摂食障害：医学的ケアのためのガイド 第3版．p16, 2016（http://www.jsed.org/wp-content/uploads/2019/03/AEDGuide_JP.pdf）（2024年11月閲覧）．
13) 舘哲朗・他：日本の摂食障害患者に対するEating Disorder Examination（EDE）の試行：EDE邦語版の信頼性と妥当性に関する検討．Jpn J Psychosom Med, 45：785-792, 2005.
14) Fairburn CG et al：Assessment of Eating Disorders：Interview or Self-Report Questionnaire?. Int J Eat Disord, 16（4）：363-370, 1994.
15) 上原美穂，榊原久孝：成人就労女性におけるEating Attitudes Test-26を使用した摂食障害傾向の有症率と関連要因．日衛誌，70：54-61, 2015．
16) 安藤哲也・他：摂食障害に対する認知行動療法CBT-E簡易マニュアル Ver.1.1．pp91-94，精神・神経疾患研究開発費研究事業「心身症・摂食障害の治療プログラムと臨床マーカーの検証」．（https://edcenter.ncnp.go.jp/edportal_pro/pdf/cbt_manual.pdf）（2024年11月閲覧）
17) 三宅理子：交互色彩分割法の活用の可能性 教員養成課程におけるカウンセリング実習への適用から．教育臨床総合研究，8：101-112, 2009．

17章 摂食症－神経性やせ症，神経性過食症－

演習課題

背景
▶年齢・性別　10歳代後半の女性
▶学歴　大学在学中
▶家族構成・同居家族　両親，妹1名，本人の4人家族．キーパーソン：母

医学的情報
▶診断名　神経性やせ症（制限型）
▶現病・生活歴　幼い頃から両親の言いつけを守る「良い子」であった．小学校～高校まで学級委員長や生徒会長を担うことが多く，学業成績も常にトップであった．小学生時代から地域の器械体操クラブに所属し，競技大会では常に優勝を争っていた．しかし，中学校に入学して初潮を迎えてから女性らしい体形となり，スランプに陥った．当時の身長は158 cm，体重47 kgであった．体重を落とせばスランプを脱せると思い込み，ダイエットを開始した．高校1年生時には体重は35 kgまで減り無月経となった．心配した母親が本人を説得し総合病院の心療内科を受診した．そこで精神科受診を促されたが本人の拒否が強かったため，体重が少しでも減ったら精神科を受診するというルールを医師と取り決めた．高校卒業までは35 kgを保っていたが，大学入学後の夏季休暇時に体重は29 kgとなったため精神科初診となり，当日に母親の同意にて医療保護入院となった．
▶初診時の状態　精神科にて看護師が体重測定のために脱衣を促したところ，強く拒否した．上着のポケットに500 mlペットボトルを2本入れていた．低栄養状態で危機的状態にあると医師が判断し精神科病棟への入院を勧めたところ「食事はとっています．私は病気じゃない」と泣きながら述べ，本人は納得しなかった．

▶演習課題①　「患者の訴え・症状」から，評価の仮説や生活の予後を推論しよう．
▶演習課題②　「背景」「医学的情報」から，作業療法プログラムを立案しよう．

18 パーソナリティ症

- パーソナリティ症の類型とその特徴を説明できる．
- パーソナリティ症に対する作業療法の基本について説明できる．
- パーソナリティ症に対する作業療法実施時の注意点を説明できる．

Question
- A群，B群，C群パーソナリティ症と，その10のタイプはそれぞれどのような特徴をもった障害か？
- それぞれの特性に応じた作業療法ではどのようなアプローチが行われるか？
- パーソナリティ症への作業療法を実施する際に注意することは何か？

パーソナリティ症の概要

- 精神科臨床で，パーソナリティ症とは他の精神疾患の合併症として出会うことが多い．特に，治療が進展しない背景にはパーソナリティ症の問題が隠れていることが多く，パーソナリティ症とその治療原則について理解しておくことは重要である．

1. パーソナリティ症の診断

- われわれのパーソナリティは「気質」とよばれる遺伝など先天的（生まれつき）に備わった性質と，周囲の環境の影響を受けながら後天的に形成される「性格」から形作られている．診断基準を**表1**[1]に示す．

2. パーソナリティ症のタイプ

- パーソナリティ症は全部で10のタイプに分類され，**奇妙で風変わりにみえるA群**，**演技的，情緒的，移り気にみえるB群**，**不安や恐怖を感じているようにみえるC群**の3群に分類されている．
- パーソナリティ症は他の精神疾患との併存が多く認められる[2]．また，しばしば同時に複数のパーソナリティ症群の診断基準を満たし，単一のパーソナリティ症のみの診断基準を満たす例に出会う可能性は低い[1]．

18章 パーソナリティ症

表1 DSM-5-TR によるパーソナリティ症全般（General Personality Disorder）の全般的基準

A	その人の属する文化から期待されるものより著しく偏った，内的体験および行動の持続的様式. この様式は以下のうち2つ（またはそれ以上）の領域に現れる. (1) 認知（すなわち，自己，他者，およびできごとを知覚し解釈する仕方） (2) 感情性（すなわち，情動反応の範囲，強さ，不安定さ，および適切さ） (3) 対人関係機能 (4) 衝動の制御
B	その持続的様式は，柔軟性がなく，個人的および社会的状況の幅広い範囲に広がっている.
C	その持続的様式は，臨床的に意味のある苦痛，または社会的，職業的，または他の重要な領域における機能の障害を引き起こしている.
D	その様式は，安定し，長時間続いており，その始まりは少なくとも青年期または成人期早期にまでさかのぼることができる.
E	その持続的様式は，他の精神疾患の表れ，またはその結果ではうまく説明されない.
F	その持続的様式は，物質（例：乱用薬物，医薬品）または他の医学的疾患（例：頭部外傷）の直接的な生理学的作用によるものではない.

〔日本精神神経学会（日本語版用語監修），髙橋三郎，大野　裕（監訳）：DSM-5-TR 精神疾患の診断・統計マニュアル．p715，医学書院，2023 より〕

3. パーソナリティ症の要因

- パーソナリティ症は，元来のその人のもっている生物学的要因（遺伝的要因や気質）と生育環境（虐待，貧困，施設での生育など）の影響，社会的要因（迫害，犯罪，災害）などが影響しているとされている. 過去の劣悪な生育環境はボーダーラインパーソナリティ症や反社会性パーソナリティ症に多く経験されることが確認されている[2].

4. 一般的な医学的治療と社会的支援

1）心理社会的治療

(1) 弁証法的行動療法（Dialectical Behavior Therapy：DBT）

- 弁証法的行動療法（DBT）はボーダーラインパーソナリティ症の感情調整障害と行動調節障害の改善を目的として開発された認知行動療法であり[3]，ボーダーラインパーソナリティ症に対する心理療法の中で最も効果が確認されている.
- DBT はマインドフルネス，苦痛耐性，感情調節，対人効果に焦点を当てたスキルトレーニングであり，通常週1回の個別心理療法，グループスキルトレーニング，セラピストのコンサルテーションが実施される.
- DBT はボーダーラインパーソナリティ症の重症度，自傷行為，怒りの感情および心理社会的機能を改善させ，その長期的効果も認められている[4, 5]. DBT に含まれるマインドフルネストレーニングは，ボーダーラインパーソナリティ症をもつ対象者の衝動性，感情の調節不全，注意力などを改善する効果が確認されている[6].

(2) メンタライゼーションに基づく治療（Mentalization-Based Treatment：MBT）

- メンタライゼーションとは動機付けと感情の状態の観点から，自己と他者の両方の行動を理解する能力を指し，メンタライゼーションに基づく治療（MBT）は対象者が自

己の感情と行動を理解し，自傷行為に陥るリスクを減らそうとするものである．MBTによってボーダーラインパーソナリティ症の自傷行為，自殺行為および抑うつ症状が改善されることが確認されている[4]．

(3) 精神力動的精神療法 （Psychodynamic Therapies：PDTs）

- パーソナリティ症に対する精神力動的精神療法（PDTs）では，自己と他者の間で表現されたこと，強い感情体験，攻撃的な自己表現などに焦点を当て，対象者のアタッチメント，内省機能／メンタライゼーションを改善させ，パーソナリティ機能を助けることを目的としている．
- PDTs はボーダーラインパーソナリティ症と C 群パーソナリティ症の症状，自殺傾向および機能的側面を改善させる効果が確認されている[7]．

(4) 家族介入

- 家族やケアをする人を対象に DBT に基づいた心理教育を行う介入である．パーソナリティ症の理解，対象者との関係のもち方や危機介入の方法を DBT の視点から学んでもらうことで，家族の主観的な苦痛や抑うつ症状などを軽減し，家族機能や家族の幸福感を向上させる効果が確認されている[8]．

2）身体療法

(1) 薬物療法

- ボーダーラインパーソナリティ症の治療薬はなく，各国の治療ガイドラインでは，怒り，攻撃性，衝動性，抑うつ症状，不安症状への補助的治療法として薬物療法を検討することもあれば，急性の危機を除いて第一選択治療として薬物療法を推奨しないこともある[9]．
- 第 2 世代抗精神病薬，抗けいれん薬，抗うつ薬はボーダーラインパーソナリティ症の重症度を改善しないが，一般的な精神症状や怒り，攻撃性を改善する効果は認められている[9]．その他のパーソナリティ症に対する薬物療法のエビデンスは限られている．
- 統合失調型パーソナリティ症に対し，第 2 世代抗精神病薬のアミスルプリド，リスペリドン，第 1 世代抗精神病薬のチオチキセンについてはその効果が確認されている[10]．
- 反社会性パーソナリティ症に対しては抗てんかん薬（フェニトイン）において攻撃性を抑制する効果が示唆されている[11]．

(2) 脳刺激介入

- ボーダーラインパーソナリティ症に対する脳刺激介入には，深部脳刺激（DBS），電気けいれん療法（ECT），経頭蓋磁気刺激（TMS），経頭蓋直流電流刺激（tDCS）などがある．
- これらの脳刺激介入にはボーダーラインパーソナリティ症の衝動性を軽減させ，感情調節不全や抑うつ症状を改善する効果が確認されているが，報告数が限られている[12]．

▶深部脳刺激：Deep Brain Stimulation （DBS）
▶電気けいれん療法：Electroconvulsive therapy （ECT）
▶経頭蓋磁気刺激：Transcranial Magnetic Stimulation （TMS）
▶経頭蓋直流電流刺激：transcranial Direct Current Stimulation （tDCS）

18章 パーソナリティ症

パーソナリティ症の臨床像

- パーソナリティ症は亜急性期には抑うつ症状，激しい行動化，感情の不安定さ，精神病症状などが認められ，回復期になるとこれらの症状は徐々に落ち着く．ただし，安定した状態が続いていても環境の影響により容易に亜急性期の状態となるなど状態像は安定しない．そのため本項では回復段階に沿った臨床像ではなく，それぞれのパーソナリティ症の特徴について示す．

1. A群パーソナリティ症（Cluster A Personality Disorders）

- 奇妙で風変わりとされるパーソナリティ症であり，感情に温かみが感じられず他者への関心が薄いという特徴をもった一群である．親族に統合失調症や他のA群パーソナリティ症をもつ人が多いことが指摘されている．
- 小児期や青年期にはいじめの対象となることがあり，いずれも男性に多い．

1）猜疑性パーソナリティ症（Paranoid Personality Disorder）

- 他人の動機を悪意あるものとして解釈するといった不信と疑い深さが特徴である．過度に慎重，秘密主義，好戦的であり，通常他者と親密な関係になることが難しく，恋人や配偶者への暴力などがみられる場合もある．
- 有病率は2.3〜4.4％とされている．

2）シゾイドパーソナリティ症（Schizoid Personality Disorder）

- 統合失調質パーソナリティ症ともよばれる．他者に興味・関心がなく親密になりたいと考えず孤立していることが特徴である．社会性が必要とされる場合（恋愛や職場での部下への指導など）に問題となることが多い．一方で孤立した状況で働いているときにはそれなりに適応できるかもしれない．
- 有病率は3.1〜4.9％とされている．

3）統合失調型パーソナリティ症（Schizotypal Personality Disorder）

- 人間関係を煩わしいものと認識しており，対人関係を形成する能力が足りず，奇妙な考え方や振る舞いが認められる．迷信や超能力，魔術，霊感などを信じていたり，他者に対する疑い深さ，その場にそぐわない感情や行動をみせたりする．
- 有病率は0.6〜4.6％で，後に統合失調症を発症する率も比較的高いとされている．

2. B群パーソナリティ症（Cluster B Personality Disorders）

- 演技的，情緒的で移り気とされ，衝動的行動がみられるパーソナリティ症の一群である．作業療法の対象となる頻度が高い一群である．

1）反社会性パーソナリティ症（Antisocial Personality Disorder）

- 15歳までに素行症（行為障害）があり，15歳以降でも他人の権利を無視し侵害する行為がみられる．
- 良心の呵責に乏しく，他人を傷つけることにためらいがない．衝動的で攻撃的な傾向

が認められる．注意欠如多動症傾向，養育環境の不安定さが発症可能性を高める．加齢に伴って，こうした症状は目立たなくなったり軽快したりする傾向がある．

- 有病率は 0.2 ～ 3.3％で男性に多いとされている．

2）ボーダーラインパーソナリティ症（Borderline Personality Disorder）

- 対人関係，自己像，感情などの不安定さと，著しい衝動性が特徴である．
- 見捨てられまいとなりふりかまわない振る舞いをし，相手を過剰に理想化したと思ったらこき下ろすといった不安定さをもっている．衝動的に自分を傷つける行為（ギャンブル，浪費，過食，薬物乱用，自傷行為，無謀な運転）をしたり，慢性的な空虚感を感じたりしていることもある．加齢に伴って，対人関係や職業面の機能が安定する傾向がある．
- 有病率は 1.6 ～ 5.9％で女性に多いとされている．幼児期の逆境体験を報告する可能性が高いことが指摘されている[13]．

3）演技性パーソナリティ症（Histrionic Personality Disorder）

- 過剰な感情表現や情動の急速な変化と，他者の注意を引こうとする大げさな（演技的）振る舞いが特徴である．過度に芝居がかった態度が印象的だが，内容のない（具体的な詳細を欠く）話し方をする．
- 有病率は 1.84％で，女性に多いとされている．

4）自己愛性パーソナリティ症（Narcissistic Personality Disorder）

- 自身のことを「特別な存在で賞賛されるべき」という認識が強く，尊大で傲慢な態度をとる．一方で，共感性は欠如しており他者の気持ちを理解することが難しい．背景には強いコンプレックスがあり非常に傷付きやすいため，賞賛が得られなかったり批判されたりすると激しい怒りを表出することもある．
- 有病率は 1.0 ～ 6.2％で，男性に多いとされている．

3．C 群パーソナリティ症（Cluster C Personality Disorders）

- 不安で内向的，失敗を恐れて社会を避けたり過度に几帳面で融通性に欠けたりするパーソナリティ症の一群である．作業療法が処方される他の精神疾患と合併する頻度の高い一群である．

1）回避性パーソナリティ症（Avoidant Personality Disorder）

- 失敗や他人の評価や批判を過度に恐れて，重要な他者と接触することや職業活動を避けようとし，極端に自信をもてないことが特徴である．それゆえ親密な対人関係をもつことが困難になることが多い．こうした回避行動は幼児期や小児期から始まり，社会的関係が特に重要となる青年期または成人期早期でより強くなる．加齢とともに寛解してくる傾向がある．
- 有病率は 2.4％と推定されている．

2）依存性パーソナリティ症（Dependent Personality Disorder）

- 他人への依存心が強く孤独に耐えられず，他人の援助なしには十分機能できないという自己認識をもっている．「間違っている」と思っていることでも同意しようとしたり，

他人からの支援を受けるために労力を払いすぎたりしてしまう．
- 成人期早期までに発症し，有病率は 0.49 ～ 0.6％で女性に多いとされている．

3）強迫性パーソナリティ症（Obsessive-Compulsive Personality Disorder）

- 秩序やルールに過度にとらわれ，完璧を目指し，柔軟性や適応性が欠如している．過度に注意深く細部にまで非常な注意を払い繰り返し調べるため，効率性が悪く周囲が困ってしまうことが多い．
- 一般人口において最もよくみられるタイプの 1 つで，成人期早期までに発症するとされている．
- 有病率は 2.1 ～ 7.9％で，男性に多いとされている．

パーソナリティ症の作業療法

1．作業療法の役割

- パーソナリティ症は 3 群，10 のタイプに分類され，それぞれ特徴が大きく異なるため，それぞれのタイプに合わせた作業療法を展開する必要がある．
- 第一選択治療は心理社会的療法であり，作業療法が果たす役割は大きい．作業療法では，まず患者－治療者関係を築き，その中で対象者の困りごと，大切にしている作業に焦点化し治療プログラムを立案していく．作業療法場面で表出される課題は日常生活で繰り返されてきた課題と類似しており，こうした課題を本人と共有しながら丁寧に対応し，日常生活にまで汎化させることを目指していく．

2．検査・測定および評価尺度

1）MMPI-3（ミネソタ多面的人格目録性格検査）[14, 15]

- 1943 年に米国ミネソタ大学の心理学者ハサウェイと精神科医マッキンリーらによって開発された性格検査で 2022 年にその最新版である MMPI-3 の日本語版が発行された．
- 335 の質問項目で構成されており 10 の妥当性尺度と 42 の臨床尺度からなる．

2）Y-G 性格検査（矢田部・ギルフォード性格検査）[16]

- 南カリフォルニア大学の JP ギルフォードの考案によるギルフォード性格検査を原型として，矢田部達郎と辻岡美延，園原太郎によって日本の文化環境に合うよう構成された性格検査であり，120 の質問項目からなる．
- 性格特性を詳細に示すプロフィール表では，12 尺度（抑うつ性，回帰性傾向，劣等感の強いことなど）の結果をグラフに展開できる．

3）TEG（東大式エゴグラム）[17]

- 交流分析理論に基づいて東京大学医学部心療内科 TEG 研究会が開発した性格検査で，

▶ミネソタ多面的人格目録性格検査：Minnesota Multiphasic Personality Inventory（MMPI）

5つの自我状態のバランスから性格特性と行動パターンを把握するものである．2019年に新版 TEG 3 が出版されている．

3．作業療法目標の考え方

1）リハビリテーションゴール

- 対象者本人が現実検討をしながら望む場所で望む生活が送れることを目指す．パーソナリティの発達や成熟を目指しつつ，難しい部分は家族や支援者の支援を含めた環境調整によって補っていく．
- 作業療法士は対象者の問題行動の背景にある，「したいこと」「する必要のあること」「上手くなりたいこと」などを本人や支援者間で共有し，なかなか理解されにくいパーソナリティ症という疾患を抱えた対象者の理解者を増やしていく．

2）長期ゴール（作業療法の役割を踏まえた長期的な目標）

- 対象者が自身の特徴について理解し，社会的技能を身に付けていくことを目指す．
- 適切な方法で援助を求める，他者との適切な距離感を保つ，感情の波をコントロールする，不安や曖昧さに耐える力を身に付ける，必要な対人関係スキルや生活スキルを身に付けることなどが具体的な長期ゴールとなる．

3）短期ゴール（長期ゴールを達成するためのスモールステップ）

- 亜急性期で多彩な精神症状や行動化がみられる時期には，まずは症状の安定を優先する．対象者のニーズに沿いながら，対象者との治療関係の構築や気分の安定を目指す．

4．作業療法プログラム

1）治療（心身機能レベル）

（1）治療同盟を結ぶ

- パーソナリティ症をもつ対象者は，もともと他者に興味がなかったり，他者と安定した関係を築くこと自体に困難さがみられたりするため，治療同盟を結ぶことが難しい．しかし，ことにボーダーラインパーソナリティ症をもつ対象者が主観的に感じる治療同盟は，治療の結果を左右する因子ともいわれており，非常に重要である[18]．まずは対象者の大変さ，苦しさをそのまま受け止め，長い時間をかけて関係性を築いていく姿勢が必要とされる．

（2）治療者－患者関係を築く

- ボーダーラインパーソナリティ症をもつ対象者と治療者との関係性の中では，過度に依存した関係になったかと思えば，かかわりの頻度が減ったときなどに感情的になるなど，対人的距離感が近く安定しないことが多い（理想化とこき下ろし）．このときには「辛かった気持ち」には共感するが，本人の要求のままに対応はしない（限界設定）．この限界設定はチームでも共有することが大切である．
- 治療者は可能な限り対象者との距離感を変えず，変わらぬ対応をすることで対象者の

▶東大式エゴグラム：Tokyo University Egogram（TEG）

中に「安心感」が生まれ，治療者との関係性も安定してくる．作業を介した役割関係では一定の距離感がとりやすいため関係性が安定しやすい[19]．

- また対象者自身が投影された作品を丁寧に扱うことで「自分を大切にされた」感覚をもってもらい，対象者の傷付いた自己愛に手当てすることが関係性を安定させる助けとなるだろう．

(3) 自己決定能力，責任感を育てる

- 回避性，依存性パーソナリティ症をもつ対象者は，決めることや責任をもつことに強い不安を感じやすい．小さなことから自分で選ぶ，決める機会を増やしていくことで，自己決定能力や責任感を育てていく[20]．

(4) 固い認知をほぐす

- 完璧主義的で融通の利かなさが目立つパーソナリティ症をもつ対象者に対しては，作業活動のさまざまなバリエーション，カラー，レベルに触れることが，固い認知をほぐすことにつながる．作品作りの中でさまざまな「色」を用いることは「白でもない黒でもない中和された感覚」を育てていくことができるとされている[21]．

- また「遊び」や「ゲーム」的要素のある作業活動を提供することは対象者に思考のゆとりをもたせ，遊べる能力を伸ばしていくことにつながる．DBT などの認知行動療法を取り入れることも有効である．

2）ADL・IADL 指導（活動レベル）

- パーソナリティ症をもつ対象者の示す諸問題は，社会的技能の未発達によるという認識に立ち[22]，カルテで病歴や生活歴を読んだり本人から話を聴いたりする中で，社会的適応面の難しさに注目し，本人に必要なプログラムを立案していく．

(1) 対人関係スキル

- 友人関係や会社での役割関係で必要なスキルなどが不足している場合には，対人関係スキルの向上を目指す．パーソナリティ症をもつ対象者は他者視点に立つことの苦手さをもち合わせているため，他者視点を丁寧に説明し理解を促していく．構造化されていない集団活動への導入は難易度が高いため慎重に行う．

- A 群パーソナリティ症では，自身の世界で生活している間は問題がなくとも，社交性を必要とされる場面で不適応となりやすい[23]．本人のニーズに沿いながら（本人の世界を大切にしながら），必要最低限の対人関係スキルを身に付けることを目指す．

- 依存性，回避性パーソナリティ症では，自身の考えに自信がもてなかったり他者評価を気にするあまり適切な自己主張ができずに苦しさを抱えたりすることも多い．対人関係場面で必要な自己主張や自己表現（アサーション）の方法を身に付けていく．

(2) 問題解決スキル

- 疾病についての知識や管理方法，ストレスマネジメントなどについて心理教育を行うことは対象者の問題解決スキルの向上に役立つ．

- たとえばボーダーラインパーソナリティ症では，過剰適応的に振る舞っていたかと思うと感情的になり孤立してしまうパターンを繰り返してきたことを一緒に振り返り，気分の波の影響を理解し，他者との適切な距離感などを身に付けていく．その際，

DBT の要素を取り入れ，苦悩耐性スキル，マインドフルネススキル，感情調節スキル，対人関係スキルなどに焦点を当てることは有効である（表2）[24]．

- 強迫性パーソナリティ症をもつ対象者など，過度な確認，過度な集中や没頭[25]，納得するまでなかなか作品を完成させられないといった作業行動特徴が認められる場合には，定期的な休息をとり入れたり，「ほどほど」で終わりにしてみたりするなど，新たな認知行動パターンの獲得もこうしたスキルを高める一助となる．

(3) 作業遂行能力

- 近年，ボーダーラインパーソナリティ症には遂行機能障害の存在が指摘され，特に計画，認知的柔軟性，認知的抑制に苦手さがあるとされている[26]．
- 日常生活や職業生活で生じるさまざまな課題に対してスムーズに対応できない背景には，こうした認知機能障害の可能性も考えられる．作業活動などに取り組む場合に，計画を立ててみる，違った視点からみてみるなど，対象者が苦手とする部分を強化し

表2　弁証法的行動療法で扱う4つのスキル

スキル	スキルの概要	基礎編	応用編
苦悩耐性	苦痛について考え続け「苦悩」にしないためのスキル	・注意をそらす 例）自分を傷付けるような行動から注意をそらす．楽しい活動で注意をそらす ・落ち着かせる 例）嗅覚，視覚，聴覚などを用いて自分を落ち着かせる．リラクセーションの計画を立てる	・安全な場所の視覚化 ・リラクセーションを誘発するキューワードの活用 ・自分の価値観の再発見など
マインドフルネス	自分自身のことや，自分の経験について価値判断・比較・批判せず，「今，このとき」における自分の思考，感情，身体感覚，および行動をありのままに捉えられるスキル	・What のスキル 例）1分間に焦点を当てる．1つの物体に焦点を当てる．3分間の思考を記録するマインドフルな呼吸など	・How のスキル 例）賢明な心，徹底的受容，価値判断，マインドフルネスの実践など ・マインドフルネスのさらなる探求 例）マインドフルネスと瞑想など
感情調節	できごとに対してはじめに感じる一次感情と苦痛を引き起こす二次感情に対してより健康的に対処することを助けるスキル	・自分の感情に気付き，ありのままに受け入れる ・感情と行動，健康に関することと感情の関係 例）食べ物，過食と拒食，薬物とアルコールなど ・価値判断をせずに自分自身を観察する	・価値判断をせずに自分の感情にマインドフルになる ・感情の曝露 ・自分の感情的衝動と反対の行動をする ・問題解決技法を使うなど
対人関係	①自分の望むものを要求し，②「ノー」と言い，③その関係を損なわずに対立しているときに上手に交渉をするためのスキル	・マインドフルな注意を払う ・受動的行動と攻撃的行動を減らす ・「私の欲求と彼らの欲求」の割合のバランスをとる ・「私の欲求と私の義務」の割合のバランスをとる ・対人関係スキルの構築	・自分の望むことを知る ・簡単なことを依頼する ・アサーションの要素を取り入れるなど

（Matthew, 2011[24] を参考に筆者が作成）

ていくような働きかけも有効であろう.

- 必要に応じて認知機能検査などを実施し, 対象者本人や周囲のかかわる関係者とも情報を共有し, 環境調整を行っていくことも大切である.

3）役割獲得・社会交流のための支援・援助（参加レベル）

（1）対象者にとって大切な作業を支援する

- ボーダーラインパーソナリティ症の過量服薬やリストカットなどの行動化の背景には, 未解決の現実的問題が存在している[22]. 対象者を作業的存在と捉えたときに, その作業バランスの不均衡や大切な作業とは何かを振り返ることは有効である[27].「自分の楽しみをもちたい」「仕事をしたい」「友達と過ごしたい」「自分の支援について自分で考えたい」というような対象者本人にとって意味のある作業へのアプローチはケアに対する拒否感を軽減し, 本人が生活の主体者となっていくことを助ける.

（2）環境への働きかけ

- 作業療法を通して把握した対象者の特徴と環境との相互作用について評価し, 積極的に環境へ働きかけていく. パーソナリティ症について, かかわり方や危機介入の方法などについて家族や介護者が知っておくことは有益である[8].
- ボーダーラインパーソナリティ症のように行動化が激しい対象者では, あらかじめクライシスプランを家族とも協力して作成しておくとよい.

4）背景因子（環境因子, 個人因子）

- パーソナリティ症は複数のパーソナリティ症や他の精神疾患との合併率が高い疾患である. 双極性症, うつ病, 社交不安症, 強迫性症, 摂食症, 心的外傷後ストレス症, 身体症状症, 物質使用症（アルコールや薬物）との合併率は高い. そのため他の精神疾患への治療とパーソナリティ症への対応を並行して行うことが重要である[2, 23].
- パーソナリティ症をもつ対象者には小児期の逆境を報告する可能性が高いことが知られており[13, 26], セラピストはトラウマインフォームドケア[※1]のノウハウをもってかかわる必要がある.

5. 留意事項

1）危険物の管理

- 作業療法室には, 包丁, ハサミなどの刃物類, 塗料や洗剤, 薬品やコード類など, 危険物品が存在する. ボーダーラインパーソナリティ症をもつ対象者が孤独を感じ突発的に自傷行為に及ぶこともあるため, 危険物の管理や作業療法室内での様子に気を配っておく.

2）チーム連携・治療的枠組みの管理

- ボーダーラインパーソナリティ症をもつ対象者と取り交わしたルールなどについてはチーム内で共有しておく.「他のスタッフは許可してくれた」などとチームワークを乱

[※1] トラウマインフォームドケア：あらゆる人がトラウマについて基本的な知識をもち, 相手や自分にみられるトラウマの影響を認識しながらかかわるアプローチ.

されてしまうことに注意が必要である．相談や個別対応などは現実的な範囲内で本人と一緒にルールを決め，治療的枠組みを明確にしておく．

3）本人の世界観を大切にする

- A群パーソナリティ症では，対人関係を煩わしく感じ，必要以上に関係をもたない特徴がある．支援者の価値観を押し付けてしまうと関係性の構築が難しくなる．対象者本人の生き方や考え方を否定しないことが大切である．

4）毅然とした態度で接する

- 反社会性パーソナリティ症をもつ対象者では，自分より弱いと思われる存在を都合よく利用したり，脅しの行動をみせたりすることがある[23]．こうした場合には毅然とした態度で対応する必要がある．

6．シームレスな作業療法提供のための連携のあり方

1）急性期・回復期・生活期がつながるための留意点

- パーソナリティ症をもつ対象者は他者との関係の構築や維持に困難さを抱えている．そのため，回復段階や治療目標に伴ってかかわる職種やサービスが変わる際には，支援する「人」と「人」とを丁寧につなぐ必要がある．

2）持続可能な生活へつなげるための留意点

- パーソナリティ症をもつ対象者は，周囲には理解が難しい行動や問題行動と捉えられやすい行動が多く，本人も家族も疲弊している．さらに，かかわりに苦手意識をもっている支援者も多い．そのため，かかわる支援者がパーソナリティ症の病理を理解し，必要な支援についての知識を有していることは非常に重要である．
- また，環境因子から影響を受けやすく容易に状態像が変化しやすいことが特徴であり，本人，家族，かかわる人々，支援者が状態像や対応，クライシスプランについて情報共有しておくことが重要である．

臨床実習やOSCEにつながるヒント

- パーソナリティ症に対する作業療法の事例報告を複数読んでおく．
- 介入の頻度や時間，内容についての枠組みを明確にしておく．
- 過度な要求や個人的なかかわりを求められたときには要求のままに応じず，指導者に相談する．

文献

1) 高橋三郎・大野　裕（監訳）：DSM-5-TR 精神疾患の診断・統計マニュアル．pp713-756, 医学書院, 2023.

2) 林　直樹：4 章パーソナリティ症および関連特性群と作為症群．パーソナリティ症および関連特性群総説／三村　將（編）：講座精神疾患の臨床 3　不安または恐怖関連症候群　強迫症, ストレス関連症群, パーソナリティ症．pp326-340, 中山書店, 2021.

3) Melanie S, Sammy F et al：Dialectical Behavior Therapy：An Emotion-Focused Treatment for Borderline Personality Disorder. J Contemp Psychother, **36**：67-75, 2006.

4) Storebø OJ, Stoffers-Winterling JM, et al：Psychological therapies for people with borderline personality disorder. Cochrane Database Syst Rev, **5** (5)：CD012955, 2020.

5) Gillespie C, Murphy M et al：Dialectical Behavior Therapy for Individuals With Borderline Personality Disorder：A Systematic Review of Outcomes After One Year of Follow-Up. J Pers Disord, **36** (4)：431-454, 2022.

6) Kounidas G, Kastora S：Mindfulness training for borderline personality disorder：A systematic review of contemporary literature. Personal Ment Health, **16** (3)：180-189, 2022.

7) Keefe JR, McMain SF et al：A meta-analysis of psychodynamic treatments for borderline and cluster C personality disorders. Personal Disord, **11** (3)：157-169, 2020.

8) Guillén V, Díaz-García A et al：Interventions for Family Members and Carers of Patients with Borderline Personality Disorder：A Systematic Review. Fam Process, **60** (1)：134-144, 2021.

9) Gartlehner G, Crotty K et al：Pharmacological Treatments for Borderline Personality Disorder：A Systematic Review and Meta-Analysis. CNS Drugs, **35** (10)：1053-1067, 2021.

10) Jakobsen KD, Skyum E et al：Antipsychotic treatment of schizotypy and schizotypal personality disorder：a systematic review. J Psychopharmacol, **31** (4)：397-405, 2017.

11) Khalifa NR, Gibbon S et al：Pharmacological interventions for antisocial personality disorder. Cochrane Database Syst Rev, **9** (9)：CD007667, 2020.

12) Lisoni J, Barlati S et al：Efficacy and tolerability of Brain Stimulation interventions in Borderline Personality Disorder：state of the art and future perspectives - A systematic review. Prog Neuropsychopharmacol Biol Psychiatry, **116**：110537, 2022.

13) Porter C, Palmier-Claus J et al：Childhood adversity and borderline personality disorder：a meta-analysis. Acta Psychiatr Scand, **141** (1)：6-20, 2020.

14) Ben-Porath YS, Tellegen A ／ MMPI-3 日本語版研究会（編）：MMPI-3 日本版マニュアル．三京房, 2022.

15) Ben-Porath YS, Tellegen A：Minnesota Multiphasic Personality Inventory-3 (MMPI-3)：Manual for administration, scoring, and interpretation. University of Minnesota Press, 2020.

16) 八木俊夫：新版 YG テストの実務手引　人事管理における性格検査の活用．日本心理技術研究所, 1989.

17) 東京大学医学部心療内科 TEG 研究会（編）：新版 TEG3 マニュアル．金子書房, 2019.

18) Barnicot K, Katsakou C et al：Factors predicting the outcome of psychotherapy for borderline personality disorder：a systematic review. Clin Psychol Rev, **32** (5)：400-412, 2012.

19) 竹島祐樹, 小林真司・他：虚しさを抱えたパーソナリティ障害患者への作業療法アプローチ．精神医療, **64**：30, 2019.

20) 南庄一郎：医療観察法病棟におけるうつ病とパーソナリティ障害が併存する対象者への作業療法　価値を置く作業の導入と MDT による一貫した関わり．作業療法, **40** (6)：820-826, 2021.

21) 松本信雄：【作業療法士のリスク・テイキング～リスクはチャンス～】昨今急増するパーソナリティ障害の理解と作業療法時のリスク管理．作業療法, **19**：22-31, 2021.

22) 牛島定信：第 105 回日本精神神経学会 総会教育講演 境界性パーソナリティ障害の治療ガイドライン．精神経誌, **112** (6)：604-608, 2010.

23) 林　直樹：ウルトラ図解パーソナリティ障害　生きづらさ・苦しみを減らすための理解と接し方．法研, 2018.

24) Matthew M, Wood JC, et al ／遊佐安一郎, 荒井まゆみ（訳）：弁証法的行動療法実践トレーニングブック　自分の感情とよりうまくつきあってゆくために．星和書店, 2022.

25) 早坂友成・他：難治性うつ状態と強迫性パーソナリティ障害が併存する患者の作業遂行特徴．精神神経学雑誌, 2017 特別号：S303, 2018.

26) McClure G, Hawes DJ et al：Borderline personality disorder and neuropsychological measures of executive function：A systematic review. Personal Ment Health, **10** (1)：43-57, 2016.

27) 作間弘彬, 三崎一彦：精神科領域における「作業に根ざした実践 2.0」の臨床有用可能性　支援者との信念対立による協働関係構築困難な長期入院パーソナリティ障害クライエントへの介入．日本臨床作業療法研究, **7** (1)：1-7, 2020.

19 てんかん

学習目標
- てんかん発作の分類を説明できる．
- てんかん患者への作業療法の目的を説明できる．
- てんかん患者への作業療法での留意点を説明できる．

Question
- てんかん発作の大分類は何か？
- 心因性非てんかん発作とは何か，どのような心理社会的アプローチが実施されるか？
- てんかん患者の作業療法の目的は何か？
- てんかん患者の作業療法実施時に避けるべき環境や対応は？

てんかんの概要

1. 疾患特性

- 大脳の神経細胞は，絶えず活動し弱い電気信号によって情報を伝え合っている．しかし，てんかんはさまざまな原因によって，脳の神経細胞に突然異常な電気的興奮が引き起こされ，その結果，意識を失ったり，けいれんしたりするなどの発作を繰り返す．
- てんかんは，精神科，脳神経外科，神経内科，小児科，救命救急科など，多職種がかかわって治療が進められる．

2. 疫学と発生要因

1）疫学

- てんかんは，性別や年代を問わず発症する．わが国では60万〜100万人が発症しているとされ，人口100人のうち0.5〜1人（0.5〜1％）が発症している．
- 発病率は，小児期と高齢期で高い．病因としては，小児期では遺伝素因などの先天異常や周産期障害などが多く，高齢期では脳血管障害の後遺症に伴うものが多い．
- 累積発病率は20歳までに1％，75歳までに3％に達する．決して稀な病気ではない．

2）てんかんの分類

- 2017年に国際抗てんかん連盟（ILAE）は，てんかん分類の枠組みを改訂した．

19章 てんかん

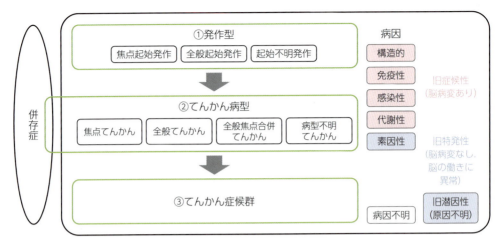

図1 ILAEによるてんかん分類2017（てんかん分類の枠組み）
てんかん分類は，発作型・てんかん病型・てんかん症候群で構成．
（日本てんかん学会分類・用語委員会（編）：「てんかん研究」37（1），6-14，2019，p9より著者らにて一部改変，加筆）

- 診断は，①発作型の分類，②病型の判断，③「てんかん症候群」の診断という3つのステップで行われる．各ステップでてんかんの病因を明らかにし，最後に知的発達症（知的能力障害）や運動障害などの併存症も把握する（図1）．

3）てんかんの病因

- てんかん発作の病因は多様であり，構造的，素因性，感染性，代謝性，免疫性，および病因不明の6つに分類される．病因は1つでなく重複することもある．
- てんかん全体のうち，原因が特定されていない素因性・病因不明が約6割，それ以外が約4割である．

てんかん発作の種類と特徴（図2，3）

- てんかん発作は，過剰な電気的興奮が起こる部位や電気的な興奮の広がり方によって，**焦点起始発作**，**全般起始発作**，起始不明発作，分類不能発作に分けられる（図2）．
- 焦点起始発作は，意識が保たれているか否かで，焦点意識保持発作，焦点意識減損発作に分けられる．
- 全般起始発作は，基本的には意識を失うが，意識が失われる中で身体の動きの有無により，全般運動発作と全般非運動発作に分けられる．
- 発作が始まる脳部位が判断できない場合は起始不明発作とする．情報がない場合を分類不能発作とする．

1．焦点起始発作（旧部分発作）

- 大脳の片側の一部から，興奮性の神経活動が始まる発作である．**焦点意識保持発作**は，発作中に意識があり，後で発作を思い出すことができる．旧分類の単純部分発作に相

てんかん発作の種類と特徴

焦点起始発作（旧部分発作）

焦点意識保持発作（旧単純部分発作） ｜ **焦点意識減損発作**（旧複雑部分発作）

焦点運動起始発作
- 自動症発作
- 脱力発作
- 間代発作
- てんかん性スパズム
- 運動亢進発作
- ミオクロニー発作
- 強直発作

焦点非運動起始発作
- 自律神経発作
- 動作停止発作
- 認知発作
- 情動発作
- 感覚発作

焦点起始両側強直間代発作

全般起始発作（旧全般発作）

全般運動発作
- 強直間代発作
- 間代発作
- 強直発作
- ミオクロニー発作
- ミオクロニー強直間代発作
- ミオクロニー脱力発作
- 脱力発作
- てんかん性スパズム

全般非運動発作（欠神発作）
- 定型欠神発作
- 非定型欠神発作
- ミオクロニー欠神発作
- 眼瞼ミオクロニー

起始不明発作

起始不明運動発作
- 強直間代発作
- てんかん性スパズム

起始不明非運動発作
- 動作停止発作

分類不能発作

図2　ILAEによるてんかん分類2017：発作型分類―拡張版―
（日本てんかん学会分類・用語委員会（編）：「てんかん研究」37（1），15-23，2019，p18より著者らにて一部改変，加筆）

けいれんが生じない発作

認知・情動発作

既視感（デジャブ），恐怖感など

焦点意識減損発作

無意識に手をもぞもぞ動かす（自動症発作）

焦点意識減損発作

1点を見つめたり，口をもぐもぐさせたりする（自動症発作）

けいれんなどが生じる発作

運動発作

身体の一部にこわばりやけいれんを生じる

全般起始発作

欠神発作

一瞬意識が失われる．女児に多く，過呼吸後に起こる

間代発作
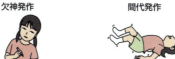
ガクガクとするけいれん

強直発作

グーッと突き張るようなけいれん

脱力発作

力が抜け転倒する

強直間代発作

全身がこわばり，けいれんする

ミオクロニー発作

両手や両足が一瞬ピクッと動く

図3　けいれんなどの有無による発作の分類例

当する.

- 大脳の片側の一部から始まった神経細胞の興奮がいずれかの時点で広範囲に及ぶと，意識障害と記憶障害が認められる．これを**焦点意識減損発作**とよぶ．旧分類の複雑部分発作に相当するもので，側頭葉てんかんに多い．発作の症状，特に始まりの症状は，同じ患者では原則としていつも同じで，患者の中には，発作の前兆（アウラ）を感じる人もいる．
- 最も早期に出現した意識以外の顕著な徴候に基づいて，身体の運動が目立つ場合は運動発作，身体の動きが目立たない場合は非運動発作とよぶ．
- 運動発作には，手や口をもぞもぞと動かす自動症発作や，身体を激しく動かす運動亢進発作がある．運動発作は，他人からみて発作が起こっている様子が観察できる．
- 非運動発作には，自律神経発作（顔面蒼白・紅潮・発汗・嘔気などの自律神経症状が主体），動作停止発作（動作が止まる発作が主症状），感覚発作（不快な匂いを感じたり，身体の一部がしびれたように感じたり，光やものが見えたり音が聞こえたりするなどのさまざまな感覚異常を生じる）などがある．その他，以前経験したことが蘇ってくるデジャブや夢様症状がみられる認知発作，恐怖感や不安が急に生じるなどの情動発作がある．
- 興奮が片方の大脳から大脳の両側に広がることによって，強直発作の後に間代発作が続く場合，焦点起始両側強直間代発作とよぶ．

2．全般起始発作（旧全般発作）

- 全般起始発作は大脳の両側で同時に興奮性の神経活動が始まり，最初から意識を失うことが特徴である．しかし，発作持続時間が短いと本人も発作に気付かないこともある．
- 意識が失われる中で，身体の動きの有無により，全般運動発作と全般非運動発作（欠伸発作）に分類される．

1）全般運動発作

- **強直間代発作**：突然，意識を失い全身の硬直（強直発作）と全身のけいれん（間代発作）が，1分程度持続する．けいれんが治まると，眠ったような発作後もうろう状態となる．
- **間代発作**：突然，意識を失い手足がガクガクと規則的・周期的に反復して動く発作で，動きと動きの間に力が抜ける．子どもに多くみられる．
- **強直発作**：突然，意識を失って歯をくいしばり，手足に持続的な力が入り筋肉が硬くなるため，手足をピンと伸ばしたまま，数秒〜数十秒間ほど身体をこわばらせる．呼吸が止まり，血の気が引いたような顔色である．立っている場合は，身体に力が入ってそのまま倒れる．発作後は，口をもぐもぐさせる動きを伴い，もうろう状態が続く．
- **ミオクロニー発作**：全身あるいは手足が一瞬ピクッとする発作で，持っている物を落とすことがある．
- **脱力発作**：突然，意識を失い筋緊張が急激に低下し，全身の力が急に抜けて転倒する．発作時間は非常に短い．
- **てんかん性スパズム**：頸部および四肢の2秒以内の短い強直が起こる．点頭発作とも

よばれ，焦点起始発作や全般起始発作で生じる．

2）全般非運動発作（欠神発作）

- 全般起始発作で運動症状が目立たない発作として，全般非運動発作（欠神発作）がある．突然，意識を失い，会話や動作が中断することが数秒～数十秒続くが，突然終わる．発作中に身体が傾いたり，まぶたや口角がぴくぴくしたりすることがある．

3. てんかん症候群（表1）

- 発作症状，脳波所見，画像所見，発達の様子などの共通項を見つけ，これを示す患者の一群を「症候群」に分類している．どの症候群かが判明すれば，発症年齢，発作の誘因，日内変動，予後，知的発達症（知的能力障害）・精神的障害などの併存症も共通するため，予後や治療法などが想定される．
- てんかん症候群リストは高い頻度で改訂されるため，最新の情報を確認する必要がある．

1）発達性てんかん性脳症

- 主に乳幼児に発症し，難治性のてんかん発作に精神運動発達の遅滞・退行を伴う疾患群である．新生児～小児期に発達すべき脳において，てんかん発作やてんかん性の異常活動が遷延することにより，発達や認知機能に問題が生じる．
- 乳児期に発症する West 症候群（点頭てんかん），その後に引き続き発症する Lennox-Gastaut 症候群などが含まれる．

表1　代表的なてんかん症候群

	発症が多い時期	特　徴
発達性てんかん性脳症		
West 症候群 （点頭てんかん）	乳幼児期	発作時は無表情で頭をカクンと前に倒す．ヒプスアリスミアという特徴的な脳波所見がある．薬剤抵抗性で難治性てんかん，精神運動発達の障害を併存する．
Lennox-Gastaut 症候群	2～8歳	West 症候群からの移行が多い．強直発作，欠神発作，脱力発作がみられ，精神運動発達の障害を併存する，難治性てんかん．
ドラベ症候群	1歳未満	発熱時や入浴時など高温環境にて長時間続く発作が起こりやすい．薬剤抵抗性で，運動失調で発達障害が併存する．遺伝子変異例が多い．
自然終息性焦点てんかん（特発性部分てんかん）		
中心側頭部に棘波を示す良性小児てんかん	7歳	睡眠中に顔面の片側がけいれんし過剰な流涎を認める．思春期までに発作は消失することが多い．
良性後頭葉てんかん	幼児期	吐き気や嘔吐から発作が始まり，ときにはその発作が長く続く．2年後には発作が消失することが多い．
特発性全般発作		
小児欠神てんかん	6～7歳	過呼吸で誘発されることが多く，1日に頻回に欠神発作が起こる．治療反応性はよい．女児に多い．
若年ミオクロニーてんかん	12～18歳	起床後30分～数時間以内に手のピクつき（ミオクロニー発作）から始まる強直間代発作がある．薬物療法で発作抑制できるが，断薬により再発も多いため継続的治療が必要である．光突発反応を認める．

2）自然終息性焦点てんかん

- いくつか種類があるが，最もよくみられるのは中心側頭部に棘波を示す自然終息性焦点てんかんで，自然寛解する可能性が高い．

4. 心因性非てんかん発作

- 心理的ストレスなどで生じ，てんかん発作と類似したけいれん，意識消失，転倒がみられるが，脳波には異常がみられない．患者は意図的にやっているわけではない．
- 本来不要な薬物療法の副作用や発作により生活に支障が生じている場合もある．
- 患者のうち7～9割が女性といわれており，かつては「偽発作」「疑似発作」「ヒステリー発作」とよばれていた．精神医学では，解離症状，身体症状症に当てはまる．
- ビデオ・脳波同時記録によって診断する．治療は，診断を正しく伝え理解して受容してもらうことが重要である．しかし，長年にわたっててんかんがあると思っていた人が，てんかんの診断が否定されることによって，今までのアイデンティティや疾病利得などが失われる可能性があり，心理的動揺が起こることが多い．そのため，心理的動揺に配慮しながら，診断と今後の方針を丁寧に説明することが重要である．
- 心理社会的アプローチとしては，知的発達症（知的能力障害）が伴う場合は本人がストレスを感じないでいられるような環境と周囲の人へ対応法の指導を行う．一方で，知的発達症（知的能力障害）が伴わない場合は，認知行動療法と，作業療法でストレス解消法・対処法の獲得を行う．この場合，ストレスコーピングの獲得が目的であり，初期に患者の心因を無防備に探らない．

5. てんかんの治療と副作用

- 抗てんかん薬を内服することで，多くの患者が発作を抑制できるが，十分に抑えられない場合には，脳外科手術により発作が抑制されることもある．
- 食事療法や迷走神経刺激術によっても，発作が軽減する．
- 抗てんかん薬の1つであるフェニトインの副作用である歯肉増殖が，服用開始から数か月間に40～60％発生する．プラークの存在がなければこれは発症しないので，口腔清掃管理は徹底的に行うことが必要である．

てんかんの作業療法

1. 作業療法の役割

- 現在，多くのてんかん患者が地域で暮らしている．しかし，てんかん発作がコントロールできなくなった場合に，薬物の調整を目的に入院することもある．
- てんかん患者は，けいれんだけでなく，知的機能低下や抑うつ症状，幻覚や妄想，こだわりのある性格傾向や社会経験不足などがみられることから，薬物療法に並行して

作業療法を実施する.

- 切除手術を行う脳神経外科においては，手術を控えた患者に対して術前から作業療法士が，術後の身体機能・認知機能の変化を推察しながら，可能な限り切除手術の影響を抑えるような介入を行う場合もある.

2. 作業療法評価

1）心身機能

- 知的発達症（知的能力障害），認知機能障害，精神症状，身体的機能障害，発達障害などを併せもつことがあるため，心身機能の評価は欠かせない.

(1) 知的機能，認知機能障害

- 知的障害，記憶障害，失語，注意障害，遂行機能障害などがみられることがある．障害の有無だけでなく，その程度も評価する.
- 自閉スペクトラム症，注意欠如多動症，学習障害などの発達障害を併せもつ場合もあり，運動，認知，情緒の発達も評価する.

(2) 精神・心理機能の評価

- 抑うつ状態になりやすいために，抑うつ状態の有無や程度の評価を行う．特にてんかん患者は，突然，身体の自由や意識が失われるために不安が生じる．そのため共感しながらも不安の要因や対処法についても聞きとる.
- 幻視・幻聴・幻臭・体感幻覚などが起こることがあるため，幻覚妄想の有無，程度や内容，出現する時期，対処法などを聞きとる.

(3) 運動機能障害の有無や程度

- 関節可動域・筋力の程度や麻痺の有無，巧緻性・協調運動・バランスを評価する.

2）活動や参加制限

- てんかん発作の抑制が不十分な場合，調理，入浴，外出時などは受傷や事故のリスクがあるため，行動制限が必要になることがある．加えて成長過程での周囲からの過保護や周囲の人への依存が生じた場合，日常生活や社会生活の体験が乏しくなることがあるため，日常生活や社会生活の自立度，対人関係能力や関係のとり方を評価する.
- 疲労がてんかん発作を誘引する場合があるため，活動後の疲労感の程度も評価する．就労の際は，どのような職業が適性なのかを検討する.

3）背景因子

- 背景因子は，上記の生活機能の低下の原因となるため，評価が必要である.

(1) 社会制度

- てんかんは精神保健福祉法の対象疾患であり，障害者手帳が受けられる．障害者手帳を有することで受けられる主なサービスには，税制上の優遇措置や公共交通機関の割引などがある．また障害者手帳の有無が事業主の障害者雇用率の算定にかかわるので，就労支援を行う場合には障害者手帳の有無を確認しておく.
- てんかん発作がコントロールできずに生活や就労が制限される場合，障害年金の受給が可能である.

- 職業に関する免許や資格の中には，「障害者欠格条項」という規定があり，就労先や関係機関，医師に確認が必要となる．

(2) てんかんと自動車運転免許

- てんかんがあっても，次のような一定の条件を満たせば運転免許取得は可能である．
  ①過去5年以上発作がない患者，②過去2年以上発作がなく，今後も数年間は発作を起こすおそれがないと医師から判断された患者（数年後に臨時適正検査が必要），③1年間の経過観察で，意識障害や運動障害を伴わない発作しか起こしていないと医師から判断された患者，④2年間の経過観察で，睡眠中の発作しか起こしていないと医師から判断された患者．
- 免許取得については本人・家族とよく相談し，医師の診断書が必要である．

(3) 物的環境

- てんかん発作の際に意識が消失する場合に備えて，生活環境の評価を行う．
- てんかんに関連した死因の中で最も多いのは溺死で，風呂での事故が最も多い．そのため，訪問指導などで浴室を確認し，浴室の鍵が外から開くか，転倒しても怪我をしないマットなどがあるかを確認する．入浴中の家族による見守り体制についても確認することが望ましい．

(4) 人的環境，社会環境

- てんかん発作による交通事故が報道されることや患者の発作が続くことで，社会に誤解や偏見が生まれ，社会生活や就労に制限が生じる可能性がある．そのため，周囲の人々にてんかんの知識や患者を受け入れる不安について，十分に聞きとる．

3. 作業療法の実際

1) 回復期前期

- 脳外科手術後間もない時期や発症抑制のための薬物療法を開始する時期に作業療法も始まる．作業療法では，薬物の副作用を観察しながらまず生活リズムの改善を促す．さらに，今後の生活の不安や焦りに対して心理的サポートを行う．
- 身体障害がみられる場合には，作業を介して身体機能の改善を促す．
- 記憶障害，注意障害，遂行機能障害など認知機能障害がある場合，認知機能訓練を実施したり代償方法を提案したりする．
- 一部の抗てんかん薬は体重が増加すると薬成分の血中濃度が上がりにくいこともあるため，安全に行える運動を通じて体重増加を予防する．
- 集団に慣れてきたら，同じ病気をもつ仲間達と一緒に，疾病の学習や悩み，ストレス対処方法などをグループで話し合う．

2) 回復期後期

- 回復期後期は，社会生活に向けて具体的な目標を患者と合意し，社会生活技能の獲得を目指す．しかし，目標に向けて頑張りすぎてしまい疲労する患者もいる．疲労はてんかん発作の誘因となる．そのため疲労しない作業療法の実施とともに疲労やストレスの管理と対処能力の向上も必要となる．

- 患者は，てんかん発作のために，成長過程において社会生活の制限を受けたことで，他の人とのかかわり方の経験や学びの機会が少なく，学校や職場などに馴染めず悩む人も多い．そのため，作業療法の集団活動を介して，他の人とのかかわり方などを学ぶ機会を提供する．また，社会生活スキルトレーニング（SST）によるコミュニケーション技能の練習も有効である．
- 就労や復職を目標にする場合，就労支援事業所や就労移行事業所などを利用しながら就労の練習の機会を提供する．その場合，周囲の人から「発作時にどう対応したらよいのかわからない」といった不安をもたれることがある．そのため患者の了承を得たうえで周囲の人へのてんかんの正しい理解を促すことや合理的配慮を求めることも必要となる．

3）維持期
- 通院や服薬を継続しながら，地域での生活を維持する時期である．
- 回復期で獲得した機能を社会生活の中で活かし，生活の自己管理を目指す．
- 病気とのつきあい方の提案など作業療法士が教育的にかかわることもあるが，ピアカウンセリングも有効である．
- 患者はさまざまな場面で制限を受けることも多いため地域の多職種による援助が必要である．

4. 作業療法での留意点（図4）

- 刃物類などの危険物を患者の周囲には置かないことで，転倒しても怪我がないようにする．発作時や発作後姿勢を保持できない人は，肘掛け付きの椅子に座って作業する．さらにリスクが高い人には保護帽の着用を推奨する．
- 机上に比較的やわらかい材質のマットを敷くなど，安全な環境に配慮する．
- ビデオ鑑賞時の強い光は発作の誘因になることがある．
- てんかん発作は疲労により，作業療法終了時や終了後に多いため様子を観察する．
- グループのリーダーになることや大勢の前で話すことなどは，患者にとって心理的負

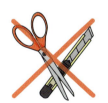
危険物を対象者の周囲には置かない

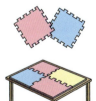
机上にやわらかい材質のマットなどを敷く

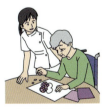
立位作業を避ける

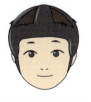
保護帽の着用を推奨する

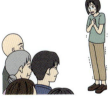
過度な心理的負荷は避ける

図4 作業療法での留意点

▶社会生活スキルトレーニング：Social Skills Training（SST）

担が大きい場面となる．過大な役割は発作の誘因となるため，役割は，患者個々の心理的負荷量に合わせる．

5. 発作時の対応

- 発作がみられたときは以下の手順で対応する．
①安全の確保：危険物を遠ざける，②発作の確認：時間，意識，呼吸，けいれんした身体の部位を確認する，③呼吸確保：ボタンをゆるめる．発作後は，顔を横向きにする，④怪我の確認をする，⑤医師への報告を行う．
- チアノーゼの場合や呼吸が不規則な発作が長時間続くときは直ちに医師や救急車をよぶ．
- 発作時に，服薬しても無意味である．また，タオルを噛ませることは禁忌である．
- 発作後は，もうろうとしているため，休息させる．

臨床実習やOSCEにつながるヒント

- 作業療法中に，てんかんの患者がけいれんして意識がない場合，どのような対応をすべきか，ロールプレイしてみよう．
- 翌月から就労支援事業所の利用を開始する患者が，「てんかん発作がいつ起こるのか不安だ」と相談してきた．どのように対応するのかロールプレイしてみよう．

文献

1) Anderson VE, Hauser WA, Rich SS：Genetic heterogeneity in the epilepsies. Adv Neurol, **44**：59, 1986.

演習課題

背景
▶年齢・性別　20歳代の男性
▶学歴　大学中退
▶職歴　なし
▶家族構成　一人っ子，両親（50歳代），独身，キーパーソン：父

医学的情報
▶診断名　全般運動発作，間代発作
▶現病歴　小学校の頃からてんかん発作を経験．神経内科を初診後，薬物で発作はコントロールできていた．しかし発作が原因で友人が離れ，しだいに友人関係を避けるようになった．高校は自宅から少し遠い高校に進学した．服薬を忘れ，緊張が高い総合学習での発表中に全身けいれんを伴う発作が起こり，いじめの対象となる．大学に進学したものの，発作が起こるのではないかという不安から人間関係を避けるようになり，結果として中退．1年程，自宅で過ごし，アルバイトを探しているが見つからない．

　1か月程前にSNSに他者を誹謗するような書き込みを頻回に行い，運営から注意を受けた．そのときに両親と激しい口論となり，てんかん発作が起きた．数日後に神経内科を受診．精神科受診も勧められ，本院（精神科）を受診．2か月程度の予定で，薬物調整とリハビリテーションを主目的で任意入院，入院と同時に作業療法が指示された．薬物治療により発作は一定程度コントロールされているが，発作の前兆後，急に発作が来るため，日常生活における不安は残っている．

▶初診時の状態　初診時には，全体的に落ち着いているが，やや緊張した様子．軽度の猫背がみられるが，基本的な運動機能は正常．心理的には，自身の発作に対する恐怖や，過去のいじめや人間関係のトラウマが残っている．整体に興味をもち，カイロプラクティックの施術を学びたいと話す．また，絵を描くことや料理が趣味とも話す．

▶演習課題①「患者の訴え・症状」から，評価の仮説や生活の予後を推論しよう．
▶演習課題②「背景」「医学的情報」から，作業療法プログラムを立案しよう．

20 身体症状症および関連症群，解離症群

学習目標
- 身体症状，機能性神経学的症状，解離症状を説明できる．
- 身体症状，機能性神経学的症状，解離症状が出現する過程を説明できる．
- 身体症状症，機能性神経学的症状症（変換症），解離症群の患者への治療方針と対応方法，留意事項を説明できる．

Question
- 身体症状症の患者に対する作業療法で軽い運動や自己表現・感情表現を促す活動が適切なのはなぜか？
- 「立つことができない」「歩けない」と訴える機能性神経学的症状症（変換症）の患者に対する作業療法とその理由は何か？
- 身体症状症，機能性神経学的症状症（変換症），解離症群の患者へは，安易に症状とその原因となるストレスや心的葛藤の関係性について洞察を促すべきではない．その理由は何か？

- 心因論で説明されてきた神経症性障害は，診断基準の変遷の中で解体整理され，現在のDSM-5-TRとICD-11では身体症状症と解離症は独立した章立てとなっている．
- 元来ヒステリーとよばれたこれら2群は双子のような疾患群であり，いずれの疾患も不安や心的葛藤が別の形，つまり身体症状や別の機能障害，精神症状として出現する点において共通しており，さらに評価や治療のポイントも類似している．
- 本項では，主に身体症状症，機能性神経学的症状症（変換症）および解離症群について述べる．学習を進めるにあたり，不安やストレスが，症状としてどのように出現するのかを想像しながら理解していくとよい．図1にそれぞれの疾患群における簡易分類を示す．

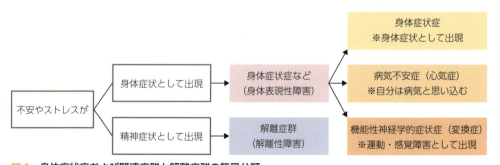

図1 身体症状症および関連症群と解離症群の簡易分類

身体症状症および関連症群

身体症状症および関連症群

1. 身体症状症および関連症群の概要

1）疾患特性

- 身体症状症は不安やストレス，心的葛藤により，**身体症状**が出現し，意味のある確かな苦痛と機能障害を伴った状態である．

- 患者は，身体症状ゆえに最初に精神科ではなく身体科を受診する傾向にある．しかし，患者の訴える身体症状は医学的検査では陰性の結果を示す．または，身体疾患が確認された場合[※1]においても，症状に向けられる注意の程度がその重症度が示す苦痛よりも明らかに過剰な状態である．自身の不安やストレスについて自己洞察することが困難であることから，自身の症状を身体的な問題と捉え，いくつもの身体科を受診することもある．

- DSM-5-TR[1]では，本疾患群は身体症状症，病気不安症，機能性神経学的症状症（変換症）とその他作為症などに大別される．

- **身体症状症（身体表現性障害[※2]）：不定愁訴**[2]（多彩で変動する持続的な身体的愁訴がありながら，十分説明できる客観的所見が得られない病態を包括した概念）がみられる．患者は，自覚的にさまざまな不調を訴える．例として，胃腸症状（腹痛，下痢），神経症状（頭痛，めまい，しびれ），皮膚症状（掻痒感），呼吸器症状（呼吸困難），交感神経亢進症状（動悸，発汗），疼痛，全身倦怠感などが挙げられる．

- **病気不安症（心気症[※2]）**：自分は重篤な病気に罹患していると過度にとらわれ続ける．

- **機能性神経学的症状症（変換症）**[※3]：随意運動の障害（失歩・失立，失声，麻痺），感覚機能の変化（視力障害，難聴など），けいれん発作（心因性あるいは非てんかん発作／解離性けいれんともよばれ，不規則で多彩なけいれん発作を伴うこともある），失神または昏睡に似ている無反応の状態（解離性昏迷）などが生じる．**疾病利得**（症状を有することで問題を回避したり，注目を集めたりするなど）との関係から睡眠中や1人でいる場面での発作はみられない．

- **作為症**：周囲の注目を集めるために，症状のねつ造，または外傷・疾病の意図的な誘発で病気のふりをする．患者は自分自身が病気のふりをする（自らに負わせる）場合と，他者を病人のようにみせる（他者に負わせる：以前は代理人による虚偽性障害とよばれていた）場合がある．前者はミュンヒハウゼン症候群，後者は代理ミュンヒハウゼ

[※1] DSM-5-TR の身体症状症や ICD-11 の身体的苦痛症では，患者の苦痛が確かであれば，医学的に説明できるかどうかは問われていない．この領域は，疾患名が診断基準の進歩に伴い変更されている．詳細に違いはあるが，身体表現性障害，身体症状症，身体的苦痛症，かつてよばれた身体化障害において，これらの疾患の患者は同一あるいは，かなり重複していると考えてよい．

[※2] DSM の旧版の呼称．

[※3] DSM の旧版やその他の文献では転換性障害／転換症とよばれている．

ン症候群とよばれる.

2）疫学と発生要因

（1）疫　学

- 身体症状症や機能性神経学的症状症（変換症）は女性の有病率が高く，病気不安症には性差はない[1].

（2）発生要因

- 遺伝的および生物学的脆弱性（例：痛みの感受性の亢進），早期の心的外傷体験（例：暴力，虐待，剥奪），学習（例：苦痛の非身体的表現に対して心理的強化のないこと），気質要因（例：否定的感情，非適応的なパーソナリティ傾向），環境要因（例：教育歴や社会的・経済的地位の低さなど），文化的背景などの要因が関連している[1].
- 性格傾向として，依存性，演技性，自己愛性が強い傾向があり，疾病利得とも関連している.
- これらの障害は，不安症，うつ病，パーソナリティ症と併存することもある.

3）一般的な医学的治療と社会的支援

- 症状からのとらわれから脱却することを目的とした森田療法は有効であるといわれている.また,抑うつや不安に対する**対症療法**[※4]として薬物療法が処方されることもある.
- 精神療法としては，支持的精神療法を中心に身体症状や不安などの訴えには，治療者は傾聴し受け止め共感的に対応しながら信頼関係（ラポール）を築くことが大切である.患者は「私の症状について誰も理解してくれない」という思いを抱くことがある．その場合，共感的姿勢なしには治療開始・継続することは困難である．そのうえで，医師による心理教育や症状についての詳細の聴取，不安やストレスについての自己洞察を試みることもあるだろう．症状と心理面の関連性については，作業療法士は安易に触れようとせず医師の指示に従うべきである.
- 患者は，身体症状や機能性神経学的症状，病気への不安から機能障害を生じる. 図2 に示すように症状がさらなる機能障害やストレスを生むため，病的な循環に対し治療を行うことで，より健康的な循環にシフトチェンジする.
- 治療の目的は，症状に左右されずに日常生活を送ることであり，**症状への対処方法を**用いて，①苦痛や痛みをやわらげる，②ストレスを減らす，③生活行為を継続する. 治療自体は，数年単位で長期的に長引くこともあり，症状の改善を患者と医療者双方がじっくり待つ姿勢も大切である．そのため，対象者が症状に振り回されないように，症状をもちながらも自分らしくよりよい生活ができるように支援する.
- 原因となるストレスを取り除く環境調整も効果的である.

2．身体症状症および関連症群の臨床像

1）急性期の臨床像

- 前述のとおり，患者は最初に身体科を受診する傾向にある．そこで，医学的検査によ

[※4] 病気の原因自体を治す治療ではなく，症状自体の軽減・消失を目的に実施する治療法を指す.

身体症状症および関連症群

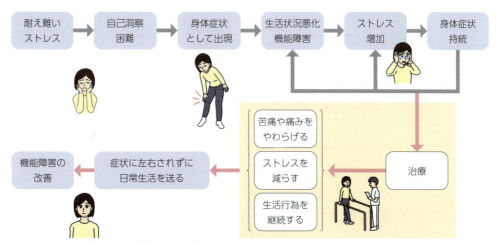

図2 身体症状症および関連症群の症状悪化のプロセスと治療へのシフトチェンジの概略図

り「異常なし」と判断されると症状が軽減・消失する患者もいるが，その結果に納得できず受診先を変更したり，身体科で治療を継続したり，精神科へ紹介されたりする患者がいる．
- 患者が精神科に紹介される時点で，すでに医療に不信感を抱いている場合がある．これは，医学的検査で自身の苦痛が身体疾患によるものではないと示され，複雑な感情や落胆を経験したためである．この頃の患者は身体的苦痛に意識が向けられ，その不安や苦痛から，必要以上に自身の行動に制限を強いてしまい生活行為がままならず，日常生活にも支障をきたすことがある．機能性神経学的症状を有する患者では，医療者や家族の前で床に座り込み，「歩けない」と訴えることもある．

2）回復期の臨床像
- 医療者が身体症状の存在を認めることで，患者は安心し，対症療法を受けながら日常生活を徐々に再開できる時期である．何もせず症状に意識を向けるよりも，何かをしている間は症状を忘れる，または症状があっても活動できたという経験を通じて，症状の影響が限定的であることや，活動自体が症状の緩和に寄与することに気付く時期である．
- 場合によっては，認知行動療法や精神療法によりストレスの対処方法を身に付けるなど，心理面へのアプローチが可能となる時期である．

3）生活期の臨床像
- 症状をもちながらも本人の望む社会生活・日常生活が営める時期である．
- 患者は症状に対して何かしらの自分に合った方法で対処することができている．あるいは，症状は軽快・消失しているかもしれない．

3．身体症状症および関連症群の作業療法

1）作業療法の役割
- 患者の訴え（不安や苦痛など）などを傾聴し，共感的にかかわることで，患者の「誰

も今まで理解してくれなかった」という医療に対する不信感を解消し，安心して治療を受けられる関係性を築くことから作業療法士のかかわりは始まる．また，作業療法士との共同作業は，それ自体が症状や生活状況の改善に対する希望をもたらす．以下に作業療法士の役割を3つ述べる．

(1) 安心，安楽に日常生活が送れるようになるための精神療法的な作業療法の実施

- 安心して実施できる作業は，患者をストレスから解放する．さらに患者は穏やかに過ごす時間と経験を得ることができる．また，精神療法的な作業療法により，患者は**自己表現**や自身の**感情表現**をする機会を得ることにもなる．

(2) ストレスを上手く回避あるいは対処する方法を共に模索する

- 対処方法は人それぞれであるため，目の前の対象者に合う方法を模索して身に付けることを支援する．また，**認知行動療法**を適用することで，普段のストレスを認識し，対処することもできるだろう．

(3) 生活行為自体に対するアプローチ

- 症状をもちながらも，作業活動を行うことで症状ではなく目の前の活動に意識を向けさせ，症状があっても作業，ひいては生活行為が可能であることに気付かせるとよい．

2）検査・測定および評価尺度

- 作業療法士による評価は主に，症状に対する対処方法の程度や自己表現スキル，日常生活，つまり ADL 能力についてである．
- その他として，症状や疼痛に関する尺度がある．これらの評価は患者の注目を症状に向けさせるため，症状悪化の危険性が伴う．実施には医師への確認が必要であろう．

(1) 症状に関する評価

① Patient Health Questionnaire-15（PHQ-15）[4]

- 13 項目の身体症状症モジュールと2項目のうつ病モジュールで構成され，症状の有無と重症度を確認する自記式質問票である．

② The Somatic Symptom Scale-8（SSS-8）[5]：身体症状スケール

- PHQ-15 の短縮版として開発され，8項目で構成された自記式質問票である．

(2) 痛みの強度に関する評価 [6]

① Numerical Rating Scale（NRS）：数値的評価尺度

- 痛みを「0：全く痛みがない」～「10：最大の痛み」の 11 段階で患者が自己評価する．

② Visual Analogue Scale（VAS）：視覚的アナログ尺度

- 10 cm の横棒の線上において，左端を「全く痛みがない」，右端を「最大の痛み」として，患者が線で印を付ける．

3）作業療法目標の考え方

- 症状の軽減へのアプローチのみに着目するのではなく，症状をもちながらも日常生活・社会生活を送れるように支援する．そのために，症状（痛みなど）をもちながらも作業活動を続けることや，運動障害（失歩など）に対して歩行練習などを行うことで，日常生活を営めるという自信をつけることを目指す．また，作業活動をする中で，「何かをしていると，症状が軽減する，または忘れることができる」という体験ができる

ように支援していく．
- 作業活動やその後の会話により，自己表現を促すことも目標に挙げられる．患者が自身の心情（考えや感情）を言語化あるいは非言語化することは自己愛を満たしたり，自身の心情に気付いたりするきっかけとなる．

4）作業療法プログラム

- パラレルまたは個人の精神科作業療法で，個人活動から開始することが望ましい．
- 患者自身のペースで進めることができ，かつ自己表現を促すような活動がよいだろう．絵画の創作活動などによる非言語的な自己表現を通し，その後，作業療法士が患者に言語的な自己表現を促すことも有用である（図3）．軽体操や散歩などの軽い運動やリラクセーションなどを取り入れ，心理的にリラックスしてもらうことも重要である．身体症状や機能性神経学的症状があっても，患者本人の明らかな拒否がない限り，軽い運動であれば促してもよい．
- **マインドフルネス瞑想法**により身体的苦痛と感情を切り離して過ごす体験も効果的である．症状やそれに対する思考・感情・行動の程度が落ち着いている場合は，認知行動療法により認知，感情，行動面の変容を促し身体症状などに先立つストレス要因を解消することも視野に入れておく必要がある．
- 機能性神経学的症状である失立・失歩などに対しては対症療法として，立位・歩行練習など，筋力低下防止，廃用予防に向けた身体的介入も行う．

5）留意事項

(1) 心理的要因と身体症状を結び付ける洞察

- 急性期あるいは初期評価時，介入初期においては，作業療法士が独断で不安やストレスなど心理的要因と身体症状（機能性神経学的症状）を結び付けるような洞察を促してはいけない．
- 患者にとって，身体症状は身体疾患によるものと信じている場合が多く，また，作業療法士と出会う以前にすでに身体症状を医療者から否定されてきた経緯もあるかもしれない．そのため，身体症状を否定するようなかかわりは対象者を傷付ける可能性が

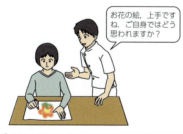
①創作活動などを用いて自己表現を促す．

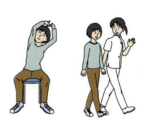
②軽い運動や散歩によりリラックスしてもらい，症状があっても身体が動くことの気付きを促す．機能性神経学的症状に対しては，対症療法として身体的介入を行う．

図3　作業療法の実際

20章 身体症状症および関連症群，解離症群

あり，信頼関係構築に至れなくなる．

(2) 誤った心理的距離

- 身体症状に関する訴えを親身に聴きすぎることは，患者自身が症状を意識しすぎることになり，また作業療法士へ依存的になる可能性があるため望ましくない．多少は許容しつつも，ルールや許容範囲など枠組みを示し，作業療法士自身が必要以上に患者の自己愛を満たすべきではない．
- 患者の依存や退行が促進しないように作業療法士は意識して心理的距離を保つ．

(3) 疾病利得の側面を強調する

- 医療従事者や家族，周囲の人が疾病利得の側面を強調することは望ましくない．周囲のそのような捉え方は患者を心理的に追い詰めてしまうことになりかねない．疾病利得は確かにこの疾患の特徴といえるが，患者は「そうせざるを得ない状況にあった」という理解をもち合わせる必要がある．

6）シームレスな作業療法提供のための連携のあり方

- **コンサルテーション・リエゾン精神医学**[※5] の観点から，身体科領域から精神科領域へのスムーズなバトンパスが期待される．身体科から精神科への橋渡しは，医師同士の連携となる．そのため，身体科の作業療法士は医学的所見から予想される状態と患者の訴える苦痛の程度を身体科の医師に報告することが重要である．
- 一方，精神科の作業療法士の場合には身体症状をもちながらも日常生活が送れるよう支援する側面を主に担当する．症状と心理面との関連性についての治療は医師あるいは**公認心理師**（臨床心理士）が担うことが多く，それぞれの立場や方針をチームで共有することでよりよい連携が生まれる．

解離症群

1．解離症群の概要

1）疾患特性（図4）

- 解離症群は不安やストレス，心的葛藤が**精神症状**として出現する病態である．
- DSM-5-TR[1] では，解離症群は，解離性同一症，解離性健忘，離人感・現実感消失症に大別されている．これらは，意識，記憶，同一性，情動，知覚，身体表象，運動制御，行動の正常な統合における破綻および／または不連続を特徴とする．通常，人はこれらの心理機能が正常に保たれていることにより日々の生活を送ることができるが，解離症群の患者は，これらの不連続により，苦痛を生じ，社会的，職業的，その他機能障害が引き起こされる．

[※5] 身体と精神（心）の健康を統合的に考慮し，患者の心身を総合的にケア・サポートする医療またはそのチームのあり方についての専門分野を指す．

解離症群

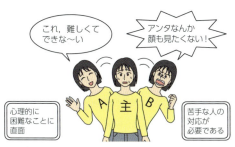
解離性同一症（解離性同一性障害）

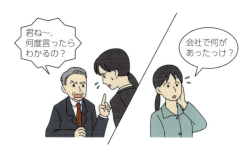
解離性健忘

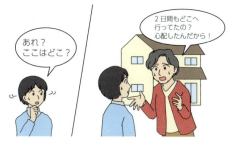
解離性とん走

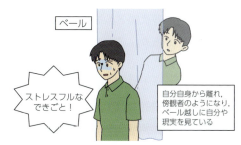
離人感・現実感消失症

図4　解離症群でみられやすい症状の例

- また，対人恐怖[7]が強いことも特徴といえる．詳細は後述する発生要因に記載しているが，他者によって苦痛を強いられた過去が発症の要因であれば，安心して人と接することに困難さが生じるのは当然である．
- **解離性同一症（解離性同一性障害**[※6]**）**：2つ以上の区別できるパーソナリティ状態の存在により特徴付けられる．いわゆる二重人格（多重人格）であり，常に自分は自分であるという同一性に不連続が生じた状態である．主人格では対応できない受け入れ難いできごとに対して，別の人格が対応することによりその場の難を逃れることができているのが特徴でもある．通常，人格が交代している間は，別の人格は健忘が生じる．
- **解離性健忘，解離性とん走**：自伝的情報，すなわち自身の記憶，家庭・職場・学業などの記憶について，ストレス性の強いできごとの想起が不可能になる状態を指す．つまり，意識や記憶の不連続状態といえる．これは通常の物忘れでは説明ができない．しばしば患者自身が自身の健忘に気付いていないことがある．
- また，解離性健忘の下位概念となる**解離性とん走**を伴うことがある．解離性とん走では，数日〜数週間またはそれ以上の期間，突然に目的をもった放浪の旅または混乱した彷徨いをする状態となるが，突然我に返り「どうやってここまで来たかわからない」と訴えることがある状態を指す．
- **離人感・現実感消失症**：自らの考え（情動や感覚など）や行動に対し傍観者のように感じたり，周囲に対して非現実的に感じたりする状態になる．患者は「ベールやフィ

[※6] DSMの旧版の呼称．

ルターを通して見ているように感じる」と訴える.

2）疫学と発生要因

(1) 疫 学

- DSM-5-TR[7] によると，解離性同一症の有病率は女性のほうが多い.

(2) 発生要因

- 解離症状は，ストレス，幼児期の虐待被害，ハラスメント被害，その他の心的外傷体験，外傷体験の後に生じる．性被害者の罹患も多い．ショッキングなできごとを受け入れることが困難な状況において，解離症状は自身が正気を保つためにとらざるを得ない心理状態とも捉えることができる.
- つまり，ストレスや心的葛藤に対し，防衛機制が異常に働くことで，無意識的に別人格に対応させたり，記憶を喪失したり，放浪したり，現実感が薄れ非現実的に感じたりする形で，精神・心理状態のさらなる悪化を防いでいると考えられる.

3）一般的な医学的治療と社会的支援

(1) 医学的治療の第一段階

- 対人恐怖に焦点を当て，医療者（主治医，作業療法士など）が安心・安全の関係作り（ラポール形成）と環境作りに注力することが最も重要な治療的取り組みとなる.
- 加えて，重要な役割（職場や家庭での役割）と距離をおくなど，ストレスのない生活が送れるよう環境調整に働きかけ，平穏無事な生活が営めるようサポートをする．解離症状を自らコントロールし，症状を軽減させることをグラウンディングといい，氷を握ったり，周囲を見渡して特定の色を探して数えたり，塩をなめたりして五感を使い，自分自身または現実感を取り戻す技法を指導することもある.
- また，マインドフルネスも同様で，「今，ここ」に自分がいるという感覚を実感することも有用である．安心・安全を実感でき始めると，第二段階へ慎重に移行する.

(2) 第二段階

- 解離症状を誘発すると考えられる過去の記憶と向き合うなどの直面化を試みるが，これは医師が精神療法の中で行うことが多い.

(3) 第三段階

- 第二段階に続き，医師により人格の統合が目指されるが，統合が困難な場合もある.

- これらの段階にかかわらず，作業療法士は，患者がその人らしく安心して生活できるように支援する.
- 認知行動療法を用いてストレス対処技能を高め，避けたいストレスや心的葛藤に対して，安心して乗り越えることができるようにサポートする．成功体験を徐々に増やしながら社会復帰を目指し，ストレス対処技能や社会生活上の活動量の向上を目指す.
- 元来，患者は機能そのものに対する障害をもっているわけではなく，ストレス耐性や回避，解離症状により能力を発揮することが困難になっているため，安心して機能障害を克服できるように支援することが求められる．最終的には，家族や周囲の関係する人から協力を受けながら，自律した日常生活・社会生活を送ることを目指す.

- 実際に，作業療法士とのかかわりは，それ自体が有用な治療提供となる．たとえば，入院患者に対する精神科作業療法や外来患者に対する精神科デイケアは，その場所が患者にとっての安全地帯となり得る．さらに，精神療法的に作業療法を用いることで，各種作業活動を安心して行えているという自信をもたらす．
- その他，苦痛やうつ状態，不安状態に対しては対症療法として薬物療法が適用される．

2. 解離症群の臨床像

- 解離性同一症では患者の人格が交代して別の人格が登場することがある．たとえば，苦手な人からのメール連絡や苦手な作業活動に対しては，子どもの人格が現れ，適切に対処できない振る舞いをすることもある．しかし，患者の内部に独立した人格が複数存在するのではなく，その患者の1つの側面であるということを治療者は認識しておく必要がある．

3. 解離症群の作業療法

1) 作業療法の役割

- 解離症状に左右されず，患者が日常生活を送れるようにサポートすることが作業療法の最大の役割である．
- 諸活動を用いて対人緊張や不安から距離をおいたり，解離症状により機能障害をきたした日常生活そのものに対して生活行為が実施できるように支援したりすることが作業療法の役割といえる．

2) 検査・測定および評価尺度

(1) Dissociative Experiences Scale（DES）[8]：解離性体験尺度

- 28項目の解離性体験の頻度を測定する自記式の評価尺度である．提示された項目についてどの程度の頻度かを11件法（0～100%）のリッカート法により評点する．

3) 作業療法目標の考え方

- 症状に左右されずに日常生活を送ることができるように，一つひとつの生活行為を安心して行えるようにする．

4) 作業療法プログラム

- ADL訓練，リラクセーション，創作活動，余暇活動，認知行動療法，マインドフルネス瞑想法などが挙げられる．

5) 留意事項

(1) 解離症状へのアプローチ

- 作業療法士が解離症状に直接的にアプローチしたり，無理にストレスや心的葛藤，緊張や恐怖を伴うことに直面化させたりすることは避ける．患者自身が十分にストレスを受け入れられない状況では症状悪化の可能性が高い．また，このような治療は，医師が中心に行うことが望ましい．

(2) 誤った接し方

- 解離性同一症では，以前は，解離症状を助長しないように治療者は一貫した態度をと

ることが求められていたが，現在では，複数のパーツ（人格）をもった1人の人間であるという認識をもち，退行した子どものような人格が現れても，大人扱いせずに別人格として尊重し，その人格に適した接し方をすることが求められている．
- 治療者はこのような解離状態を「やめさせるべき心理的退行」とは捉えず，患者としては手放すことのできない「苦痛に対する対処法」だと理解することが肝要である．

6）シームレスな作業療法提供のための連携のあり方
- チーム医療の例として，医師が症状を評価し，治療を段階的に進め，公認心理師（臨床心理士）が認知やストレス・葛藤にアプローチする．そして，作業療法士が日常生活や社会復帰の支援をする．

臨床実習やOSCEにつながるヒント

- 患者が自身のストレスを言語化できるようなコミュニケーションのとり方を考えてみよう．その際，症状とストレスの関連性についての洞察を作業療法士が促すべきではないが，患者自ら気付くことはあり得る．
- どのようなストレスの対処方法があるか考えてみよう．
- 患者が作業活動や生活行為を実行した際は，作業療法士が単に賞賛の言葉を伝えるのではなく，どのように感じたのか患者自身が感情や思考を言語化できるよう促したり，症状があっても実行できていることに意識を向けさせる言葉かけを行ったりしてみよう．

文献
1) American Psychiatric Association：Diagnostic and Statistical Manual of Mental Disorders, 5th ed, Text Revision (DSM5-TR). American Psychiatric Press, 2022／日本精神神経学会（日本語版用語監修）：DSM-5-TR 精神疾患の診断・統計マニュアル，高橋三郎，大野　裕（監訳），pp319-359，医学書院，2023．
2) 加藤　敏・他：縮刷版 現代精神医学事典．p918，弘文堂，2016．
3) Kroenke K et al：The PHQ-15：Validity of a New Measure for Evaluating the Severity of Somatic Symptoms. Psychosom Med, 64（2）：258-266, 2002．
4) 村松公美子：Patient Health Questionnaire（PHQ-9, PHQ-15）日本語版および Generalized Anxiety Disorder-7 日本語版　－up to date－．新潟青陵大学大学院臨床心理学研究，7：35-39，2014．
5) 松平　浩・他：日本語版 Somatic Symptom Scale-8（SSS-8［身体症状スケール］）の開発―言語的妥当性を担保した翻訳版の作成―．心身医学，56（9）：931-937，2016．
6) 久住一郎：講座 精神疾患の臨床．4 身体的苦痛症群 解離症群 心身症 食行動症または摂食症群．p31，中山書店，2021．
7) 森山成あきら：外来精神科診療シリーズ．メンタルクリニックでの主要な精神疾患への対応［2］不安障害，ストレス関連障害，身体表現性障害，嗜癖症，パーソナリティ障害．pp127-141，中山書店，2016．
8) 山内俊雄：精神・心理機能評価ハンドブック．pp272-275，中山書店，2015．

演習課題

背景

▶年齢・性別　30歳代の女性

▶学歴　専門学校卒業

▶職歴　大手洋服メーカーで2年間勤務したものの体調不良にて休職した．その後復職するも長く続かず退職した．

▶家族構成　2子同胞の第1子．キーパーソン：父．母とは死別．

医学歴情報

▶診断名　身体症状症

▶現病歴　X年に就職．高圧的な上司のもとで半年間働き，X年+6か月時点で，腹痛，頭痛や動悸，全身倦怠感が出現し，身体科を受診した．医学的検査では症状の説明ができず，診断は下らなかった．本人は納得できず複数の身体科を受診したが，結果は同じであった．X+1年に精神科のAクリニックを紹介され，受診開始．身体症状の原因がストレスによるものであると自己洞察ができないままであったが，「少しでも楽になるなら」と選択的セロトニン再取り込み阻害薬（SSRI）が処方され，その後1年間勤務した．多少症状が軽快した時期もあったが，上司による度重なる叱責から身体症状が悪化し欠勤が続いたため，X+2年にストレスケア目的で精神科B病院に任意入院した．入院後1週間程度で身体症状は治まり，合計1か月間の入院生活の後退院した．同じ職場に復職後，すぐに身体症状が再発し退職となった．

▶身体科初診時の状態　主訴は「過激な運動をしていない，以前からの病気も特にないのに，腹痛，頭痛があって，動悸もひどい．常に身体がだるくて，朝起きたり仕事に行ったりするのもやっとの状態です」「異常があるに違いないので，しっかりと検査してください」であった．

▶精神科初診時の状態　主訴は「どこの病院に行って何も異常がないと言われます．こんなに辛いのに，何かの病気に違いないです」「誰も私の辛さをわかってくれない」であった．

▶生活歴　幼少期から父に厳しく育てられ，辛い状況で弱音を吐いても許されなかった．現在は1人暮らし．

▶演習課題①　「患者の訴え・症状」から，評価の仮説や生活の予後を推論しよう．

▶演習課題②　「背景」「医学的情報」から，作業療法プログラムを立案しよう．

21 神経発達症群
—注意欠如多動症，自閉スペクトラム症，知的発達症群—

> **学習目標**
> - 神経発達症群に含まれる注意欠如多動症および自閉スペクトラム症，知的発達症群の臨床像・障害像について説明できる．
> - 神経発達症群および知的発達症群の作業療法評価プロセスを理解できる．
> - 神経発達症群および知的発達症群の作業療法過程と治療の展望を述べることができる．

- 注意欠如多動症の対象者が短期的な利益により行動選択してしまうのはなぜか？
- 自閉スペクトラム症の対象者の社会性の障害のベースにある対人機能の特徴は何か？
- 知的発達症群の心身機能が対象者によって多様なのはなぜか？

神経発達症群の概要

- 神経発達症群は米国精神医学会が作成している『DSM-5-TR 精神疾患の診断・統計マニュアル』[1]に基づく症候群である．この群内には知的発達症群，コミュニケーション症群，自閉スペクトラム症（Autism Spectrum Disorder：ASD），注意欠如多動症（Attention-Deficit/Hyperactivity Disorder：ADHD），限局性学習症，運動症群，他の神経発達症群の7つの障害群がある．
- 本章では，精神障害領域の作業療法士が出会うことの多い注意欠如多動症，自閉スペクトラム症，知的発達症群の3つについて述べる．
- 神経発達症群は発達期に生じ，その後の対人交流や仕事などで生じる障害の総称であるため，その診断基準には日常生活に生じる障害像が明確に述べられている．ゆえに本章ではまずその診断基準と疫学を通して，疾患の概要をつかむところから始めたい．

1. 疾患特性

1）注意欠如多動症（ADHD）
- 診断基準では「**不注意**」と「**多動性および衝動性**」の評価が含まれる．

(1) 不注意

- 学業や仕事，遊びなどに集中できないこと，他者から話しかけられる・指示があるときに注意を向けることの困難，またその指示をやり遂げられないことなどが挙げられる．さらに，時間を管理し，順序立てて持続して行うことなどの困難や，忘れ物や約束の保持についての困難が診断基準に含まれる．

(2) 多動性および衝動性

- 手足をそわそわ動かす，席についていることが求められる場面で離れてしまう，じっとしていられず行動してしまうなどがある．また，コミュニケーション場面での話しすぎや相手の質問を遮ってしまう，勝手に他の人の物を使ってしまう，順番を待てないなどの行動面が挙げられている．
- 実際の診断では，過去 6 か月間で上記がいくつ当てはまるかを基準として診断が行われる．さらに不注意性と多動・衝動性のどちらが優勢か，社会的または職業的機能への障害の度合いによってその重症度が 3 段階で分類される．

(3) 疫　学

- 発生率は 5% 程度とされており，男児に多い．

2）自閉スペクトラム症（ASD）

- 診断基準では大きく 5 つの項目が設定され，特徴的な要素として以下の 2 つがある．

(1) 複数の状況での社会的コミュニケーションおよび対人相互反応における持続的な欠陥

- この項目では，対人的な近付き方の特徴や通常の会話のやりとりの困難さを指摘する．また感情や情動の共有の少なさや話のまとまりのなさなどの**言語的な障害**，視線の合いにくさや身振り手振りなどの**非言語的コミュニケーション**の範囲も含まれている．
- さらにこれらの要素が一因となって人間関係を発展させ，維持させる，すなわち**友達を作る，仲間に興味関心をもつことの困難**が含まれている．

(2) 行動，興味または活動の限定された反復的な儀式

- 具体的には，**常同的または反復的な活動**（おもちゃを一列に並べたり物を叩いたりするなどの常同行動，独特の言い回し）や**同一性へ固執し，習慣にこだわる，限定的で非常に強い執着をもつ**ことがある．また，**小さな変化に対する極度の苦痛や変化への困難，同じものを食べたり集めたりすることへの没頭や執着**などが現れる．
- さらにこの項目には**感覚刺激に対する過敏さや鈍感さ**も含まれており，その内容は個々によって異なるが，特徴的な感覚特性を保有することが含まれている．
- 上記 2 つに加え，診断基準にはこれらの症状が**発達早期から存在している**こと，社会的・職業的など現在の機能に障害を引き起こしていることが含まれている．
- ASD では知的発達症（知的能力障害）や言語障害は伴う場合，伴わない場合の両者がある．障害像がその名の示すとおり**スペクトラム状**（曖昧な境界をもちながら連続している状態）であり，**必要な支援も個人によって大きく異なる**ことが大きな特徴の 1 つである．

(3) 疫　学

- 有病率は 100 人に 1 人程度（1%）といわれているが，近年さらに上昇傾向との報告

もある．これは，障害を連続体（スペクトラム）として捉える診断基準が ASD 症状の多彩な臨床上の説明に合致しており，グレーゾーンや成人後も含めた年齢層に至るまで診断が拡充していったこととも関係がある．

▪ 男女比は約 4：1 で男性の有病率が高い．

3）知的発達症群

▪ 以下の 3 つの基準が含まれる．

①個別化，標準化された知能検査によって確かめられる知的機能の低下

②発達的・社会文化的な水準を満たすことができず適応困難な状態にある

③この知的および適応の欠陥が発達期の間に発症する

▪ さらに本障害は 1 つの原因によって引き起こされるものではなく，さまざまな要因によって起こる状態像を指している．

(1) 疫　学

▪ 染色体異常や外因性の要因（感染や代謝異常）などがその要因の 1 つであり，これらの疾患の有病率の関係から男性に多い．

2．一般的な医学的治療と社会的支援

▪ 3 つの障害群に対する医学的治療では，薬物治療が挙げられる．しかしこの薬物治療は，対象者の適応や安心な生活を妨げている**環境の調整や心理社会的治療などと並行して行われることが必須**である．

▪ 心理社会的治療では，ASD において TEACCH（Treatment and Education of Autistic and related Communication handicapped Children），ADHD の対象者に対する SST も一般的である．

▪ さらに，ASD，ADHD では，環境への不適応が原因となり，さまざまな負の体験を積み重ねた結果，二次的に抑うつや適応反応症に至る場合もある．これらの場合は，環境調整をはじめとする本障害群への対応と並行して，二次的に引き起こされている精神症状に対する治療や支援が実施される．

▪ 特に成人期において，未診断の本障害群の対象者が精神症状によって支援につながる場合も多い．これらの点については作業療法の治療部分でも後述する．

神経発達症群の臨床像

▪ 作業療法士が神経発達症群に関連する対象者に出会うのは多くの場合，思春期以降である．しかし本障害群の理解を深めるためには，早期のライフステージから対象者がどのような発達過程をたどり，現在の臨床像に至ったのかを理解することが必須である．

▶社会生活スキルトレーニング：Social Skills Training（SST）

- 一方で，成人の対象者に治療や支援を開始する場合，発達障害領域の作業療法場面と異なり，対象者の家族からの対象者の乳児期や幼少期の情報収集が困難である場合が多い．そのため対象者の様子から発達過程を推測し，特徴をつかみ支援することが求められる．本項では，作業療法士が出会う成人の障害像の理解の一助とするため，ICFの分類をベースにさまざまなライフステージの臨床像を紹介する．

1. 心身機能

1）注意欠如多動症（ADHD）

- 実行機能障害，遅延報酬障害，時間処理障害が代表的な機能障害である．たとえば，今何かをすることでより多くの利益が得られるときにそれを行わない，ある条件時には実行しないなどである．**目先の損得に関係した意思決定を行いやすい**．

2）自閉スペクトラム症（ASD）

- 社会性の障害が代表的である．特に**心の理論（theory of mind）**とよばれる機能の障害が代表的で，これは**他者の意図や考えにかかわることに対する理解や共感などの心の働き**を指す．通常5歳前後でこの機能を習得し，この機能により他者の心を想像したり，嘘をついたりできるようになる．しかしこの障害群では，心の理論が不十分であることから冗談やユーモアの理解ができない，文脈の理解ができないとされている．
- 一方で，これらの機能障害はスペクトラム状であるため，相手の意図を十分に理解できる対象者も存在する．しかし**非言語的コミュニケーション（表情の理解や視線の意図，ジェスチャーの意味）の理解を苦手**とする者は多く，社会性の障害は残存しやすい．
- また**特徴的な感覚処理**も代表的な機能障害の1つで，特有の感覚の偏りを示すことが多く，**非常に過敏な聴覚や触覚，視覚の処理を行う**ことが多い．細部に対して高度な処理を行うため，現在の情報全体をまとめて処理することが困難になりやすい．診断基準に含まれる**同一性へのこだわり（同じ環境やものを好む）**にも関係があるとされている．
- また ADHD, ASD ともに，社会の中での活動や参加に大きな影響を及ぼすため（後述），周囲との不適応を起こし，自尊心や自己有能感の低下が起こりやすい．その結果，抑うつ症状や適応反応症，うつ病などの精神疾患を併発するケースもある．

3）知的発達症群

- 前述のとおり，さまざまな疾患をベースに，①知的機能が一定の水準より明らかに低いこと，②いくつかの側面で適応が困難であることの2点がこの障害群を示している．ゆえに，**認知機能の発達の遅れ**がその代表的な機能の障害である．この認知機能の発達の遅れの中で，**言語機能の獲得や言語理解の発達に遅れ**を示す．言語機能の遅れは，言語表出や思考，自身の理解などにも影響を及ぼすため，**心理社会機能の発達にも遅れ**をもたらすといわれている．またこの特徴の結果，自分から環境に働きかける対象や場面が限られてしまうため，**動機付けの発達が不十分**になりやすい[2]．
- 一方で，障害の原因となる疾患は，出生前の異常や周産期異常，出生後の外傷や感染症，栄養障害や虐待などさまざまである．そのため，知的発達症（知的能力障害）に伴う

心身機能は多様であり，原因となる疾患およびその障害像を正しく理解することが求められる．たとえば，知的発達症（知的能力障害）の原因によっては，頭蓋の形態異常や小人症，消化器や生殖器，心臓などの内臓奇形，神経系の障害としててんかんなどが合併することもある．また器質的な原因を保有する場合には，麻痺をはじめとする**運動障害を合併する場合も多い**．運動発達において，問題を生じた場合には，**筋緊張の低下や協調運動障害**を保有する場合もある．

- また，自閉スペクトラム症を伴う場合には，**感覚の偏りを示す**場合もある．これらの身体および感覚の機能障害は，さまざまな社会的場面の経験（発声や活動実施の困難）を通して，認知機能の発達に影響をもたらす．

2．活　動

1）注意欠如多動症（ADHD）

- 主に**幼児期から多動がみられる**ようになることが多く，興味の対象を見つけると車道に飛び出してしまう，外出先で親の手から離れ迷子になってしまうなどの様子がみられる．その後，保育園や幼稚園では，指示されたことをすぐに忘れてしまう，座って先生の話を聞くことができず立ち上がってしまう，座っていても足や手をそわそわ動かしてしまうなどの場面が起こりやすい．衝動性においては，遊びの中で順番を守れない，時間のかかる工作などが苦手などの活動の課題が発生しやすい．

- 学童期になると，授業に集中できず勉強についていけない，忘れ物が多い，遅刻をする，身の回りの整理整頓ができないなどの課題が起こりやすい．

- 青年期以降では職場などで学童期と同様の問題が発生し，職業生活の継続に大きな影響を及ぼす場合が多い．また1人で生活している場合では，家の整理整頓や金銭管理などが困難になりやすく，生活全体の維持が不安定になりやすい．

- 一方で，いずれのライフステージにおいても，対象者が得意なことには集中でき，安定して実施できるという側面もある．

2）自閉スペクトラム症（ASD）

- 乳幼児期には，親と視線が合わない，抱っこなど触れようとすると嫌がる，好きな感覚遊びを繰り返し行うなどの様子がみられる．

- 幼児期には，感覚の特徴に基づく遊び（反復的にものを並べて遊ぶなど自身の感覚の発達において快をもたらすもの）をすることが多い．また「いつもと違う場面」を苦手とすることが多く，パニックを起こす場合もみられる．

- 学童期では，授業参加にはムラがあり，関心がある内容のときは集中できるが，そうでない場合は他のことをして過ごしている場合もある．

- 青年期以降になると，職業場面など，より複雑な社会的ルールや文脈の理解が必要となる活動が増える．明示されていない暗黙のルールを理解できないことにより，主に対人関係をベースとした活動の問題を生じることが多い（表1）．

- 感覚の過敏性により，職場や労働内容によっては強い疲労を感じることもある．体調不良や過労から継続が困難になる場合もあり，それが二次障害としての精神障害につ

神経発達症群の臨床像

表1　自閉スペクトラム症（ASD）の対象者が職場や学校などの社会生活で起こしやすい問題点（例）と背景にある行動特性

職場や学校で起こりやすい問題点（例）	行動特性
仕事を進めるために余計な話をする暇はないと考え，自分の必要なことを聞き終わったらすぐに会話を終了する	・相手のサインや気持ちを読みとることが困難 ・自分の行動が相手にどのような印象を与えるかなどを考えた行動が苦手
正論を述べるが，他者の意見を聞けない	
思ったことをすぐに口にしてしまう	
周囲が仕事をしていても時間になったら帰宅する	・パターン化した生活へのこだわり
気が利かず言われたことしか行わない	・場の状況を上手く読むことができない
嘘をつくことができない	
冗談で言われたことに本気で反論する	
職場での当たり前のルールから外れたことをする	・暗黙の了解が難しい
言葉で聞いたことを系統立てて理解できないが，紙に書かれたことは理解が容易である	・感覚の偏り（聴覚から情報を得ることの苦手さ）
人の話し声や生活音がする場所では勉強や仕事に集中できない	・聴覚の過敏性をもつ
話が行ったり来たりしてわかりにくい	・独特な言語的表現をもつ

（広沢，2010[2]を参考に筆者が作成）

ながる場合もある．

3）知的発達症群

- 原因および重症度によって大きく異なるため，ここではライフステージ別ではなくその重症度による活動の違いについて述べる．精神障害領域ではIQが35～70（中等度～軽度）の対象者に出会うことが多く，現実の活動の困難に対して支援することが多い．

(1) IQ 50～70程度（軽度）の場合

- 読み書きへの興味の遅れや工作などの拙劣さなどが目立ち，科目の学習で困難を示す一方で，日常的に必要な言語の使用は可能である．ADLやIADLは自立可能な場合が多く，高度な認知的な要求がない範囲の仕事であれば可能であることも多い．
- 一方で社会活動においては，成人期においても未熟な部分が残存すること，複雑な社会ルールが理解できないことから，不当に仕事を押し付けられる，金銭トラブルに巻き込まれるなど，不利益を被りやすい側面もある．

(2) IQ 35～50程度（中等度）の場合

- 器質的原因を有する場合が多く，運動技能，言語機能に遅れが生じる．
- 基本的な読み書きや数の理解が可能な場合もあり，意思疎通を図り，対人関係を構築することはある程度可能である．一方で社会的判断や意思決定には支援が必要である．

(3) IQ 20～35程度の場合

- ほとんどが器質的病因を有しており，顕著な運動障害や他の障害を合併している場合もある．学齢期で簡単な指示理解は可能になるが，意思の交換や環境への適応は困難である．

341

- ADLについても部分的な介助や環境設定が必要である．またIQが20未満の場合では，ほとんどの場合で運動障害や神経症状を伴う．ADLは全介助であることが多く，意思表示は非言語的なものに限られ，理解も困難であるため，コミュニケーションが困難な場合が多い．

3. 参　加

- 知的発達症（知的能力障害）の有無やその程度にも影響されるが，ADHDやASD，軽度知的発達症（知的能力障害）の多くの場合は，小学校や中学校などの義務教育，高等教育を受け，職業生活や家庭生活をさまざまな形で営む．
- 一方で，ADHDやASDではその活動上のさまざまな課題が対人場面を通して，参加の困難にかかわってくることも多い．職場や学校でその障害像が理解されていない場合「社会生活や学校生活にまじめに取り組まない」「トラブルを起こす困った人」として捉えられてしまい，叱責や説得などの指導が繰り返される場合もある．
- また，障害について未診断の場合，本人および周囲の人々が特性や障害に気付いていないことも多く，前述のように他者から批判された結果，他者と同じようにできないことに思い悩んだりいじめにあったり，社会的に不利益な立場を被る場合もある．その結果，その集団に所属できなくなり，対象者の自尊心が大きく低下し不登校や休学，休職や離職に至る場合もある．

4. 環　境

- 神経発達症群の理解および支援において，最も重要な因子は環境である．
- 対象者の苦手なことやできないことがより際立ってしまう環境にいることで，対象者の活動や参加は大きく阻害される．対象者の特性に合った環境を設定することが対象者の活動を可能にするとともに，彼らがもつ可能性を伸ばすことにもつながる．
- わが国では2016年4月に施行された**障害者差別解消法（正式名称：障害を理由とする差別の解消の推進に関する法律）**により，障害のある人の人権が障害のない人と同じように保障されるとともに，教育や就業，その他社会生活において平等に参加できるよう，それぞれの障害特性や困りごとに合わせて行われる配慮（**合理的配慮**）を可能な限り提供することが，行政・学校・企業などの事業者に義務付けられるようになり，その対象者に合わせた個別の配慮が行われつつある[3]．
- 学校では，たとえばASDを有する子どもに対しては，情報量の調整を行える環境を用意する，急な予定変更には個別に対応するなどが挙げられる．ADHDの対象児には，時間的な見通しが立つように具体的で時間経過のはっきりわかる情報提供を行うなどの実践例[4]もある．また職場でもいくつかの実践取り組み事例が報告されている（表2）．

表2　職場における実践例

業務指示を明確にする

口頭で，たとえば「午前中はこの仕事を行ってください」「終わらなくても，午後はこの仕事をしてください」と時間を区切って指示したり，「A が終了したら，次は B です」と業務の完結をもって区切ることや，「きれいになったら次のものを洗う」ではなく，「10 回洗ったら次のものを洗う」など，客観的に作業方法を指示することで，業務指示を明確にする.

スケジュールを明確にする

急な作業変更は極力行わない. 行う場合には，本人の作業が一区切りつくまで待つ. また，業務の中で予想される変化については，できるだけ事前に本人に伝える.

作業量の調整が不得意な対象者に対して，担当者が 1 日の作業量を明確にし，対象者の特性に応じて調整する.

感覚過敏を緩和する

音に対して過敏であるため，静かなところで作業をしてもらう，耳栓を付与する，ヘッドフォンの着用を認める，机の電話を外すなどの配慮を行う.

体温調整が苦手であるため，本人専用のスポットクーラーを設置する.

視線があると集中できないため，本人の机の前後左右に衝立を用意する.

光に対して過敏であるため，蛍光灯を 1 本少なくする，サングラスの着用を認めるなどの配慮を行う.

集中力やモチベーションを高める工夫をする

自分の興味のあることに夢中になりやすく，その場の雰囲気を読みとることが苦手であるため，休憩から仕事への切り替えが上手くいかないことが続くことから，周囲が声かけを行い，本人が気付けるよう配慮する.

作業チームの構成員が変わると不安になる可能性があるため，固定のメンバーで長期勤務している社員が多い部署に配属する.

(内閣府　厚生労働省障害者雇用対策課：合理的配慮指針事例集，2015 [5] より一部抜粋・改変)

神経発達症群の作業療法

1. 作業療法の役割

- ADHD，ASD，知的発達症群における作業療法士の役割は，他の疾患や障害のある対象者と同様，**対象者が望む・しなくてはいけない・することを期待されている活動を可能にし，そこから発展した参加を可能することである.

- アプローチとして**発達を促すアプローチ**と**活動や参加，環境に対するアプローチ**があり，どちらを選択するかは，対象者の年齢や合併症の有無，本人のニーズなど多面的な要因が関連する. 低年齢の場合には早期の支援として発達を促すアプローチが選択されやすく，ニーズも本人のみならず保護者のニーズの反映が重要となる.

- 精神科領域では前述のとおり思春期以降を中心に作業療法が実施されることが多く，どちらかといえば**活動や参加環境に対するアプローチ**が選択される場合が多い. この場合，作業療法士は対象者が現実の活動の中で，**本人の障害像や強み，課題となっている活動や得意な活動の要素，環境の要素，取り巻く人間関係などを包括的に評価する.** 評価結果に基づき，**物理的環境や人的環境，本人の気付きなど多方面からアプローチ**

を展開し，より安定した活動の実施と対象者の健康促進を可能とすることが求められる．

- 対象者はこれまで社会活動において不適応を経験してきた場合が多く，ある一定の活動に対して自己有能感が低い対象者も存在する．そういった場合には対象者をさまざまな方法で動機付けるとともに，環境の調整を行い安心・安全な環境の中で挑戦できる場面を作っていくことも作業療法士の役割の1つである．
- さらに，対象者によっては，社会的な適応困難な経験の積み重ねによって，何らかの精神的な不調を保有している場合もある．その場合は，うつ病や適応反応症などのアプローチも使用しながら，対象者に無理をさせず，安心・安全な環境を整えつつ，新しい自身の活動の方法や環境とのつきあい方についても検討していくことが求められる．

2. 検査・測定および評価尺度

- 乳幼児期〜成人期まで幅広く評価尺度が存在する．ここではいくつかの観点から精神障害領域で多く使用される代表的な評価尺度を紹介する．成人期の対象者の中には，未診断のまま，自身が「何らかの発達上の課題を有しているのではないか」という不安に長く悩んできた者もいる．その場合には，検査・評価結果が現実を突きつけるものであることは忘れないようにしたい．
- 作業療法士が評価の結果をもってどのように支援するのか，その支援の方向性がみえないときや作業療法計画が立てられない場合には，診断につながる評価の実施は十分に検討されるべきである．
- どの評価尺度や検査が対象者にとって最も有効かを十分に検討したうえで，共に対象者の障害に向き合い，伴走する意思をもって検査や評価を実施する．

1）主として診断に関係する評価

(1) 自閉症スペクトラム指数（Autism-Spectrum Quotient：AQ）

- ASD の特性を測定するスクリーニングのための質問紙である．
- AQ では，「社会的スキル」「注意の切り替え」「細部への注意」「コミュニケーション」「想像力」の5つの下位尺度から構成されている．成人用は自己評価，児童用は保護者などによる他者評価で，回答は「あてはまる」〜「あてはまらない」までの4段階である．

(2) 成人期の ADHD の自己記入式症状チェックリスト（Adult ADHD Self-Report Scale Symptoms Checklist：ASRS）

- 成人の ADHD のスクリーニングのための自記式質問紙で，18項目から構成される．

2）発達特性・行動の評価

(1) ウェクスラー成人知能検査（Wechsler Adult Intelligence Scale -Ⅳ：WAIS-Ⅳ）

- 16歳0か月〜90歳11か月の青年および成人の知能計測が可能な個別式の包括的な臨床検査である．
- 「言語理解指標（VCI）」「知覚推理指標（PRI）」「ワーキングメモリー指標（WMI）」「処理速度指標（PSI）」の4つの領域別の算出が可能である．

（2）日本版 Vineland-Ⅱ適応行動尺度

- 対象者をよく知る保護者や支援者に対する半構造化面接によって評価する.
- 個人の適応行動のレベルを領域ごとに測定する「適応行動評価」と，個人の社会生活に関して問題となるような行動を測定する「不適応行動評価」で構成され，「コミュニケーション」「日常生活スキル」「社会性」「運動スキル」「不適応行動」の下位尺度からなる.
- 標準得点で相対的な評価を行うとともに，「強み（S）と弱み（W）」「対比較」などで個人内差を把握できる.

3）感覚処理の評価

（1）AASP 青年・成人感覚プロファイル（Adolescent ／ Adult Sensory Profile：AASP）

- 対象者の感覚の特性について評価する自記式質問紙である.
- 質問票は「味覚・嗅覚」「動き」「視覚」「触覚」「活動レベル」「聴覚」の6つの感覚処理カテゴリーに分けられ計60問の項目からなる. 4つの象限（「低登録」「感覚探求」「感覚過敏」「感覚回避」）について年齢群別のカットスコアを用いて5段階で評価する.
- それぞれの象限で「高い」場合と「低い」場合に合った支援や対応を考えることができ，その支援の方略についてはこの評価表に付記されたガイドライン内にも示されている.

3. 作業療法目標の考え方

- 作業療法の目標は，対象者が望む活動や必要な活動，期待されている活動を可能にすることであることを忘れず，**対象者の問題点や障害を抽出することのみにとどまらないようにすること**が重要である. ここでは精神科領域で実施されることの多い，思春期以降の成人を対象とした作業療法のプログラムを中心に述べる.

1）評　価

（1）対象者の困難活動の詳細

- どのような活動でどんなふうに困難を抱えているのか，詳細に把握する. 対象者自身からの情報収集が可能であれば実施するが，それ以外にも職場や学校，家族などからの情報収集が行えることが望ましい.
- また実際に対象者と共に共同で作業を行い，その中で観察評価することも重要である. その際には対象者の障害像に合わせて作業内容を設定し，適切な評価が行えるように工夫することが必要である.

（2）対象者自身の特性の自己理解の程度

- 対象者が自身の得意なこと・苦手なことをどの程度把握しているかを確認する.
- なお，「発達障害であること」の自覚は必ずしも求められない. 実際の活動の中でどの程度，具体的に困難感を把握しており，原因をどのように捉えているか，何か工夫できているのか，他者からのアドバイスを受け入れられるかという点を評価する.

（3）人的・物理的な環境

- 対象者の家族や職場の同僚，上司，学校の友達などはどんな人で，どの程度協力が可能なのかを評価する. 専門家でなくとも，対象者とのこれまでのつきあいの中で，特

性を正しく理解し，適切な環境でかかわっている周囲の人間は多い．また一方で，それらを理解できず叱責する，説得するなど不適切な環境を提供している場合もある．また物理的環境についても評価を行う．
- 行っている活動の難易度のみならず，その活動を行っている場所の環境（騒音の程度や刺激の有無など）についても注意深く評価する．作業療法士自身は気にならない程度の環境刺激でも，対象者にとってそれらが大きな負担である場合もある．可能であれば対象者と一緒に活動をする場を見に行き，評価できるとよい．

4. 作業療法プログラム

1）作業活動を通した社会生活の体験とフィードバック（ボトムアップアプローチ）

- 作業活動の中で，集団活動を体験し，受容的な体験を積み重ねるとともに，**自身の苦手な場面への適応的な対処方法を身に付けていくこと**を目的とする．
- 作業療法士は対象者とともに集団活動に参加しながら，そこでの対象者の行動をベースにさまざまな振り返りを行い，対象者と共有する．たとえば，集団活動内でのルールを守ることができたか，必要となるコミュニケーションが実施できたかについて，上手くできたこと・できなかったことを振り返る．その振り返りを通して，対象者は作業療法士と共に，自身の特徴と対応の工夫を検討することができる．活動を共有することにより，オンタイムでのフィードバックが可能となる（図1）．
- この場合，用いられる集団のレベルや活動の内容については対象者の特性に合わせたものにすることが重要である．たとえば，復職支援などに参加している対象者では，

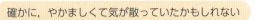

作業療法士：今日のパソコン作業はあまり集中できなかったみたいですが，理由はありますか？（①オンタイムでの状況と発生した内容の共有）

対象者：何でだろう．理由はわからないですね

作業療法士：もしかして外でパトカーや救急車がたくさんサイレンを鳴らして走っていたからではないですか？（②原因の探索）

対象者：確かに，やかましくて気が散っていたかもしれない

作業療法士：いつもの職場でもやかましい環境は苦手ですか？音が気になりますか？（③特徴について日常に汎化）

対象者：言われてみればそうです．話しかけられたりするのも苦手です．エアコンの音も気になることがあります

作業療法士：では，次はイヤホンをつけて作業をしてみましょう．もしも，それで作業がやりやすければ，職場にも相談してみるのもいいかもしれないですね（④具体的な生活改善に向けた提案）

図1 プログラムを通した具体的なやりとり（例：対象者のパソコン作業を観察した後の振り返り）

しばしばグループでのプレゼンテーション資料作成などの対人コミュニケーションや義務の発生を含む課題が用いられる場合もある．また，デイケアなどでは調理実習などを通して，短期間の見通しをもった計画的作業について実施することも可能である．

- 重要な点は，対象者が通常の生活の中で遭遇する課題が上手く抽出できる集団・課題を設定し，日常へ汎化できる工夫を対象者と共に見つけることである．また，障害について学ぶ心理教育的なプログラムとの併用により適切な効果をもたらす．

2）保護者・職場へのアプローチ（トップダウンアプローチ）

- 対象者の望む活動の実現に向け，実際にどのような支援体制や配慮が可能か働きかけを行う．上記のプログラムや評価で得られた情報を何らかの形で職場や保護者に伝える．また対象者と共に，どのようなことを伝え，配慮してほしいか，また自身はどのような工夫をするのかなどを相談する機会を設定することもある．実施には作業療法士の適切な評価と，対象となる作業活動の抽出，対象者との協働が必須である．

5．禁忌事項・注意点

- ADHD，ASD，または知的発達症群をもつ患者ではその障害が未診断のまま支援がスタートする場合があり，作業療法士はさまざまな評価を通して，誰よりも早く対象者の障害に気付くことも多い．そのような場合，図らずも対象者の発達的問題点ばかりに注目し，「対象者がADHD，ASD，知的発達症群かどうか」のみを追求して評価したり，安直に上記の障害があると判断したりすることがある．対象者にとっては「診断名がつくか」は非常に大きな転換点である場合があり，侵襲性をもつ．また，診断名がついたとしても解決されない生活上の問題点は残存することもある．

- 作業療法士は，「**対象者の活動を可能とすることを目標として介入していること**」に立ち返り，生活の実現に結び付く評価や介入を目指すことを常に意識する．そのためには，対象者のよい点や強みについて十分評価すること，診断が対象者にもたらす意味について理解すること，一面的な判断に基づいて対象者の活動を見ないことが重要である．またチームでの情報の共有や主治医の見立て，方針が重要なのはいうまでもない．その場合，作業療法士の客観的で多様な場面に基づく評価が有益な情報となるよう，努力が必要である．

- 実際のかかわりにおいてもいくつか留意すべき点がある．

1）コミュニケーションについて

- 作業療法士は，**曖昧な表現を避け，具体的で簡潔な話し方を心がける**必要がある．さらに，プログラムの説明や面接などでは，紙にまとめた資料などを用意し，**視覚的な情報提供を補助的に利用する**ことも効果的である．

2）環境の設定

- 対象者が快適で安全に過ごすために**環境の配慮**が必要である．音や光などの感覚刺激への配慮以外にも，対象者の時間や日課に対する配慮を行う．特にかかわりの初期には対象者の不安を解消できるよう，十分に事前の情報収集を行い，慎重に時間や場所の設定を行うことが重要である．

6. シームレスな作業療法提供のための連携のあり方

- 本章の対象者の一部は，乳幼児期や学童期から支援を受けてきている．そのような場合，発達障害領域とのより密な連携は対象者にとって大きな利益をもたらす．さまざまな側面で児から成人に至る過程で，連携が途切れないよう努力することが求められる．作業療法士が自身の領域に限らず，多領域についても興味関心をもち，理解を深めておくことが重要である．

- また学校や勤務する職場との連携も重要である．対象者の支援を通して連携することは対象者の活動実現にとどまらず，社会的な理解や受け入れの向上にもつながることを意識する．社会的な公正に関与することは作業療法士の社会的責務の1つであり，まだ出会っていない対象者のwell-beingにつながっていることを忘れてはいけない．

臨床実習やOSCEにつながるヒント

- ADHD，ASD，知的発達症群による生活上の課題の例を複数考え，何を対象者に確認すると困りごとをつかみやすいのか，検討する．
- プログラムの説明における簡潔で具体的な話し方，情報提供の仕方を具体的に練習する．
- プログラム後の振り返りの際のフィードバックの仕方について具体的に練習する．
- 対象者と検査の結果を共有する方法について練習する．

文献

1) 日本精神神経学会（日本語版用語監修），髙橋三郎・大野 裕（監訳）：DSM-5-TR 精神疾患の診断・統計マニュアル．pp35-97，医学書院，2023．
2) 広沢正孝：成人の高機能広汎性発達障害とアスペルガー症候群 社会に生きる彼らの精神行動特性．医学書院，2010．
3) 内閣府：障害を理由とする差別の解消の推進に関する法律．2013．(https://www8.cao.go.jp/shougai/suishin/law_h25-65.html) (2024年11月閲覧)
4) LITALICO：学校での「合理的配慮」ハンドブック．LITALICO ジュニア，2016．(https://junior.litalico.jp/assets/doc/personality/hattatsu/consideration/handbook.pdf) (2024年11月閲覧)
5) 内閣府：合理的配慮指針事例集（厚生労働省障害者雇用対策課），2015．(https://www8.cao.go.jp/shougai/suishin/jirei/cases/case_0066_out_111.html) (2024年11月閲覧)

22 心的外傷および精神病発症危険状態群，ストレス因関連症群

- 心的外傷後ストレス症（PTSD）の評価項目を列挙できる．
- PTSDのクライエントに対する作業療法士の役割を説明できる．
- 精神病発症危険状態群（ARMS）の早期診断・早期介入の意義を説明できる．
- ARMSの状態にあるクライエントへのかかわり方を理解できる．
- 適応反応症の情緒面と行動面の症状を説明できる．
- 適応反応症の作業療法プログラムを立案できる．

Question

- PTSDの3症状とは何か？
- 災害直後のPTSDの早期介入法として適切なかかわり方とは？
- 精神病未治療期間（DUP）の長期化にはどのようなリスクがあるか？
- ARMSの時期にみられる精神症状の特徴とは？
- 適応反応症とうつ病の相違点は何か？
- 情動焦点型コーピングと問題解決型コーピングとは何か？

心的外傷後ストレス症（PTSD）

1. 心的外傷後ストレス症（PTSD）の概要

1）疾患特性

- 心理的に不快感をもたらす要因をストレス因とよぶが，戦争，災害，事故のように非常に強い心的衝撃を与えるストレス因で，当時と同じ恐怖や不快感を個人にもたらし続ける場合は心的な**トラウマ（心的外傷）**とよぶ[1]．トラウマ体験の直後は不眠や不安などの**ストレス反応**が生じるが，通常3日以内に消失する．これが3日を超えて1か月未満の期間で持続した場合は**急性ストレス症**，1か月以上持続した場合は**心的外傷後ストレス症（Post-Traumatic Stress Disorder：PTSD）**と診断される[2]．
- **複雑性PTSD（CPTSD）**は，ICD-11[3]で新たに診断カテゴリに加わった疾病で，極

▶複雑性PTSD：Complex Post-Traumatic Stress Disorder（CPTSD）

22章 心的外傷および精神病発症危険状態群，ストレス因関連症群

表1　PTSDと複雑性PTSD（CPTSD）の主症状

	症　状	概　要	PTSD	CPTSD
PTSDの3症状	再体験（侵入）	鮮明な侵入思考，フラッシュバック，悪夢，トラウマの再体験	○	○
	回　避	できごとを想起させるような活動，人，状況の回避	○	○
	驚異の感覚（過覚醒）	脅威が高まっているような持続的感覚，過度の警戒心，物音などに対する過剰な驚愕反応	○	○
自己組織化の障害	感情制御困難	感情の亢進，激しい怒りの爆発，感情麻痺，ストレス下の解離傾向，自己破壊的行動		○
	否定的自己概念	自分自身を弱く価値のない者だとする信念，恥，自責感，罪悪感		○
	対人関係障害	人間関係を維持することの持続的困難，他者に親近感をもつことの困難，葛藤が生じると人間関係を断絶，社会参加の回避や関心の乏しさ		○

○は特徴的な症状を示す

度に驚異的ないし恐怖を感じるできごとに**長く反復的に曝露した際に生じる**．幼少期の日常的な虐待，繰り返されるレイプなどの反復的なトラウマはCPTSDのリスク要因であるが，できごとの種類によってPTSDとCPTSDを区別することはできない．

- PTSDの症状は，①**再体験**，②**回避**，③**過覚醒**に特徴付けられる[※1]．CPTSDは，この3症状を満たしたうえで，さらに①**感情制御困難**，②**否定的自己概念**，③**対人関係障害**という**自己組織化の障害**[※2]がある（**表1**）．

2）疫学と発生要因

- PTSD，CPTSDは「**異常な状況における正常な反応**」である[1]．生命の危機，大切な人の不慮の死などが発症に関連する[4]．配偶者や恋人に殴られる体験は発症リスクを2〜3.5倍増加させる[5]．
- 日本でのPTSDの生涯有病率は1.3％[4]だが，国によって生涯有病率は異なる．

3）一般的な医学的治療と社会的支援

- トレーニングを積んだ医師や心理専門職によってトラウマ焦点化療法が行われる．

(1) 災害時の心理的応急処置：Psychological First Aid（PFA）[6]

- 災害時に行われる支持的，人道的対応を**心理的応急処置（PFA）**とよぶ．
- 災害支援には **Do No Harm**（害を与えない）の原則がある．災害直後のストレス反応は自然回復するため，衣食住のニーズを満たすなど現実的な支援を優先し，**こころのケアをむやみに押し付けてはならない**．また，災害直後にトラウマ体験を語らせる心理的デブリーフィングは国際的に否定されている．

[※1] DSM-5-TRでは，この3症状に，認知と気分の陰性の変化が加わる．
[※2] 自己組織化の障害はボーダーラインパーソナリティ症（BPD）と類似するが，BPDは不安定な自己概念を有し，対人関係では理想化からこき下ろしへと変動するのに対して，自己組織化の障害は常に否定的な自己概念を有し，持続的に対人関係を回避するといった違いがある．

(2) 持続エクスポージャー法：Prolonged Exposure Therapy（PE）

- Foa ら[7] が開発した技法で，日本でも有効性が確認され，保険適用となっている．
- 呼吸法，心理教育，実生活内曝露，イメージ曝露と処理を行う．

(3) 眼球運動による脱感作と再処理法：Eye Movement Desensitization and Reprocessing（EMDR）

- Shapiro[8] が考案した技法で，トラウマ体験を想起しながら，セラピストが水平に指を素早く動かすのをクライエントに追視させる．この二重注意を繰り返して脱感作を行ったうえで，トラウマ記憶に対して肯定的イメージをもつように伝え，トラウマ記憶の再処理を行う．

(4) 薬物療法

- 軽症の PTSD では睡眠薬や抗不安薬が投与される．6 か月以上続く PTSD には SSRI が第一選択薬になる[1]．

2．PTSD，CPTSD の臨床像

1）PTSD

(1) 急性期

- トラウマ体験の直後は，ショックや気分高揚（躁的防衛），不眠や不安がみられる．これらは時間経過により回復するが，PTSD へ移行する者もいる．この二極化を鋏状較差とよぶ（図1）．

- PTSD 移行後は，再体験，回避，過覚醒，集中力や記銘力の低下，焦燥，怒りなどの情動反応を生じる．嘔気・胃痛などの消化器症状，自殺念慮がみられることもある．

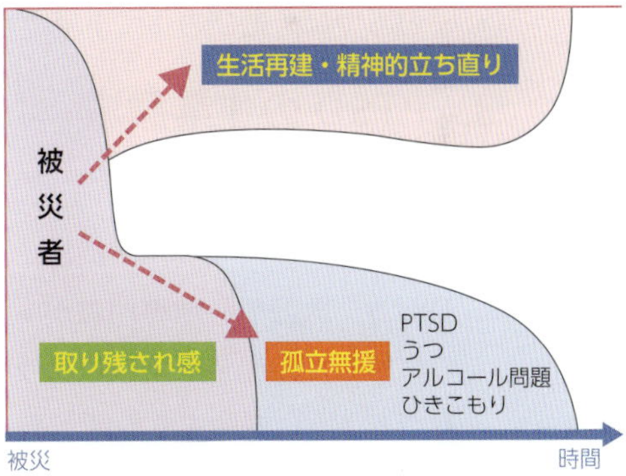

図1　被災者の回復の2極分化（鋏状較差）

（金，2010[1] より）

- 活動面では，過覚醒により不眠となり，生活リズムが乱れる．災害により失職し，社会的役割を喪失することもある．

(2) 回復期

- トラウマ体験前の生活を取り戻し始めるが，PTSD の症状は続くことが多い．
- 災害後の PTSD では，**サバイバーズ・ギルド**[※3] により，回復が遅れることがある．トラウマ体験を想起させる人や環境を回避して外出頻度が減少したり，抑うつ症状により ADL や IADL の遂行が滞ったり，アルコール乱用，ひきこもりなどの問題を抱えたりする場合がある．症状を抱えながらの社会復帰を余儀なくされるが，復職できずに社会から孤立する人もいる．

※3 被災者が生き残ったことや他の被災者よりも損失が少ないこと対して抱く罪悪感．

（3）生活期

- 復学・復職をしており回復したようにみえる人であっても，PTSD 症状が続いていることがある．他者の援助を断り，社会から孤立して生活する者もいる．

2）CPTSD

（1）急性期

- CPTSD では自責感をもちやすく，自尊感情が低下し，情緒も不安定になる．
- 小児期の虐待被害による CPTSD では，しばしば解離症状がみられる．解離はトラウマ体験に曝露している最中やフラッシュバックによる再体験時に，意識や身体感覚を無意識に切り離して自己を保護する目的がある．

（2）回復期・生活期

- DV や虐待からクライエントを保護するためにシェルターや児童養護施設などを利用した場合，新たな環境への適応を図りながら社会的役割を再獲得していく．安全な環境に移住してもフラッシュバックが続き，苦悩しながら生活しているケースも多い．
- 養育者による虐待の被害者は，基本的信頼感をはぐくめず，対人関係の構築や維持が困難となり，仕事も続きにくい．性的虐待被害者は，トラウマ記憶の上書きのため衝動的に多数の相手と性行為をしたり，搾取的で危険な人間関係を結んだりする．
- 子どもでは，遊びの中でトラウマの再演[※4]がみられる．

3. PTSD の作業療法

1）作業療法の役割

- 作業療法士は，入院作業療法，デイケア，訪問看護などで PTSD のクライエントにかかわる．医師や心理専門職がトラウマ焦点化療法によってトラウマ記憶の処理を行うのに対して，作業療法士はクライエントのストレングスに焦点を当て，未来に希望がもてるように援助する役割がある．

2）検査・測定および評価尺度

- PTSD の主要な症状を測定する尺度は下記のとおりである．

（1）改訂出来事インパクト尺度 日本語版[9]：Impact of Event Scale（IES-R）

- PTSD 症状の測定と PTSD のスクリーニングが行える自記式質問紙である．大規模災害から犯罪被害まで，さまざまなトラウマ体験による症状を測定できる．
- 22 項目，4 件法であり，PTSD スクリーニングのカットオフ値は 24 ／ 25 点である．

（2）PTSD Checklist for DSM-5 [10]（PCL-5）

- PTSD 症状を測定する自記式質問紙である．DSM-5 の診断基準に準拠した項目で構成される．
- 20 項目，4 件法である．

[※4] 交通事故を目撃した子どもが車のおもちゃと人形を衝突させたり，地震被害にあった子ども達が「地震がきたぞ！」と言って逃げる遊びをしたりする．これは心理的バランスを保つために必要な行為であり，遊びの中で不安や恐怖を表出している．叱ったり止めさせたりせず「怖かったね」「怪我は治ったね」といったように，遊びを通して安心感をもてるようにかかわる．

心的外傷後ストレス症（PTSD）

(3) 国際トラウマ質問票[11]：The International Trauma Questionnaire（ITQ）
- PTSD と CPTSD の中核的な症状の有無を平易な文章で尋ねる自記式質問紙である．
- 18 項目，4 件法である．

3）作業療法目標の考え方

(1) リハビリテーションゴール
- 再体験や回避による苦悩の頻度が減り，安定した日常生活を送れるようになることを目指す．社会的役割を喪失した人は，再獲得できることを目指す．

(2) 長期ゴール（作業療法の役割を踏まえた長期的な目標）
- 症状に対処しながら生活できることを目指す．生活の中で，息抜きや楽しめる活動に従事できる時間を増やすことも含む．

(3) 短期ゴール（長期ゴールを達成するためのスモールステップ）
- 安心・安全が保証された治療関係を構築し，クライエントの生活基盤を整える．

4）作業療法プログラム（表2）

(1) 治療（心身機能レベル）
- 過覚醒に対しては，交感神経から副交感神経への切り替えを促す目的で，リラクセーション，呼吸法，マインドフルネス，アロマセラピーなどの活動を用いる．
- フラッシュバックは，注意の切り替えによって頻度を減らすことができるため，夢中になれて，没頭できる活動を見つけ，「今，ここで」の活動に集中するように助言する．また，園芸，音楽など楽しみを共有できる活動を用いてかかわり，クライエントのレジリエンスを高める．
- CPTSD のクライエントは，劣等感，恥の意識，低い自己肯定感をもちやすい．ストレングスを活かせる作業を遂行し，他者に承認される経験を通して，クライエントが自身のストレングスを受容できるようにかかわる．

(2) ADL・IADL 指導（活動レベル）
- 災害支援に作業療法士が加わる場合は，食料品支給，買い物援助などの実際的な生活支援を通してクライエントの孤独感を和らげる．
- 過覚醒による不眠の影響で生活リズムが乱れやすくなるため，作業療法やデイケアへの参加を通して生活リズムを整え，生活の中に楽しみをもてるように支援する．
- 適度な運動は，緊張を緩和し，抑うつ気分の改善に有用であるため，クライエントの興味・関心を考慮しながら生活の中に取り入れるように援助する．

(3) 役割獲得・社会交流のための支援・援助（参加レベル）
- 仲間を作り，孤立を防ぐことを目的とした集団プログラムや，病理には触れず運動や音楽などを楽しむことを目的とした集団プログラムを行う．
- 症状を抱えながら復学や復職を余儀なくされるクライエントも多いため，辛い気持ちがやわらぎ，安心できる居場所を提供する．

(4) 背景因子（環境因子，個人因子）
- 生活習慣，趣味などの個人因子を評価し，クライエントにとって意味のある作業を遂行できるようにする．生活再建のために経済支援や福祉サービスの利用を援助する．

353

22章 心的外傷および精神病発症危険状態群，ストレス因関連症群

表2 PTSDの回復過程ごとの作業療法（自然災害の場合）

	症状の特徴	作業療法の特徴
急性期	**心身機能** ・過覚醒，不眠，驚愕反応，フラッシュバック，再体験，集中力や記銘力の低下，焦燥や怒りなどの情動反応，感情の麻痺，頭痛・嘔気・胃痛などの消化器症状，自殺念慮，自殺企図，悲嘆反応（死別反応）などがみられる． **活 動** ・災害の影響でADLやIADLの遂行が滞る． ・トラウマ体験を想起させる人や環境を回避する． **参 加** ・社会的役割を喪失する．消防団などの支援活動に従事する人もいる． **背景因子** ・災害前の人的環境，物理的環境を喪失していることがある．	**治 療** ・救命を優先する． ・自然回復を待ち，トラウマ記憶に触れない． **ADL・IADL支援** ・実際的な生活支援を行う． **役割獲得・社会交流のための支援・援助** ・生活支援を通してクライエントの孤独感を癒し，社会からの孤立を予防する． **背景因子への介入** ・安心・安全を確保するための環境調整を行う．
回復期	**心身機能** ・通常の生活に戻った後でも，PTSD症状が続く． ・サバイバーズ・ギルドを抱く． ・悲嘆反応（死別反応）が続く． **活 動** ・ADLやIADLを遂行できるようになる．ただし抑うつ症状が強い場合は遂行が滞る． ・アルコールや薬物の乱用を認めることがある． ・他者との接触を拒否することがある． **参 加** ・症状を抱えての社会復帰を余儀なくされる． ・社会的役割を再獲得していく人と社会から孤立する人に分かれる． **背景因子** ・物理的環境の復興が進む．	**治 療** ・過覚醒に対して，リラクセーション，呼吸法，マインドフルネスなどを行う． ・フラッシュバックに対して「今，ここで」の活動への集中を促す． ・アルコールや薬物の問題に対処する． **ADL・IADL支援** ・作業療法，デイケアへの参加により生活リズムを整える． ・生活の中で息抜きや楽しめる活動を遂行できるように支援する． **役割獲得・社会交流のための支援・援助** ・仲間を作り，孤立を防ぐことを目的とした集団プログラムを実施する． ・病理には触れず運動や音楽などを楽しむことを目的とした集団プログラムを実施する． ・就労支援を含む社会的役割の再獲得を支援する． **背景因子への介入** ・経済支援や福祉サービスの利用を援助する．
生活期	**心身機能** ・回復しているようにみえても，PTSD症状が続いていることがある． **活 動** ・ADLやIADLを遂行できるが，回避による活動制限が残る場合がある． **参 加** ・社会的役割を遂行できる．一方で社会的から孤立して生活する人もいる． **背景因子** ・物理的環境の復興が進む．	**治 療** ・必要に応じて回復期の作業療法を継続する． **ADL・IADL支援** ・症状に対処しつつ生活できるように援助する． **役割獲得・社会的交流のための支援・援助** ・辛い気持ちがやわらぎ，安心できる居場所を提供する． ・被災者の会など参加可能な社会資源を紹介する． **背景因子への介入** ・経済支援や福祉サービスの利用を援助する．

- CPTSDでは，トラウマ体験にかかわる環境からクライエントを保護する目的で，女性相談センター，法テラス，児童相談所などの支援機関と連携することがある．

5）留意事項

- トラウマ体験は壮絶な体験である．安易な共感の態度はクライエントを傷付ける可能性が高い．クライエントはトラウマ記憶に蓋をして情緒の安定を保っているがその蓋が開くと一気に症状が悪化することがあるため，無計画にトラウマ記憶に触れないようにする．
- 作業療法士がクライエントに過剰に同情したり，トラウマ記憶が語られるのを避けたりする**代理受傷**[※5]が生じやすい．CPTSDでは，クライエントが作業療法士に攻撃性を向ける**外傷性転移**[※6]が起こりやすい．作業療法士は1人で抱え込まないように注意し，スーパーバイズを受けることで自身の情動を適切に処理する必要がある．

6）シームレスな作業療法提供のための連携のあり方

(1) 急性期・回復期・生活期がつながるための留意点

- PTSDは長期経過をたどることが多い．急性期は自然回復を待ち実際的な支援を行い，回復期～生活期はクライエントの健康な面に焦点を当て回復過程を伴走支援する．

(2) 持続可能な生活へつなげるための留意点

- クライエントは過去の辛い体験の中に生きている．健康な面に焦点を当て，生きがいにつながる作業遂行を支援することで，「今」を生きられるようにかかわり続ける．

精神病発症危険状態群（ARMS）

1. 精神病発症危険状態群（ARMS）の概要

1）疾患特性

- 精神病発症危険状態群（At Risk Mental State：ARMS）は，**精神病（サイコーシス）**の発症リスクが高い臨床状態である．精神病とは，幻覚，妄想，思考障害などの特有の精神症状がみられる状態を示す幅広い概念である．
- ARMSでは微弱な陽性症状，抑うつ，不安，対人恐怖，不眠などさまざまな症状が現れる[12]．ARMSは発症前の状態のため，診断ガイドラインではなくARMSの包括的評価（CAARMS）[13]や精神病リスク症候群のための構造化面接（SIPS/SOPS）[14]といった独自尺度で医師が評価し，UHR基準[12, 15]（表3）に該当した場合に判定される．

2）疫学と発生要因（図2）

(1) 疫 学

- ARMSは小学生～大学生までの若年層にみられ，遺伝的脆弱性を基盤にストレス因が

[※5] 災害救援者が自身も被災者と同じような影響を受けること．
[※6] トラウマ体験となった虐待やレイプなどの加害者に向けられている感情をセラピストに転移させること．
▶ARMSの包括的評価：Comprehensive Assessment of ARMS（CAARMS）
▶精神病リスク症候群のための構造化面接：Structured Interview for Psychosis-risk Syndromes/Scale Of Psychosis-risk Symptoms（SIPS/SOPS）

22章 心的外傷および精神病発症危険状態群，ストレス因関連症群

表3 Ultra-high risk (UHR) 基準

ARMSを構成する三群	概要	内訳[15]
①弱い精神病症状群 (APS)	頻度が少ないか，不完全で弱い精神病症状を示す群 例：単発的な幻聴など	85%
②短期間欠性精神病症状群 (BLIPS)	明らかな精神病症状を一過性に経験するが，1週間以内に自然寛解する群	10%
③素因と機能低下群 (GRD)	以下の条件を満たす群 a. 一親等の親族が精神病の診断を有する b. 当事者に統合失調型パーソナリティ症の素因がある a・bのいずれかで，GAFが1年間で30%低下している	5%

(Yung et al., 2013 [12]，Fusar-Poli et al., 2016 [15] をもとに筆者が作成)

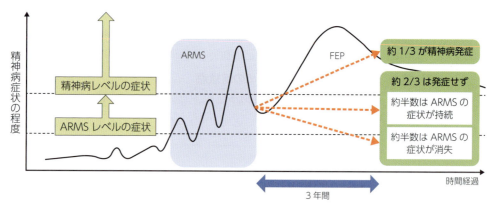

図2 ARMS の概念と経過
ARMS は約3年間で32%（約1/3）が初回エピソード精神病（FEP）へ移行する[7]．残りの2/3のうち約半数はARMSの症状が持続する．また約半数は症状が消失する[7]．この場合ARMSは偽陽性であったといえる．FEP移行例のうち，統合失調症を発症した場合に，ARMSは前駆症状であったといえる．

(桂，2021 [16] を改変)

加わることで生じる．海外では11～13歳のうち1～8%が弱い精神病症状群（APS）の基準を満たしたと報告されているが[17]，わが国の疫学研究は少ない．

(2) 予後予測

- ARMSから明らかな精神症状が生涯で初めて出現し，1週間以上続いている状態である初回エピソード精神病（FEP）への移行率は，**6か月間で18%，1年間で22%，3年間で32%である**[18]．**残りの68%のうち半数はARMSの症状が持続し，半数は消失する**[18]．
- 初回エピソード精神病に移行した者のうち約60%が統合失調症を発症し，この場合に初めてARMSが統合失調症の前駆症状であったといえる．残りの40%は，統合失調感情症，双極症，うつ病などを発症する[19]．

▶弱い精神病症状群：Attenuated psychotic symptoms (APS)
▶短期間欠性精神病症状群：Brief limited intermittent psychotic symptoms (BLIPS)
▶素因と機能低下群：Genetic risk and deterioration syndrome (GRD)
▶初回エピソード精神病：First episode psychosis (FEP)

精神病発症危険状態群（ARMS）

- 初回エピソード精神病を発症してから適切な治療が開始されるまでの時間的遅れである精神病未治療期間（DUP）の長期化は，抗精神病薬の反応性，寛解率，社会機能，QOLの低下と関連する．つまり**精神病未治療期間の短縮により予後が良好になる可能性が高い**ため，ARMSの早期発見と早期介入が重視されている．

3）一般的な医学的治療と社会的支援

- ARMSの時期に受診した場合は，支持的精神療法などの非特異的介入が優先される[20]．初回エピソード精神病への移行を前提とした抗精神病薬投与は控え[20]，現在の症状緩和を目的に抗不安薬や睡眠薬が投与される．

2．ARMSの臨床像

1）心身機能

- 単発的な幻聴や妄想などの微弱な陽性症状がある．些細な刺激に敏感になり漠然とした不安感を訴えるが，病識はないことが多い．不眠，抑うつ，強迫症状，焦燥感，倦怠感，意欲低下などもみられる．**すでに神経認知機能や社会認知機能が低下している**[20]．

2）活　動

- 身だしなみが乱れる，入浴が滞りがちになるなど整容に無頓着になりやすい．また，宿題をしなくなる，友人と遊ばなくなるなど，交友関係や活動量に変化がみられる．生活リズムが乱れ，昼夜逆転の生活に陥ったり，部屋にひきこもったりすることがある．これらの理由を本人に尋ねても，上手く説明できないことが多い．

3）参　加

- 不登校，欠勤などにより社会参加が阻害される場合もあれば，登校渋りや交友関係が希薄になるなどの変化がみられつつも社会生活を継続している場合もある．

3．ARMSの作業療法

- 初回エピソード精神病に移行後の早期作業療法やARMSに特化した精神科デイケア[21]が実践されているが，ARMSの作業療法は今後の取り組みが期待される領域である．ARMSが疑われる未受診ケースには，学校作業療法，不登校・ひきこもり支援などの地域作業療法でかかわることがある．また，受診ケースでは，ARMSの時点でうつ病や不安障害の診断基準を満たすことが多く[22]，これらを主診断として作業療法が処方されることがある．

1）作業療法の役割

- 安心と安全を保障し，クライエントとの信頼関係の構築を最重視する．クライエントのストレングスを活かせる活動の遂行を通してレジリエンスを高め，現在の活動制限や参加制約の回復を目指す．未受診ケースでは発症時に受診できる体制を作っておく．

2）検査・測定および評価尺度

- 心理的な侵襲性が低い観察評価を中心に行う．ARMSでは精神症状が変動しやすく，

▶精神病未治療期間：Duration of untreated psychosis（DUP）

社会機能も低下するため，ICF モデルに沿って包括的に評価する．

- 症状と社会機能の変化を捉える目的で GAF（Global Assessment of Functionning）[23] を定期的に測定するとよい．

3）作業療法目標の考え方

(1) リハビリテーションゴール

- 初回エピソード精神病への移行を防ぎ，社会生活の維持を目標とする[2]．初回エピソード精神病に移行した際は，直ちに治療を開始して症状の悪化を防止する．

(2) 長期ゴール（作業療法の役割を踏まえた長期的な目標）

- ARMS の障害像は多様であるため，個別のニーズに沿って目標を設定する．
- 一般的には，発症を防ぎながら社会的役割遂行を継続できることを目指す．

(3) 短期ゴール（長期ゴールを達成するためのスモールステップ）

- 受診ケースには発症リスクを抑えるためのストレスマネジメントを行う．
- 症状悪化時に医療を直ちに開始できるように信頼関係を構築する．ただし，これらは作業療法士側の目標である．クライエントと作業療法士が協働し，現在の困りごとの解決や，したい活動を継続するための作業療法目標を設定する．

4）作業療法プログラム（表 4）

(1) 治療（心身機能レベル）

- 精神疲労が強い場合は休息を優先する．微弱な陽性症状には，クライエントの興味・関心が高い活動を手段として用い，現実的な刺激を入力する．注意力低下や焦燥感が強い場合は，散歩やストレッチなどの軽い身体活動を用いて現実的な刺激を入力する．
- 国内のガイダンス[20] では ARMS の時期から認知リハビリテーションを行うことが推奨される．しかし，プログラムの脱落率が高いため[24]，治療への動機付けがなされている場合に導入するとよい．

(2) ADL・IADL 指導（活動レベル）

- 興味・関心が高い活動を用いて作業療法への動機付けを行い，定期的な参加を促すことで生活リズムを整える．
- 整容，入浴，外出が滞ることがあるが，無理強いせずに楽しみにつながる活動を用いてセルフケアを行う動機付けにしたり，外出機会を提供したりする．

(3) 役割獲得・社会交流のための支援・援助（参加レベル）

- 義務教育年齢では ARMS の時期に学校を休みがちになることがあるため，保健室やフリースクールへの登校，高校生では通信制高校編入や高卒認定取得，大学生では通学ペースや履修方法を検討して，心理的負荷を減らして社会的役割を継続できるようにする．思春期病棟などに入院している場合は，宿題に取り組む時間を設ける，授業時間を想定して活動に取り組むなどにより，復学に向けたアセスメントと準備を行う．
- 社会参加を試行する際は，心理的負荷に配慮し，悪化時やストレス時に早期対処するためのクライシスプランを作成しておくとよい．

(4) 背景因子（環境因子，個人因子）

- 思春期特有の悩みや第二次性徴によるホルモンバランスの乱れから情緒が不安定にな

精神病発症危険状態群（ARMS）

表4 ARMS の経過ごとの作業療法

		症状の特徴	作業療法の特徴
発症前・ARMS		**心身機能** ・些細な刺激に敏感になる． ・漠然とした不安感がある． ・単発的な幻聴や妄想などの微弱な陽性症状がある． ・不眠，抑うつ症状，強迫症状，焦燥感，倦怠感，意欲低下，アンヘドニア（快楽喪失）など多彩な症状がある． ・神経認知機能が低下する． ・社会認知機能が低下する．	**治療** ・安心・安全を保障する． ・精神疲労が強い場合は，休息を優先する． ・微弱な陽性症状がみられる場合は，軽い身体活動や，クライエントの興味・関心のある活動を用いて現実的な刺激を入力する． ・治療への動機付けがなされている場合は，認知リハビリテーションを実施する． ・未受診の場合は，症状悪化時に遅延なく治療を受けられるように信頼関係を構築する．
		活動 ・生活リズムが乱れる． ・活動量が減少する． ・セルフケアに無頓着になる． ・交友関係が希薄になる．	**ADL・IADL 指導** ・クライエントの興味のある活動を用いて作業療法参加を促し，生活リズムを整える． ・短時間の外出の機会を提供する． ・思春期病棟などに入院している場合は，復学に向けたアセスメントと準備を行う．
		参加 ・不登校，退学，休職，退職などにより社会参加が阻害される． ・交友関係が希薄になる，学校を欠席しがちになるなどの変化がみられつつも，社会生活を継続している場合もある．	**役割獲得・社会交流のための支援・援助** ・心理的負荷を減らし在学できる方法を検討する． ・学生でない場合は，家庭や社会の中で役割を獲得し，社会からの孤立を防ぐ． ・症状悪化時に早期対処するためのクライシスプランを作成する．
		背景因子 ・思春期に特有の悩みを有していることがある． ・家族はクライエントの変化に動揺したり，不安になったりしやすい．	**背景因子への介入** ・思春期心性を理解し，現実的で優先度の高い問題を共に解決する姿勢でかかわる． ・医療・福祉資源にこだわらず，さまざまな社会資源を利用できるように介入する． ・家族の不安を傾聴する． ・クライエントのストレングスを伝える．
移行期		・症状を残さずに回復する．	・作業療法終了．
		・ARMS の状態が続く．	・発症前の作業療法を継続．
		・初回エピソード精神病に移行する．	・未受診の場合は医療機関につなぐ．

りやすい．思春期心性を理解し，クライエントにとって現実的で優先度の高い問題を共に解決する姿勢でかかわる．慢性患者向けの精神福祉サービスは若者のニーズと合致せず，将来への悲観につながることがあるため，医療・福祉資源にこだわらず，さまざまな社会資源の利用を検討するとよい．

▪ 家族はクライエントの変化に動揺し，不安になりやすい．作業療法中に観察されたクライエントのストレングスを家族に伝えることが家族の希望になる．

5）留意事項

▪ ARMS は偽陽性を含む概念のため，発症を前提としたリスク管理に陥らないように留意する．クライエントと作業療法士が同年代の場合は，作業療法士に親近感を抱く一方で羨望や嫉妬の感情も生じやすくなる．作業療法士の自己開示の内容については配

22章 心的外傷および精神病発症危険状態群，ストレス因関連症群

慮する．

6) シームレスな作業療法提供のための連携のあり方

(1) 急性期・回復期・生活期がつながるための留意点

- 地域作業療法実施中に初回エピソード精神病に移行した際は，受診同行することがある．発症時にかかわっていた作業療法士が急性期から生活期まで，クライエントを"患者"ではなく"生活する人"としてかかわり続けることがクライエントの希望につながる．

(2) 持続可能な生活へつなげるための留意点

- ARMS の時期に信頼関係を築くことで早期治療を可能とし，長期入院による社会生活の断絶を防ぐことが持続可能な生活につながる．

適応反応症

1. 適応反応症の概要

1) 疾患特性

- 適応反応症は，生活環境の変化や人間関係のトラブルなどの**日常生活上のストレス**が誘因となって発症する．
- **ストレス因（ストレッサー）**に曝されてから，すみやかに症状が出現し（DSM-5-TR[20]では**3か月以内**，ICD-11[3]では**1か月以内**），ストレス因が解消されれば**6か月以内に症状が消失する**．症状は情緒面，行動面に現れる（**表5**）．
- なお，適応反応症とうつ病は異なる病態である．適応反応症はストレス因が解消されれば症状も改善するが，うつ病はストレス因がなくとも発症し，ストレス因が解消しても症状は軽快しない．

2) 疫学と発生要因

(1) 疫 学

- 適応反応症はさまざまな年齢で発症する．**生涯有病率は 1 ～ 2%**[25]で，精神科外来患者のうち適応反応症を主診断とする者は約 5 ～ 20%[26]と多くを占める．

(2) 発生要因

- 人はあるできごとが生じた際，それを脅威と捉えるか（**一次的評定**），対処できそうか（**二次的評定**）によってそのできごとがストレス因か否かを判定している[27]．ストレス

表5　適応反応症の症状

情緒面	抑うつ，不安，怒り，焦り，緊張，焦燥，集中力・判断力・意欲の低下など
行動面	・ストレス因に対する回避行動：無断欠勤，不登校など ・ストレス因に順応するための退行行動：指しゃぶり，夜尿など（主に小児） ・ストレス因からの逃避行動：攻撃・破壊行為，喧嘩，飲酒・喫煙量の増加など

適応反応症

因だと認識すると，不安や恐怖などの不快な情動反応が生じる．このときに家族や友人が話を聞いてくれる，問題解決を手伝ってくれるなどのソーシャルサポートがあれば，不快な情動反応が緩和される．また，ストレス因に上手く**コーピング（対処）**できれば不快な情動反応が緩和されるが，失敗するとストレス反応が持続し，適応反応症の発症に影響する．

3）一般的な医学的治療と社会的支援

- 適応反応症は環境への適応の躓きであり，心理社会的な障害である．したがって，ストレス因を取り除くか対処できれば症状は改善する．

- **ストレス因を取り除く方法**：環境を変えてストレス因そのものを取り除く．たとえば，いじめ被害を受けた学校から転校する，仕事内容とクライエントの適正のミスマッチを是正するなどである．

- **ストレス因に対処する方法**：Lazarus ら [27] のストレスコーピング理論によると，ストレス因そのものに働きかける**問題焦点型コーピング**（問題解決技法，SST，アサーショントレーニングなど）と，不安・恐怖などの情動反応を緩和する**情動焦点型コーピング**（認知再構成法，マインドフルネス，リラクセーション，呼吸法など）がある．プログラムを組み合わせ，クライエントのストレスコーピングスキル獲得を支援する．

- **薬物療法**：薬物療法は根本治療ではなく対症療法である．不眠，不安，抑うつなどに睡眠薬，抗不安薬，抗うつ薬が処方される．

2．適応反応症の臨床像

1）急性期

- 不安，抑うつ，焦燥，集中力・判断力・意欲の低下を生じるが（表5），ストレス因から解放されていれば気分が安定し，作業療法中も健康な面が現れることが多い．

- 活動面では，不眠や過眠により生活リズムが乱れ，布団の中でごろごろする，登校や通勤を渋るなどしてストレス因を回避する．ストレス因に曝され続けている場合は，せねばならないことを後回しにしたり，ミスが増えたりしてパフォーマンスが低下しやすい．

- 成人では嗜癖的行動が増加し，子どもでは退行することがある（表5）．

2）回復期

- ストレス因の解消もしくは対処ができれば，症状はすみやかに回復し，通常の生活を送れるようになる．しかし，ストレス因が解消しない場合やストレス因を回避し続けた場合は，症状が遷延化する場合がある．

3）生活期

- ストレス因の解消もしくは対処ができた場合は，生活期には適応反応症は回復しているが，発症の背景にストレス耐性の低さや認知の偏りなどがある場合，ストレス環境下で再発することがある．

3. 適応反応症の作業療法

1) 作業療法の役割
- 適応反応症は休息と環境調整で回復することが多い疾患である.
- 作業療法が処方される場合は,休息入院中もしくは,症状が遷延化した場合や社会的役割を喪失した場合が多い.作業療法士は,人－環境－作業の側面から発症の背景を評価し,クライエントが再び社会生活を営めるように介入する.

2) 検査・測定および評価尺度
- ストレス反応,コーピングのパターン,作業バランスなどを評価する.用いられる評価尺度は下記のとおりである.

(1) Stress Response Scale-18 (SRS-18)[28]
- ストレス反応(①抑うつ・不安,②不機嫌・怒り,③無気力)を測定することができる.18項目,4件法である.

(2) ラザルス式ストレス コーピング インベントリー[29]: Stress Coping Inventory (SCI)
- ストレス対処型(①計画型,②対決型,③社会的支援模索型,④責任受容型,⑤自己コントロール型,⑥逃避型,⑦離隔型,⑧肯定価値型)を評価する.64項目,3件法である.

(3) 職場ストレススケール[30]: Job Stress Scale (JSS)
- 勤労者のストレッサー,ストレス反応,コーピング,ソーシャルサポートを測定する.

(4) 作業質問紙[31]: Occupational Questionnaire (OQ)
- 1日の時間使用のパターン,作業に関する個人的原因,帰属,興味・価値を評価する.

- 作業療法中の観察から,完璧主義,こだわりの強さ,他者に助言を求められないなどの行動特性が顕在化することがある.個人の特性が適応反応症の発症に影響している場合もあるため,自然観察法による評価も重視する.

3) 作業療法目標の考え方

(1) リハビリテーションゴール
- 社会的役割を喪失した場合,役割を再獲得し,社会生活を再開できることを目指す.

(2) 長期ゴール(作業療法の役割を踏まえた長期的な目標)
- 転校・転職など環境を変えた場合は,新たな環境への適応を目指す.環境を変えられない場合は,コーピングスキルを使用してストレス因に対処しながらの生活を目指す.

(3) 短期ゴール(長期ゴールを達成するためのスモールステップ)
- 休息で精神疲労を癒し,生活リズムを整える.ストレス反応やコーピングパターンを知る,コーピングスキルを獲得するなどの短期目標を共同で立案する.

4) 作業療法プログラム(表6)

(1) 治療(心身機能レベル)
- 休息で精神疲労が回復し,退屈感や時間をもて余す感覚が出てきた頃に作業療法を導入する.

適応反応症

表6　適応反応症の回復過程ごとの作業療法

	症状の特徴	作業療法の特徴
急性期	**心身機能** ・不安，抑うつ，焦燥，集中力・判断力・意欲が低下し，不眠や過眠がみられる． ・ストレス因がないときは気分が安定している． **活動** ・生活リズムが乱れる． ・登校や通勤を渋るなどストレス因を回避する． ・飲酒，ギャンブルなどの嗜癖的行動が増加する． ・せねばならないことを後回しにする，ミスが増える，作業能率が下がるなどパフォーマンスが低下する． **参加** ・欠席・欠勤により参加制約を生じることがある． **背景因子** ・ストレス因になる環境がある．	**治療** ・ストレス因から一時的に離れ，休息する． ・休息によって精神疲労が回復し，退屈感や時間をもて余す感覚が出てきた頃に作業療法を導入する． ・クライエントの興味のある活動を用いて，作業療法への動機付けを高める． **ADL・IADL 指導** ・生活リズムを整える目的で定刻に作業療法に参加できるように段階付ける．
回復期	**■回復する場合** **心身機能** ・ストレス因が解消すれば，症状はすみやかに回復する． **活動／参加** ・通常の生活を送れるようになる．	・作業療法終了．
回復期	**■症状が遷延化している場合** **心身機能** ・社会参加の試行（ストレス因との対峙）に伴い，症状が再燃することがある． ・ストレス因がない環境下では症状は消失する． **活動** ・ストレス因から解放されている環境下では ADL，IADL は問題なく遂行できる． **参加** ・リハビリ出勤，再登校など社会参加を試行する． **背景因子** ・ストレス因になる環境がある．	**治療** ・クライエントの能力で達成できる活動を選択し，成功体験を重ねることで自尊感情の回復を図る． ・症状やストレスコーピングのパターン，生活時間や作業バランスをクライエントと振り返る． ・ストレスコーピングのレパートリーを増やし，生活の中で実行できるようにする． **ADL・IADL 指導** ・ストレスコーピングにつながる活動を生活に組み込む． ・対人関係がストレス因である場合は，SST，アサーショントレーニングなどを実施し，集団作業療法の中でスキルを般化する． **役割獲得・社会交流のための支援・援助** ・リハビリ出勤（再登校）の頻度，時間，業務内容などの段階付けを助言する． **背景因子に対する介入** ・環境調整を行い，環境への再適応を目指す．
生活期	**■回復する場合** **心身機能**：症状は消失する． **活動／参加**：通常の生活を送れるようになる．	・作業療法終了．
生活期	**■症状が遷延化している場合** **心身機能**：症状が遷延化した場合，遷延性抑うつ反応やうつ病へ移行する． **活動／参加**：ストレス因を回避した結果，社会的役割を喪失することがある．	・疾患別作業療法を行う．

- 急性期は，生活リズムを整えることを目的に定刻に作業療法に参加できるように段階付ける．開始当初は，クライエントの興味のある活動を用いて作業療法への動機付けを高める．また，ストレス反応やストレスマネジメントに関する知識習得を目的に心理教育プログラムを行う．

(2) ADL・IADL 指導（活動レベル）

- ストレスコーピングのパターン，日常生活の時間使用や作業バランスをクライエントと振り返る．コーピングのレパートリーを増やす，コーピングにつながる活動を生活に組み込むことで，クライエントがストレスをマネジメントできるようにする．これらは個別で行うこともあれば，ストレスケア病棟や就労移行支援事業所で集団プログラムとして行うこともある．活動と休息のバランスが不均衡な場合は，1日の過ごし方を話し合い，作業バランスを調整する．
- 対人関係のストレスから適応反応症を発症した場合は，コミュニケーションスキルに課題がみられることがある．SST やアサーショントレーニングでコミュニケーションスキルを習得し，集団作業療法での対人交流を通してスキルを般化する．

(3) 役割獲得・社会交流のための支援・援助（参加レベル）

- 休職，退職した場合は，就労移行支援事業所やリワークプログラムで介入する．作業療法士は，人−作業−環境の側面から，不適応に至った背景をアセスメントし，個人（特性）や環境（職場の人・ものの環境），作業（職務内容）のミスマッチを是正し，復職を支援する．

(4) 背景因子（環境因子，個人因子）

- 適応反応症に関連する個人因子として，生育歴，ライフサイクル，習慣などがある．ストレスを溜めやすい生活習慣はないか評価し，行動変容できるように介入する．
- ストレス因となる環境に働きかけ，登校支援，リハビリ出勤の段階付け，クライエントの能力水準と職場（教育）環境のマッチングなどを行う．

5）留意事項

- 抑うつ症状が前景するが，回避的行動を助長しないためには現実的な直面化が必要である．支持的対応や「励まさない」という接し方は，適応反応症には必ずしも該当しない[26]．適応反応症には，環境調整をはじめとした具体的な介入が必要である．

6）シームレスな作業療法提供のための連携のあり方

(1) 急性期・回復期・生活期がつながるための留意点

- 急性期には休息を重視するが，休息が長引くと疾病利得につながったり，症状が遷延化したりする．精神疲労が回復次第，環境調整を行い，生活を再建する．

(2) 持続可能な生活へつなげるための留意点

- クライエントの24時間365日の生活を想定し，ストレスをマネジメントしながら生活できるように作業療法プログラムを立案する．

> **臨床実習やOSCEにつながるヒント**
>
> - 自身の共感能力について振り返ってみよう．
> - 他者の話を傾聴する練習をしてみよう．
> - PTSDのクライエントと接する際に必要となる配慮を話し合ってみよう．
> - ARMSのクライエントの健康な側面に焦点を当てたかかわり方をロールプレイしてみよう．
> - ARMSから初回エピソード精神病へ移行したと判断できるような症状変化を列挙してみよう．
> - よく使用するコーピングスキルを列挙してみよう．
> - 適応反応症の心身機能と身体構造・活動・参加の特徴をそれぞれ列挙してみよう．
> - コミュニケーションスキル向上を目的とした集団作業療法の治療計画を立案してみよう．

文献

1) 金　吉春（編）：心的トラウマの理解とケア　第2版．p49, 103, じほう, 2010.
2) 高橋三郎・大野　裕（監訳）：DSM-5-TR 精神疾患の分類と診断の手引．医学書院, 2023.
3) World Health Organization：ICD-11 for Mortality and Morbidity Statistics（ICD-11 MMS）．2020（https://icd.who.int/browse11/l-m/en）（2024年11月閲覧）
4) 川上憲人：トラウマティックイベントと心的外傷後ストレス障害のリスク．厚生労働科学研究費補助金．大規模災害や犯罪被害等による精神科疾患の実態把握と介入手法の開発に関する研究　平成22年度報告書．pp15-28, 2011.
5) Darves-Bornoz JM et al：Main traumatic events in Europe：PTSD in the European study of the epidemiology of mental disorders survey．J Trauma Stress, 21（5）：455-462, 2008.
6) World Health Organization et al：Psychological first aid：Guide for field workers, WHO, Geneva, 2011. ／国立精神・神経医療研究センター・他（訳）：心理的応急処置（サイコロジカル・ファーストエイド：PFA）フィールド・ガイド．2011.（https://www.mhlw.go.jp/content/000805675.pdf）（2024年11月閲覧）
7) Foa EB et al：Randomized trial of Prolonged Exposure for posttraumatic stress disorder with and without cognitive restructuring．J Consult Clin Psychol, 73（5）：953-964, 2005.
8) Shapiro F：Eye Movement Desensitization and Reprocessing（EDMR）：Basic Principles, Protocols and Procedures. Guilford Press, 2001.／市井雅哉（監訳）：EDMR：外傷記憶を処理する心理療法．二瓶社, 2004.
9) Asukai, N et al：Reliability and validity of the Japanese-language version of the Impact of Event Scale-Revised（IES-R-J）：Four studies on different traumatic events．J NERV MENT DIS, 190：175-182, 2002.
10) Ito, M et al：Posttraumatic stress disorder checklist for DSM-5：Psychometric properties in a Japanese population．J Affect Disord Rep, 247：11-19, 2019.
11) 金　吉春・他：複雑性PTSDの診断と治療．トラウマティック・ストレス, 16（1）：27-35, 2018.
12) Yung AR, Nelson BN：The Ultra-High Risk Concept-A Review．CanJPsychiatry, 58（1）：5-12, 2013.
13) Miyakoshi T, et al：Application of the Comprehensive Assessment of At-Risk Mental States（CAARMS）to the Japanese population：reliability and validity of the Japanese version of the CAARMS．Early Interv Psychiatry, 3：123-130, 2009.
14) McGlashan TH et al／水野雅文（監訳）：サイコーシス・リスク　シンドローム　精神病の早期診断実践ハンドブック．pp221-297, 医学書院, 2011.
15) Fusar-Poli P et al：Heterogeneity of psychosis risk within individuals at clinical high risk：a meta-analytical stratification．JAMA Psychiatry, 73：113-120, 2016.
16) 桂　雅宏：初期対応　アットリスク精神状態（ARMS）．精神科Resident, 2（4）：246-248, 2021.

17) Kelleher I et al：Identification and characterization of prodromal risk syndromes in young adolescents in the community：a population-based clinical interview study. Schizophr Bull, **38** (2)：239–246, 2011.

18) Fusar-Poli P et al：Predicting psychosis：meta-analysis of transition outcomes in individuals at high clinical risk. Arch Gen PsychiatrJ, **69**：220-229, 2012.

19) Fusar-Poli P et al：At risk for schizophrenic or affective psychoses?：a meta-analysis of DSM/ICD diagnostic outcomes in individuals at high clinical risk. Schizophr Bull, **39**：923-932, 2013.

20) 水野雅文・他：早期精神病の診療プランと実践例－予備的ガイダンス 2017 － Treatment Plans and Implementation for Early Psychosis：Preliminary Guidance 2017. (http://www.kanazawa-med.ac.jp/~psychiat/guidance/guidance2017.pdf) (2024 年 11 月閲覧)

21) Nemoto T et al：Clinical practice at a multidimensional treatment centre for individuals with early psychosis in Japan. East Asian Arch Psychiatry, **22** (3)：110-113, 2012.

22) Fusar-Poli P et al：Comorbid depressive and anxiety disorders in 509 individuals with an at-risk mental state：impact on psychopathology and transition to psychosis, Schizo Phr Bztll, **40**：120-131, 2014.

23) Jones SH et al：A brief mental health outcome scale：Reliability and validity of the Global Assessment of Functioning (GAF). Br J Psychiatry, **166**：654-659, 1995.

24) Piskulic D et al：Pilot study of cognitive remediation therapy on cognition in young People at clinical high risk of psychosis. Psychiatry Res, **225**：93-98, 2015.

25) Paulina Z, Evaldas K：Adjustment disorder：current perspectives. Neuropsychiatr Dis Treat, **14**：375-381, 2018.

26) American Psychiatric Association：Diagnostic and Statistical Manual of Mental Disorders, 5th ed (DSM-5). American Psychiatric Publishing, Arlington, 2013. 高橋三郎・他 (訳)：DSM-5 精神疾患の診断・統計マニュアル. p285, 医学書院, 2014.

27) Lazarus RS, Folkman S：Stress, appraisal, and coping. Springer publishing company, 1984.

28) 鈴木伸一・他：新しい心理的ストレス反応尺度 (SRS-18) の開発と信頼性・妥当性の検討. 行動医学研究, **4**：22-29, 1997.

29) 日本健康心理学研究所：ラザルス式ストレスコーピングインベントリー [SCI] Lazarus Coping Inventory. 実務教育出版, 1996.

30) 小杉正太郎：ストレススケールの一斉実施による職場メンタルヘルス活動の実際 心理学的アプローチによる職場メンタルヘルス活動. 産業ストレス研究, **7** (3)：141-150, 2000.

31) Smith NR et al：The relationship between volition, activity pattern, and life satisfaction in the elderly. AJOT, **40**：278-283, 1986.

索 引

あ

アウトリーチ	23
アクシデント	178
悪性症候群	167
悪夢	350
アドヒアランス	156, 174
アパシー	235
アミスルプリド	303
アルコール健康障害対策基本法	43
アルコールリハビリテーションプログラム（ARP）	277
アルコホーリクス・アノニマス（AA）	135
アンヘドニア	359

い

依存	273
依存性パーソナリティ症	305
移導療法	59
意図的関係モデル（IRM）	65
意味記憶	228
意味性錯語	236
意味性認知症（SD）	234
イミプラミン	256
医療過誤	178
医療観察法	27, 41
──病棟	27, 42
医療刑務所	29
医療事故	178
医療保険	35
医療保護入院	41
医療リワーク	26
インシデント	178
──レポート	178
陰性症状	190

う

陰性転移	75
ウェクスラー成人知能検査	344
臺　弘	60
運転シミュレーター	114
運動とプロセス技能評価（AMPS）	66

え

エコマップ	131
エスゾピクロン	172
エピソード記憶	228
遠隔記憶	229
演技性パーソナリティ症	305
エンパワメント	13

お

応急入院	41
応用行動分析（ABA）	73
オープンダイアローグ（OD）	77
オルタナティブストーリー	76

か

介護保険	36
──制度	34
外傷性転移	355
回想法	232
解体症状	190
改訂出来事インパクト尺度 日本語版（IES-R）	352
改訂長谷川式認知症スケール（HDS-R）	230, 237
回避性パーソナリティ症	305
解離性健忘	331
解離性昏迷	325
解離性体験尺度（DES）	333

解離性同一症	331
解離性とん走	331
加害恐怖	260
過覚醒	350
過活動	287
家族会	146, 239
家族焦点化療法	212
家族心理教育	134, 239
家族ライフサイクル	132
加藤普佐次郎	59
カナダ作業遂行測定（COPM）	155
カルバマゼピン	169
菅　修	59
簡易精神症状評価尺度（BPRS）	197
眼球運動による脱感作と再処理法（EMDR）	351
関係妄想	191
喚語困難	228, 236
完全健忘	229
間代発作	316
観念運動失行	229
観念失行	229

き

機械論パラダイム	58
希死念慮	213
起始不明発作	314
機能性神経学的症状症	325
機能の全体的評価尺度（GAF）	104
気分安定薬	169, 212
気分と疲労のチェックリスト（SMSF）	198
逆説反応	171
逆転移	75

ギャンブラーズ・アノニマス	283	後期症候群（大離脱）	274	作業プロフィール	65
共依存	273	向社会的行動	111	作為症	325
強化	74	公助	141	作為体験	191
驚愕反応	350	構成障害	228	錯語	229
強化子	74	抗精神病薬	166	錯視	242
共感	66	向精神薬	165	サバイバーズ・ギルド	351
協業	66	考想化声	191	三環系抗うつ薬 168，212，256	
共助	141	公的扶助	36		

し

強直間代発作	316	行動異常型前頭側頭型認知症		シェイピング	74
強直発作	316	（bvFTD）	234	ジェノグラム	131
共同意思決定（SDM）	14	抗不安薬	170	支援付き雇用	194
共同生活援助	27	合理化	75	自我障害	191
強迫観念	259	合理的配慮	342	自己愛性パーソナリティ症	305
強迫行為	259	コーピング（対処）	361	思考制止	213
強迫性パーソナリティ症	306	語間代	229	思考伝播	191
緊急措置入院	41	語義失語	236	自己記入式パニック症重症度評価	
近時記憶	228	国際トラウマ質問票（ITQ）	353	スケール日本語版（PDSS-SR-J）	

く

		心の理論（theory of mind）	339		257
空笑	191	互助	141	自己誘発嘔吐	290
クライシスプラン	156，358	個人防護具（PPE）	186	自殺企図	261，354
クリニカル・ラダー	53	小林八郎	60	自殺念慮	209，354
グループホーム	27，39	コミュニティ強化と家族訓練		支持的精神療法	194
呉　秀三	59	（CRAFT）	135	自助	141
		雇用保険	36	――グループ	269

け

		コリンエステラーゼ阻害薬		ジストニア	167
			227，241	シゾイドパーソナリティ症	304
軽度認知障害（MCI）	230	混合状態	211	持続エクスポージャー法	351
月経不順	287	コンサルテーション・リエゾン精		嫉妬妄想	242
血統妄想	191	神医学	20，330	失文法	236
限界設定	307			疾病利得	325，330

さ

幻覚	191			自動思考	67，110
健康増進法	42	猜疑性パーソナリティ症	304	自動車運転	112，115
顕在性不安尺度（MAS）	251	作業科学	61	自動症発作	316
幻視	241，242	作業機能障害の種類に関するスク		自閉症スペクトラム指数（AQ）	
見当識障害	228，229	リーニングツール（STOD）			344
権利擁護	65		120	自閉スペクトラム症（ASD）	

こ

		作業質問紙（OQ）	362		337，339，340
		作業遂行と結び付きのカナダモデ		社会機能評価尺度（SFS）	198
高 EE 状態	134	ル（CMOP-E）	63	社会認知	70
抗うつ薬	168	作業に関する自己評価（OSA）	63	――障害	191
口渇	167	作業パラダイム	58		

社会福祉	37	処理	107	精神衛生法	40
社会復帰促進センター	30	自立支援医療（精神通院医療）38		精神科クリニック	21
社会保険	35	自立支援給付	38	精神科診療所	21
若年ミオクロニーてんかん	317	心気症	325	精神科デイケア	22
弱化	74	神経性過食症（BN）	286	精神科病院	19
──子	74	神経性やせ症（AN）	286	精神科リエゾン	19，20
就業制限期間	186	神経認知	70	──チーム	20，46

修正型電気けいれん療法（m-ECT）
193，210

精神科リハビリテーション行動評
価尺度（Rehab） 104

修正日本語版 SOGS（SOGS-J）
282

就労移行支援事業	24	進行性非流暢性失語（PNFA）		成人期の ADHD の自己記入式症状	
就労継続支援 A 型事業	24		234	チェックリスト（ASRS）	344
就労継続支援 B 型事業	24	心身喪失者等医療観察法 27，41		精神障害者社会生活評価尺度	
受信	107	身体依存	268，274	（LASMI）	155
昇華	75	身体症状症	325	精神障害者保健福祉手帳	
障害支援区分	143	心的外傷後ストレス症（PTSD）			39，143
障害者基本法	43		349	精神障害にも対応した地域包括ケ	
障害者権利条約	43	心理教育	194	アシステム	52，137
障害者差別解消法	342	心理社会的発達段階	150	精神病（サイコーシス）	355

障害者就業・生活支援センター
25

		心理的応急処置（PFA）	350	精神病発症危険状態群（ARMS）	
障害者総合支援法	38	心理的デブリーフィング	350		355
障害者手当	39			精神病未治療期間（DUP）	357

障害年金 39

す

精神病リスク症候群のための構造
化面接（SIPS/SOPS） 355

状態─特性不安尺度（STAI）251		遂行機能障害	228，229	精神分析	75
焦点意識減損発作	316	睡眠薬	172	精神保健指定医	41
焦点意識保持発作	314	推論の誤り	110	精神保健福祉センター	39，269
焦点起始発作	314	スキーマ	67	精神力動的精神療法（PDTs）303	
常同行動	236	スティグマ	130	精神療法	250，256
──評価尺度（SRI）	237	ストレス因	349	性別二元論	150

情動焦点型コーピング 361
ストレス-脆弱性モデル
112，192

摂食症簡易スクリーニング検査
（SCOFF） 293

小児欠神てんかん	317	ストレス反応	349	摂食症診断のための面接評価方法	
初回エピソード精神病（FEP）		ストレングス	13	（EDE）日本語版	293

摂食症の認知行動療法改良版
356

せ

（CBT-E） 289

食行動異常	236，290	生活技能プロフィール（LSP）		摂食症評価用質問票 成人用	
職場ストレススケール（JSS）			198	（EDE-Q）	294
	362	生活記録表	216	セルフスティグマ	130

生活行為工程分析表（PADA-D）
230

セロトニン・ノルアドレナリン再
取り込み阻害薬（SNRI） 168

職場復帰支援	210	生活保護	37		
職場リワーク	26	生活療法	60		
職リハリワーク	26	精神依存	267，274	前駆症状	192

369

選択的セロトニン再取り込み阻害薬（SSRI） 168	注意欠如多動症（ADHD） 336, 339, 340	**に**
全般運動発作 316	注察妄想 191	日本作業療法士協会版 精神障害ケアアセスメント 104
全般起始発作 314, 316	**て**	日本版 Vineland-Ⅱ適応行動尺度 345
全般非運動発作（欠神発作） 317	定型抗精神病薬 167	入院生活チェックリスト（ISDA） 198
専門的多職種チーム（MDT） 42	適応反応症 360	任意入院 40
そ	デジャブ 316	人間作業モデル（MOHO） 62
素因と機能低下群（GRD） 356	手続き記憶 229	認知機能の動揺 242
早期症候群（小離脱） 274	てんかん性スパズム 316	認知矯正療法 194
双極症Ⅰ型 211, 212, 214	電気けいれん療法（ECT） 193, 303	認知行動療法（CBT） 67
双極症Ⅱ型 211, 212, 214	**と**	認知再構成法 68
総合病院精神科 19	同一化 75	認知症治療薬 227
送信 107	投影 75	認知リハビリテーション 70, 358
早朝覚醒 213	統合失調型パーソナリティ障害 304	認知療法 250
即時記憶 229	統合失調症簡易認知機能評価尺度（BACS） 198	**ね**
措置入院 40	統合失調症認知評価尺度（SCoRS） 198	年金制度 35
ゾピクロン 172	統合失調症の認知行動療法 194	**の**
ゾルピデム 172	盗食 290	ノルアドレナリン作動性・特異的セロトニン作動性抗うつ薬（NaSSA） 168
た	東大式エゴグラム（TEG） 306	
対人関係 – 社会リズム療法 212	道徳療法 57	
対人関係療法（IPT） 69	導入面接 9	
耐性 273	トークンエコノミー法 156	**は**
代理受傷 355	独語 191	パーキンソニズム 241, 242
多職種連携 46	冨岡詔子 59	パーソン・センタード・ケア 227
——教育（IPE） 46	ドミナントストーリー 76	背部叩打法 180
——協働（IPW） 46	トラウマ 349	ハイムリック法 180
——コンピテンシー 53	——インフォームドケア 310	ハインリッヒの法則 178
脱抑制 236	——の再演 352	吐きだこ 287
脱力発作 316	ドラベ症候群 317	迫害妄想 191
短期間欠性精神病症状群（BLIPS） 356	**な**	曝露反応妨害法 260, 261
炭酸リチウム 169	ナラティブセラピー 76	曝露療法 256
断酒会 135	ナルコティクス・アノニマス（NA） 269	励まし 66
ち		発語失行 236
地域障害者職業センター 25		
地域生活支援事業 38		
チオチキセン 303		
知的発達症群 338, 339, 341		

パニック症重症度評価尺度（PDSS）　257
パニック発作　255
ハビットリバーサル　260
バリデーション　227
バルプロ酸ナトリウム　169
ハローワーク　25
反響言語　229
反社会性パーソナリティ症　304
反動形成　75

■ ひ

ピア　133
　――サポーター　51
　――サポート　133，145，239
　――の活用　134
被影響性の亢進　235
被害妄想　242
悲嘆反応（死別反応）　354
非定型抗精神病薬　167
否認　75
ヒューマンエラー　178
病気不安症　325
標準予防策（standard precaution）　184
広場恐怖　255

■ ふ

フェニトイン　303
深追い　282
複雑性 PTSD（CPTSD）　349
福祉三法体制　34
福祉事務所　269
復職準備性　73
福祉リワーク　26
腹部突き上げ法　180
不潔恐怖　260
不定愁訴　325
不眠　354，359
フラッシュバック　350，352
プロンプティング　74，260

分類不能発作　314

■ へ

変換症　325
弁証法的行動療法（DBT）　302
ベンゾジアゼピン系抗不安薬　170，250，256

■ ほ

防衛機制　75
包括型地域生活支援プログラム（ACT）　21，52，194
包括的環境要因調査票（CEQ）　119
ボーダーラインパーソナリティ症　305
ポリヴェーガル理論　110

■ ま

マインドフルネス作業療法（MBOT）　253
松井紀和　60

■ み

ミオクロニー発作　316
ミニメンタルステート検査（MMSE）　230，237，243
ミネソタ多面的人格目録性格検査　306
民間相談機関　269

■ む

無為　191
無関心　235
無知の姿勢　76

■ め

滅裂思考　191
メモリーブック　232
メンタライゼーションに基づく治療（MBT）　302

■ も

妄想　191
持ち越し効果　173
森田正馬　59
森田療法　59，250
問題解決　66
問題焦点型コーピング　361

■ や

薬剤性パーキンソニズム　167
薬物依存　267
薬物療法　174

■ ゆ

ユマニチュード　227

■ よ

陽性・陰性症状評価尺度（PANSS）　197
陽性症状　190
陽性転移　75
予期不安　255，256
予期憂慮　248
弱い精神病症状群（APS）　356
四環系抗うつ薬　168

■ ら

ライフチャート　217
ライフヒストリーカルテ　233
ラザルス式ストレス コーピング インベントリー（SCI）　362

■ り

リアリティ・オリエンテーション（RO）　232
リカバリー　13，150
離人感・現実感消失症　331
リスペリドン　303
離脱　273
　――症状　274

リチウム 169
リハビリテーション施設 269
リハビリテーションにおける行動評定尺度（Rehab） 198
リフレクティング 77
良性後頭葉てんかん 317
リワーク 26
——プログラム 72, 210
臨床的機能障害評価質問票（CIA） 294
臨床的認知症尺度（CDR） 228

る

ルーティン化療法 238

れ

レカネマブ 227
恋愛妄想 191
連合弛緩 191

ろ

労働者災害補償保険 36
労働と雇用サービス 142

わ

割当雇用 39

数字・欧文

ABC 分析 74
ADOC 253
Adolescent/Adult Sensory Profile（AASP） 345
Anorexia Nervosa（AN） 286
ARMS の包括的評価（CAARMS） 355
Assertive Community Treatment（ACT） 21, 52, 194
Attention-Deficit/Hyperactivity Disorder（ADHD） 336
Autism Spectrum Disorder（ASD） 337

Autism-Spectrum Quotient（AQ） 344
A 群パーソナリティ症 304
Beck 110
Beck Depression Inventory-Second Edition（BDI-Ⅱ） 216
BPSD 229
Brief Assessment of Cognition in Schizophrenia（BACS） 198, 217
Brief Psychiatric Rating Scale（BPRS） 198
Bulimia Nervosa（BN） 286
B 群パーソナリティ症 304
CAS 不安測定検査 251
Clinical Dementia Rating（CDR） 228
Clinical Impairment Assessment（CIA） 294
Cognitive Behavioral Therapy for Psychosis（CBTp） 194
Cognitive Remediation Therapy（CRT） 70
Community Reinforcement and Family Training（CRAFT） 135
Cut down, Annoyed by criticism, Guilty feeling, Eye-opener（CAGE） 277
C 群パーソナリティ症 305
Dialectical Behavior Therapy（DBT） 302
Dissociative Experiences Scale（DES） 333
Drug Abuse Screening Test（DAST）-20 271
Drug Addiction Rehabilitation Center（DARC） 146
Dunton 58
Duration of untreated psychosis（DUP） 357

Eating Attitude Test with 26 items（EAT-26） 294
Eating Disorder Examination Questionnaire（EDE-Q）294
Eating Disorder Examination（EDE） 293
Electroconvulsive therapy（ECT） 193, 303
Enhanced Cognitive Behavior Therapy（CBT-E） 289
Erikson 150
Eye Movement Desensitization and Reprocessing（EMDR） 351
Fidler 58
First episode psychosis（FEP） 356
Frenchay Activities Index（FAI） 216
Freud 75
Functional Assessment Staging（FAST） 228
General Aptitude Test Battery（GATB） 218
Global Assessment of Functionning（GAF） 358
Hamilton Depression Scale（HAM-D） 215
Impact of Event Scale（IES-R） 352
Inventory Scale for Mood and Sense of Fatigue 198
—— Version 2 217
Inventory Scale of Daily Activities for Sub-acute In-patients 198
—— Version 2 216
Japanese version of Montreal Cognitive Assessment（MoCA-J） 230, 243
Job Stress Scale（JSS） 362

Kretschmer 151

Lennox-Gastaut 症候群 317

Life Assessment Scale for the Mentally Ill（LASMI） 155

Life Skills Profile（LSP） 198

Management Tool for Daily Life Performance（MTDLP） 66

Manifest Anxiety Scale（MAS） 251

Mentalization-Based Treatment（MBT） 302

Meta cognitive training（MCT） 71

Meyer 58

Minnesota Multiphasic Personality Inventory（MMPI） 306

modified Electro Convulsive Therapy（m-ECT） 193, 210

Neuropsychiatric Inventory（NPI） 230

Neuropsychological Educational Approach to Cognitive Remediation（NEAR） 71

NMDA 受容体拮抗薬 227

Numerical Rating Scale（NRS） 328

Occupational Questionnaire（OQ） 362

Panic Disorder Severity Scale（PDSS） 257

Patient Health Questionnaire-15（PHQ-15） 328

PEOP モデル（PEOP） 63

Positive and Negative Syndrome Scale（PANSS） 198

Process Analysis of Daily Activity for Dementia（PADA-D） 230

Prolonged Exposure Therapy（PE） 351

Psychiatric Rework Readiness Scale（PRRS） 218

Psychodynamic Therapies（PDTs） 303

Psychological First Aid（PFA） 350

PTSD Checklist for DSM-5（PCL-5） 352

Reality Orientation（RO） 232

Recovery Assessment Scale（RAS） 97

Rehabilitation Evaluation Hall and Baker（Rehab） 198

Reilly 59

REM 睡眠行動障害 241, 242

Schizophrenia Cognition Rating Scale（SCoRS） 198

Self-rating Depression Scale（SDS） 215

Sequenced Treatment Alternatives to Relieve Depression（STAR*D） 209

Serigaya Methamphetamine Relapse Prevention Program（SMARPP） 272

Skinner 156

Slagle 58

Social Adaptation Self-evaluation Scale（SASS） 217

Social Cognition and Interaction Training（SCIT） 71

Social Functioning Scale（SFS） 198

Social Skills Training（SST） 71, 194

State-Trait Anxiety Inventory（STAI） 251

Stereotypy Rating Inventory（SRI） 237

Stress Coping Inventory（SCI） 362

Stress Response Scale-18（SRS-18） 362

The Alcohol Use Disorders Identification Test（AUDIT） 277

The International Trauma Questionnaire（ITQ） 353

The Self-report Version of the Panic Disorder Severity Scale（PDSS-SR-J） 257

The Somatic Symptom Scale-8（SSS-8） 328

Tracy 58

Treatment and Education of Autistic and related Communication handicapped Children（TEACCH） 338

Ultra-high risk（UHR）基準 356

Vocational Cognitive Ability Training by Jcores（VCAT-J） 71

Wechsler Adult Intelligence Scale - IV（WAIS- IV） 344

well-being 153

West 症候群（点頭てんかん） 317

WHO Disability Assessment Schedule 2.0（WHO-DAS2.0） 198

WRAP クラス 146

Yale-Brown Obsessive-Compulsive Scale（Y-BOCS） 262

Y-G 性格検査（矢田部・ギルフォード性格検査） 306

Young Mania Rating Scale（YMRS） 216

Zarit 介護負担尺度（J-ZBI） 237

最新作業療法学講座
精神障害作業療法学

ISBN978-4-263-26723-3

2025年2月10日　第1版第1刷発行

編　著　早　坂　友　成
発行者　白　石　泰　夫
発行所　医歯薬出版株式会社
〒113-8612　東京都文京区本駒込1-7-10
TEL.（03）5395-7628（編集）・7616（販売）
FAX.（03）5395-7609（編集）・7663（販売）
https://www.ishiyaku.co.jp/
郵便振替番号 00190-5-13816

乱丁，落丁の際はお取り替えいたします　　印刷・木元省美堂／製本・明光社
© Ishiyaku Publishers, Inc., 2025. Printed in Japan

本書の複製権・翻訳権・翻案権・上映権・譲渡権・貸与権・公衆送信権（送信可能化権を含む）・口述権は，医歯薬出版㈱が保有します．
本書を無断で複製する行為（コピー，スキャン，デジタルデータ化など）は，「私的使用のための複製」などの著作権法上の限られた例外を除き禁じられています．また私的使用に該当する場合であっても，請負業者等の第三者に依頼し上記の行為を行うことは違法となります．

JCOPY ＜出版者著作権管理機構　委託出版物＞
本書をコピーやスキャン等により複製される場合は，そのつど事前に出版者著作権管理機構（電話 03-5244-5088，FAX 03-5244-5089，e-mail：info@jcopy.or.jp）の許諾を得てください．